虎の門病院監修

血糖値を下げる おいしい食事 大全科

主婦の友社

はじめに

この本は、健康診断で「血糖値が高いので気をつけてください」と言われた人、糖尿病と診断されて食事療法を始めた人、健康的な食生活を心がけたい人のために、栄養バランスのよい料理を紹介しています。

「血糖値が高めと言われたけど、自覚症状はないから大丈夫」と思っている人もいるかもしれません。症状がなくても、体の中では変化が起こり始めています。血糖値が高いと言われた時点で、食事を含めた生活習慣を見直すことが大切です。

日本では、成人の５〜６人に１人が糖尿病または糖尿病予備軍と言われるほど、だれもが気をつけなければならない病気です。症状がないからと放っておくと、糖尿病はだんだん進行していきます。まずは自身の食生活を振り返ることから始めましょう。

「栄養バランスのよい食事と言われても、どうすればよいかわからない」「主食のご飯の適量はどのぐらい？」など、むずかしく考えすぎて続かない、うまくできずに悩む人も多いようです。

そのような人は、まずは本書の１週間献立を実践し、食事の量やバランスを身につけることをおすすめします。食事量のめやすがわかったら、主菜や副菜を自由に組み合わせて、自分の好みの献立をつくればよいのです。彩り豊かな主菜と、野菜中心の副菜を組み合わせることで、バリエーションが広がります。

健康的な食生活のためのポイントは次の5つです。

①糖質を適切にとる
②たんぱく質をとり筋肉量を保つ
③野菜を1日350g以上とる
④食物繊維で腸内環境をととのえる
⑤食塩を控える工夫で薄味でもおいしく減塩

本書では、血糖値を安定させるうえで要となる糖質、食物繊維のとり方のポイントと献立の実例をはじめとした、健康的な食生活の基本を紹介しています。より詳しく知りたい人のために、日常よく口にする食材の栄養データを掲載、睡眠や運動についても解説しています。

ひとつ習慣を変えることで、次の日が心地よい一日になるよう、本書からヒントを見つけてください。

＊すでに医師から食事療法の指導を受けている場合は、指示のもと行ってください。

虎の門病院監修 血糖値を下げる
おいしい食事大全科

目次

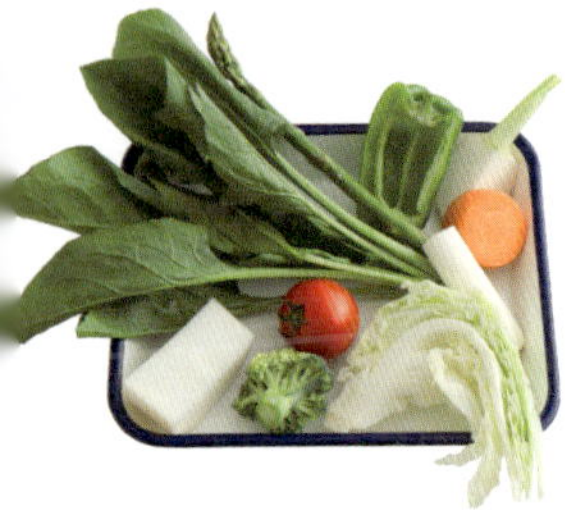

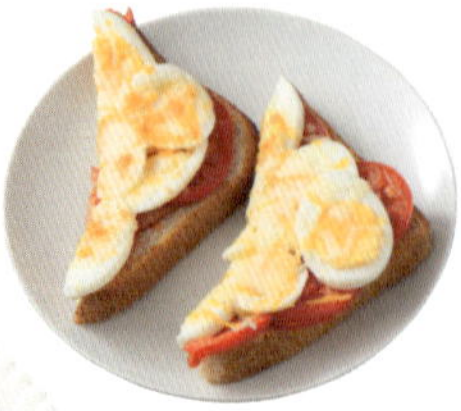

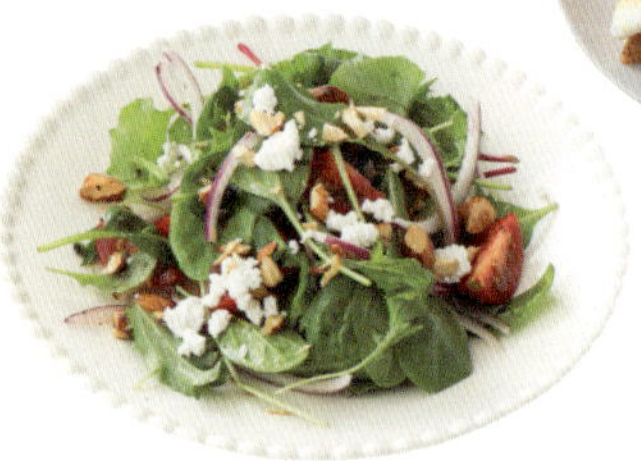

1章 血糖値と糖尿病の基礎知識

2章 血糖値を下げる食事のきほん

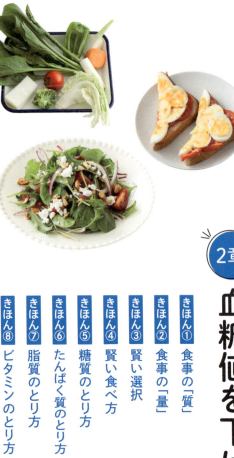

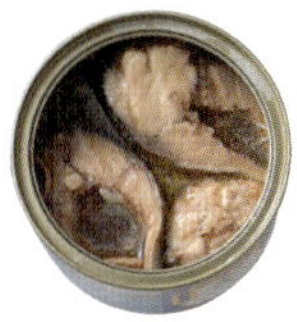

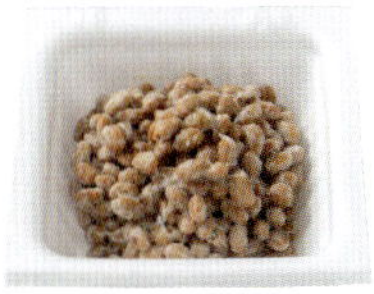

3章

血糖値を下げる 1週間献立

4章 主菜&副菜 汁物 作りおきおかず

5章 血糖値を下げる生活習慣と運動&食材の栄養データ

この本の特徴と見方 ～本書を活用していただくために

●この本の対象

本書は、医療機関から血糖値が高い、またこのままでは糖尿病になる可能性があると指摘されたかたを対象として、高血糖を改善する食事を提案しています。すでに医師から食事療法の指導を受けている場合は、指導のもとで行ってください。

料理はすべて減塩レシピ

高血糖改善のためには、塩分のとりすぎは禁物。本書では、主菜、副菜、汁物すべて、1食あたり1～2gをめやすとして、薄味でもおいしい工夫で食塩量を抑えたレシピを紹介しています。減塩に役立つだしは、天然食材でとった「だし」を使用しています。手軽なだしのとり方も掲載していますので、参考にしてください。

●この本の特徴

血糖値を下げる食事のポイントをわかりやすく解説

血糖値が上がる仕組み、なぜ食事の見直しが必要なのか、理解しておきたい血糖値の基礎知識をわかりやすくまとめています。加えて、食事療法を効率的に、また長続きさせるために役立つ食材の選び方、食事の組み立て方、食べ方などの情報も紹介しています。食事療法を始める前に、チェックしておきましょう。

1週間分の献立例を掲載

献立例は1週間分を掲載。本書では、1日あたりの適正エネルギー量1600～1800kcalを想定し、たんぱく質50g以上、糖質200～240g、食塩相当量8g以下をめやすに組み立てています。なお、朝、昼、夕の組み合わせを変えなければ、日にちの順番にかかわらず、好きな日をピックアップして使ってもかまいません。

エネルギー&糖質オフ主菜37品 減塩副菜と汁物40品

主菜は肉や魚、卵、大豆製品でたんぱく質がとれるもので、1食300kcal以下がめやす。副菜や汁物は野菜やきのこ、海藻などで食物繊維やビタミンがとれるもので、1食25～50kcal（一部主菜も兼ねたものは100～150kcal）、をめやすに構成しています。個人のエネルギー摂取量に合わせて選択し、献立にとり入れましょう。

献立の見方と活用法

単品の栄養データ

料理単品の1人分の栄養データです。エネルギー、たんぱく質、糖質、食塩相当量を表示しています。

献立の栄養データ

主食を含めた、献立全体の1人分の栄養データです。エネルギー、たんぱく質、糖質、食塩相当量を表示しています。

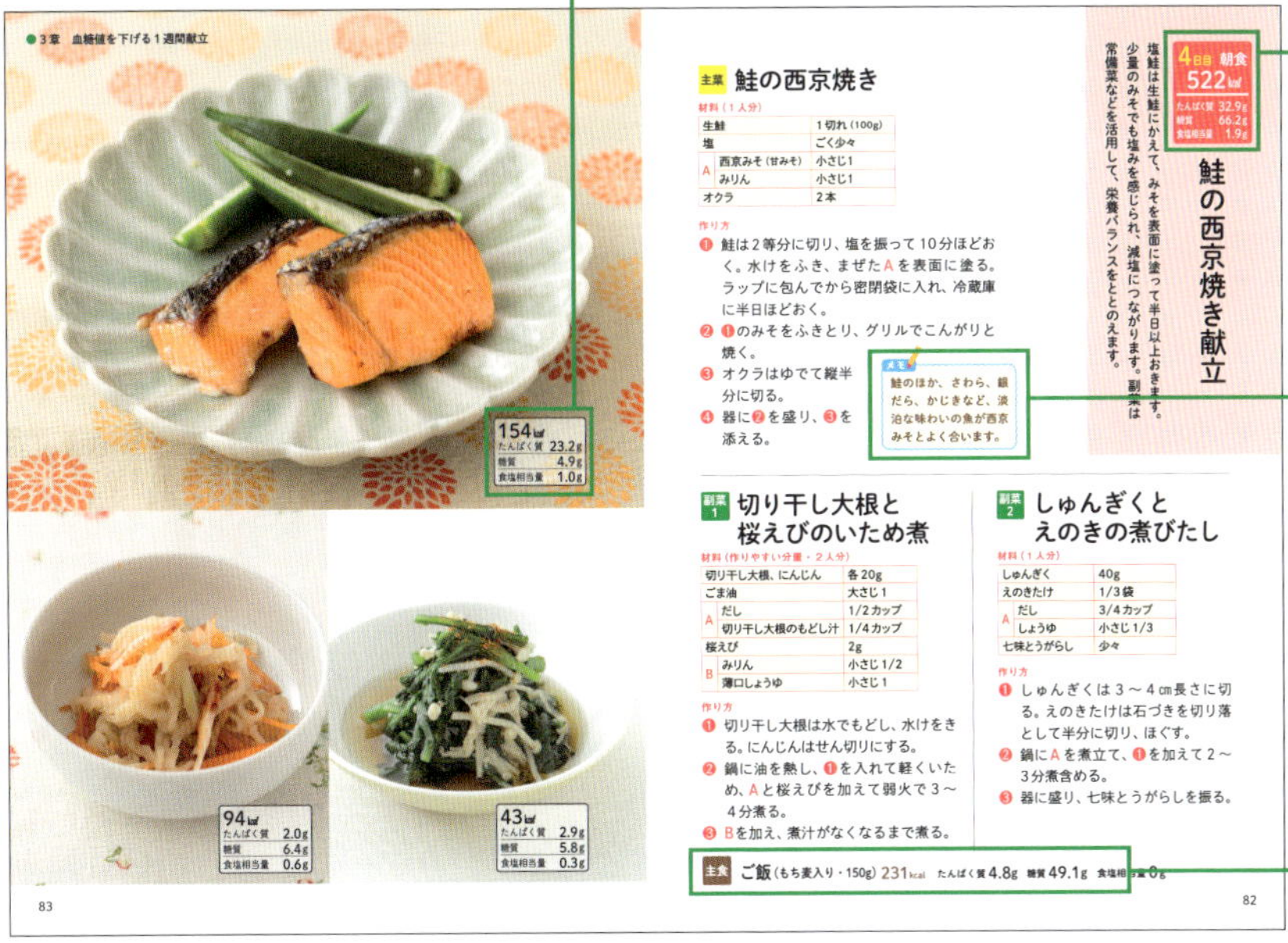

●3章　血糖値を下げる1週間献立
154kcal
たんぱく質 23.2g
糖質 4.9g
食塩相当量 1.0g
94kcal
たんぱく質 2.0g
糖質 6.4g
食塩相当量 0.6g
43kcal
たんぱく質 2.9g
糖質 5.8g
食塩相当量 0.3g
83
4日目 朝食
522kcal
たんぱく質 32.9g
糖質 66.2g
食塩相当量 1.9g
鮭の西京焼き献立
塩鮭は生鮭にかえて、みそを表面に塗って半日以上おきます。少量のみそでも塩みを感じられ、減塩につながります。副菜は常備菜などを活用して、栄養バランスをととのえます。
主菜　鮭の西京焼き
材料（1人分）
生鮭　1切れ（100g）
塩　ごく少々
A 西京みそ（甘みそ）　小さじ1
みりん　小さじ1
オクラ　2本
作り方
❶ 鮭は2等分に切り、塩を振って10分ほどおく。水けをふき、まぜたAを表面に塗る。ラップに包んでから密閉袋に入れ、冷蔵庫に半日ほどおく。
❷ ❶のみそをふきとり、グリルでこんがりと焼く。
❸ オクラはゆでて縦半分に切る。
❹ 器に❷を盛り、❸を添える。
メモ
鮭のほか、さわら、銀だら、かじきなど、淡泊な味わいの魚が西京みそとよく合います。
副菜1　切り干し大根と桜えびのいため煮
材料（作りやすい分量・2人分）
切り干し大根、にんじん　各20g
ごま油　大さじ1
A だし　1/2カップ
切り干し大根のもどし汁　1/4カップ
桜えび　2g
B みりん　小さじ1/2
薄口しょうゆ　小さじ1
作り方
❶ 切り干し大根は水でもどし、水けをきる。にんじんはせん切りにする。
❷ 鍋に油を熱し、❶を入れて軽くいため、Aと桜えびを加えて弱火で3～4分煮る。
❸ Bを加え、煮汁がなくなるまで煮る。
副菜2　しゅんぎくとえのきの煮びたし
材料（1人分）
しゅんぎく　40g
えのきたけ　1/3袋
A だし　3/4カップ
しょうゆ　小さじ1/3
七味とうがらし　少々
作り方
❶ しゅんぎくは3～4㎝長さに切る。えのきたけは石づきを切り落として半分に切り、ほぐす。
❷ 鍋にAを煮立て、❶を加えて2～3分煮含める。
❸ 器に盛り、七味とうがらしを振る。
主食　ご飯（もち麦入り・150g）231kcal　たんぱく質4.8g　糖質49.1g　食塩相当量0g
82

メモ

糖質を抑える工夫、エネルギーを抑える工夫、食材の選び方など、料理のポイントを紹介しています。

主食

1600kcalの場合、主食のご飯は150gがめやす。1800kcalの場合は180gに増やしてください。パンやめんにする場合は、ご飯と同じぐらいのエネルギー・糖質量に調整しましょう。また、副菜にいもやれんこんなど糖質が多い食材を使った場合は、主食を減らして調整します。

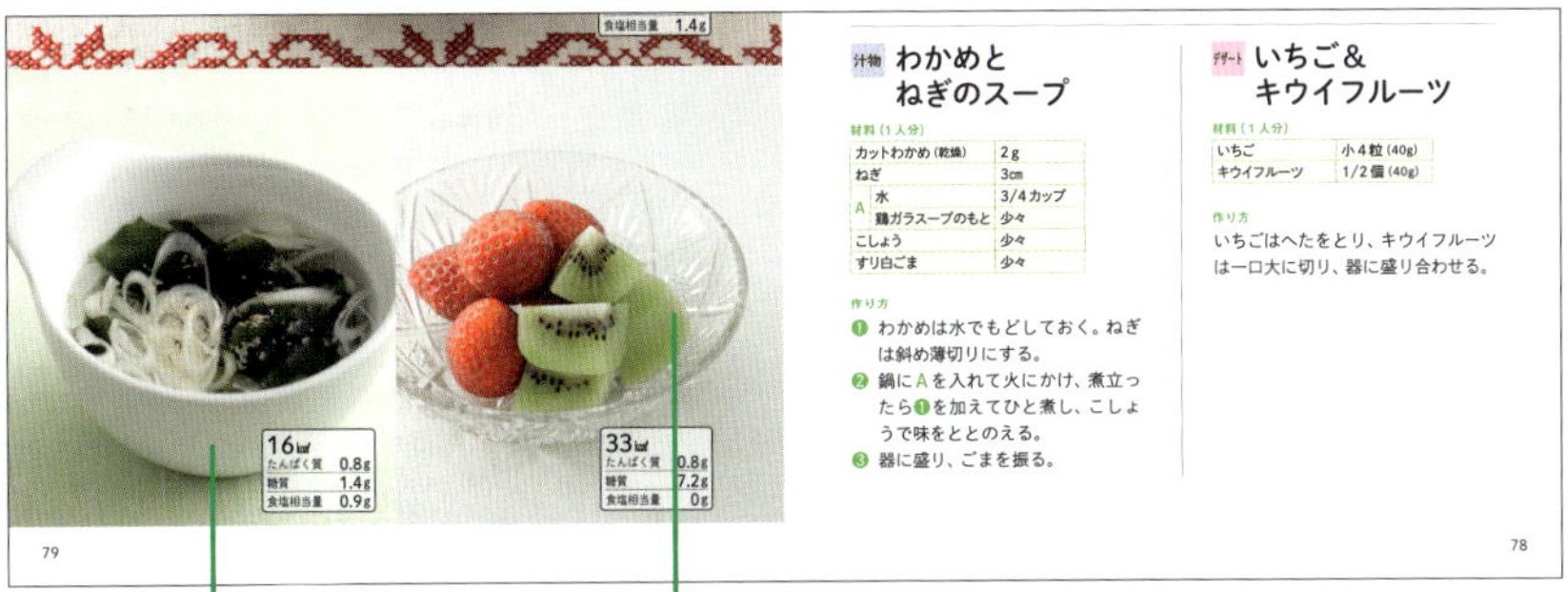

食塩相当量 1.4g
16kcal
たんぱく質 0.8g
糖質 1.4g
食塩相当量 0.9g
33kcal
たんぱく質 0.8g
糖質 7.2g
食塩相当量 0g
79
汁物　わかめとねぎのスープ
材料（1人分）
カットわかめ（乾燥）　2g
ねぎ　3cm
A 水　3/4カップ
鶏ガラスープのもと　少々
こしょう　少々
すり白ごま　少々
作り方
❶ わかめは水でもどしておく。ねぎは斜め薄切りにする。
❷ 鍋にAを入れて火にかけ、煮立ったら❶を加えてひと煮し、こしょうで味をととのえる。
❸ 器に盛り、ごまを振る。
デザート　いちご＆キウイフルーツ
材料（1人分）
いちご　小4粒（40g）
キウイフルーツ　1/2個（40g）
作り方
いちごはへたをとり、キウイフルーツは一口大に切り、器に盛り合わせる。
78

汁物

減塩のために汁物は1日1回を基本にしています。メニュー内容によって1日2回の場合は、1食の汁物の食塩量を1g以下に調整します。

デザート

主食+主菜のメニューでは副菜1品で十分です。デザートとして果物やヨーグルトをとり入れる場合もあります。果物は糖質が多いので、全体の糖質量の調整をしてください。

食材の栄養データの見方

日常でよく使う食品131品を選び、栄養データを掲載。食材は1個、1尾という「めやす量」で示しているので換算も楽。ひと目で栄養価がわかります。

栄養価

エネルギー、たんぱく質、脂質、炭水化物、食物繊維、食塩相当量を表示。糖質は炭水化物から食物繊維を引くと算出できます。

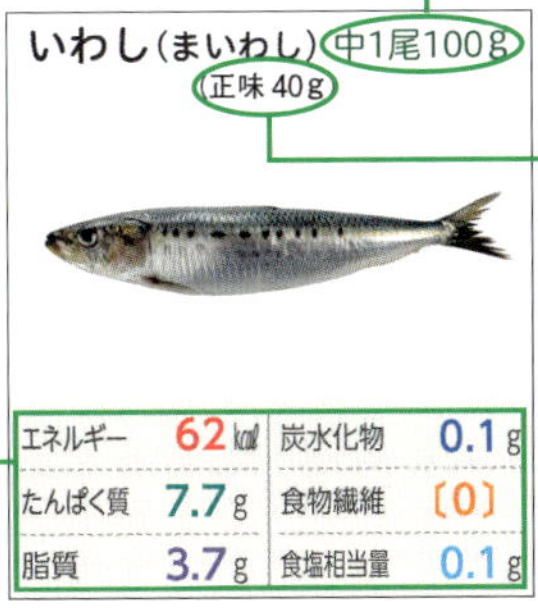

いわし（まいわし）中1尾100g
正味40g
エネルギー 62kcal
炭水化物 0.1g
たんぱく質 7.7g
食物繊維 (0)
脂質 3.7g
食塩相当量 0.1g

めやす量

1個、1尾、1束など、日常よく使われる単位であらわした量です。廃棄分（魚の骨、野菜の皮や根など、捨てる部分）がある場合は、その重量も含みます。

正味量

全体量から廃棄分（魚の骨、野菜の皮や根など）の重量を引いた実際に食べる量（口にする量）です。

●この本の決まりごと

＜レシピの表示について＞

●材料の分量

1人分を基本としていますが、作りおきができる料理など、一部は作りやすい分量となっています。2人分で作る場合は倍をめやすに増やします。なお、鍋やフライパンの大きさ、火かげんによって、調味料の蒸発や吸収量に差があり、水分をかげんする必要がある場合も。水分（だし、酒、酢など）はかげんしても、塩やみそなどの塩分調味料は分量をできるだけ守ってください。

●料理写真

料理写真は1人分です。作りおきおかずは全量で、アレンジレシピは1人分です。

●食材の重量（g）

廃棄する部分（野菜の皮や種、魚の骨など）を除いた重量（正味量・実際に食べる量）です。

●調味料の計量

単位は、1カップ＝200mℓ、大さじ1＝15mℓ、小さじ1＝5mℓです。小さじ1/6まで表示し、小さじ1/6未満の場合は「少々」と表記しています。

●調味料

塩は特に指定のない場合は精製塩、しょうゆは濃口しょうゆ、みそは淡色辛みそを使っています。ポン酢しょうゆは、食品成分表に掲載の栄養価で算出しています。市販品は栄養価もさまざまですから、栄養成分表示を確認して使ってください。油は「植物油」と表示しています。特に指定がない場合は、サラダ油、ごま油などお好みのものを使ってください。

●だし

天然素材を使ってとっただしを使っています。市販のスープのもとを使う場合は、栄養成分表示で食塩量を確認しましょう。そのうえで、量は控えめに上手に活用してください。

●電子レンジの加熱時間

600Wの場合のめやすです。機種によって異なる場合やW数によって差がありますので、様子を見ながら調節してください。

＜栄養価の表示について＞

●数値

「日本食品標準成分表2020年版（八訂）」の数値をもとに算出したものです。

糖質は、「炭水化物から食物繊維を引いた」数値です。

食品の成分値は、品種や産地、季節などの条件によって違います。成分値は平均的な数字ですので、めやすとしてください。

一部の食品については、メーカーのホームページやパッケージに掲載されている数値をもとに算出しています。

●記号

5章の食材の栄養データに使われている記号には、次のような意味があります。

0	まったく含まないか、含まれていないとみなす
〔0〕	推定値が0
微	0ではないが、微量
―	未測定のもの

1章

血糖値と糖尿病の基礎知識

そもそも血糖値とは？　なぜ血糖値が上がるのでしょうか、なぜ糖尿病になるのでしょうか。高血糖にならないためには、体の中で何が起こっているのかを知ることが大切です。

1章では、血糖値が上がるメカニズムや原因について、さらに糖尿病がどんな病気かなどを解説します。

基礎知識①

そもそも糖質って何？ 炭水化物との違い

～糖質はすばやく燃焼するエネルギー源

糖質はエネルギー産生栄養素のひとつで、エネルギー源として重要な役割を果たします。 **糖質の供給源として大事なのが穀類です。**穀類は主食となるご飯、パン、めん類などで、食事で最も摂取量が多くなります。

食べ物でとった糖質は、消化吸収されたあと、ブドウ糖となって血液を通して全身の細胞に運ばれて、エネルギーとして利用されます。脂質も同じようにエネルギー源となりますが、糖質は分解・吸収のスピードが速く、すぐにエネルギーとなります。

そのため、気をつけたいのが過剰摂取です。必要以上に**糖質をとりすぎると内臓脂肪や皮下脂肪が蓄積し、肥満を加速させる要因に**なるからです。これはインスリンというホルモンの働きが関係しています。糖質をとりすぎるとインスリンが大量に分泌されますが、インスリンには余った糖質を細胞内にとり込んで中性脂肪をつくる働きがあるからです（糖代謝については14ページ参照）。また、糖とたんぱく質が結びついて**AGEs（終末糖化産物）という物質を生み出す「糖化」を引き起こし、老化を加速させる要因にもなります。**

一方で、主食である糖質をまったくとらない、あるいは極端に量を減らすといった「糖質制限食」にも注意が必要です。糖質は脳や体の重要なエネルギー源。**脳はほかの臓器にくらべて、エネルギー消費量が多く、1日に約500kcalのエネルギーを消費します。そして、この主要なエネルギー源がブドウ糖なのです。**糖質が不足するとエネルギー不足になり、疲労感や脱力感に見舞われ、長く続くと体重が減少するなど、健康を害することにもなりかねません。

糖尿病、肥満など健康上の問題を抱えている場合は現状よりも食べる量を減らすなど、食事による血糖マネジメントが必要ですが、まずは、砂糖が多く使われている菓子類や菓子パンなどの嗜好品や、清涼飲料水の過剰摂取を避けることを優先しましょう。そのうえで、**糖質を多く含む穀類は毎日一定量とることが大切です。**

糖質とは？

炭水化物から食物繊維を除いたものが糖質。糖質はよく「糖分」と混同されがちですが、糖分は甘いものやご飯などを指す言葉で厳密な定義はありません。

糖の種類

単糖類
穀類に多く含まれるブドウ糖（グルコース）、果物やはちみつに多い果糖（フルクトース）、乳糖の構成成分（ガラクトース）など

少糖類
単糖が2～10個結びついたもの。代表的な少糖類はショ糖、麦芽や水飴に多い麦芽糖（マルトース）など

多糖類
10個以上の糖からできている。穀物やいも類、豆類に含まれるデンプン、ブドウ糖が多数結合したグリコーゲンなど

糖質の働き

糖質は、体内に吸収されるとブドウ糖などの単糖類に分解され、一部は肝臓にグリコーゲンとして蓄えられ、エネルギーが不足したときに必要に応じて使われる貯蔵エネルギーになります。残りは血液中に放出され、エネルギーとして使われます。さらに、余ったブドウ糖は中性脂肪となって全身の脂肪組織に貯蔵されます。

糖質をとりすぎるとどうなる？

血液中のブドウ糖が増えすぎる

↓ 血液中にブドウ糖が増えて血糖値が急上昇

インスリンが大量に分泌

↓ 血糖値を下げるために膵臓からインスリンが大量に分泌される

余分な糖が肝臓や筋肉にとり込まれる

↓ 糖を肝臓や筋肉にとり込む余地がなくなると……

限度を超えた分を脂肪としてため込む

↓ 脂肪組織に中性脂肪としてため込んでしまう

肥満傾向に！

糖化とは？

糖化とは食事によって摂取したブドウ糖や果糖が、細胞や組織を構成するたんぱく質（コラーゲンなど）と体温などで結びつき、AGEｓを生成すること。糖質をとりすぎると肥満を招くだけでなく、老化が進みます。

糖化　たんぱく質と糖質が結びつくことでAGEsを生成。

↓

- 骨粗鬆症
- 毛細血管の劣化
- シワ・たるみ

もたらす老化現象

おやつに砂糖たっぷりの菓子パンやケーキ類はNG！

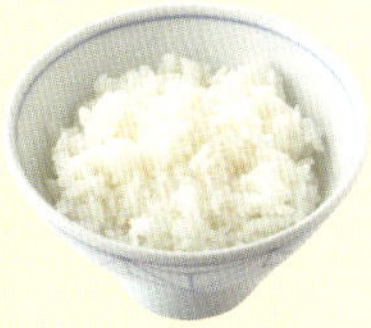

主食の極端な制限はNG。毎日一定量とることが大切

基礎知識②

血糖とは？　なぜ、血糖値が上がるの？

～血糖値を調整する「糖代謝」のメカニズム

わたしたちは、食べ物を食べることによって、生きるためのエネルギーを得ています。エネルギーとなる栄養素の一つが糖質です。糖質は、米や小麦粉、いも類、果物や砂糖といった炭水化物に多く含まれています。では、糖質は体にとり込まれてから、どのようにエネルギーとして使われるのでしょうか？

口から入った糖質は主に腸で分解されて、ブドウ糖となり、小腸から血液中に吸収されて、一度、肝臓に送られてから血液にのって全身に運ばれます。

この**血液中のブドウ糖を「血糖」といい、その濃度をあらわしているのが「血糖値」**です。血糖値は食事をしたあとに上がり、食後数時間で元の数値に戻ります。このように**健康な人の血糖値は、ほぼ一定の範囲内に保たれています**。

肝臓に運ばれたブドウ糖の一部はグリコーゲンに作り変えられ、貯蔵されます。全身に運ばれたブドウ糖は、筋肉などにとり込まれ、私たちが生きて活動するためのエネルギーとして使われます。筋肉でも一部はグリコーゲンとして蓄えられます。肝臓や筋肉に十分行き渡って余ったブドウ糖は、脂肪組織にとり込まれ、脂肪として蓄積されます。

このように**糖がエネルギーとして使われるまでの仕組みを「糖代謝」といいます**。

糖代謝が効率よく行われるためには、膵臓から分泌されるインスリンというホルモンが必要です。しかし、体質的に膵臓から出るインスリンの量が少ない人がいます。加えて暴飲暴食や不規則な食生活により肥満になると、肥満により引き起こされるインスリン抵抗性により、ブドウ糖をとり込む筋肉や脂肪組織などの反応が鈍くなります。

この状態が続くと、インスリンの働きが悪くなって、血液中にブドウ糖が多くとどまり、高血糖の状態におちいります。

このように、**体質や環境因子によるインスリン分泌低下とインスリン抵抗性が合わさり、インスリン作用が低下して糖代謝がうまくいかなくなり、血液中にブドウ糖がたまる状態が糖尿病**です。

食後の血糖はどこへ行くの？ 糖代謝の仕組み

健康な人

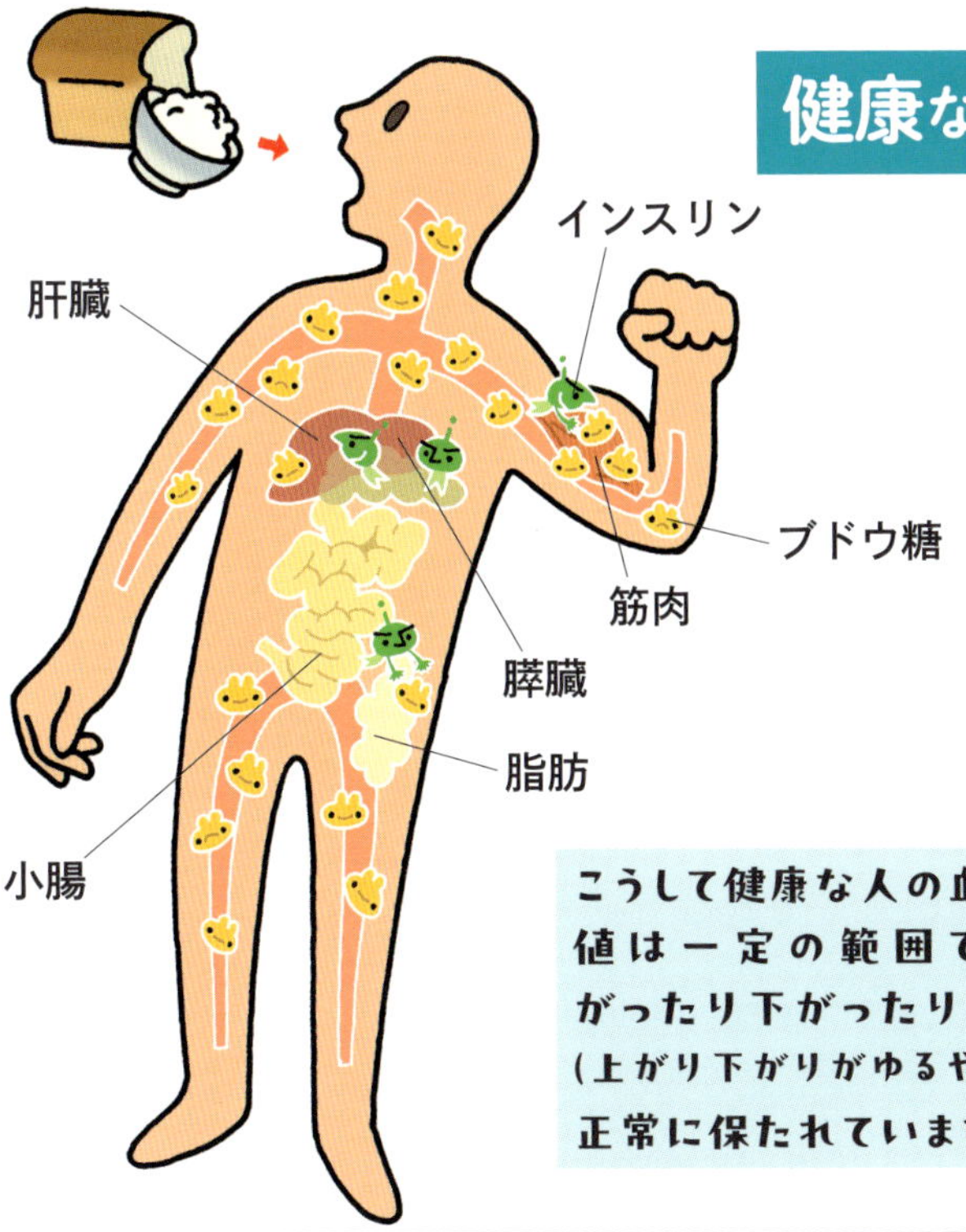

ご飯やパンなどの
炭水化物（糖質＋食物繊維）を食べる

↓

主に腸で糖質がブドウ糖に分解される

↓

ブドウ糖が小腸から血液中に吸収され、
血流にのって全身に運ばれる

↓

血糖値が上がる

↓

膵臓からインスリンが分泌される

↓

インスリンの働きにより、血液中の
ブドウ糖が体の各組織で使われる

↓

血糖値が下がる

こうして健康な人の血糖値は一定の範囲で上がったり下がったりして（上がり下がりがゆるやか）正常に保たれています。

糖尿病の人

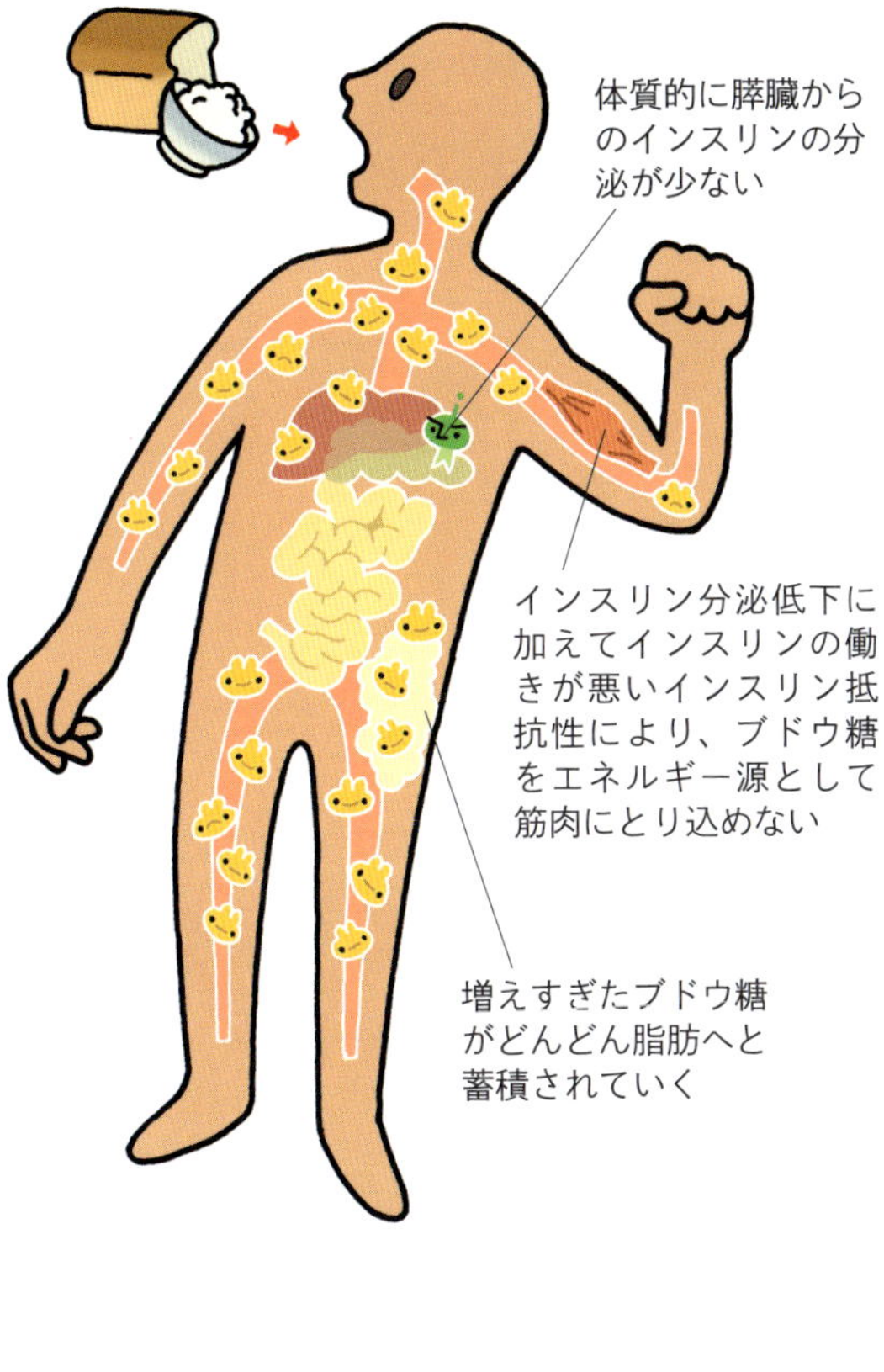
体質的に膵臓からのインスリンの分泌が少ない
インスリン分泌低下に加えてインスリンの働きが悪いインスリン抵抗性により、ブドウ糖をエネルギー源として筋肉にとり込めない
増えすぎたブドウ糖がどんどん脂肪へと蓄積されていく

食生活が乱れる　食べすぎる　運動不足

↓

肥満になる

↓

- 脂肪細胞からインスリンの働きを低下させる悪玉の物質が過剰に分泌されたり、インスリンの働きを助ける善玉のアディポネクチンが減ったりしてインスリンの働きが悪くなる＝**インスリン抵抗性**
- インスリン抵抗性により、筋肉や脂肪、肝臓へのブドウ糖のとり込みが悪くなる

↓

血糖値が上がる

- 体質的に、分泌されるインスリンの量が少ない
- 体質的に、インスリンが分泌されるのが遅い

↓

血糖値が下がりにくい

- 不規則な生活
- ストレス

↓

血糖値が上がる

血糖値スパイクとは？

～血糖値が上下に激しく変動する状態

血糖値は食事をすると上がり、数時間かけて下がります。健康な人はこの上がり下がりがゆるやかで、空腹時は70～110㎎／㎗、食後は140㎎／㎗未満です。糖尿病になると空腹時も食後もこれよりずっと高くなります。しかし、インスリン分泌が体質的に低い人や肥満や運動不足でインスリン抵抗性の状態だと、食後に血糖値が急激に上昇して一過性に高血糖になり、その後、降下する人がいます。まれに急激に低下して70㎎／㎗以下の「低血糖」になる人もいます。このように食後の短時間に**血糖値が一過性に上昇する状態を「血糖値スパイク」といいます**。

血糖値スパイクの状態にある人は、食後に高血糖になっても、その後、すぐに下がるので、過去の血糖値の平均であるヘモグロビンA1cはそれほど高くなりません。そのため、もし食後の血糖値が糖尿病と疑われる200㎎／㎗を超える瞬間があったとしても、糖尿病と診断されていない人が行う通常の健康診断で調べる空腹時血糖値やヘモグロビンA1cの測定では数値にあらわれません。

つまり、血糖値スパイクによって糖尿病が進行していく「隠れ糖尿病」の状態といえます。「すぐに正常値に戻るなら、大丈夫では?」と思っていませんか?「隠れ糖尿病」を放置すると、膵臓に対する負担やブドウ糖毒性と呼ばれる現象によりインスリン分泌が低下し、糖尿病が進行します。

それだけではなく、**血糖値が急上昇するたびに血管が傷つき、動脈硬化を起こしやすくなり**、心筋梗塞や脳梗塞など命にかかわる重大な病気のリスクが高まります。

さらに、眠気や頭痛を感じることもあり、それによって集中力が低下して、仕事や生活に支障をきたすことも問題です。実は、高血糖の初期は自覚症状が出にくく、本人も知らないところで、確実に体へ大きな負担をかけているのです。

暴飲暴食や不規則な食生活でインスリンを大量に分泌させていると、糖尿病に進むため、生活習慣の改善が必要です。健康診断で血糖値が異常なしでも安心せず、食事や運動で血糖マネジメントを始めましょう。

血糖値スパイクはどうして起こる?

インスリン分泌が体質的に低い人や
肥満・運動不足などでインスリン抵抗性の状態の人

↓

糖質が多い食事、早食い、欠食などで
食後一過性に高血糖となる

血糖値スパイクとは

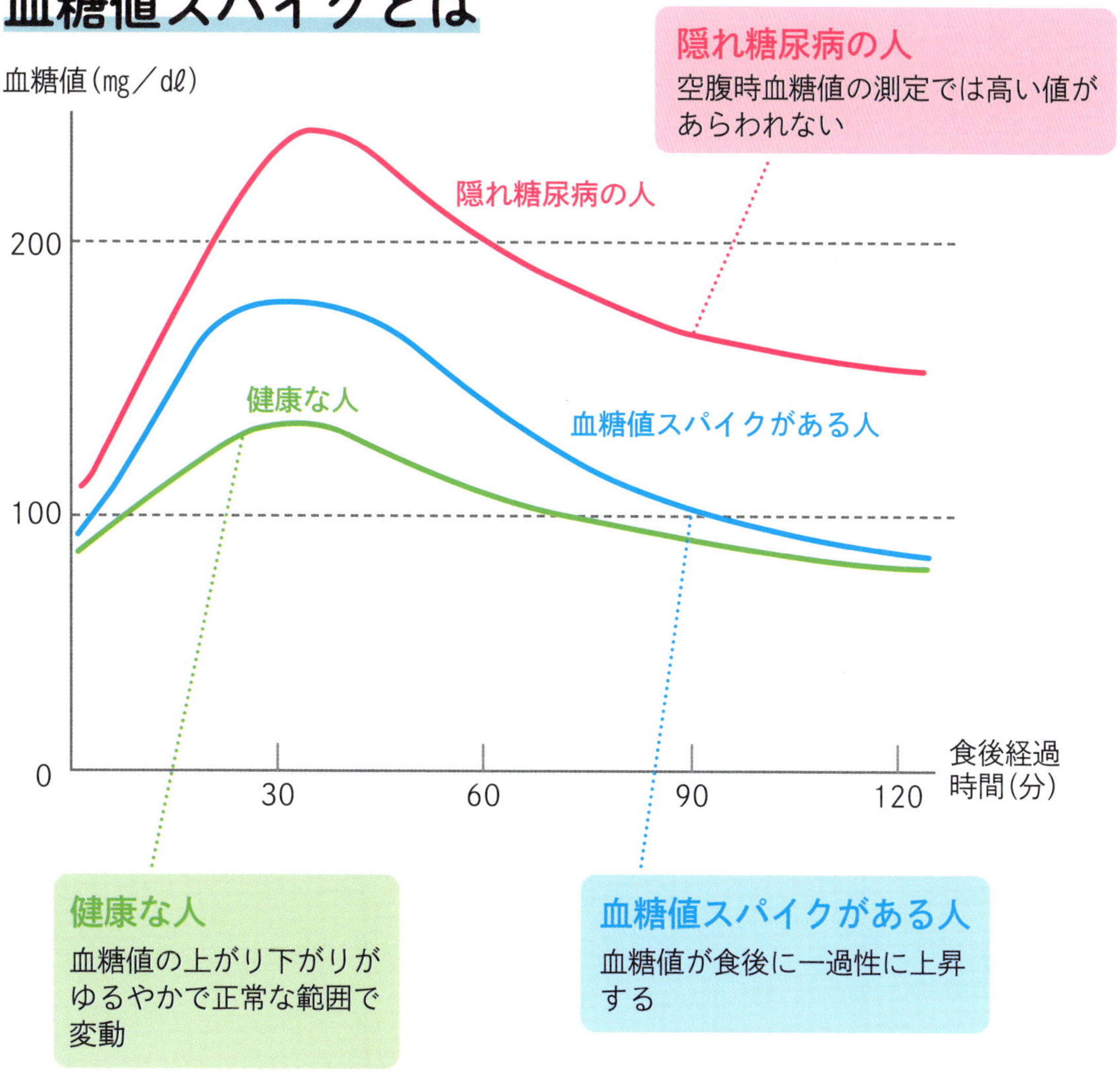

基礎知識④

糖尿病ってどんな病気？

～糖尿病は糖代謝が悪くなり、血糖値が高くなる病気です

糖尿病は、体質的にインスリンの分泌が低下していることに加え、肥満や運動不足などによるインスリン抵抗性が合わさって血糖値の高い状態が続く病気です。

インスリンは糖質をエネルギーに変える糖代謝を効率よく行うために欠かせないホルモンです。インスリンの分泌が減少したり働きが悪くなると、行き場をなくしたブドウ糖が血液中に増えます。

こうして糖代謝の仕組みがこわれてしまうと、食後の血糖値が下がりにくくなり、血糖値の高い状態が続くことになります。血糖値が高くてもエネルギーに効率よく変えられなくなるため、体が衰弱してしまいます。また、**血液中にあふれたブドウ糖が血管や細胞を傷め、動脈硬化や心筋梗塞、脳卒中など、さまざまな合併症を引き起こします**。たとえ予備軍であったとしても、放っておくと命にかかわる深刻な病気に進行してしまいます。これが、糖尿病の怖いところです。

日本では、成人の5～6人に1人が糖尿病または糖尿病予備軍といわれるほど、だれもが気をつけなければならない病気です。糖尿病予備軍は、血糖値が正常より高く、糖尿病と診断されるよりは低い値の場合に診断されます。血糖の上昇が軽度で、合併症の心配や薬による治療の必要がない段階です。

「肥満が気になって健康診断を受け、医師から血糖値が高めと言われたけど、自覚症状もないし、何もしなくていいかな？」と思っている人は大きな間違いです。**糖尿病予備軍のうちに食事や運動などの生活習慣を改善し、血糖値を下げ、正常値へ近づけることが重要です**。そのまま放置しておくと、糖尿病へと進んでしまいます。

やっかいなことに、糖尿病は初期の段階では、ほとんど自覚症状がありません。血糖値の高い状態が続き、合併症の症状が出てあわてて病院を受診することになりかねないのです。血糖値が高いとわかったときには、なるべく早い段階で食事や運動によって血糖マネジメントを始める必要があります。

糖尿病の特徴

＊糖代謝は14ページ参照

高血糖	血液中にブドウ糖が増える
糖代謝異常	ブドウ糖をエネルギーとして利用できなくなる
インスリン分泌低下	膵臓のβ細胞の機能が低下し、インスリンの分泌量が少なくなる
インスリン抵抗性	血糖値を下げるインスリンの働きが悪くなる

糖尿病は血液中にブドウ糖が常にあふれている状態

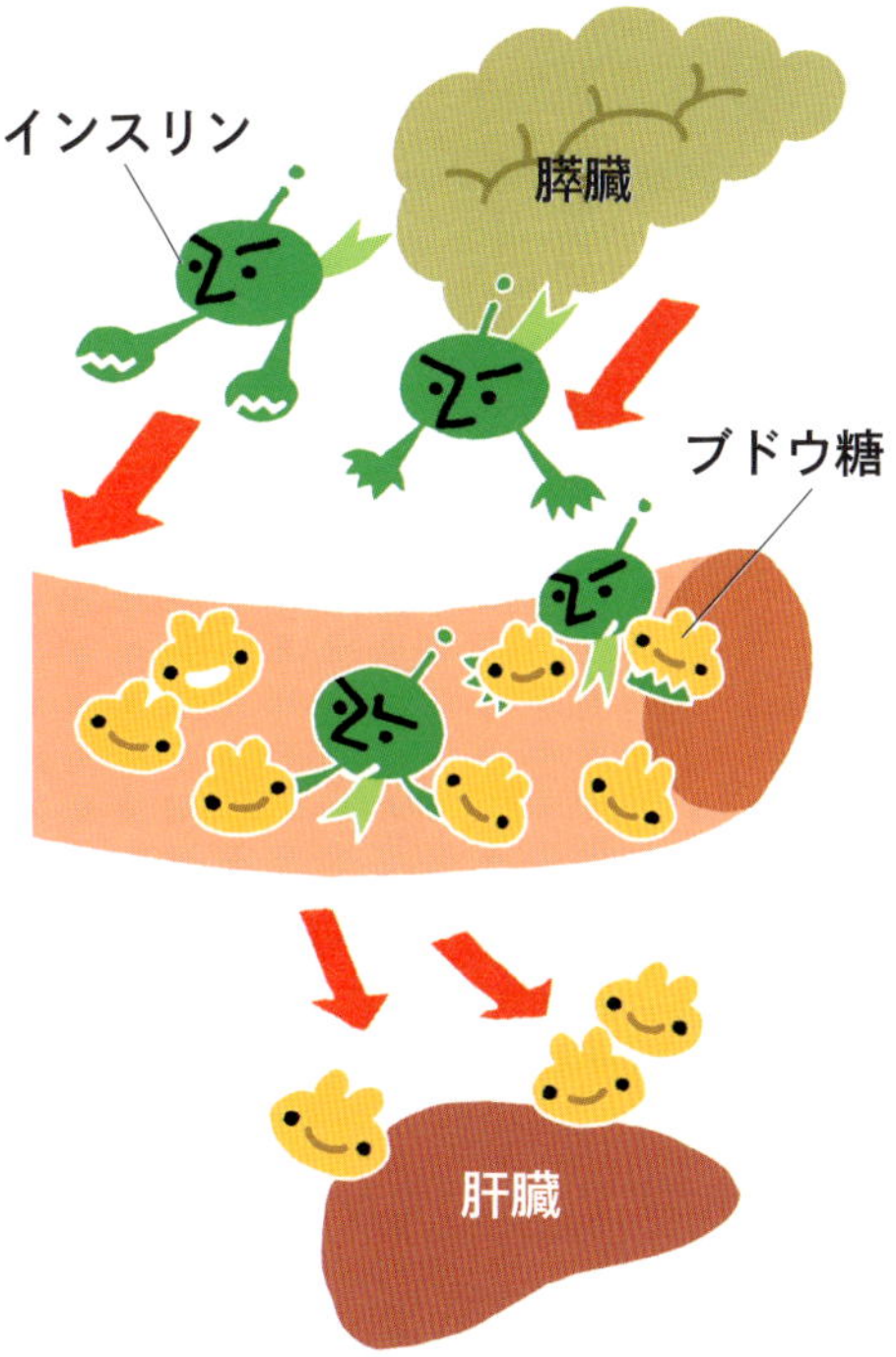

こんな症状が出てきたら要注意！

すでに糖尿病が進行しているかもしれません

☑ 尿の回数・量が多い、尿のにおいが気になる	血液中のブドウ糖濃度が高まるのを薄めようとして、大量に水を飲む傾向に。尿が多くなり、回数も多くなる。高血糖が続くと、尿といっしょにブドウ糖も排出されるため、おしっこが泡立ったり、甘いにおいがすることも。
☑ のどが渇く	血糖値が高い状態が続くと尿が多くなり、体内の水分が排出されて脱水状態になり、のどが渇く。
☑ 食べているのに体重が減少した、いくら食べてもお腹がすく	糖質をエネルギーに変えることが十分にできないため、脂肪や筋肉のたんぱく質を分解して、足りないエネルギーを補うようになる。糖質をいくらとっても、尿に排出されやせてしまうのはそのため。
☑ 体がだるい、疲れやすい	インスリンの働きが悪くなり、分泌が足りなくなると、ブドウ糖をエネルギーに変えることができないため、休んでも疲れがとれない。常に全身がだるくて何もしたくない状態になる。
☑ 手足が冷える、しびれる、睡眠中に足がつる	高血糖により、末端の血管や末梢神経に障害が起こり、冷えやしびれ、足のつりなどが起こる。

基礎知識⑤

血糖値とヘモグロビンA1cの違いは？

～糖尿病の種類と診断されるまで

糖尿病には大きく分けて、次の2つがあります。

●1型糖尿病

インスリンを分泌する膵臓のβ細胞が自己免疫などの原因でこわれ、インスリンがほとんど出なくなることで起こります。若年発症が多く生活習慣にかかわらず発症します。中高年になって発症する人もいます。

●2型糖尿病

体質的にインスリン分泌が低下していることに加え、肥満・運動不足などの環境因子にインスリン抵抗性が加わり、インスリン作用が低下することで起こります。糖尿病の約90％を占め、現在も増え続けています。遺伝による影響のほか、偏った食事や運動不足、ストレス過多などの生活習慣も要因と考えられています。このほか、妊娠をきっかけに高血糖が続く妊娠糖尿病、膵臓の病気やほかの疾患が原因となるケースなどがあります。

糖尿病の検査は、血糖値（空腹時血糖値・ブドウ糖負荷後2時間値・随時血糖値のいずれか）と、ヘモグロビンA1c値をあわせて診断します。ヘモグロビンA1c値とは、過去1～2カ月間の血糖値を反映したものです。ヘモグロビンは血液の赤血球の中のたんぱく質の一種で、全身に酸素を運ぶ役割を担っていますが、一部は、血液中のブドウ糖と結合してヘモグロビンA1cになります。採血をして、ヘモグロビンの中でヘモグロビンA1cになった割合を測定した検査値が「ヘモグロビンA1c値」です。単位はパーセント（％）であらわします。正常な値（正常高値含む）は5・9％以下です。

血糖値が高い状態が続くと、通常より多くのヘモグロビンがブドウ糖と結合して、ヘモグロビンA1c値が高くなります。ヘモグロビンA1cは赤血球の寿命（約120日）が尽きるまで、そのままの状態なので、過去1～2カ月の高血糖が反映されます。ヘモグロビンA1cは、1～2カ月間の平均的な血糖の状態をあらわすので、数日間の食事制限では改善されません。そのため、糖尿病の診断や治療のための検査は、血糖値だけでなくヘモグロビンA1cも測定して判断します。

糖尿病診断のフローチャート

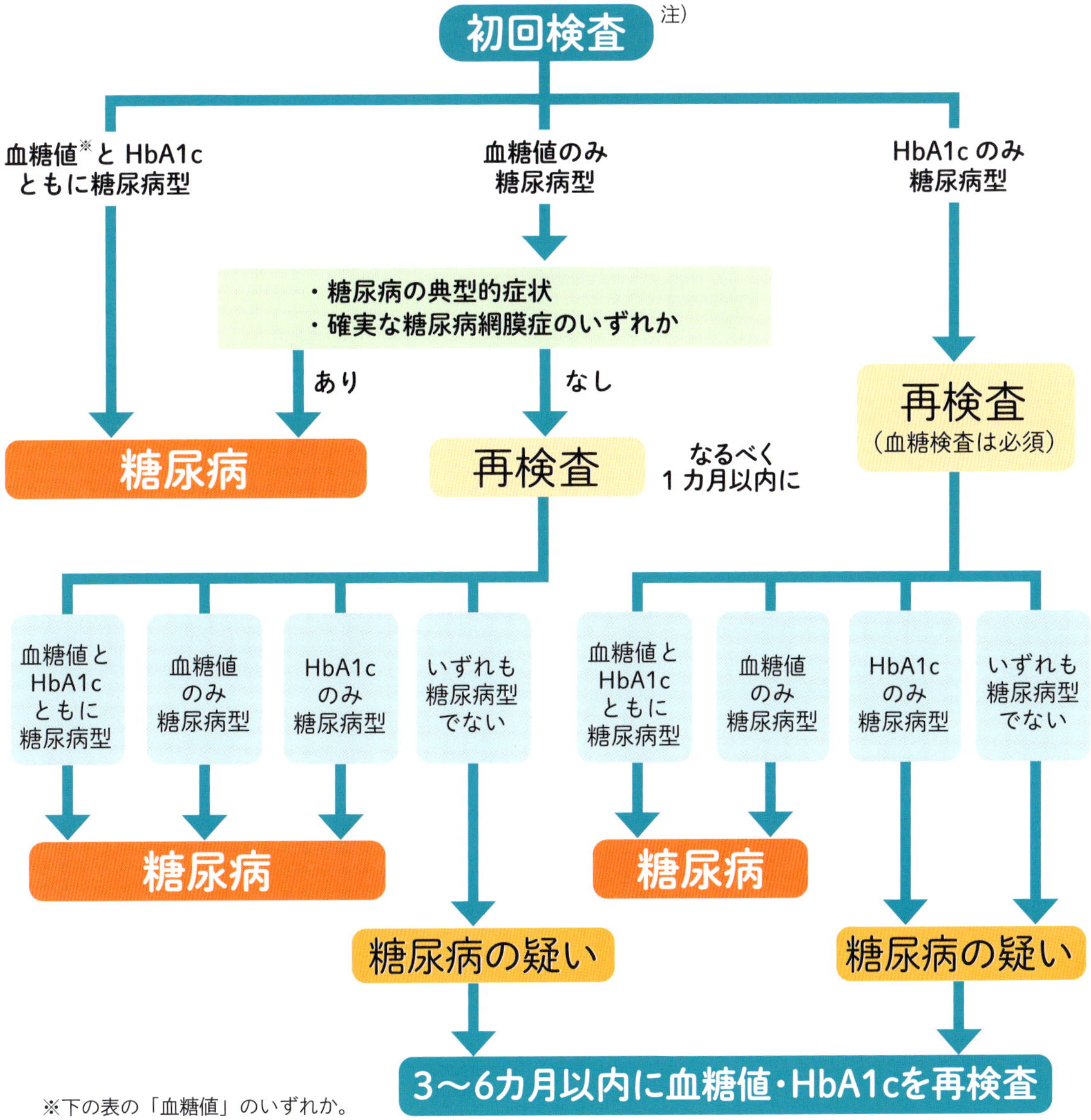

※下の表の「血糖値」のいずれか。

注）糖尿病が疑われる場合は、血糖値と同時に HbA1c を測定する。同日に血糖値と HbA1c が糖尿病型を示した場合には、初回検査だけで糖尿病と診断する。

日本糖尿病学会 編・著：糖尿病治療ガイド 2022-2023，p26，文光堂，2022

糖尿病型の判定基準値

血糖値	空腹時血糖値	126mg/dℓ以上
	75g経口ブドウ糖負荷試験2時間値	200mg/dℓ以上
	随時血糖値	200mg/dℓ以上
ヘモグロビンA1c（HbA1c）		6.5%以上

基礎知識⑥

血糖マネジメントのカギは食事と運動
～あなたの生活習慣が血糖値を決める

2型糖尿病は、遺伝的要素である糖尿病になりやすい体質を持ち、環境因子や生活習慣が引き金になります。つまり、大きな要因は遺伝と生活習慣です。

日本人は体質的に糖尿病になりやすい民族であるとわかっているので、血縁者に糖尿病の人がいない場合でも、遺伝的要因がないとはいえません。**どんな人も、生活習慣や生活環境に注意することが、糖尿病になるのを防ぐ方法となります。**

糖尿病の最大の要因は肥満です。食べすぎや運動不足により、内臓脂肪が蓄積し、いわゆる内臓脂肪型肥満になると、インスリンの働きを鈍くするホルモンが分泌されます。また、食べすぎ、深夜の食事、過度な飲酒など食生活が乱れても、内臓脂肪は増えます。

運動不足も糖尿病の要因です。運動をする習慣があると、血糖が増えても、筋肉細胞は「次に運動するエネルギー源にしよう」と自主的にブドウ糖を血液中から細胞内にとり込みます。そのためインスリンをあまり浪費しません。この働きは、筋肉中にある「ＧＬＵＴ４（グルットフォー）」というたんぱく質が担っています。このＧＬＵＴ４の量や働きを増やすには、運動が欠かせません。運動不足の人はＧＬＵＴ４が少ないため、食後に血糖値が上昇しやすいのです。

またストレスも糖尿病に悪影響を与えます。過度なストレスは、不規則な食事、睡眠不足といったような生活習慣の乱れを招きます。また、ストレスが強くかかるとアドレナリンなどのホルモンが分泌されますが、これはインスリンの働きを悪くし、血糖値が高くなります。ストレスは精神的なものでも、ケガや病気などの肉体的なものでも同様です。糖尿病の予防のために、ストレスの少ない生活が必要なのは、このような理由によります。

高齢になると、糖をとり込む筋肉の量が減るサルコペニアの状態になる人が増えます。さらに生活習慣が乱れると、糖尿病になりやすくなります。年齢にかかわらず、生活習慣の乱れは糖尿病のリスクを高めるので、生活習慣を見直し、改善しましょう。

check

こんな人が糖尿病になりやすい！

遺伝的要因と環境など

- □ 家族、親戚に糖尿病の人がいる
- □ 40歳以上である
- □ 妊娠中である
- □ 4000g以上の赤ちゃんを出産した経験がある
- □ 20歳のときよりも体重が10kg以上増加
- □ この1年間で体重の増減が3kg以上あった
- □ 肥満である

食習慣

- □ ついつい食べすぎてしまう
- □ 主食だけの料理を食べてすませることが多い
- □ 食べるのが早い、よく噛まない
- □ 朝は食欲がなく、食べないことも多い
- □ 甘いものが好きで菓子類や果物をよく食べる
- □ 糖分の多いコーラや缶コーヒーなどをよく飲む
- □ 外食が多い
- □ ほぼ毎日アルコールを飲む
- □ 野菜が嫌いで、ほとんど食べない
- □ 濃い味つけのほうが好き

生活習慣

- □ 定期的な運動はしていない
- □ いつも寝不足で起きる時間が定まらない
- □ 座って過ごす時間が長い
- □ 通勤を含め、車の運転が多い
- □ 電車、バスでは空席があれば座る
- □ 毎日の生活で心身ともにストレスが多い
- □ 就寝の2時間以内に夕食をとる
- □ 歩く速度が遅い（同世代の同性と比較）
- □ タバコを習慣的に吸っている

該当項目が多いほど、糖尿病になりやすい要因を持っているといえます。あなた自身の生活習慣を見直し、最低でも１年に１回は健康診断を受けるようにしましょう。

基礎知識⑦

糖尿病はどんな治療をするの？

～治療の基本は食事と運動そして薬物療法

糖尿病の治療の3本柱は食事療法と運動療法、薬物療法。最も重要なのが食事療法です。膵臓に負担がかからないように、エネルギーと糖質を適正量とり、栄養バランスのとれた食事をとることで、血糖値をマネジメントします。

糖尿病の要因である肥満の解消には運動療法が効果的なので、体を動かす習慣を心がけましょう。肥満はたいしたことがなくても、40歳を過ぎたあたりから、基礎代謝が急激に下がってブドウ糖の消費が減ってしまいます。運動をして筋肉がつけば、減った分の基礎代謝を補うことも可能です。

食事療法と運動療法で血糖値をうまくマネジメントできない場合は、薬物療法もとり入れます。

糖尿病治療の目標は、血糖や血圧、脂質代謝をうまくマネジメントし、適正な体重を維持すること、また糖尿病の合併症の発症や進行を阻止すること。つまり、**「糖尿病ではない人と変わらない寿命と日常生活の質（ＱＯＬ）の実現を目指すこと」**です。特に、高齢者の糖尿病では、サルコペニア（加齢などが原因で筋肉量の減少、筋力の低下が生じること）、フレイル（加齢により心身が老い衰えた状態）が問題になっています。糖尿病ではない人と変わらない寿命とＱＯＬの実現を目指すためには、これら高齢化で増加する併存症の予防、管理が必要です。**血糖をマネジメントするためには、ヘモグロビンＡ１ｃ（ＨｂＡ１ｃ）値は７・０％未満が目標の数値です。それに対応する空腹時血糖値は１３０㎎／㎗未満、食後２時間血糖値は１８０㎎／㎗未満がおおよそのめやすです**。ただし、血糖値の目標は年齢、糖尿病を発症してからの期間、合併症の有無といった、一人ひとりの体の状態や治療内容で決まるので、主治医に確認しましょう。

65歳以上の高齢者の糖尿病患者は低血糖による弊害が大きく、心身機能への影響には個人差があります。そこで、２０１５年に高齢の糖尿病患者（65歳以上）については、認知機能なども考慮した新しい目標値が設定されています。65歳以上の人は必ず主治医に確認してください。

糖尿病治療の目標

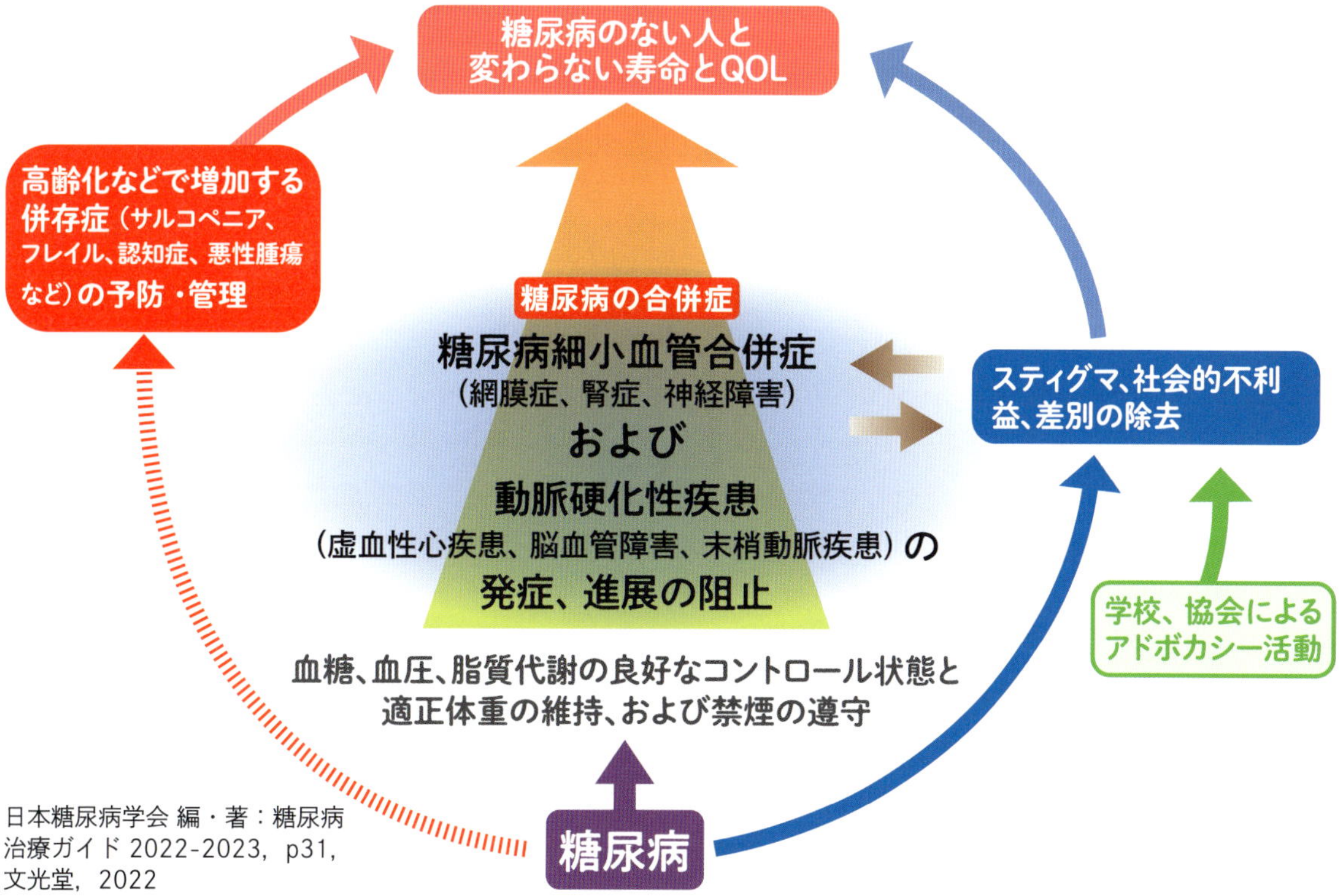

日本糖尿病学会 編・著：糖尿病
治療ガイド 2022-2023，p31，
文光堂，2022

糖尿病にかかわるスティグマ　社会的な不利益や差別の対象になる烙印を押されることを「スティグマ」といいます。糖尿病と診断されたことで「就職や昇進に不利になる」「生命保険や住宅ローンに加入できない」「怠け者と思われる」といった「糖尿病スティグマ」が問題になっています。このような偏見があると、糖尿病であることを周囲に隠す→適切な治療の機会を失う→糖尿病や合併症の重症化→医療費の増大など多様な悪影響を及ぼします。

血糖コントロールの目標数値

	コントロール目標値（注4）		
目　標	血糖正常化を目指す際の目標（注1）	合併症予防のための目標（注2）	治療強化が困難な際の目標（注3）
HbA1c（%）	6.0未満	7.0未満	8.0未満

治療目標は年齢、罹病期間、臓器障害、低血糖の危険性、サポート体制などを考慮して個別に設定する。

日本糖尿病学会 編・著：糖尿病治療ガイド 2022-2023，p34，文光堂，2022

（注1）適切な食事療法や運動療法だけで達成可能な場合、または薬物療法中でも低血糖などの副作用なく達成可能な場合の目標とする。

（注2）合併症予防の観点からHbA1cの目標値を7％未満とする。対応する血糖値としては、空腹時血糖値130㎎/dℓ未満、食後2時間血糖値180㎎/dℓ未満をおおよそのめやすとする。

（注3）低血糖などの副作用、その他の理由で治療の強化がむずかしい場合の目標とする。

（注4）いずれも成人に対しての目標値であり、また妊娠例は除くものとする。

メタボリックシンドロームと糖尿病の関係

「内臓脂肪型肥満」と「皮下脂肪型肥満」

下腹部や腰まわりなどを中心に、主に皮下に脂肪が蓄積する「皮下脂肪型肥満」と、腹筋の内側の胃や腸のまわりに脂肪が蓄積する「内臓脂肪型肥満」があります。

メタボリックシンドロームとは、内臓脂肪型肥満に、高血圧・高血糖・脂質異常のうち2つ以上を合併している状態をいいます。生活習慣病予防の対象ではあっても病気ではありませんが、この状態のまま放っておくと、動脈硬化を引き起こし、心筋梗塞や脳梗塞など、命にかかわる病気のリスクが高まります。

メタボ予防は糖尿病予防につながる

メタボリックシンドロームの人が必ずしも糖尿病になるとは限りませんが、危険因子をたくさん持っていると考えたほうがよいでしょう。それに、メタボリックシンドロームの予防は生活習慣の乱れを改善することですから、糖尿病の予防と共通しています。しかし、肥満を解消するために食事量を減らすだけでは、生活習慣病予防にはつながりません。なぜなら、食事を減らすと脂肪よりも先に筋肉が減ってしまい、体重を減らすことができても、体脂肪が多い「隠れ肥満」の状態になるからです。運動を行いながら食事もバランスよくとることで、糖尿病予防にもつながります。

メタボリックシンドロームの診断基準

内臓脂肪の蓄積

＊男女ともに腹部CT検査の内臓脂肪面積が100cm²以上

腹囲（へそまわり）	男性	85cm以上
	女性	90cm以上

＋ 内臓脂肪型肥満に加え、下記❶〜❸の項目のうち2つ以上があてはまると該当

❶ 高血圧	収縮期（最高）血圧が130mmHg以上　かつ／または 拡張期（最低）血圧が85mmHg以上
❷ 高血糖	空腹時血糖値が110mg/dℓ以上
❸ 脂質異常	中性脂肪値が150mg/dℓ以上　かつ／または HDLコレステロール値が40mg/dℓ未満

＊メタボリックシンドローム診断基準検討委員会：メタボリックシンドロームの定義と診断基準.
日本内科学会雑誌 94 (4) : 794-809, 2005 より引用改変

2章

血糖値を下げる食事のきほん

高血糖を改善するためには、食事で血糖値をマネジメントすることが重要です。何をどれだけ食べたらよいのか、また、今までの食事をどう変える必要があるのでしょうか。

血糖値を安定させ、血糖値スパイクを起こさない食事を実践するための基本を、ここでしっかりとおさえておきましょう。

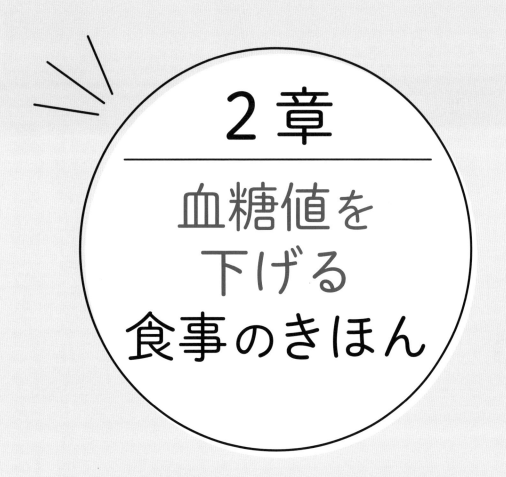

きほん
①
食事の「質」

「量」を減らすだけでは、健康的にやせない!?

~代謝を上げてエネルギーを消費しやすい体に

血糖値を上げる大きな要因は、「過食」と「肥満」です。たくさん食べても、体を動かして、食べた以上のエネルギーを消費すれば太ることはありません。ただ、**わたしたちの体は年齢を重ねることにより、代謝が落ちて消費エネルギーが減ります**。同じだけの食事量であれば、エネルギー消費量が低下して脂肪が蓄積してしまうのです。

代謝が落ちるとはどういうことでしょうか? 高血糖は体内で余ったエネルギーの処理がうまくいかない状態です。食事でとったものは、体内で消化吸収されたあと、化学的な変化「代謝」によって、エネルギーとして利用され、不要なものは排泄されます。

参照体重による基礎代謝量(kcal/日)

1日に必要なエネルギー量(推定エネルギー必要量)は、「基礎代謝基準値×体重」にその人の身体活動レベルをかけ合わせると算出されます。

性別	男性			女性		
年齢	基礎代謝基準値(kcal/kg/日)	参照体重(kg)	基礎代謝量(kcal/日)	基礎代謝基準値(kcal/kg/日)	参照体重(kg)	基礎代謝量(kcal/日)
18~29(歳)	23.7	64.5	1,530	22.1	50.3	1,110
30~49(歳)	22.5	68.1	1,530	21.9	53.0	1,160
50~64(歳)	21.8	68.0	1,480	20.7	53.8	1,110
65~74(歳)	21.6	65.0	1,400	20.7	52.1	1,080
75以上(歳)	21.5	59.6	1,280	20.7	48.8	1,010

*「日本人の食事摂取基準2020年版」より

ココも

基礎代謝量は代謝が活発な細胞や筋細胞が体内に多いほど多くなります。消費量が多いのは、脳、肝臓、筋肉、腎臓など。「寝ているだけでも消費するの?」と思いがちですが、心臓の拍動や肺呼吸にも絶えずエネルギーを消費しています。

1日のトータルのエネルギー消費量の内訳は、大きく分けて基礎代謝(60~70%)、食事による熱産生(約10%)、身体活動(約20%)の3種類があります。いちばん多くエネルギーを使うのが基礎代謝です。

1日に必要な適正エネルギー量の計算式

どのぐらいの食事量が適切なのか？　その人の1日に必要な適正エネルギー量は、年齢や性別、体格、身体活動量などによって異なります。簡単な計算式で算出できますから、把握しておきましょう。肥満の人は、摂取エネルギーを目標とする体重に近づけるように調整します。急激な減量は体の負担になりますから、月に1～2kgをめやすに、無理のない範囲で行うことが肝心です（糖尿病の人は医師の指導に従ってください）。

STEP 1

標準体重を求める

身長［　　　m］×身長［　　　m］×22*＝標準体重［　　　kg］

＊体格指数をあらわすBMI（ボディ・マス・インデックス）にもとづく。
BMIが「22」のときが病気になりにくい理想的な体重（標準体重）とされています。

STEP 2

身体活動量のレベルを判定する

- 歩行は1日1時間程度、デスクワーク中心の職業 → 25～30kcal/kg
- 歩行は1日2時間程度、立ち仕事が多い職業 → 30～35kcal/kg
- 1日に1時間以上は力仕事に従事している職業 → 35～kcal/kg

☑ 身体活動量は体重1kgあたりに必要なエネルギー。
☑ 肥満の人は低いほうの数字で計算します。

STEP 3

①と②をかけて適正エネルギー量を割り出す

標準体重［　　　kg］×身体活動レベル［　　　kcal/kg］＝適正エネルギー量［　　　kcal］

例　身長170cm、会社員（男性・デスクワークが中心の人の場合）
1.7 × 1.7 × 22 = 約64kg ← 標準体重
64kg × 30kcal/kg = 1920kcal ← 適正エネルギー量

この**消化、吸収、代謝、排泄**といっ**た流れがきちんと行われないと、太りやすくやせにくい体になります。**食事の量を抑えても、各栄養素が不足していると代謝が悪くなり、肥満や血糖値の上昇にもつながってしまうのです。そのことを理解して、食事量をコントロールする必要があります。

「代謝がよい」とは、基礎代謝が高くエネルギーを消費しやすい体とイメージしてください。基礎代謝とはわたしたちが生きるために無意識に行っている呼吸や体温維持などに必要な、最小限のエネルギーのことを指します。わたしたちの体は年齢を重ねることによって、基礎代謝が低下していきますが、必要とする栄養素の量はほとんど変わりません。若いころと同じ活動をして同じ食事量であれば、当然ながら太りやすくなります。**代謝を上げることで食べ物の消化吸収がよくなり、結果、高血糖の改善にもつながります。**

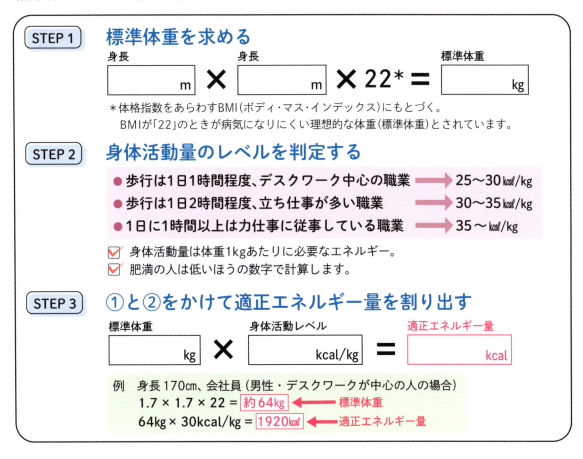

きほん②
食事の「量」

栄養バランスのよい食事とは？
～血糖値の上がりにくいものを選ぶことから

毎日の食事は、栄養バランスを考えて、1日3食を規則正しくとりましょう。これは、糖尿病に、限らず生活習慣病予防に共通する基本的な食事のあり方です。

糖尿病は働き盛りの中高年に多い病気です。この年代は、過食による肥満が増える傾向にあります。原因は、不規則な食生活や外食、コンビニ食の増加や運動不足によるもの。どんぶり飯をかき込む、脂がたっぷりの肉を平らげる、食後には必ずデザートを食べる、飲酒のあとはシメのラーメンがほしくなる……。食欲のおもむくままの食生活を続けると、脂質や糖質のとりすぎになります。

食べすぎを防ぐには、満腹になるまで食べずに「もう少し食べたい」

糖分の多い「甘い」ものを減らすことから

① 血糖値スパイクを起こす「甘い飲み物」は飲まない

加糖コーヒー、果物のジュース類、コーラなどの清涼飲料水は、飲むと血糖値が急激に上がります。

➡飲み物のとり方は110ページ

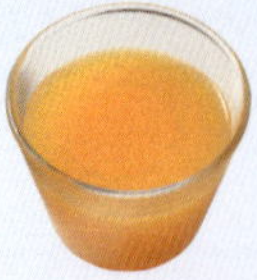

オレンジジュース 200mℓ（210g）
糖質 13.7g

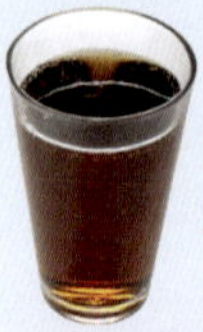

コーラ 200mℓ（210g）
糖質 23.9g

② 菓子類やデザートなど「甘いおやつ」は少量に

和菓子より洋菓子がヘルシー⁉　どちらも糖質が多い食品。できるだけ食べるのを控え、食べる場合は少量に。

➡間食のとり方は106ページ

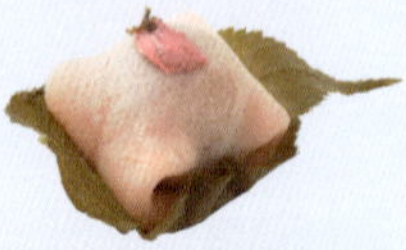

桜もち 1個60g
糖質 26.6g

ショートケーキ1切れ110g
糖質 46.0g

③ 油断大敵！ 果物は血糖値を上げます

果物なら大丈夫？　ではありません。バナナ１本の糖質は約20g、りんごは中１個約30g。ご飯茶碗軽く１杯約50gですから、それに迫るいきおい。適量を守りましょう。

➡果物のとり方は106ページ

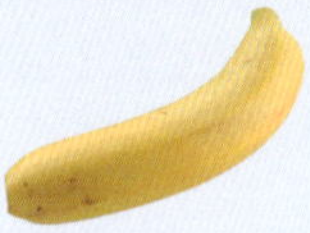

バナナ　1本150g（正味90g）
糖質 19.3g

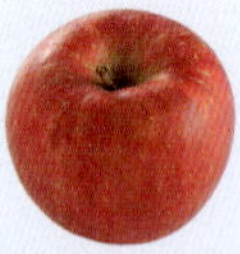

りんご 中1個250g（正味213g）
糖質 30.0g

☑ 糖質量を減らすステップとしてまず、**糖分の多い３つの「甘いもの」を減らし、主食であるご飯やパンは適量をとります。**次に、主菜や副菜で糖質の多い食品に注意して、全体量を減らすことを心がけます。

血糖値を上げない食事の基本

ポイント1　主食の量は守り、1日3食でほぼ均一にして糖質をとりすぎない！

糖質を抜くようなダイエットはNG。適切な主食の量は守り、1日3食でほぼ同じ量に。

➡実践法は38ページ

ポイント2　朝から主菜でたんぱく質をしっかりととり、筋肉量を減らさない！

たんぱく質が不足しないためにも、朝食抜きはNG。朝から主菜でとりましょう。

➡実践法は42ページ

ポイント3　「質」のよい油を選び、量は控えて、脂質の摂取量を抑える

「質」のよい油とは、不飽和脂肪酸を多く含むオリーブ油やごま油など。賢い選択がカギ！

ポイント4　野菜は1日350g以上！ビタミンを確保し、抗酸化力をアップ

ほとんどのビタミンは体内でつくり出すことができないので、食事から補いましょう。

➡実践法は50ページ

ポイント5　きのこ、海藻などで食物繊維をとり、腸内環境をととのえる

食物繊維で糖質の吸収を抑え、腸の働きも活発にして、食事から代謝を上げましょう。

➡実践法は54ページ

ポイント6　食塩を控える工夫で薄味でもおいしく減塩

血糖マネジメントをしながら、高血圧を予防することも重要。食塩控えめの食事を心がけましょう。

➡実践法は58ページ

と思うぐらいでやめること。「腹八分」の食事量にすることです。とはいえ、理解していてもなかなか実行できないものです。

　最初は「糖質」の多い食品を減らすことから始めましょう。食後の血糖値を急上昇させるジュースや加糖コーヒーなど、甘い飲み物をやめます。次に、菓子類やデザートなどをできるだけ控えます。**「甘いもの」を控えるだけで、血糖値を下げる効果はあります。**そのうえで、主食であるご飯やパンをいつもより減らし、必要な量をとります。

　どんな食品にどのぐらいの糖質が含まれているのか、エネルギーはどのぐらいなのかを知ることが大切です。健康的な体に合った食事を考えることは簡単ではありませんが、まずは、**「血糖値が上がりにくいもの」を選び**ましょう。そして、次に**「血糖値を上げにくい食べ方」を心がける**だけでいいのです。

きほん
③
賢い選択

どんな食品をどのぐらい食べたらよいのか？

～さまざまな食品からまんべんなくとりましょう

食品は多種多様で、栄養素ごとの特徴でいくつかのグループに分かれています。3つ、4つ、6つの分け方がありますが、いずれも「1日に何をどれだけ食べたらよいのか」のめやすになるものです。それぞれのグループを意識することで、栄養バランスがととのいやすくなります。

本書では4つのグループに分けたものを採用しています。各グループから偏りなく選ぶことが大切です。家庭で料理を作る際、食品の種類や部位などを選ぶことができますので、左の表を参考にして献立を組み立ててください。適正エネルギー量に応じて主食でとるご飯の量を一定にして、毎食その量はとるようにしましょう。

適正エネルギー量別主食のめやす量・1食分

1日の適正エネルギー量はエネルギー産生栄養素からバランスよくとります。炭水化物（糖質）のエネルギー量の割合は50～60％がめやすです。本書では1日の適正エネルギー量1600～1800kcalを想定していますが、ここでは1400kcalの場合の主食のめやす量も示しました。参考にしてください。

適正エネルギー	ご飯	パン
1800 kcal	ご飯茶碗1杯・180g 281kcal 糖質 64.1g 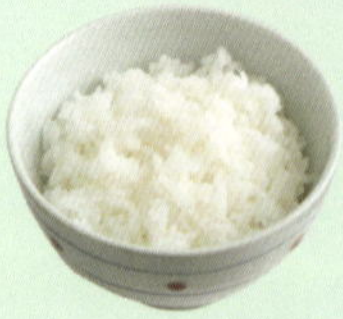	6枚切り食パン2枚・120g 298kcal 糖質 50.6g 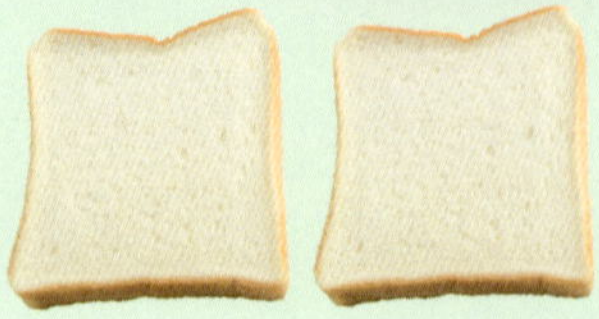
1600 kcal	ご飯茶碗軽く1杯・150g 234kcal 糖質 53.4g 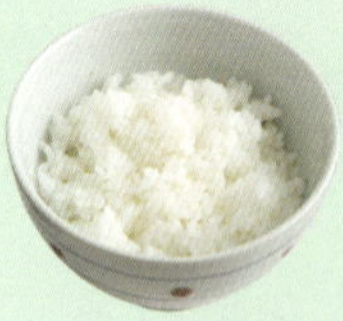	6枚切り食パン1.5枚・90g 223kcal 糖質38.0g 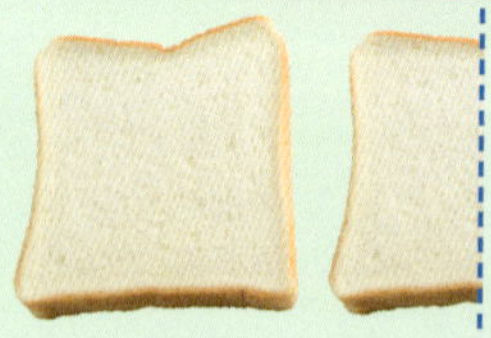
1400 kcal	ご飯茶碗（中）軽く1杯・130g 203kcal 糖質 46.3g 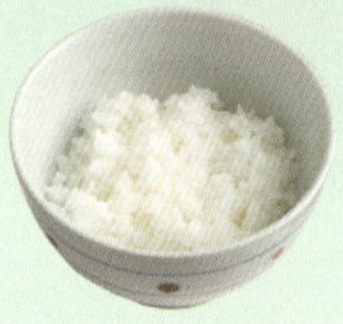	6枚切り食パン1枚・60g 149kcal 糖質 25.3g 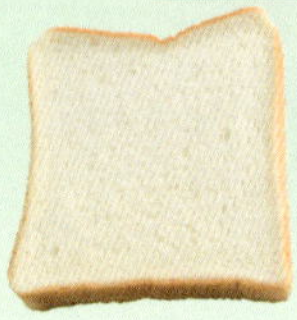

何をどのぐらいとる？

1日にとりたい食品の種類とめやす量

—1600kcalの例—

下記は１日の適正エネルギー量が1600kcalの場合に、１日にとりたい基本的な食品構成例です。食品や組み合わせ方によっていろいろなパターンがありますが、基本的な例として参考にしてください。

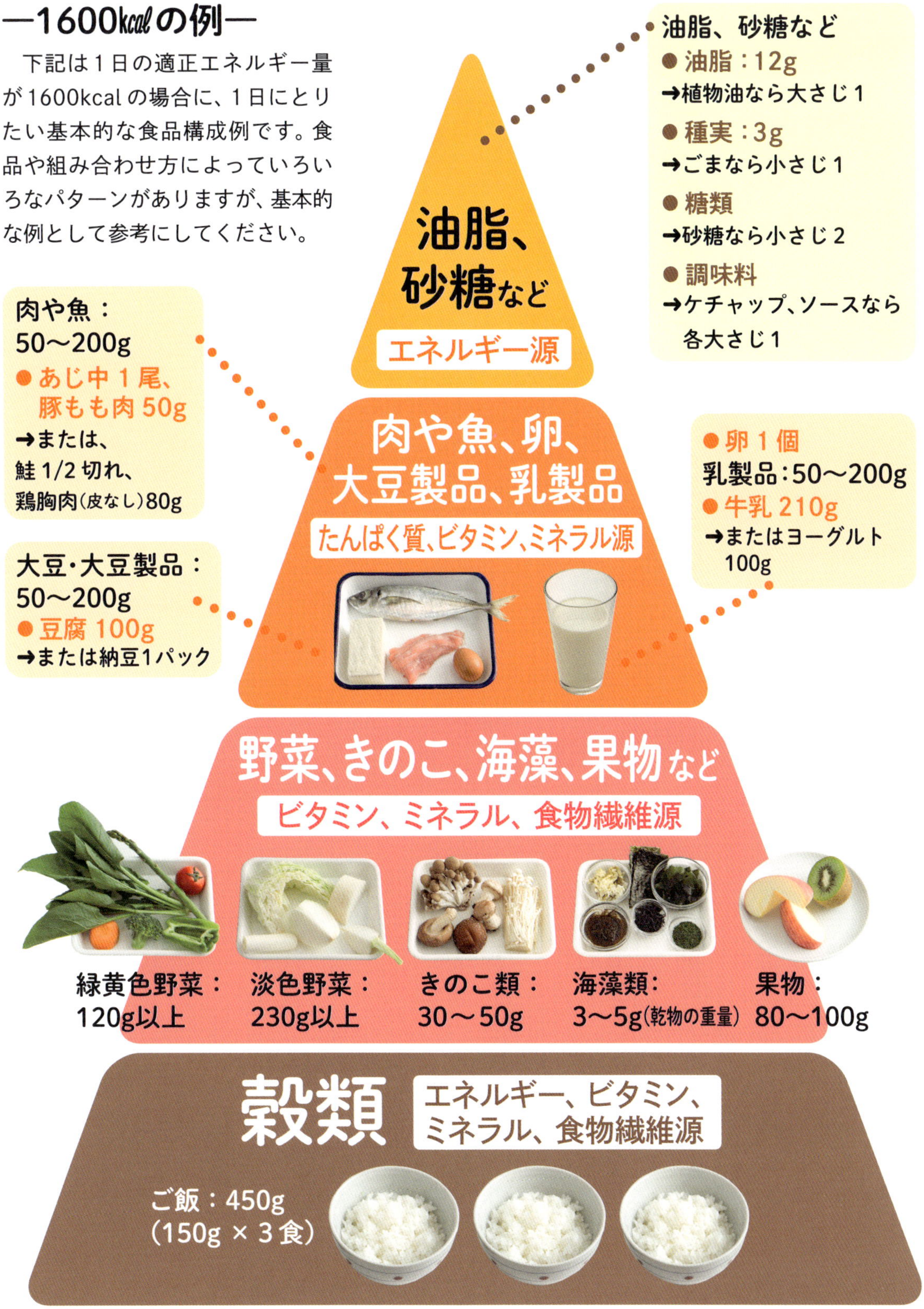
油脂、砂糖など
エネルギー源
油脂、砂糖など
● 油脂：12g
➜植物油なら大さじ１
● 種実：3g
➜ごまなら小さじ１
● 糖類
➜砂糖なら小さじ２
● 調味料
➜ケチャップ、ソースなら各大さじ１
肉や魚、卵、大豆製品、乳製品
たんぱく質、ビタミン、ミネラル源
肉や魚：50～200g
● あじ中１尾、豚もも肉 50g
➜または、鮭 1/2 切れ、鶏胸肉（皮なし）80g
大豆・大豆製品：50～200g
● 豆腐 100g
➜または納豆１パック
● 卵１個
乳製品：50～200g
● 牛乳 210g
➜またはヨーグルト 100g
野菜、きのこ、海藻、果物など
ビタミン、ミネラル、食物繊維源
緑黄色野菜：120g以上
淡色野菜：230g以上
きのこ類：30～50g
海藻類：3～5g（乾物の重量）
果物：80～100g
穀類
エネルギー、ビタミン、ミネラル、食物繊維源
ご飯：450g（150g × 3 食）

きほん④ 賢い食べ方

いつ、どこで、どんなふうに食べるのか？

〜血糖値スパイクを防ぐ食べ方

何をどのぐらいの量食べたらよいのか食事の「量」と「質」について把握できたら、次に心がけたいのが、いつ、どこで、どんなふうに食べたらよいのか、「血糖値を上げない食べ方」です。食習慣を見直すことから始めましょう。

　ひとつめは、**朝食はしっかりととること。**最近、朝食の「セカンドミール効果」が注目されています。これは、**一日の最初にとった食事内容が、その日の昼食（セカンドミール）の血糖値に影響を及ぼす**というもの。朝食に野菜や卵料理など、比較的血糖値が上昇しにくい食物繊維やたんぱく質をとっておくと、昼食に糖質をとっても、それによる血糖値の上昇をゆるやかにしてくれるのです。

セカンドミール効果とは？

朝食抜きはNG！

朝食の内容が
次の食後血糖値に影響を与える

　先に食べた食事（ファーストミール）の内容が、次に食べる食事（セカンドミール）の食後血糖値に影響することをセカンドミール効果といいます。朝食で糖質を適量に抑え、たんぱく質や食物繊維を多くとると、昼食の食後血糖値の上昇がゆるやかに。

よく噛むことで得られる効果

噛む回数は1口30回！

　食べ物をよく味わって食べること。食べ物を噛んでいるときは箸を置いてよく噛んで、飲み込んでから次の食べ物を口にしましょう。

① 満腹感が得られやすくなり、肥満予防につながる

満腹中枢を刺激する要因は、①血糖値の上昇、②体温の上昇、③脳内セロトニンとヒスタミンの増加、④味覚、嗅覚からの刺激。よく噛むことでこれらが促進される。

② 脳の活動を活発にする

よく噛むと、脳の血流が増えるといわれている。

③ 精神的な満足感も得られる

ゆっくりと噛むことで、食べ物の味、香りなどをより感じられ、リラックス効果もある。

食べる順番が大事！ 食べる順番は“食物繊維ファースト”

① 野菜のおかずや汁物

（食物繊維）

野菜やきのこ、海藻などの食物繊維が糖質の吸収をゆるやかにする。

② 肉や魚、大豆、卵などのおかず

（たんぱく質）

たんぱく質は血糖値を急上昇させない。

③ ご飯、パンなどの主食

（糖質）

よく噛むと満足感がアップする。

途中は交互でもOK！

主食は最後に！

洋食のフルコースが理想。和食なら懐石料理がお手本ですが、ふだんの食事では無理が生じます。最初に野菜やきのこを食べることを守ったら、あとは交互に食べてもよいでしょう。

早食いは血糖リズムを乱すもと。

血糖値がある程度上昇し、脳の満腹中枢に信号を送るまでには、時間にしておよそ15分から20分。この前に食べ終えてしまうと、満腹感を感じる間がないので過食になってしまいがち。また、一般に早食いの人は、食後血糖値が急上昇する傾向が見られます。**1回の食事に15分以上時間をかけて、よく噛んでゆっくり食べましょう。**

食べる順番は**「食物繊維ファースト」**。食後血糖値を押し上げるのは、主食の糖質です。それに対し、たんぱく質や脂質は血糖値を急上昇させません。食物繊維は小腸での糖の吸収をゆるやかにする働きがあります。噛みごたえがあるので、食べすぎを防ぐこともできます。食物繊維が多い野菜やきのこを先に食べ、次は肉や魚でたんぱく質を、**糖質の多い主食から食べ始めるのは避けましょう。**

「見た目」に気を配り、楽しみながら食べましょう
～「もっと食べたい」に打ち勝つ工夫を

食事は彩りや盛りつけなど「見た目」も大切。同じ料理でも盛りつけによって満足感が違うことも。食事の量が足りないと感じたときなど、とり入れてみましょう。

ヒント1
満足感を得られるご飯茶碗にかえてみる

下のA、B、Cのご飯、どれが多いでしょう？　正解はどれも150gです。Aの小さめの茶碗は量がたっぷりに見えます。一方、BやCの茶碗は量が少なめに見えます。決められた量にもの足りなさを感じる場合は、今まで使っていた茶碗より小さめのものにかえるのもおすすめです。

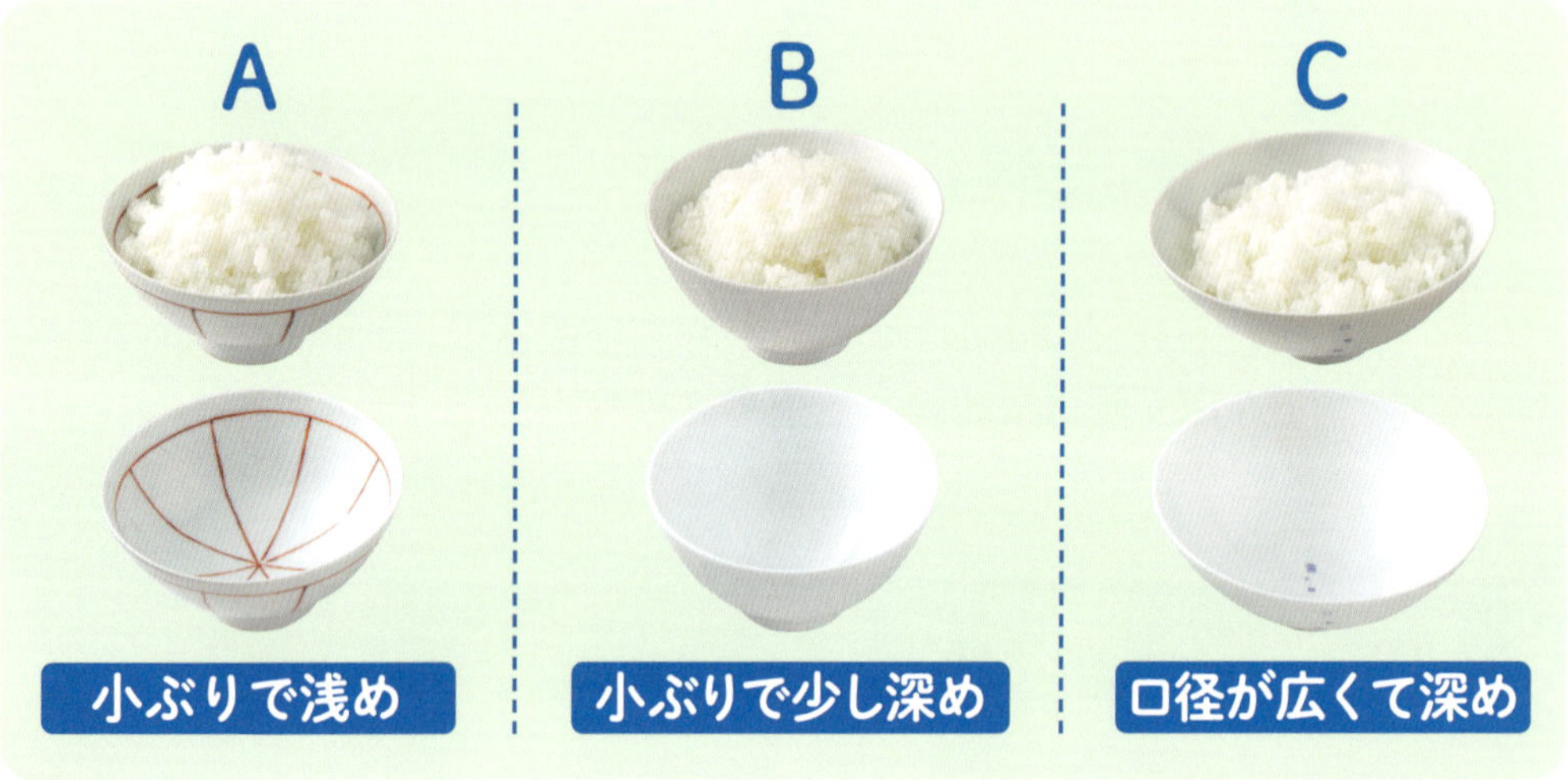
A
B
C
小ぶりで浅め
小ぶりで少し深め
口径が広くて深め

ヒント2
大皿盛りは避けて、1人分ずつ盛る

ひとつの料理を大皿に盛り、そこから箸をつける食事スタイルは食べた量が把握できません。料理は基本的に1人分ずつ器に盛りましょう。また、よく食べている人は大きめの器を使っている傾向があるので、ご飯同様、おかずや汁物を盛る器も小さめにかえましょう。

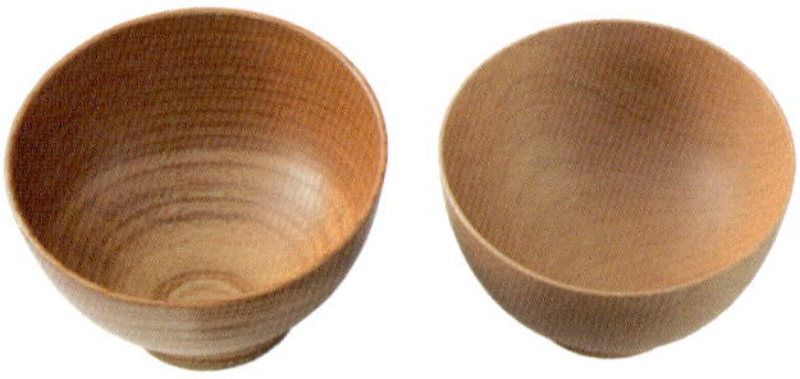

汁物のお椀も、ご飯同様に見直して、満足感が得られるものを見つけましょう。

ヒント3
テーブルセッティングは大事

料理をセットするときは、箸やランチョンマットなどにこだわるのも楽しいものです。とくに朝食の時間はあわただしく、メニューの品数も少なくなりがちです。ランチョンマットが1枚あるだけでも、量や品数が減ったさみしさがやわらぎます。

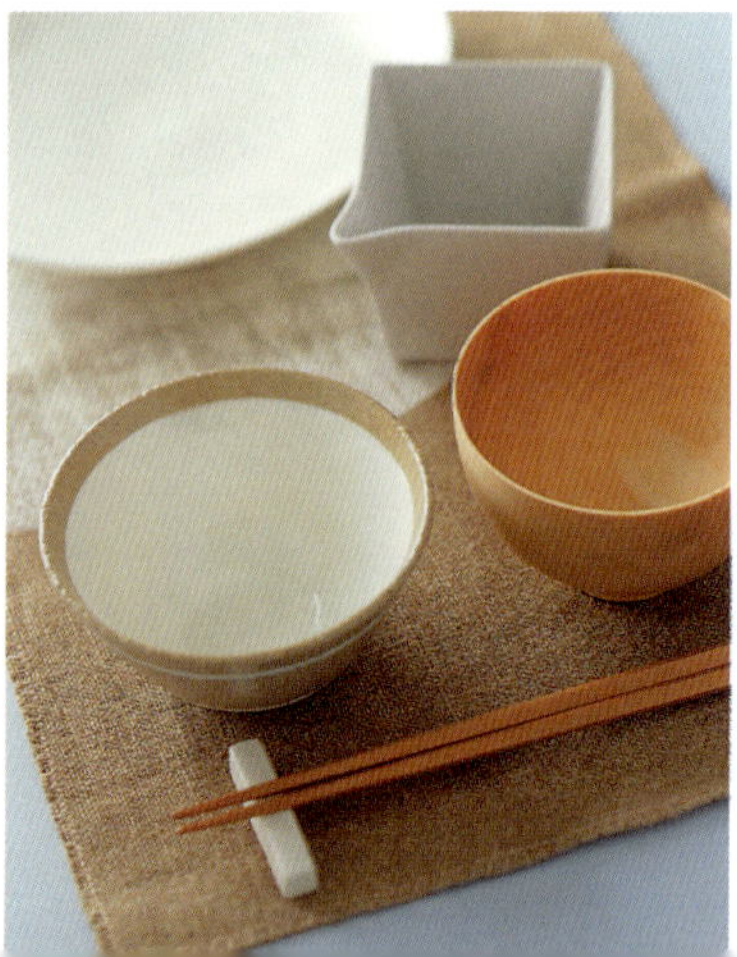

食材は旬のものを選び、調味料も良質のものを使いましょう

糖質の少ない食材を選ぶことも大切ですが、野菜や魚は旬の新鮮なものを選ぶのも栄養素を効率よくとるコツです。

ヒント1

季節ごとに旬のおいしいものを食べる

野菜の栄養を逃さないためには、旬の新鮮なものを選ぶこと。新鮮なものほど栄養の損失が少なく、何よりもおいしいものです。魚も同様に、旬のものは栄養価が高く、しかも安価。大いに活用しましょう。

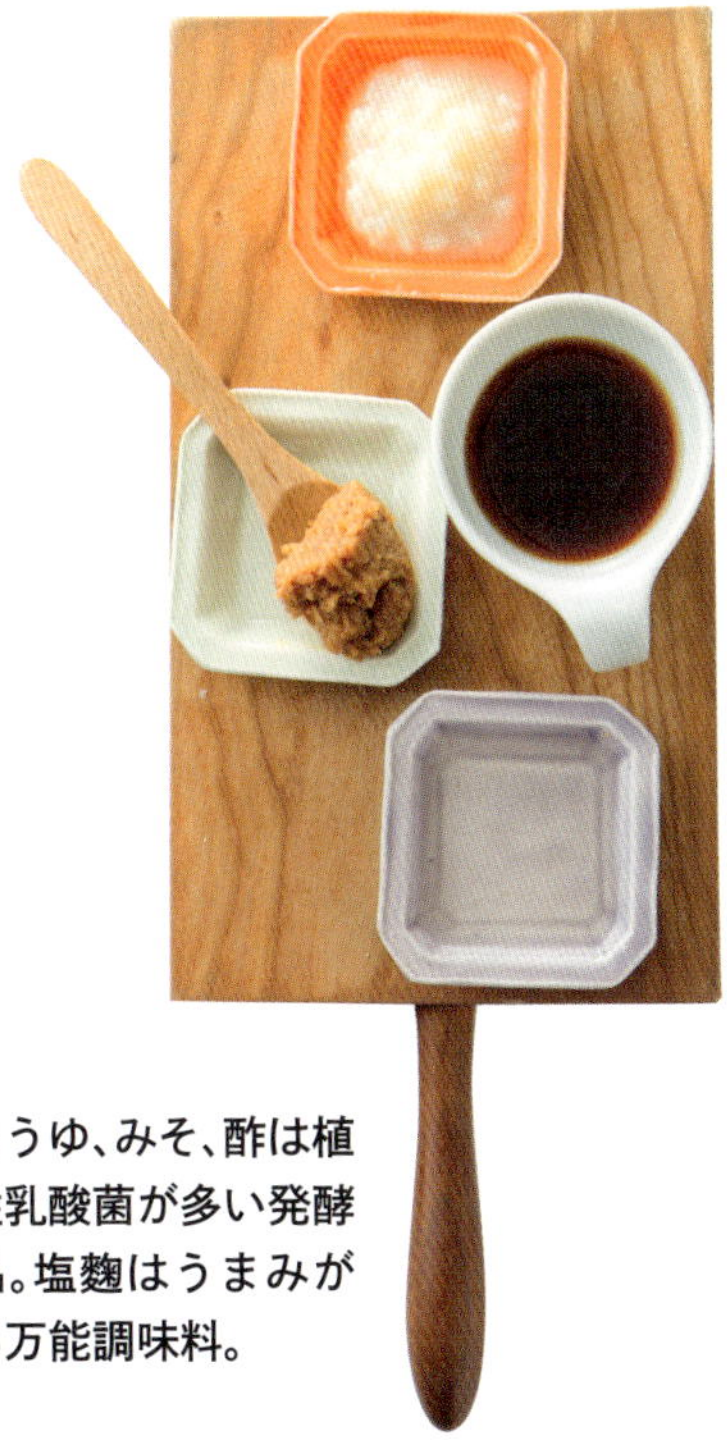

しょうゆ、みそ、酢は植物性乳酸菌が多い発酵食品。塩麹はうまみが出る万能調味料。

ヒント2

野菜や果物の皮には栄養がたっぷり

ミネラルやビタミンなどの微量栄養素は、野菜の皮や皮と実の間に多く含まれています。根菜などは皮ごとでも食べやすいものからとり入れましょう。また、野菜に限らず、果物全般の皮にはポリフェノールが豊富です。

ヒント3

調味料に上質のものを選ぶのもよい方法

調味料はできるだけよい原料を使って、昔ながらの製法や醸造法でつくられたものがおすすめです。手間をかけてつくる分、やや高価ですが、少量でも味に深みが出るので薄味でもおいしく、減塩につながります。

ヒント4

市販品を活用して、上手に手抜き

食事づくりは毎日のこと。無理なく、長続きさせるためには、コンビニやスーパーの食品を活用するのも一法。カットした生野菜や、鶏ハム、焼き鮭といったお惣菜も種類が多いので、お弁当を作れなかったときなどに便利です。

➡外食・中食のとり方は108ページ参照

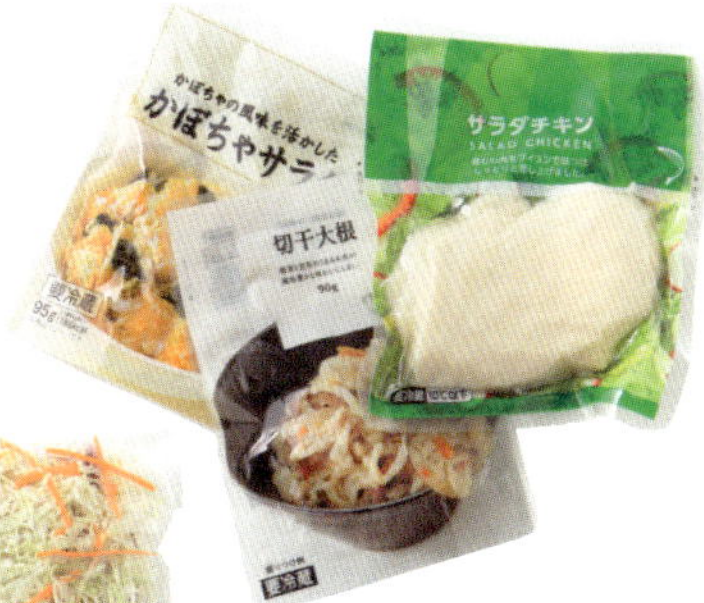

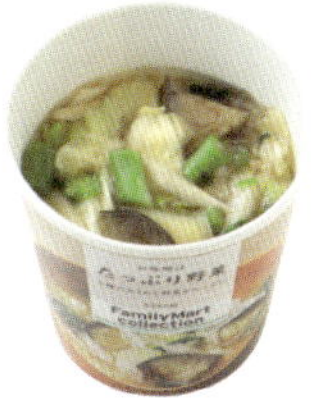

野菜たっぷりのスープは、野菜が不足したときに便利。汁は残して。

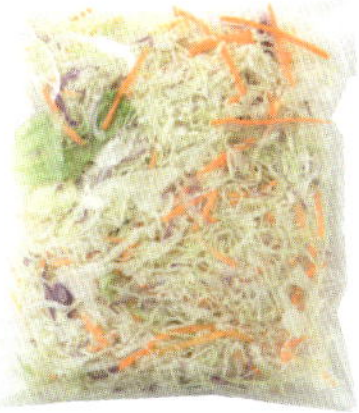

カットした生野菜はそのままサラダに、肉のつけ合わせに便利。

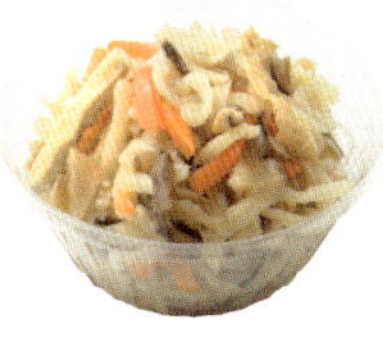

副菜は味が濃いめ。家で食べる場合は、カット野菜など新たに野菜を足すと食べやすい。

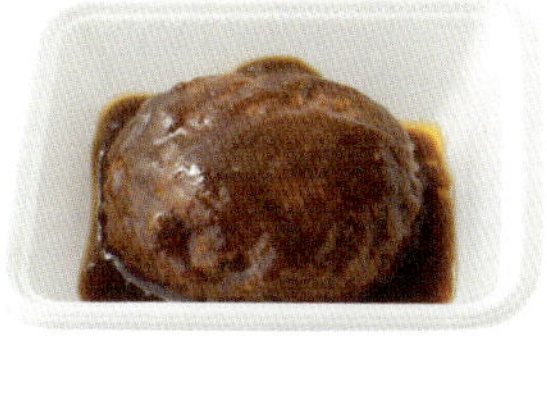

ハンバーグ、鶏ハムともに量が多いので、2回に分けて食べ、野菜を添える。

きほん⑤
糖質のとり方

主食は1食あたりの糖質量を一定にする

～「血糖マネジメント」は主食のとり方がカギ

血糖値をマネジメントするカギとなるのが、ご飯、パンといった主食のとり方です。糖質をとると血糖値は上がります。そのため、「糖質＝悪者」扱いされがちですが、糖質は体のエネルギー源となる大事な栄養素です。たんぱく質や脂質よりも早くエネルギーとして利用できるのが特徴。適量であれば、けっして悪者ではないのです。

主食を食べないと、満足感が得られず、たんぱく質や脂質のとりすぎが生じがちです。また、糖質制限の方法が話題になりますが、極端に糖質をとらないことも体によくありません。

食後の血糖値の上がり方をゆるやかにし、血糖値を安定させるため

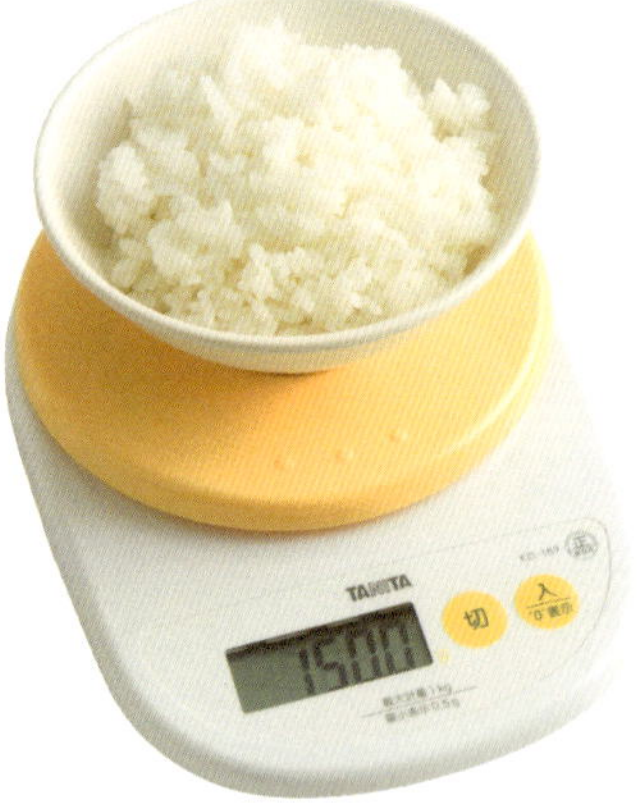

あなたのご飯茶碗1杯は何グラム？

ご飯茶碗の大きさはさまざまで、ふんわりよそっているのか、ギュッと少し押してよそうのか、盛りかげんによっても重量は違ってきます。最初は食事ごとにはかりで計量したご飯を茶碗によそってみて、自分にとっての適量を把握しましょう。その量を覚えておくと、適量を守りやすくなります。

ご飯（精白米）150gが適量の場合

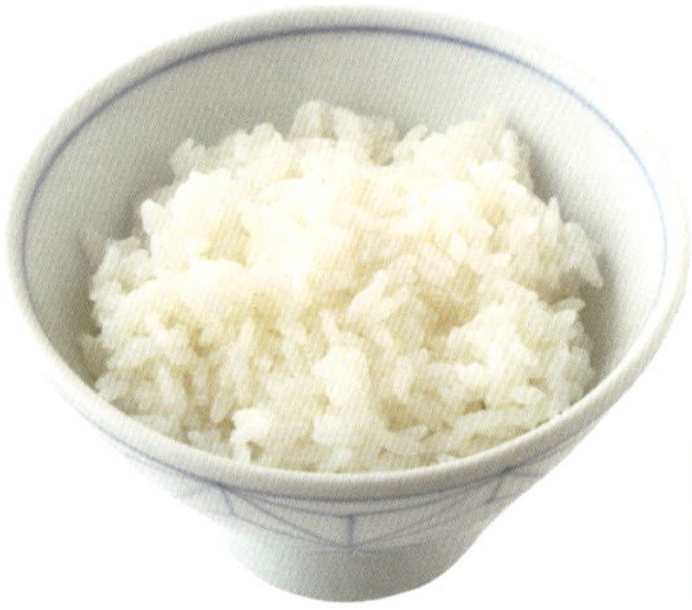

ご飯茶碗軽く１杯！

エネルギー 234kcal
糖質　53.4g

↓

１食150g×３食で、ほぼ一定量に！

朝食 150g ＋ 昼食 150g ＋ 夕食 150g

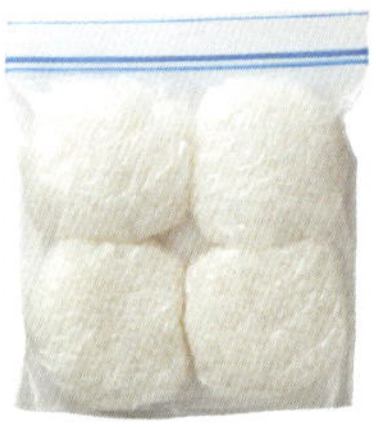

１食分ずつを冷凍しておくのもおすすめ。ついひと口のおかわり防止にもなる。

ご飯150gに相当するパンとめん類はどのぐらい？

めん

めん類の中では、うどんや中華めんより、食物繊維が多いそばがおすすめです。十割そばならよりよいです。

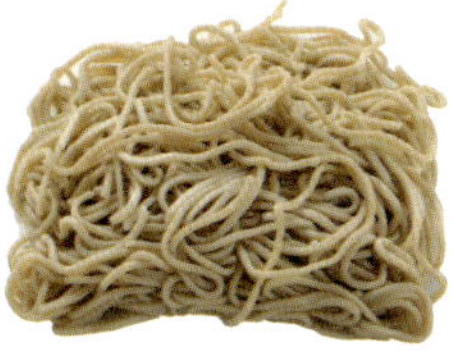

そば
（生をゆでたもの）
1玉170g
221㎉
糖質 39.2g

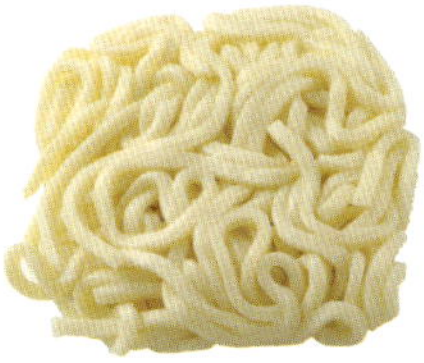

うどん
（生をゆでたもの）
1玉240g
228㎉
糖質 48.7g

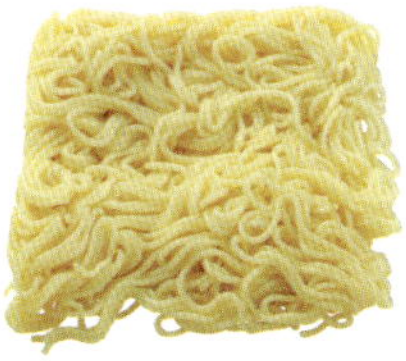

中華めん（蒸し）
1玉150g
243㎉
糖質 48.7g

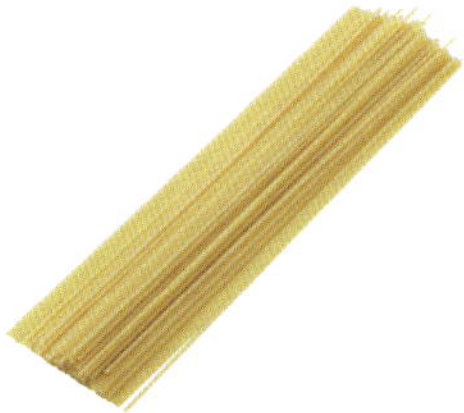

スパゲティ（乾燥）
70g
243㎉
糖質 47.4g

パン

パンには砂糖やバターなどの油脂が含まれています。ご飯同様、自分に適した量を知り、決めた量を守りましょう。

食パン（6枚切り）1枚半 90g

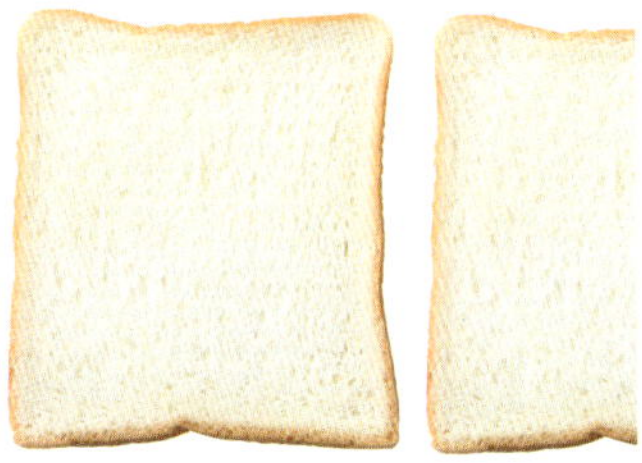

223㎉
糖質　38.0g
食塩相当量 1.1g

パンには食塩が含まれているので、パンを主食にする場合は、おかずの味つけは控えめに。

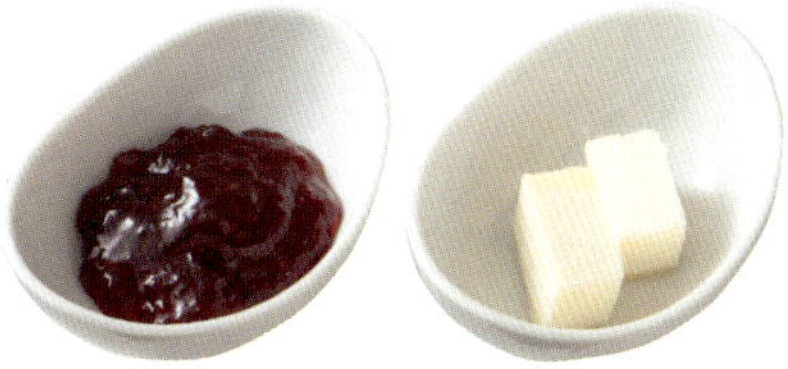

トーストにバターやジャムをたっぷり塗れば、朝からケーキを食べているようなもの。量は控えめにし、ジャムは糖度が低いものや果物の果汁のみ使ったものを選び、少量に。

に、**主食は適切な量を1日3食に分けてとることが重要。1食あたりの糖質をほぼ同じ量にすることで、1日3食の食後血糖値の〝山〟をゆるやかにするという考え方**です。

では、どのぐらいの量が適量なのでしょうか？　食事でとる摂取エネルギー全体に占める炭水化物の割合は50〜60％がめやす。体格や活動量による個人差はありますが、摂取エネルギーが1日1600㎉の場合、1日200〜240gです。これは調味料やおかずなどで使う食材などを含む全体量ですから、主食でとる量としては、1食でご飯茶碗1杯（150〜160g）がめやすとなります。パンなら食パン6枚切り1枚半（90g）、8枚切りなら2枚がめやすです。

自分に適したエネルギー量をもとに、**主食の量を知り、毎日毎食一定量とる**ようにします。

精製されていない穀物を日常にとり入れる

玄米や胚芽米といった精製度の低い米や雑穀を選ぶと食物繊維が豊富で、噛みごたえもあるので満足感がアップします。

糖質を含む食品の中には、食後血糖値の上がり幅が大きいものと、小さいものがあります。食後血糖値の上がり幅は、GI（グリセミック・インデックス）という指標で示され、食後血糖値の上がり幅が大きいものは高GI食品、小さいものは低GI食品です。白米は高GI食品で、玄米や胚芽米などは低GI食品。白米より玄米のほうが、血糖値の上がり方がゆるやかです。

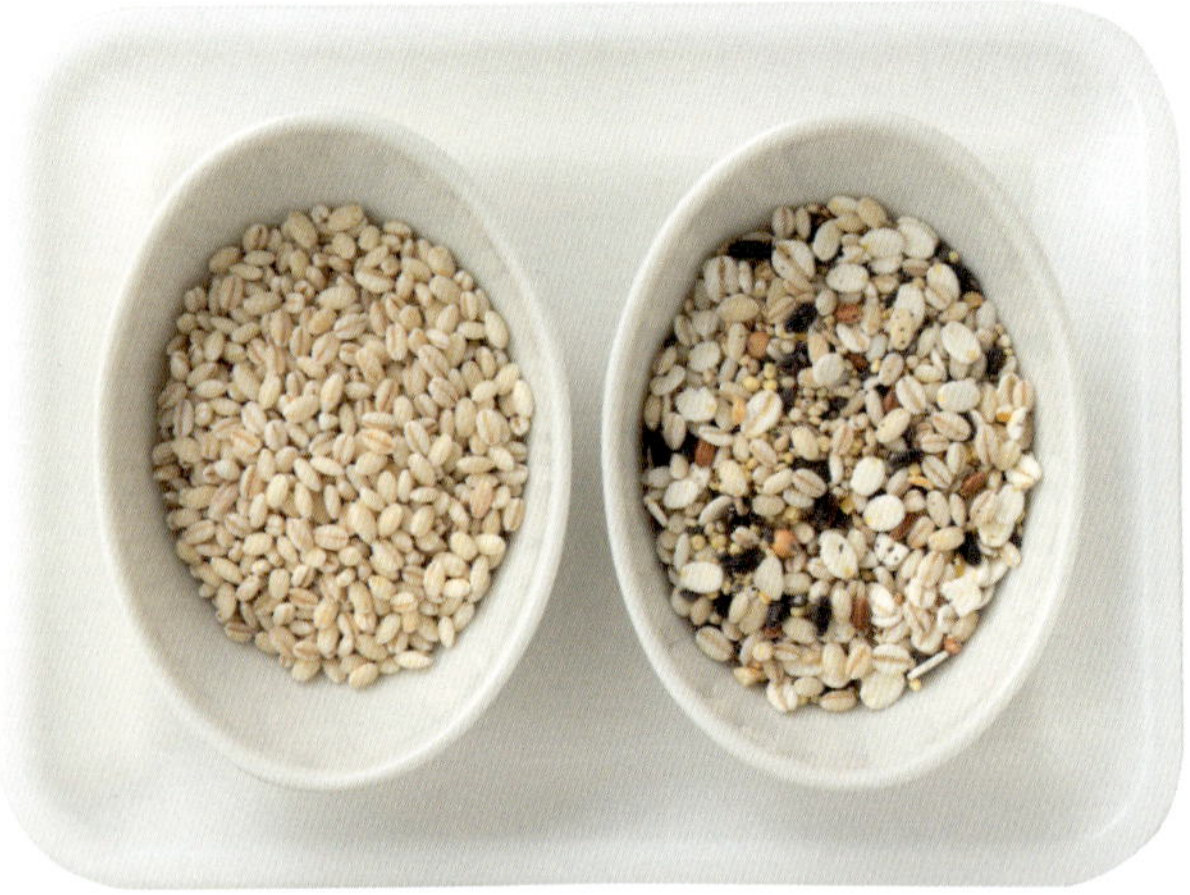

最初は白米に押し麦やもち麦、雑穀を1～2割程度加え、慣れたら徐々に増やして。

ご飯（玄米）150g

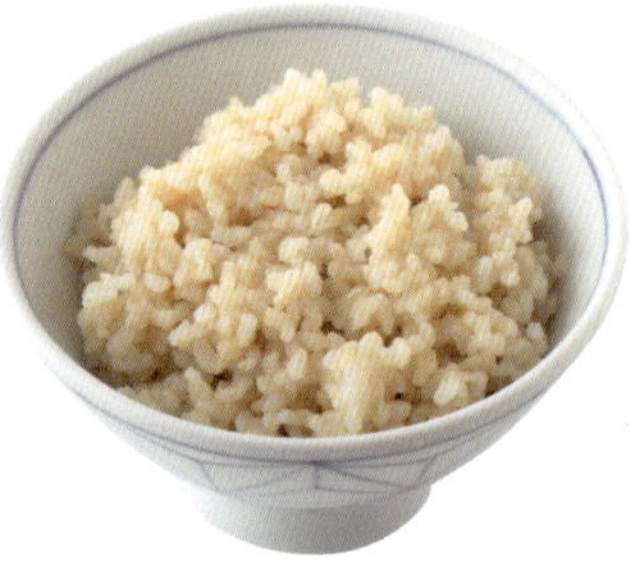

228kcal

糖質 51.3g

食物繊維 2.1g

ご飯（もち麦入り）150g

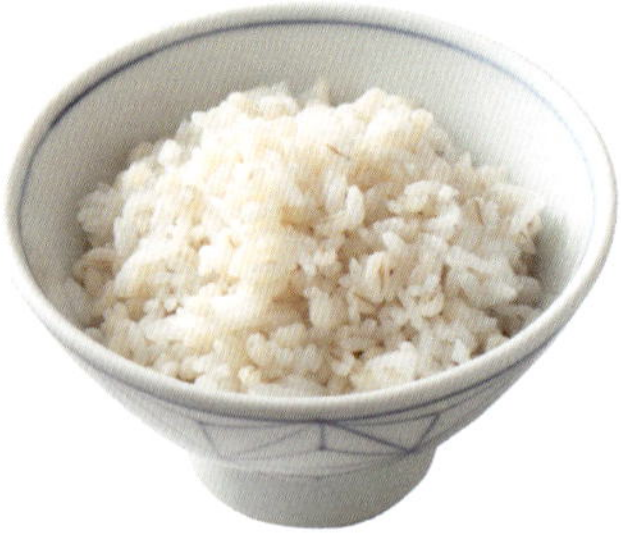

231kcal

糖質 49.1g

食物繊維 4.1g

ご飯（押し麦入り）150g

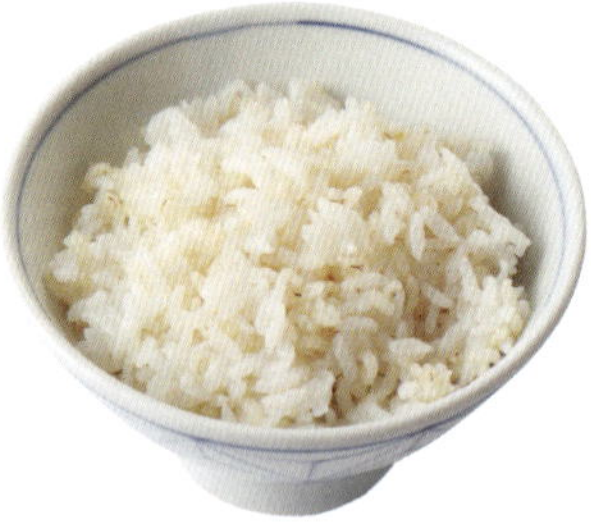

241kcal

糖質 52.6g

食物繊維 1.5g

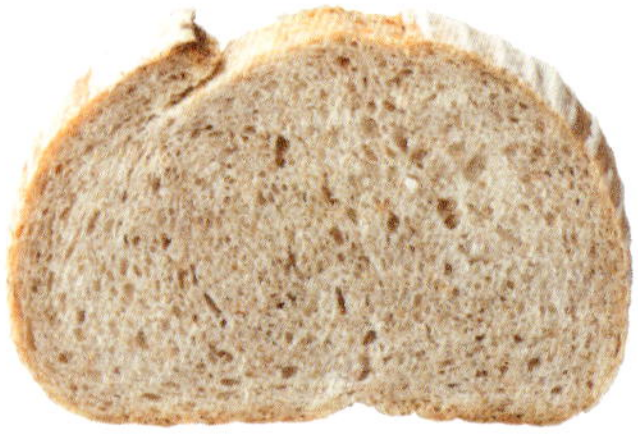

ライ麦パンや全粒粉入りのパンにかえると、風味がよく噛みごたえもいいので、満足感が得られやすい。

ここに注目！

玄米に含まれるGABAの健康効果

GABA（ギャバ）はアミノ酸のひとつで、脳や脊髄に存在し、血圧と神経の調整をします。ストレスの軽減、不眠の改善、高血圧・肝臓の機能改善、腸内で悪玉菌が増加するのを抑制することから整腸作用など、さまざまな健康効果が期待できます。

ふわふわパンは 食べすぎに注意！

ふわふわとした食感がおいしいロールパン、サクサクのクロワッサンは、食べやすい分、もう１個と食べすぎてしまいがち。少し噛みごたえのある食パンやバゲット、イングリッシュマフィンのほうがおすすめです。

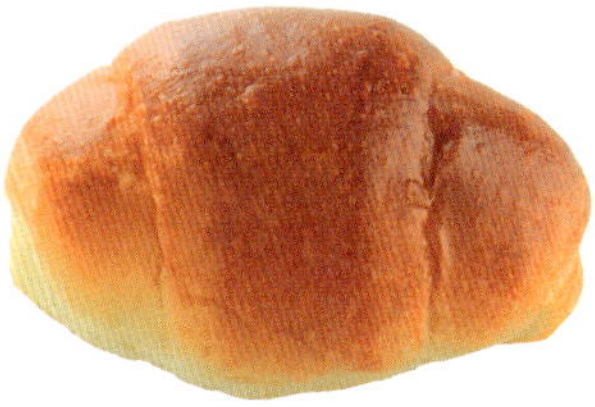

ロールパン
小2個 60g
185kcal
糖質 28.0g

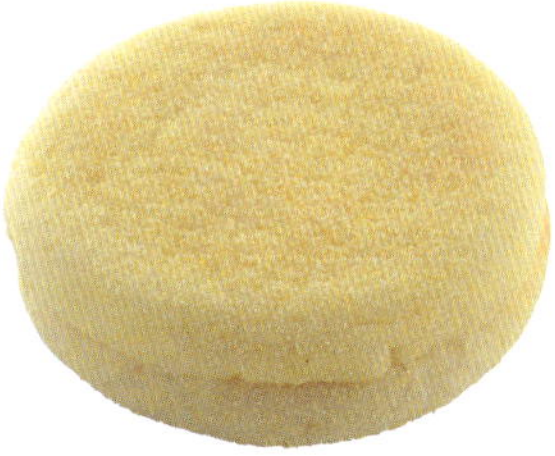

イングリッシュマフィン
1個 65g
146kcal
糖質 25.7g

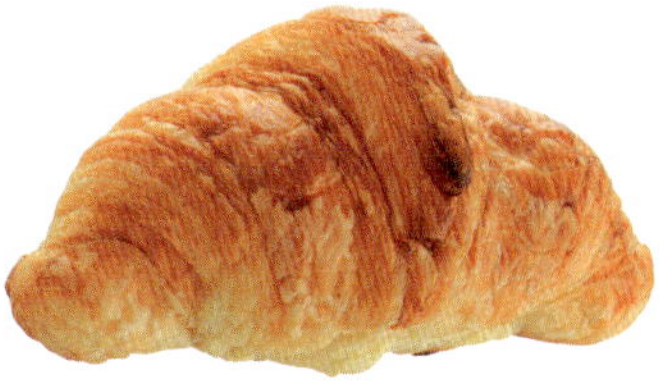

クロワッサン
1個 40g
175kcal
糖質 16.8g

菓子パン、総菜パンは 主食にしない！

菓子パンや総菜パンは砂糖やバター、食塩、脂肪なども多く含み、エネルギーが高く、GI値も高い食品です。おやつや主食として食べるのは厳禁です。

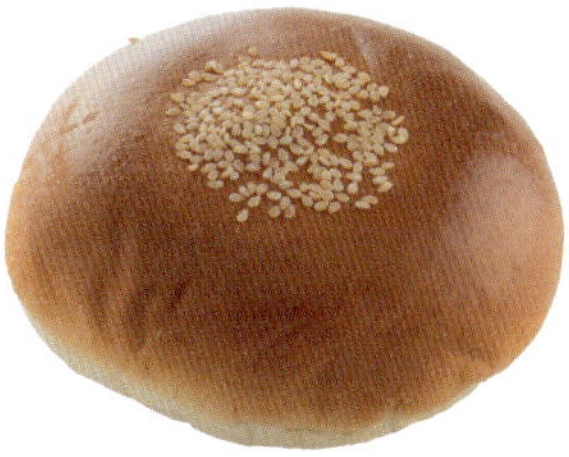

あんパン
1個 100g
266kcal
糖質 49.7g

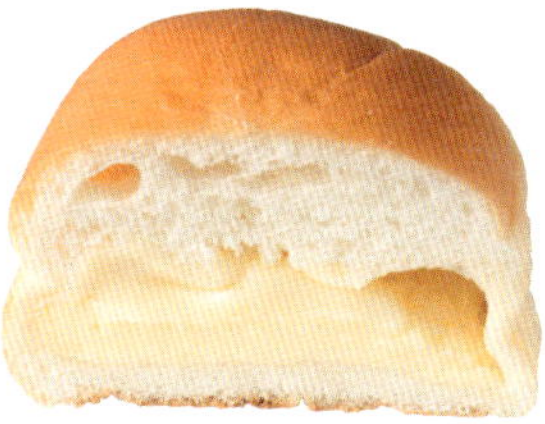

クリームパン
1個 100g
286kcal
糖質 47.0g

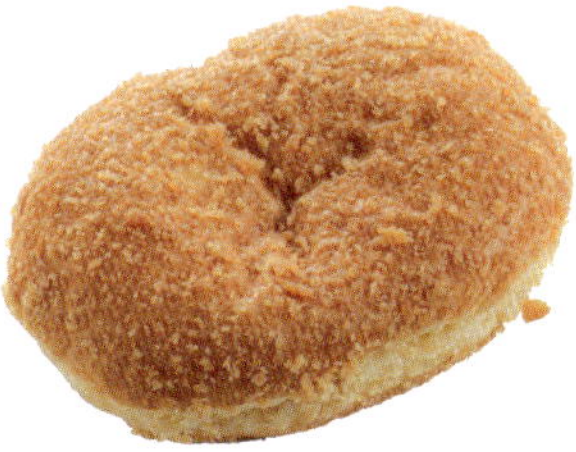

カレーパン
1個 100g
302kcal
糖質 30.7g

糖質オフのパンだけに 頼らない

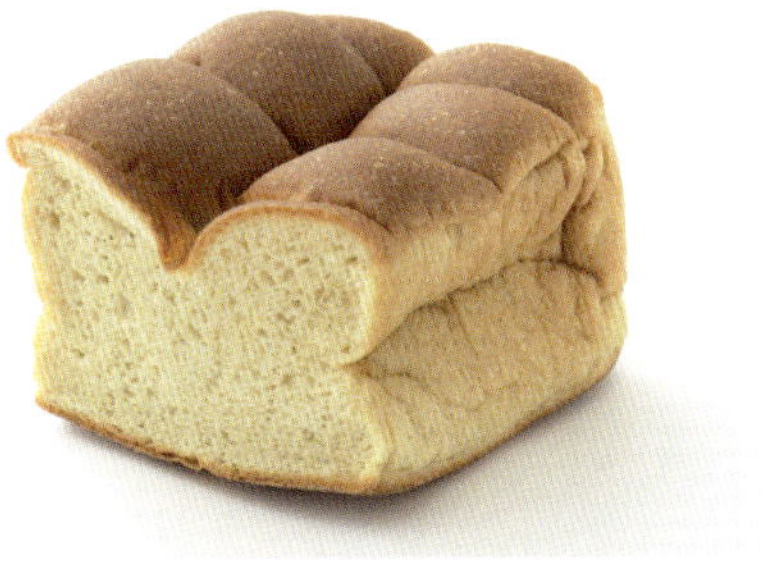

最近は糖質30％オフ、40％オフと糖質を減らしたパンも市販されています。糖質量は少なく抑えられていますが、パンの原料となる小麦粉やバターなどのほか、大豆粉や人工甘味料などが含まれています。また、食べやすいので食べすぎてしまうことも。糖質オフだからとそればかり食べずに、回数や量に注意しながら、上手に活用してください。

商品によって糖質量に違いがあるので、
栄養成分表示でチェックを！

きほん⑥
たんぱく質のとり方

“朝たんぱく”で筋肉量の減少を防ぐ

～肉や魚、卵、大豆製品からまんべんなく

たんぱく質は、わたしたちの体を構成する細胞の中心的な役割を担っています。筋肉や臓器、皮膚、血液、骨にいたるまで体の組織を構成し、エネルギー源や、酵素やホルモンの材料にもなります。その総重量は体重の30～40％にものぼり、筋肉においては、水分以外の80％がたんぱく質によってつくられています。

たんぱく質が不足すると、細胞が代謝されず、免疫力が低下して病気への抵抗力が弱くなり、子どもは成長不良になります。また、**高齢者は咀しゃく力や運動量の低下などから食事量が減って低栄養になりやすく、たんぱく質が不足すると骨や筋肉の量が減ってしまいます**。その結果、糖尿病を招く要因にもなるのです。

たんぱく質の体内での働き

体の組織を構成する

たんぱく質は常に分解と合成を繰り返し、各臓器や筋肉、皮膚、血液など、体の組織を構成する。とくに子どもの成長には欠かせない栄養素で不足すると成長障害を起こす。

酵素やホルモンの材料となる

体の機能を調整する酵素やホルモンは、たんぱく質を材料としてつくられる。免疫抗体、神経伝達物質の材料にも使われ、生命活動を円滑にする重要な働きがある。

エネルギー源になる

体を動かすエネルギー源。炭水化物や脂質が不足すると、エネルギー源として利用される。たんぱく質１gあたり約４kcalのエネルギーを生み出す

不足すると……

筋肉量の減少、肌や髪のトラブル、免疫力が低下して病気への抵抗力が低下し、子どもの場合は成長障害、高齢者はフレイル（虚弱）を引き起こす。

過剰に摂取すると……

とりすぎた分は尿の中に排泄されるため、腎臓や肝臓などの内臓に負担がかかる。脂質の多い動物性たんぱく質をとりすぎると、肥満を招くこともある。

1日でとりたいたんぱく質量を把握しておきましょう

1日に必要なたんぱく質摂取量

推奨量 18 歳～64 歳　**男性1日 65g**　**女性1日 50g**

＊「日本人の食事摂取基準2020年版」より

標準体重と運動量から知る方法もあります！

運動習慣がない人（身体活動レベルが「普通」の場合）

標準体重（　　　　）kg × 1.2

＝　　　　g/日

身体活動レベルは、日常生活の活動量によって異なります。筋トレなどの運動習慣がある人は、身体活動量1.6～2.0がめやす。たんぱく質がより多く必要になります。

1日3食に分けて こまめにとりましょう

例）1日のたんぱく質量のめやすが65gの場合

朝食 20g ＋ 昼食 25g ＋ 夕食 20g

（デザート5g含む）

＊主菜でとるたんぱく質のめやすです。
鶏胸肉70g、あじ小1尾、卵1個、木綿豆腐100g

＊これに、主食で約10～12g、乳製品で7～8g、デザートで4～5g、副菜や汁で３～5g、そのほか調味料分も加わります。

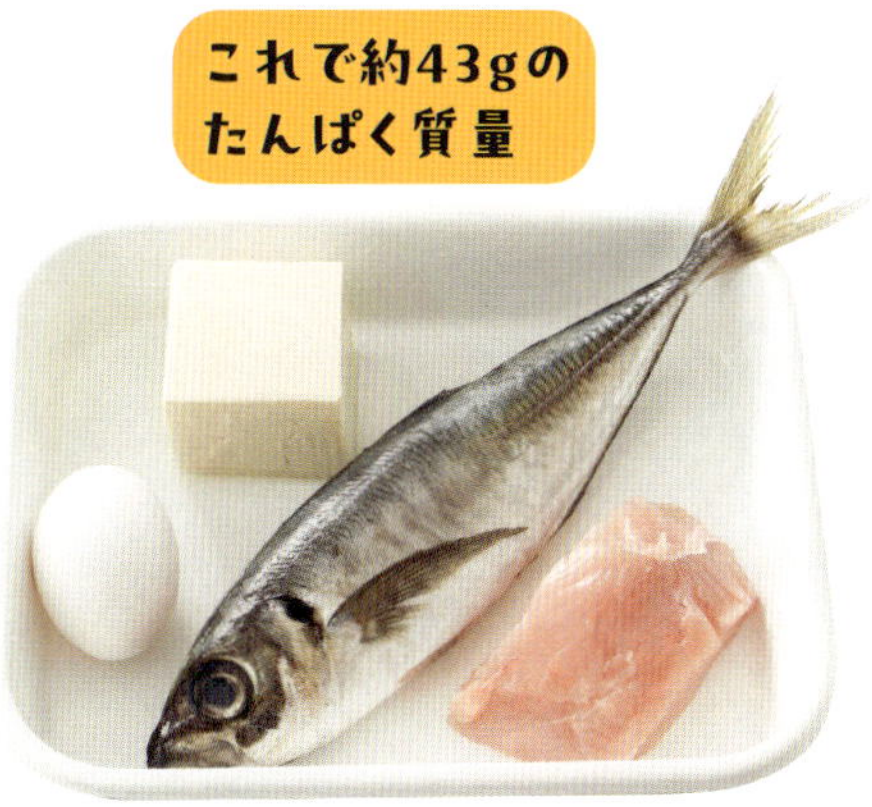

シニア世代になるとたんぱく源を大豆製品に頼って、肉や魚の動物性たんぱく質を敬遠する人も多くいます。しかし、植物性のたんぱく質だけに頼ると、体内でのアミノ酸バランスが悪くなり、結果として、たんぱく質合成や代謝が低下し、さまざまな不都合を招くことになります。**高齢だからと肉を敬遠せずに、肉、魚、卵、大豆製品から、まんべんなくとることが肝心です**。まず、1日に必要なたんぱく質量を把握しましょう。そのうえで、**1食でまとめてではなく、朝、昼、夕の食事で配分してこまめにとるのが効率よくとるコツ**です。

　というのも、たんぱく質は1回の食事で吸収できる量に限りがあり、まとめてとっても排泄されてしまうからです。朝食は主食だけの軽い食事ですませてしまいがちですが、**朝から卵や納豆などでしっかりとたんぱく質をとる必要**があります。

肉や魚は高たんぱく、低脂肪のものを選ぶ

肉はヒレやももなど脂肪の少ない部位を選び、とりすぎないこと。調理法にもひと工夫。蒸す、ゆでる、煮るなどで余分なエネルギーを抑えます。高エネルギーの揚げ物やいため物は油の量を少なくしましょう。

鶏もも肉、鶏胸肉

鶏肉は高たんぱくで消化がよいのが特徴。①ささ身、②胸、③もも、④手羽元の順に脂肪が少ない。皮をとり除けば、さらにエネルギー量が抑えられる。

●100gでくらべると… **57kcalの差！**

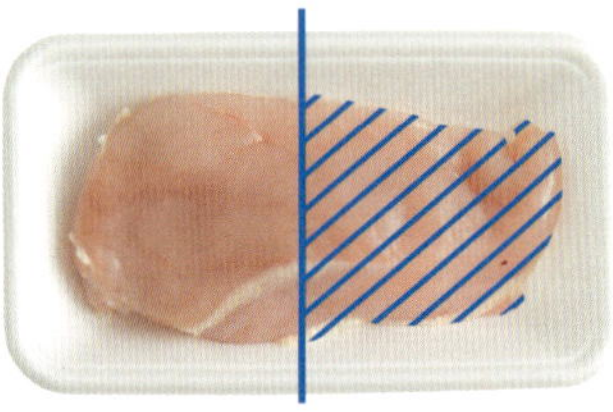

鶏胸肉
133kcal

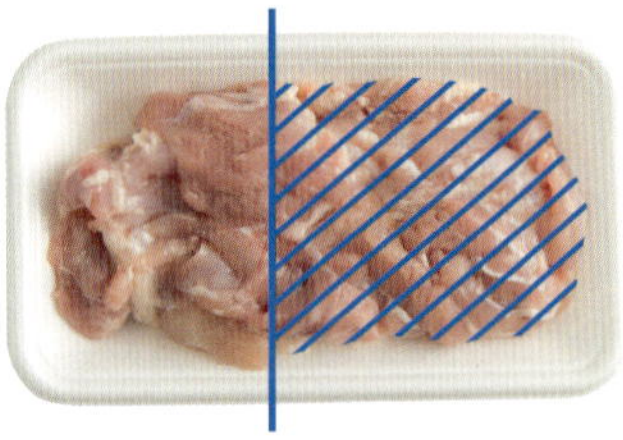

鶏もも肉
190kcal

豚肉、牛肉

豚肉、牛肉ともに、部位で脂肪量とエネルギー量が劇的に変わる。ももやヒレなどの赤身肉と、脂肪が層になっているバラ肉では、当然バラ肉のほうが高エネルギー。

●豚肉100gでくらべると… **195kcalの差！**

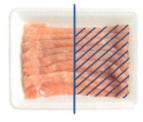

豚もも
（脂身つき）
171kcal

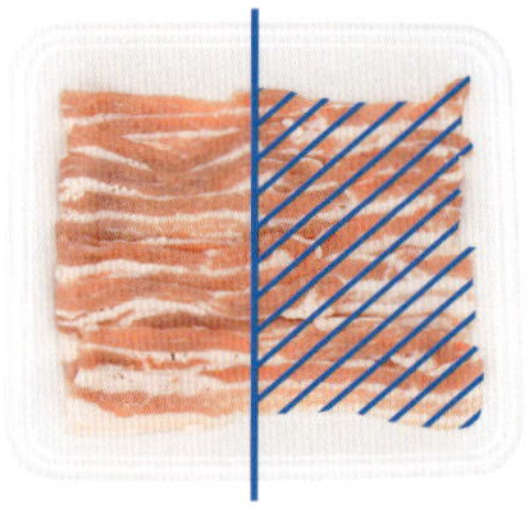

豚バラ
366kcal

赤身肉でも脂身がついているもの、ついていないものがあるので要チェック！

魚は青背の魚を中心に、白身の魚などとりまぜて

白身魚、鮭やまぐろなどの赤身、えびや貝類は低脂肪で高たんぱくの食品です。ただし、さんまやさばなど、青背の魚で脂がのったものはエネルギーも高めなので、量を少なめにしましょう。

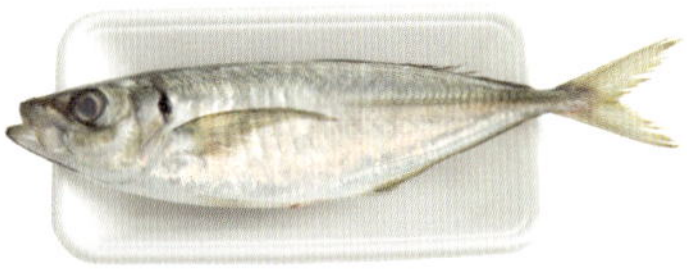

あじは、青背の魚のなかではエネルギーが低く、刺し身や一尾まるごと焼いてと、使いやすい。

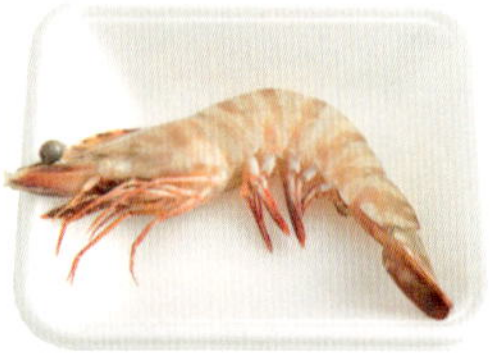

えび、いか、たこなどは高たんぱく食品。少量でもたんぱく質がとれておすすめ。

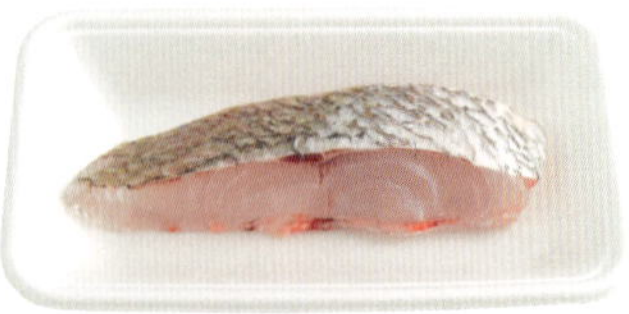

白身魚は低脂肪で高たんぱく、低エネルギー。積極的にとり入れたい食品。

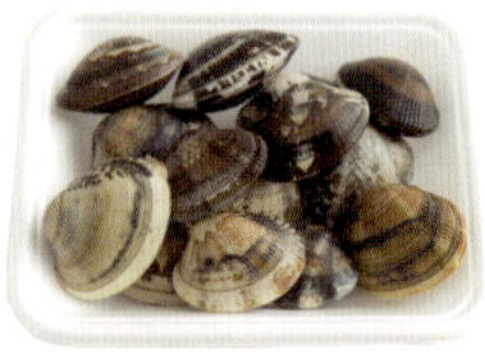

あさりなどの貝類は低エネルギー食品。食塩量が多いので量は調整を。

たんぱく質は朝から しっかりと、とりたい！

朝食を抜くと、昼食後の血糖値急上昇の原因に。朝からしっかりとたんぱく質をとると、インスリン分泌を促すホルモンGLP-1が出て、昼食と夕食後の高血糖を防ぐことができます。

朝食にたんぱく質を手軽にとるヒント

ヒント1　豆類の優等生「納豆」をフル活用

納豆で注目されるのは、粘りに含まれるナットウキナーゼというたんぱく質分解酵素。納豆特有の成分で血糖値の急激な上昇を抑え、血栓を溶かす働きがあり、動脈硬化を予防します。

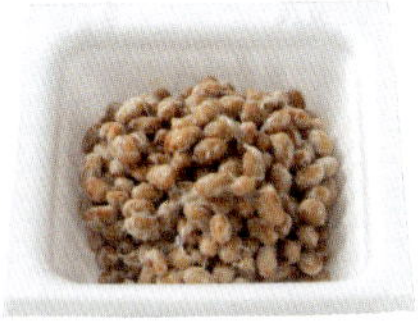

納豆
(1パック・40g)

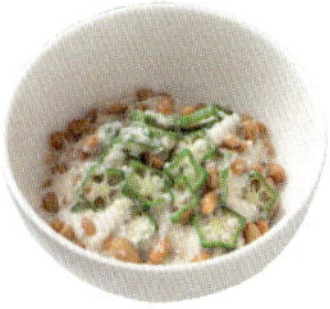

ねばねば食材で血糖コントロール

山いもの粘り成分ムチンは、たんぱく質の吸収を助け、血糖値の上昇をゆるやかにする働きがある。

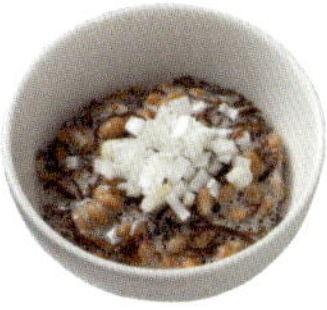

海藻で食物繊維量がアップ

海藻(もずくなど)に含まれる成分が糖の吸収をゆるやかにして、食後血糖値の上昇を防止。

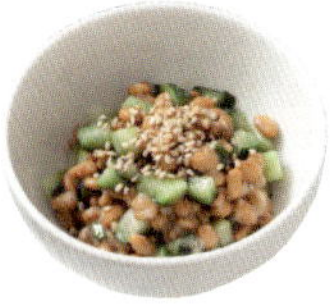

きゅうりで食感をプラスして

きゅうりのシャキシャキした食感がアクセントになり、噛みごたえもアップ。

ヒント2　卵1個あれば朝食メニューが充実

卵はビタミンCと食物繊維以外の栄養素をすべて含み、完全栄養食品とも呼ばれます。とくにアミノ酸バランスがよく、良質のたんぱく質を豊富に含んでいます。

卵(鶏卵)
Mサイズ
1個・60g
(正味51g)

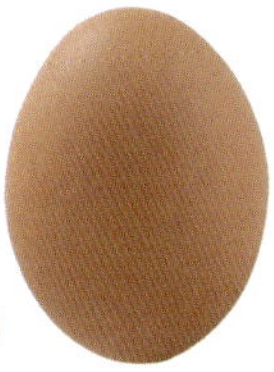

エネルギー	72kcal
たんぱく質	6.2g
糖質	0.2g

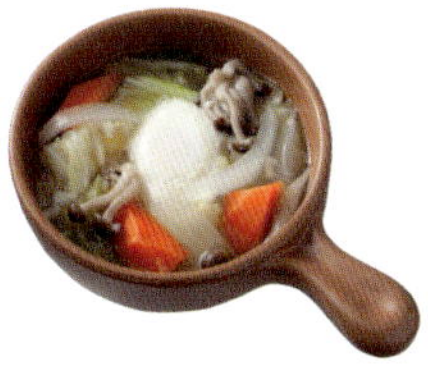

野菜スープに加えてたんぱく質を補給

野菜スープに卵を加えるだけで、たんぱく質が手軽に補給できる。前日の食事で思うように主菜がとれずに、たんぱく質が不足していると感じているときにも、このメニューはおすすめ。

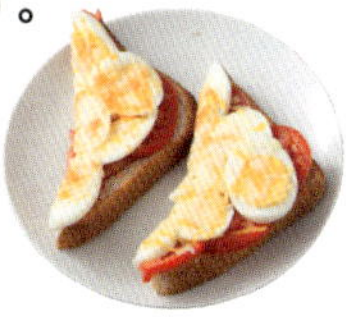

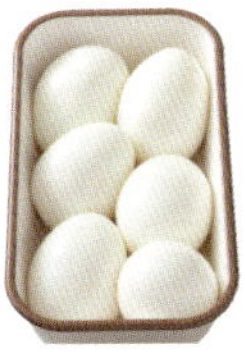

卵はゆでてストックしておくと重宝

ゆで卵があるとそのままで、パンにのせたり、サラダに加えたりと、応用がきく。

ヒント3　牛乳でカルシウム、ヨーグルトで腸内改善

牛乳はたんぱく質を含むうえにカルシウムが非常に多く、吸収率が高いのが特徴。ヨーグルトで注目は乳酸菌の働き。腸内の善玉菌を増やし、悪玉菌を撃退する働きがあります。

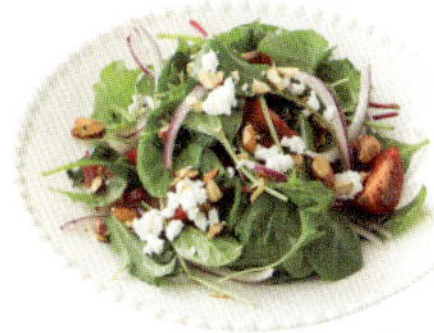

カッテージチーズをサラダにトッピング

カッテージチーズは、チーズのなかでも脂質の少ない食品。パンやサラダにトッピングして活用。

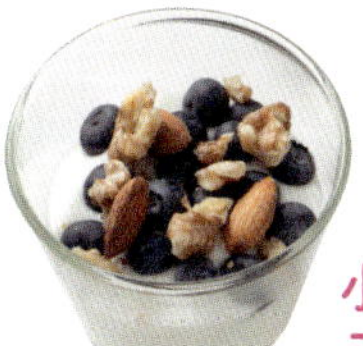

小腹がすいたらヨーグルトを

ヨーグルトはそのままか、果物やナッツと合わせて、食事の最後にデザートとしてとるのもよい方法。

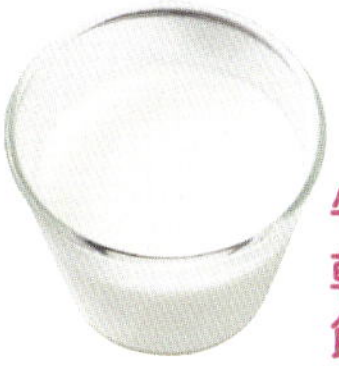

牛乳は朝食の前にとる飲み物として

牛乳はカルシウムの補給源として、1日コップ1杯をめやすに。

きほん⑦ 脂質のとり方

「油」と「脂」の違いを知り、質のよい油をとる

～油脂のとりすぎは禁物! 量は控えめに

脂質の特徴と働き

- **細胞膜の材料となる** 体を構成する細胞の細胞膜や血液などの構成成分になる。胆汁酸や体の健康維持のためのさまざまな機能を調整しているステロイドホルモンを合成する。
- **ビタミンの吸収を助け、体温を維持する** ビタミンA、D、E、Kなどの脂溶性ビタミンの吸収を助け、体温を維持する。ほかにも、骨やたんぱく質の合成を助ける役割がある。
- **エネルギー源になる** すぐにエネルギーになる糖質とは違い、蓄積できるエネルギー源。1gあたり9㎉のエネルギーを生み出す。

不足すると……
子どもの成長・発育の障害を引き起こす。体の健康維持のための機能調整が乱れ、不調に。

過剰に摂取すると……
おもに中性脂肪(体脂肪)となって蓄えられる。飽和脂肪酸のとりすぎは悪玉(LDL)コレステロールを増やし、動脈硬化を引き起こす要因に。

脂質の食事摂取基準

目標値(18歳以上) **20～30%**
＊1日の摂取エネルギーに占める脂質の割合

このうち**飽和脂肪酸7%以下**

糖尿病の食事療法においては**25%**を目標値にしています

＊「日本人の食事摂取基準2020年版」より
日本糖尿病学会では、脂質25%を目標値としています。

肥満の大敵とされる脂質ですが、むやみに減らすのは禁物です。総量を適度に控えると同時に、注意すべきはとり方のバランス。**脂質の種類を知り、「質」による使い分けが必要です。**

脂質は糖質と同じように、重要なエネルギー源。抗酸化作用のあるカロテンやビタミンAの吸収を高める働きもあります。ただ、過剰摂取は肥満、脂質異常症、動脈硬化などを引き起こす要因です。**健康にメリットのある「質」のよいものを選び、適量を使うようにしましょう。**

「質」のよい油とは、オリーブ油やごま油など、不飽和脂肪酸が比較的多く含まれる植物性の油です。油の「性質」を決めるのが脂肪酸。大きく飽和脂肪酸と不飽和脂肪酸の2つに

「脂」と「油」の違い
―脂質の種類―

脂質

常温で固まる「脂」

飽和脂肪酸

・おもに肉の脂身やバター、鶏の皮、生クリームなど、動物性油脂に含まれている。

・とりすぎると、LDL（悪玉）コレステロールや中性脂肪を増やす。

常温で固まらない「油」

不飽和脂肪酸

・おもに魚介や植物由来の油に含まれる。

・体によいと思われがちだが、種類に要注意！

・生存に必要な必須脂肪酸がある。

一価不飽和脂肪酸

おもにn-9系に分類される

n-9系（オメガ9）

オレイン酸

オリーブ油に多く含まれる。血中の悪玉（LDL）コレステロールを減らす作用がある。

料理にはオリーブ油を活用するのがおすすめ

多価不飽和脂肪酸

おもにn-6系、n-3系の脂肪酸に分類される。

n-6系（オメガ6）

リノール酸

ごま油、大豆油などに含まれる必須脂肪酸

アラキドン酸

鶏卵、まぐろなどに含まれる

n-3系（オメガ3）

α－リノレン酸

えごま油、しそ油、アマニ油などに含まれる必須脂肪酸

DHA、EPA

さばなどの青背の魚に含まれる

ココを☑

トランス脂肪酸に要注意！

加工された油脂に多く含まれます。代表的なのがマーガリン、ショートニング。市販のパンや菓子にも使われています。

血中の悪玉（LDL）コレステロールを増やし、善玉（HDL）コレステロールを減らす作用があり、とりすぎると、糖尿病や動脈硬化、心臓疾患などのリスクを増加させます。

分けられます。

飽和脂肪酸は、肉の脂身やバターなど動物性の脂質に多く含まれています。とりすぎると、悪玉（LDL）コレステロールや中性脂肪を増やし、いわゆる〝血液ドロドロ〟状態に。動脈硬化を引き起こす要因になります。

一方、不飽和脂肪酸は植物油や青背の魚に多く含まれています。不飽和脂肪酸は一価不飽和脂肪酸と多価不飽和脂肪酸に分けられ、さらに**多価不飽和脂肪酸にはn-6系、n-3系などがあります。悪玉（LDL）コレステロールを減らす働きを持つものもあり**、生活習慣病の予防に有効と考えられています。そのうえ、血流を促す作用や抗酸化作用があり、動脈硬化の予防効果が期待できます。

n-3系のα-リノレン酸とn-6系のリノール酸は、体内で合成できないため、食べ物からとる必要があります。とくに意識してとりたい油です。

青背の魚は1日1食とり入れて、良質の油をとる

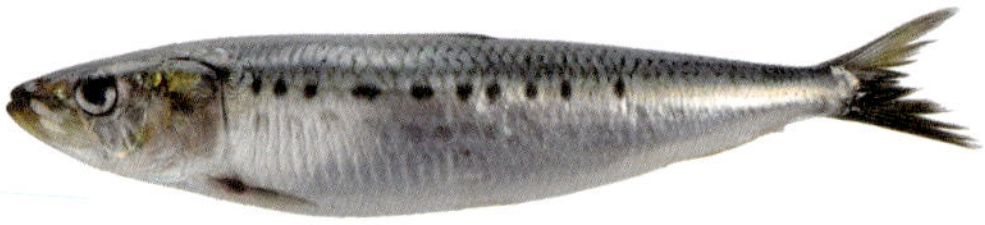

あじ、いわし、さんまなどの青背の魚に含まれるEPA（エイコサペンタエン酸、IPA・イコサペンタエン酸ともいう）やDHA（ドコサヘキサエン酸）は、魚特有の脂肪酸で、血液をサラサラにする成分として知られています。EPAやDHAはほかの脂肪酸とは異なり、体内に入ると悪玉コレステロールを減らし、善玉コレステロールを増やす性質があります。また、血管にできる血栓を防ぐ、血液の流れをよくして中性脂肪を減らし、体脂肪をつきにくくする働きもあり、高血糖が続いている人がなりやすい動脈硬化の予防にも役立ちます。1日に1食はとり入れたい食品です。

効率よくとるコツ

コツ1 加熱時間は短時間で

EPA、DHAは脂肪酸のひとつ。脂肪は加熱するとその脂が流れ出てしまいます。加熱せずに新鮮なうちに生で食べると、効率よくとれます。加熱する場合は短時間で。蒸す、煮る場合は蒸し汁や煮汁まで食べるようにするとよいでしょう。

コツ2 野菜といっしょにとる

野菜に多く含まれている食物繊維には血糖値や血中コレステロール値を抑制する働きがあり、EPAやDHAといっしょにとることで、より血液の流れがスムーズに。また、EPAとDHAは酸化しやすい性質があり、酸化を防ぐ効果のあるβ-カロテンを多く含む緑黄色野菜といっしょに食べるのが好相性。

コツ3 手軽なさば缶で青背の魚の栄養を逃さずとる

焼き鮭をメインにしてみそ汁、納豆、青菜のあえ物といった朝食。バランスがよいとわかっていても、朝から一汁二菜がそろった献立はハードルが高い場合も。そんなときに活用したいのが、さばやいわしなどの缶詰めです。EPAやDHA、ミネラルが豊富な缶汁ごと利用しましょう。

おすすめの食品「さばの水煮缶」

缶詰めは水煮がおすすめ。みそ煮やしょうゆベースのものは、砂糖を使っているものが多いので糖質量に注意しましょう。

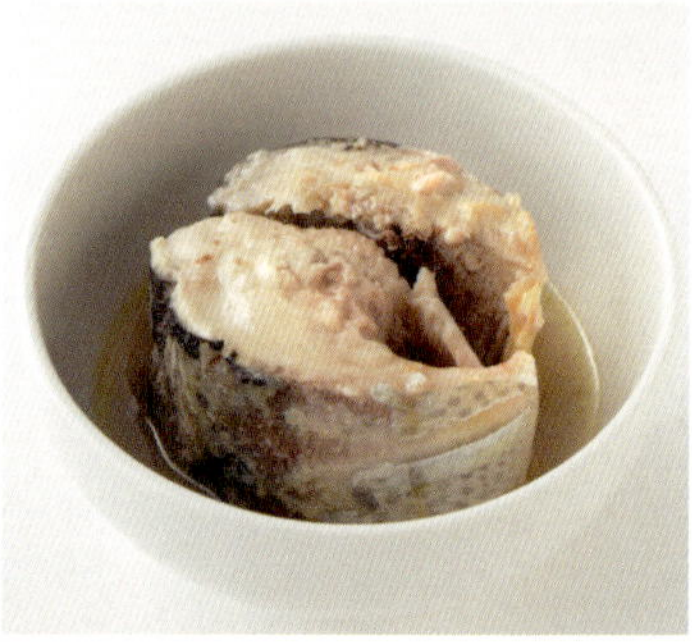

さばの缶詰め100gに含まれる糖質量

	エネルギー (kcal)	たんぱく質 (g)	糖質 (g)	食塩相当量 (g)
水煮	174	20.9	0.2	0.9
みそ煮	210	16.3	6.6	1.1

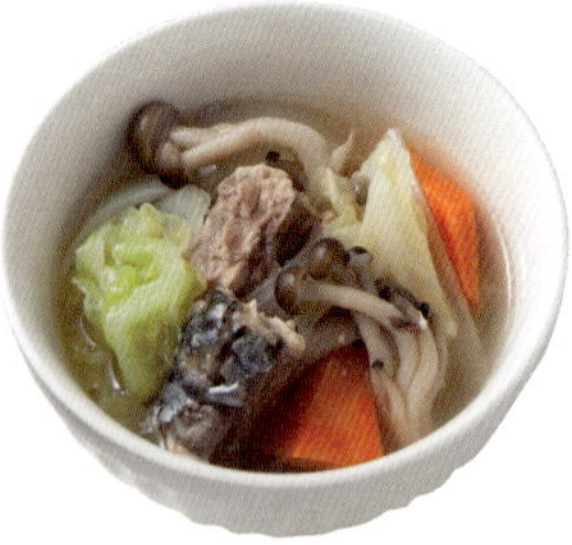

アレンジ例

野菜スープに加えてたんぱく質量アップ

さば缶をメインにして野菜スープに。さばのうまみでだしを入れなくても、おいしく仕上がり、ボリュームも出ます（「さば缶と野菜の具だくさん汁」。作り方は76ページ参照）。

油は種類ごとに使い分けて上手に活用

油は種類ごとに風味や栄養成分に違いがあります。コクのあるバターは少量を風味づけに、酸化しやすいアマニ油やしそ油は加熱せずに生で使うなど、料理によってそれぞれの特徴を生かして使い分けるのがコツです。

加熱せずにそのまま、スープにひと振りでコクがアップ

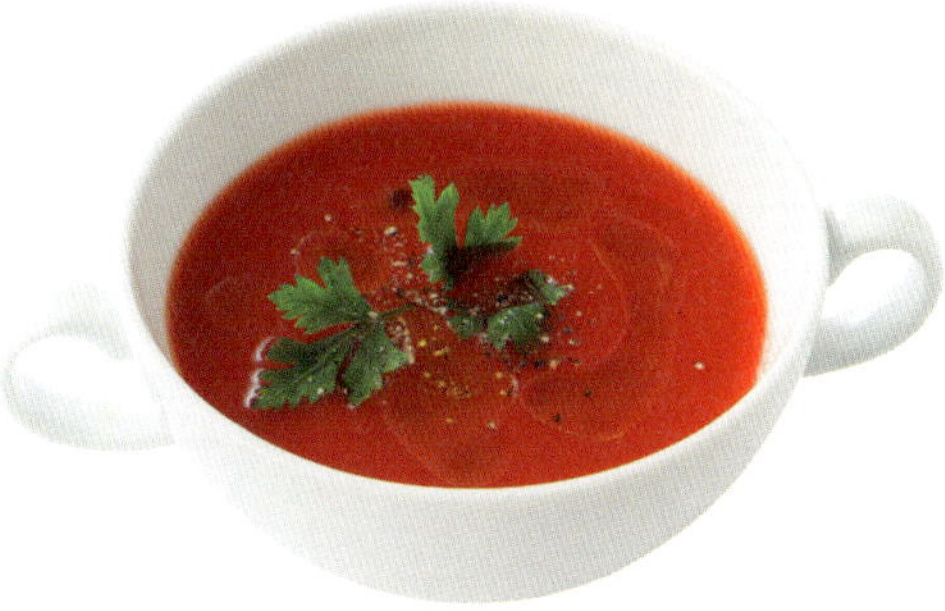

アマニ油、しそ油
多価不飽和脂肪酸（α-リノレン酸）

トマトジュースの簡単スープ

材料と作り方（1人分）

トマトジュース（食塩無添加）1缶を温め、黒こしょうとアマニ油各少々を振る。あれば、イタリアンパセリを添える。

オリーブ油
一価不飽和脂肪酸（オレイン酸）

パセリ豆腐

材料と作り方（1人分）

オリーブ油小さじ1に、パセリとナッツみじん切り各適量、粉チーズ、塩、こしょう、おろしにんにく各少々をまぜる。絹ごし豆腐1/3丁にかける。

加熱しても生でもおいしい！そのまま冷ややっこに

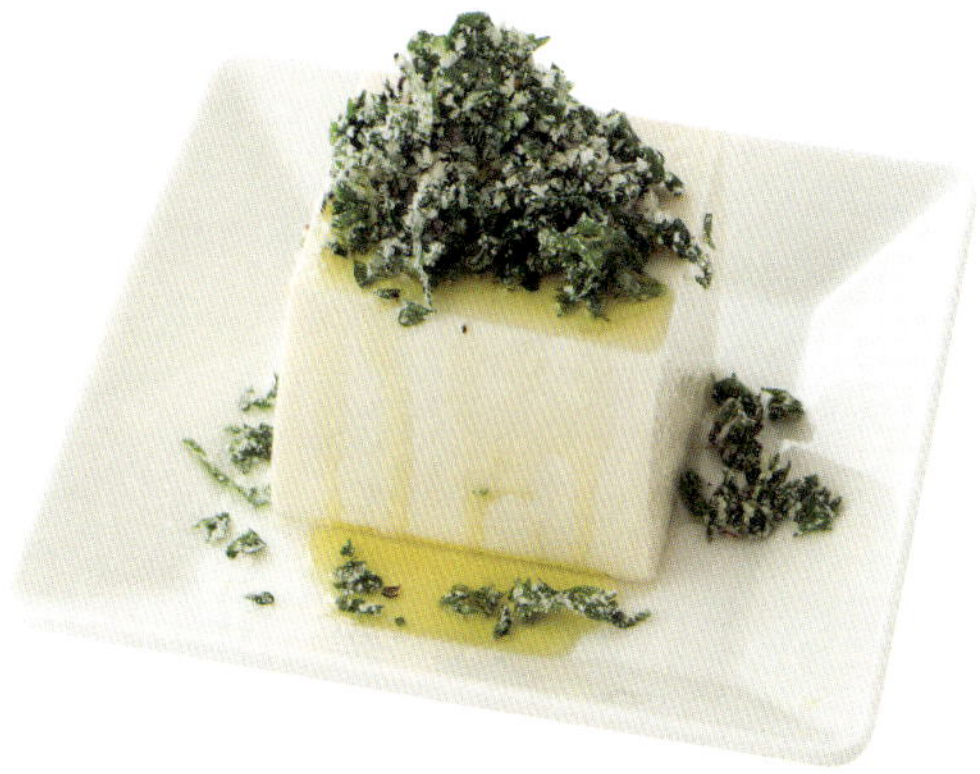

熱して香りよく風味もアップ

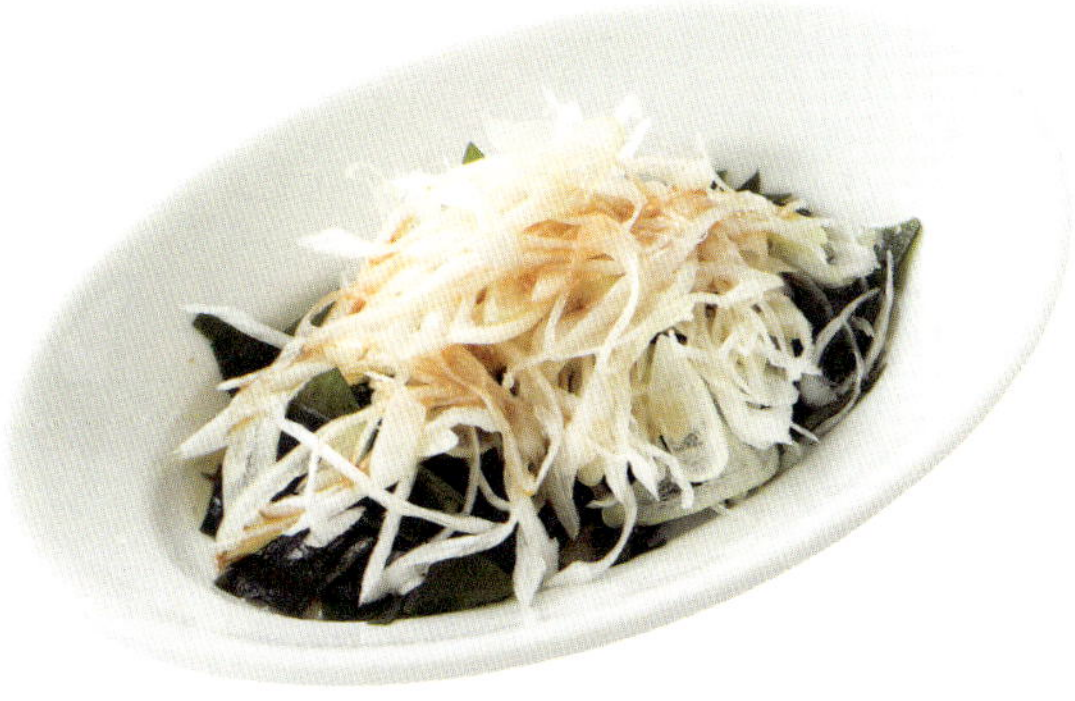

ごま油
多価不飽和脂肪酸（リノール酸）

わかめとねぎのホットオイル

材料と作り方（1人分）

わかめ（生）10g、斜め薄切りにしたねぎ1/4本分を器に盛る。しょうゆ少々を振り、ごま油小さじ1を熱してかける。

きほん⑧ ビタミンのとり方

野菜は1日350g以上！果物はとりすぎない

～ビタミンを意識して野菜をたっぷり

ビタミンは微量でも重要な役割を果たすため、ミネラルとともに「微量栄養素」と呼ばれています。たんぱく質、脂質、糖質のエネルギー代謝を促し、生命活動に欠かせないさまざまな生理機能が正常に働くようにサポートする役割があります。

野菜はビタミン類の宝庫。ビタミンのほか、カルシウムや鉄、食物繊維など、生活習慣病予防には欠かせない栄養素も多く含まれています。**また、野菜に含まれる抗酸化物質にも注目しましょう。**抗酸化物質は、体内の正常な細胞を酸化させる活性酸素の作用を抑える働きがあります。その働きが期待できるのが、野菜や果物に多いビタミンA、C、Eとファイトケミカルです。

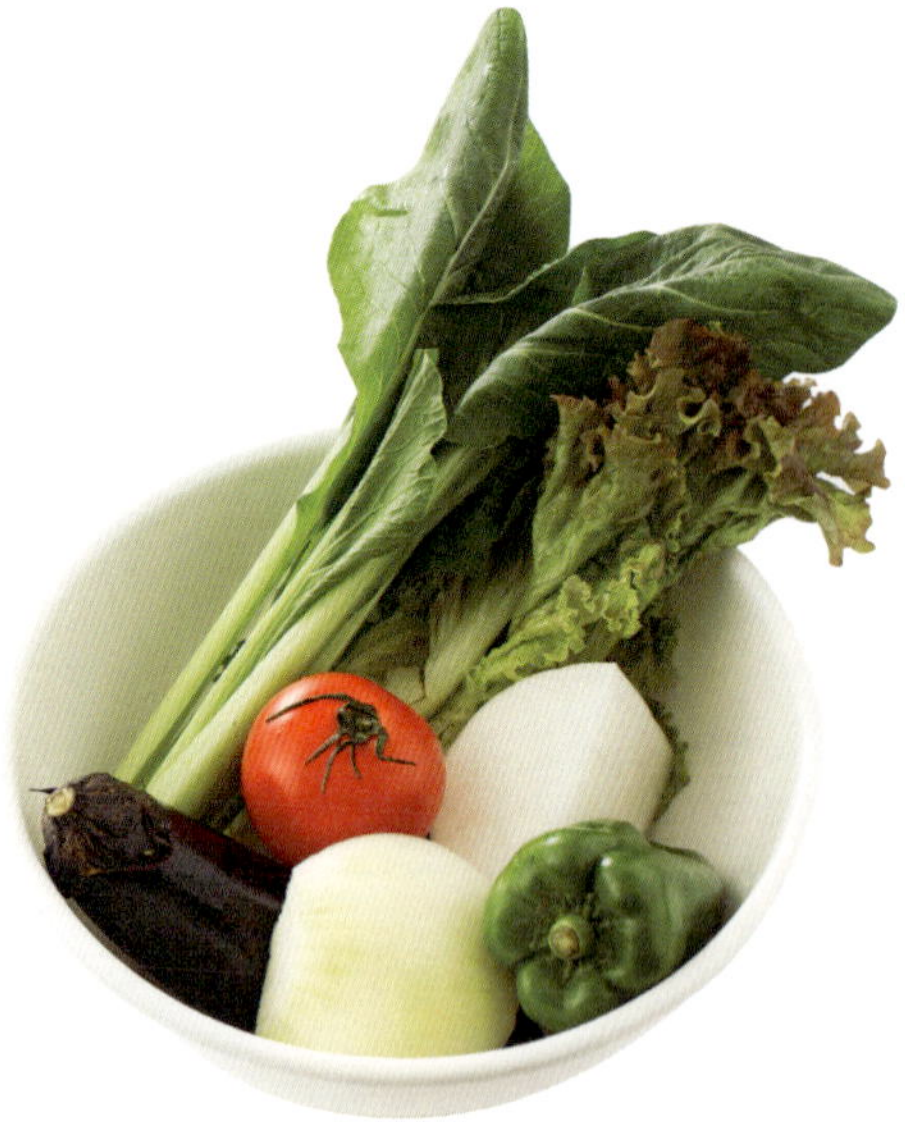

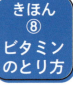

野菜は1日350g以上！

緑黄色野菜120g以上、淡色野菜180～200gを合わせて350g以上をめざしましょう。

糖質が多いいも類などは要注意！

かぼちゃや、じゃがいも、さつまいもなどのいも類、れんこんなどの根菜は糖質が多く含まれます。

いも類を献立にとり入れる場合は、主食のご飯やパンを減らすなど、食事全体量の調整が必要です（主食のとり方は38ページ参照）。

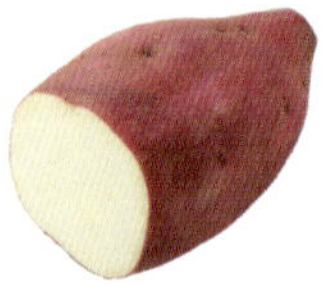

さつまいも
1/2本・125g
(正味114g)
糖質 33.9g

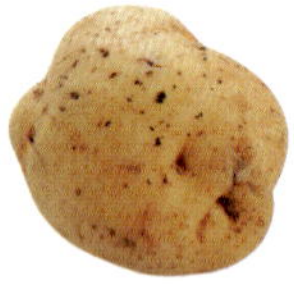

じゃがいも
1個・150g
(正味135g)
糖質 11.4g

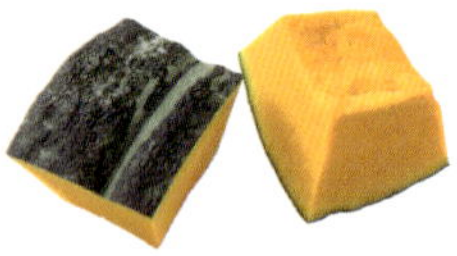

かぼちゃ
4㎝角2切れ・67g
(正味60g)
糖質 10.3g

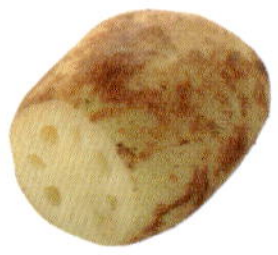

れんこん
小1節・150g
(正味120g)
糖質 16.2g

野菜のカラフルな色が抗酸化作用を発揮！

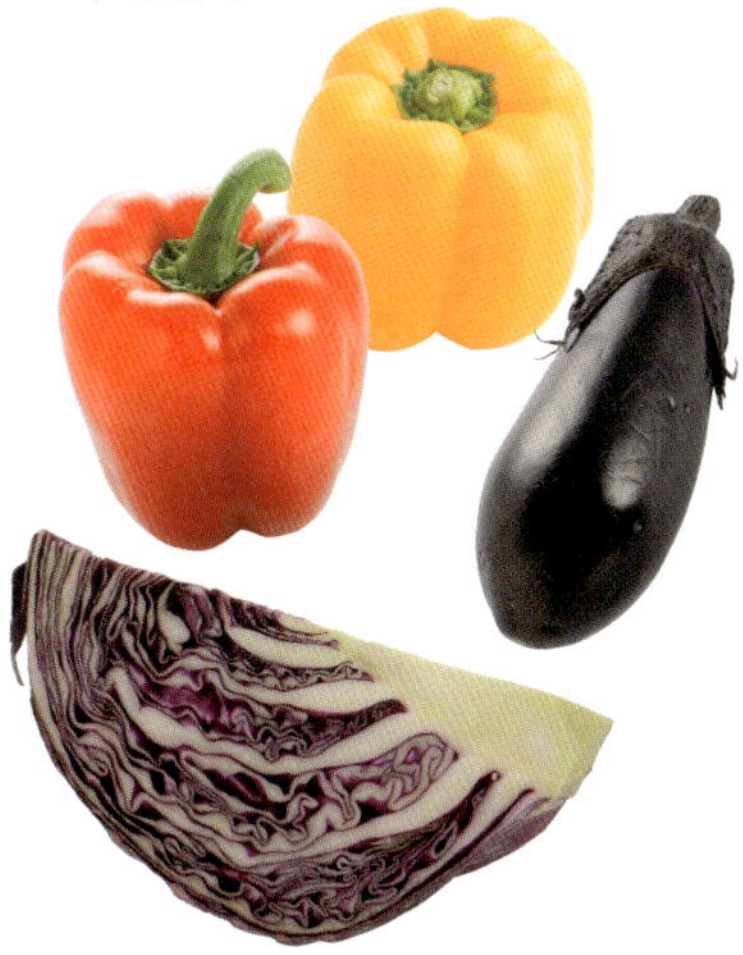

ファイトケミカルは植物が持っている機能性成分のことで、「健康によい影響を与える植物由来の化学物質」の総称です。ビタミンやミネラルのように摂取量が少ないからといって欠乏症を起こすことはありませんが、抗酸化作用などで体の生理機能を活性化し、健康を保つことができる重要な成分です。そのため、第七の栄養素ともいわれています。

ファイトケミカルのほとんどは植物の色素やアク、香り、辛み、渋味成分として存在しています。種類は約1万種にも及び、野菜や果物をはじめ、豆類、いも類、海藻、お茶、ハーブなどに含まれています。

血糖値を上げない果物の食べ方

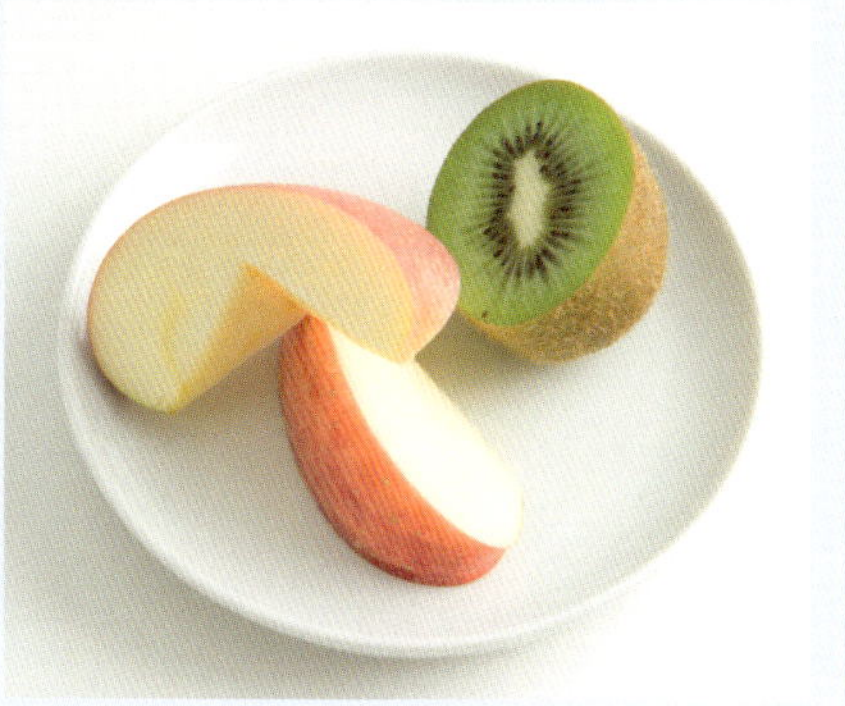

1日80～100㎉が適量

果物の適量は、1日80～100㎉ほど。りんごなら1/2個、みかんなら小さいもの2個程度です。

夕食後ではなく、昼間に

夕食後にとると夜間の血糖値が上昇してしまうので、昼間にとるとよいでしょう。

皮ごと食べると栄養が効率よくとれる

皮ごと食べられる果物を選ぶと、食物繊維やビタミン、ミネラルを効率よくとることができます。りんごやぶどうは皮ごと、ブルーベリーやいちごなどを選ぶのもよいでしょう。

国民の健康のために厚生労働省が目標とする成人１人の**野菜摂取目標量は、１日３５０g以上**。副菜として、肉や魚のつけ合わせとして、いろいろな野菜を組み合わせて毎食欠かさず食べましょう。それが抗酸化力を高めることにつながります。

果物もビタミンCやビタミンE、ポリフェノールが豊富。これらには活性酸素の働きを抑える抗酸化作用があり、免疫力を高める効果があります。

ただし、**食べすぎると血糖値の急上昇や、高中性脂肪血症、肥満を招きます。**果糖は依存性があり、とりすぎる傾向にありますから、注意が必要です。

１日にとる果物の量は、80～１００㎉をめやすにしましょう。夕食後に食べると、夜間の血糖値が上昇します。朝食や昼食後のデザートや間食として昼間にとるほうが、血糖値の上昇を抑えられます。

野菜でビタミンを効率よくとるヒント

ヒント1　野菜を数種とり合わせてスープに

いつも台所にある野菜を数種類とり合わせてスープに。時間があるときにまとめて作っておくと、忙しい朝の食事作りが楽になります。あとは副菜1品で献立は完成です！　野菜に含まれるファイトケミカルやビタミン、ミネラルといった栄養素がスープに溶け出し、栄養価を効率よく摂取できます。

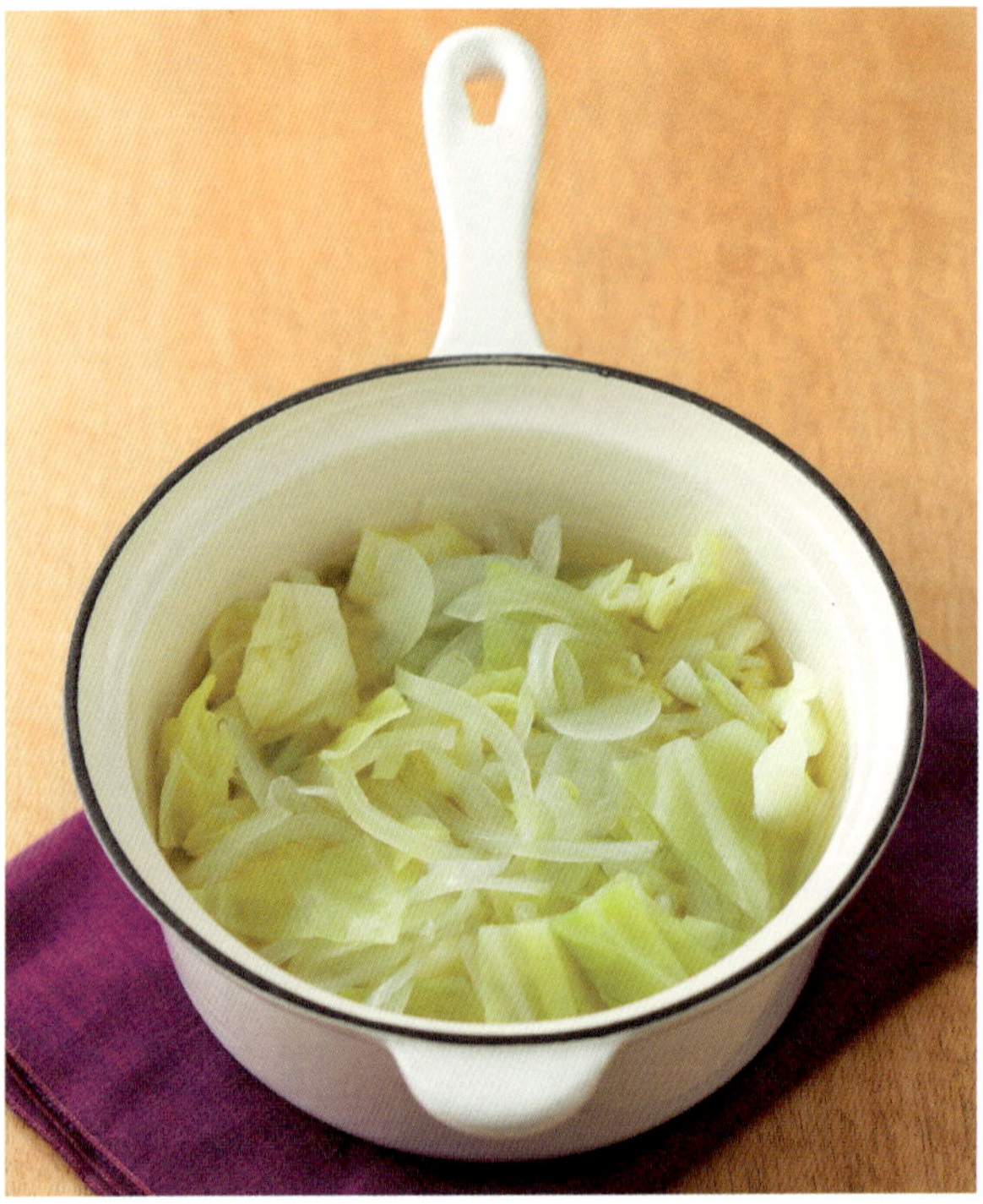

キャベツと玉ねぎだけのシンプルなスープ。
好みで1～2種類追加しても。

野菜のスープ

材料（作りやすい分量：2～3食分）と作り方

❶ キャベツ150gはざく切り、玉ねぎ100gは薄切りにする。

❷ 鍋に❶とひたるぐらいの水（2~2と1/2カップ）、塩（並塩）少々を入れ、蓋をして強火にかける。煮立ったら火を弱め、蓋をして15~20分ほど煮る。途中、スープの量が少ないようなら水を足す。

❸ 味をみてごく少量の塩を加えて薄い塩味にととのえる。

野菜をいろいろ足してアレンジ ＋

大根

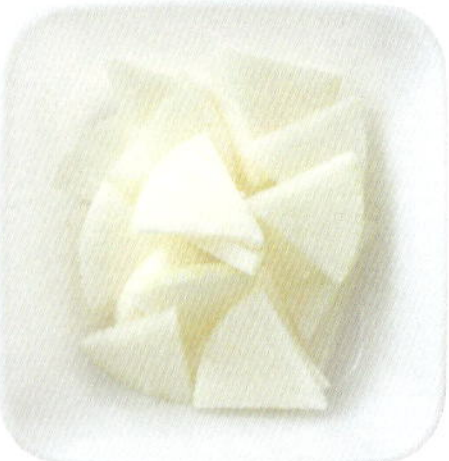

にんじん

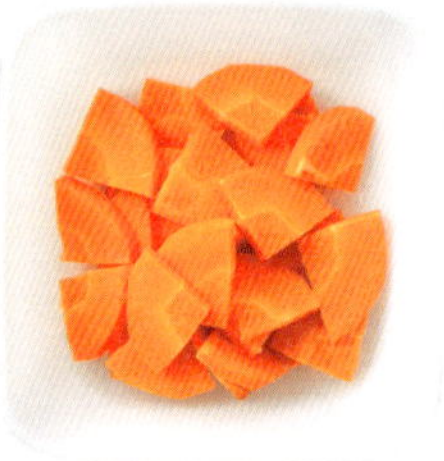

ブロッコリー

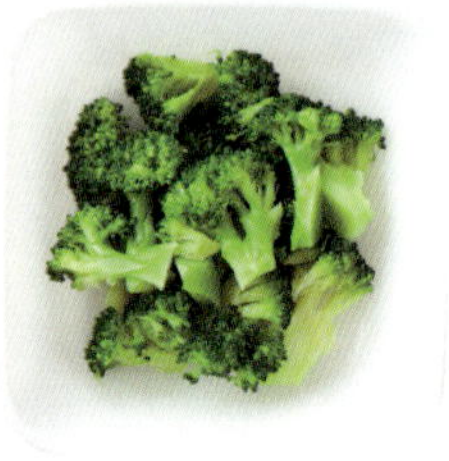

えのきたけ

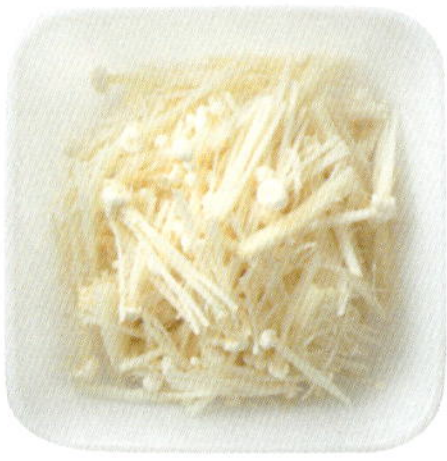

スープジャーを活用してランチタイムにも

スープジャーがあれば、お弁当としても活用できます。専用の容器がない場合でも職場に電子レンジがあれば、密閉容器で代用が可能。

1食分ずつ保存容器に分けて保存

1食分ずつ小分けしておくと便利です。とり分けて密閉容器や保存袋に移して冷蔵庫へ。

ヒント2　青菜やブロッコリーはゆでてストック

野菜は加熱することにより、かさが減り、量がとれます。ほうれんそう、ブロッコリー、オクラ、アスパラガスなど、生で食べにくい野菜、加熱に時間がかかる根菜をまとめてゆでるか蒸し煮にしておくと、重宝です。

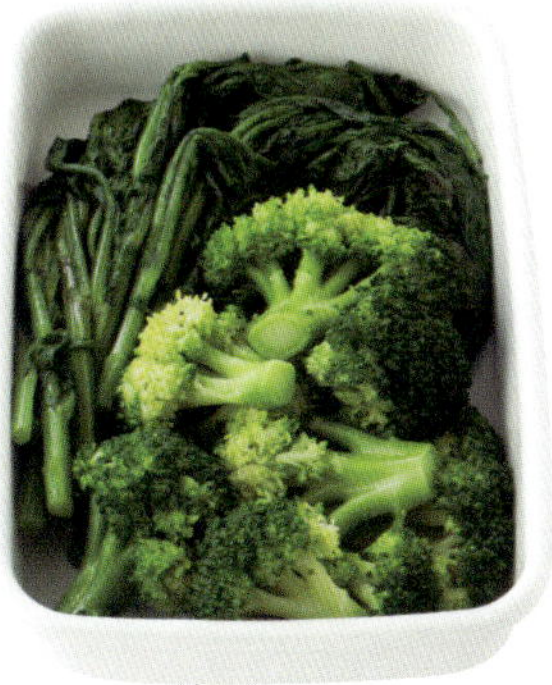

ヒント3　ドレッシングやたれとして活用する

抗酸化作用の強いにんじんや玉ねぎは、酢とオリーブ油と合わせてドレッシングに。酢の抗酸化作用も加わって、栄養価が高まります（玉ねぎだれは139ページ）。

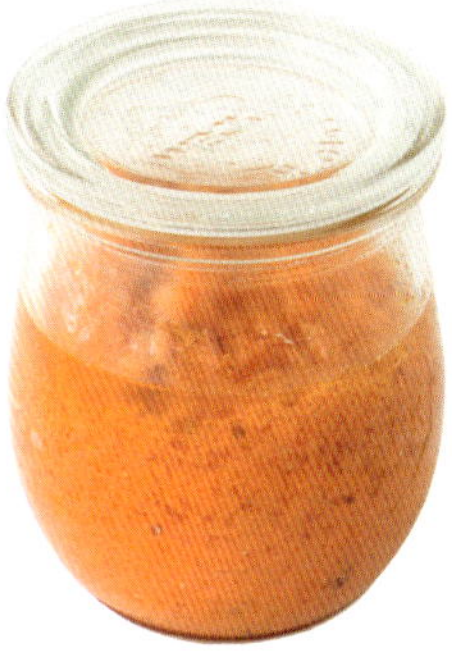

ヒント4　キャベツは軽く塩もみにしてストック

キャベツや白菜などの大型の野菜は少人数の家庭では使い切れないもの。まとめて塩もみにしておくと、しんなりしてかさが減り、食べやすくなるうえ、追加の調味料がなじみやすくなります。

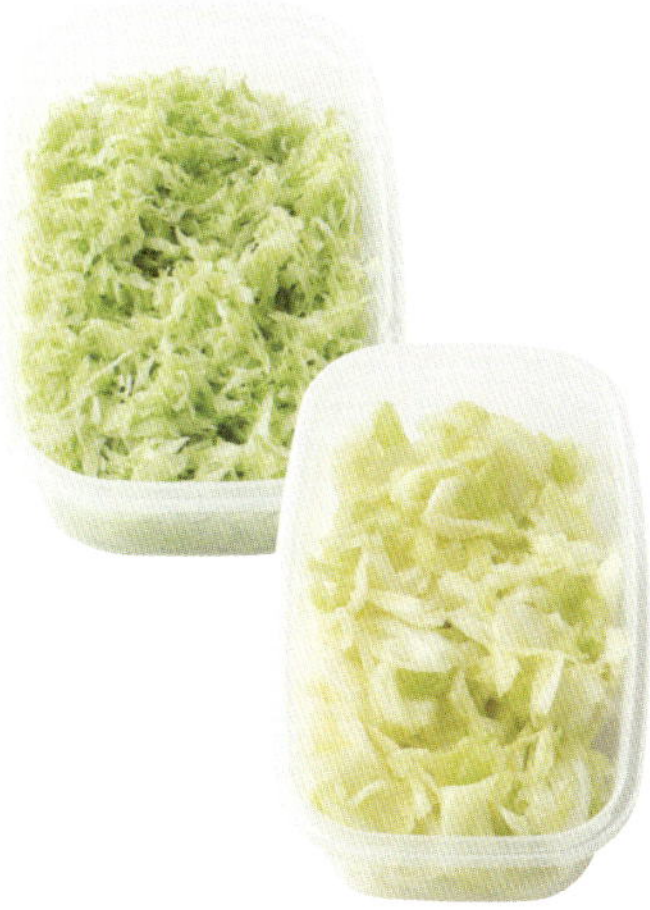

ヒント5　香味野菜は刻んでストック

みょうがや青じそ、しょうがなどの香味野菜は刻んでまぜておくと、料理のつけ合わせに、サラダや汁物に使えます。主食のご飯やめんの量がもの足りないときのかさ増し食材としても重宝。

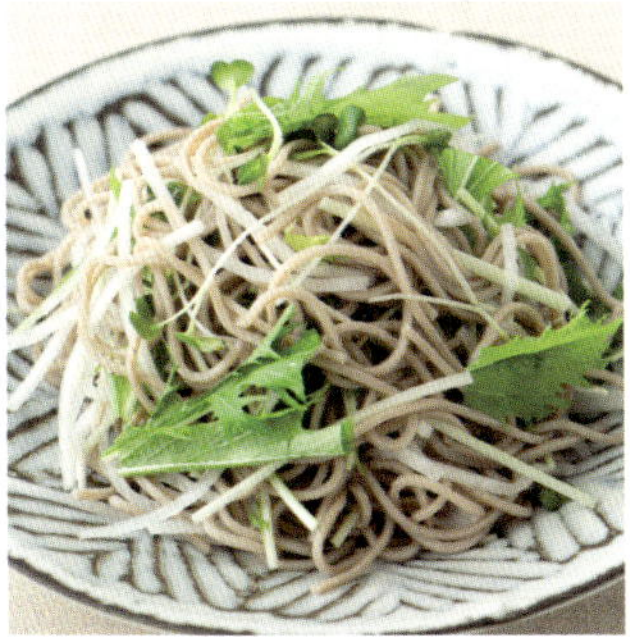

ヒント6　ピクルスや酢漬けにする

中途半端に残った野菜はぬか漬けや、ピクルス、甘酢漬けなどの酢漬けに。酢漬けにすることで保存性が高まり、ベジファーストの一品としても重宝します（ピクルスや甘酢漬けは138～139ページ参照）。

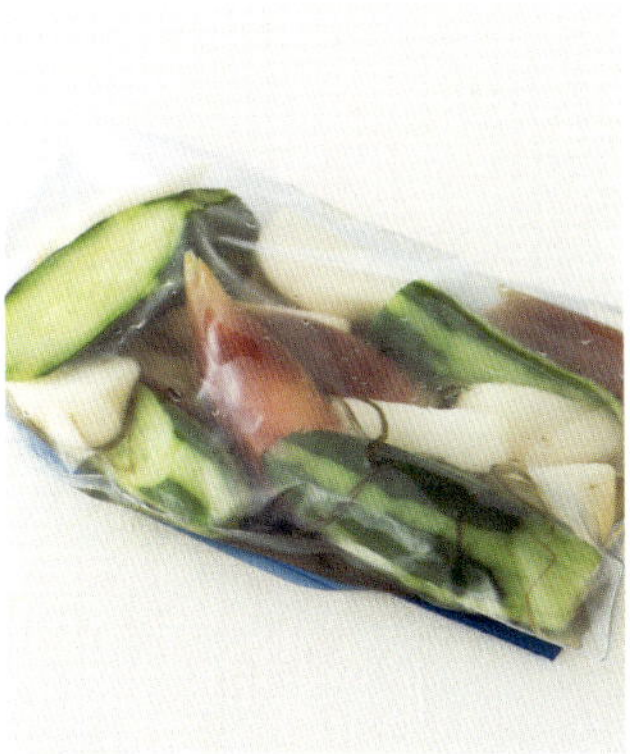

ヒント7　お腹がすいたときに野菜スティック

お腹がすいてしまったときにおすすめなのが、野菜スティック。にんじんや大根、きゅうりなど、歯ごたえのよい野菜を選ぶと、満足感が得られます。

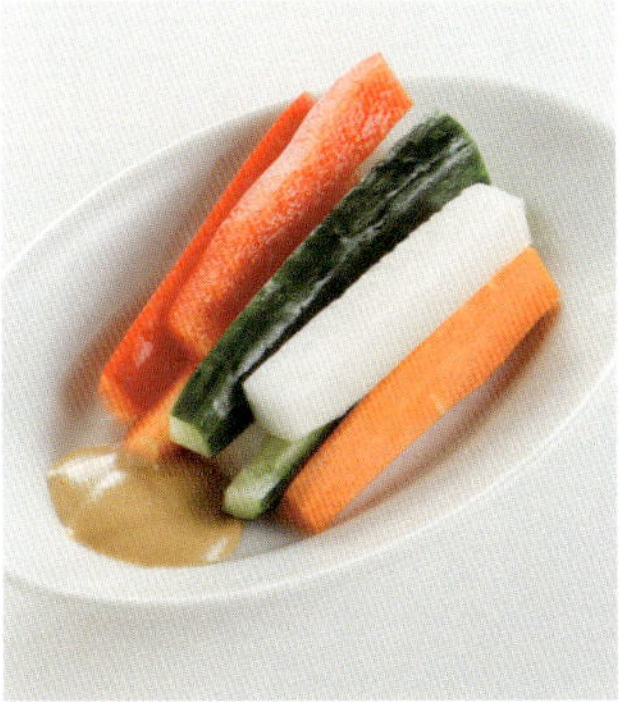

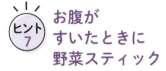

血糖マネジメントのカギは腸にあり！
〜糖の吸収を抑える水溶性食物繊維をとりましょう

食物繊維は水に溶ける「水溶性」と、水に溶けない「不溶性」に大きく分けられます。**血糖値マネジメントのカギとなるのは、水溶性食物繊維です。**

わたしたちが食事からとった糖質は、腸で消化されて小腸に行き、最終的にブドウ糖まで分解されます。小腸で吸収されて血中に入ったブドウ糖が「血糖」となり、血糖値が上がるわけです（糖代謝は14ページ参照）。**小腸からの糖の吸収スピードが落ちれば、食後の血糖値の上昇はゆるやかになります。**

水に溶けやすい食物繊維を糖質といっしょにとると、消化器官でまざり合い、腸管からの糖の吸収スピードが遅くなります。

結果として血糖値の上がり方がゆ

食物繊維の摂取目標量（1日あたり）

	男性	女性
18〜64（歳）	21g以上	18g以上
65以上（歳）	20g以上	17g以上

※「日本人の食事摂取基準2020年版」より

食物繊維摂取目標量は「日本人の食事摂取基準」によると、男性21g以上、女性18g以上が目標値です。血糖値が高めの人や肥満ぎみの人は、とくに意識して多くとるようにしましょう。

特徴と働き

特徴　人の消化酵素では消化できない難消化成分で、多くは植物の細胞壁に含まれているが、かにやえびの殻などにも存在している。

働き

水溶性食物繊維
糖質やコレステロールの吸収を抑えて生活習慣病を予防する働きがある。

不溶性食物繊維
腸壁を刺激して便通をよくし、有害物質の排出を促す働きがある。

●不足すると……
便通が悪くなり、有害物質が腸内にたまりやすくなる。大腸がんのリスクを高める。

●過剰に摂取すると……
通常の食事では過剰摂取にはなりにくいが、サプリメントなどでとりすぎると、下痢を起こしたり、ミネラルの吸収を妨げる。

ここに注目！

インスリンを分泌させるホルモン GLP-1《ジーエルピーワン》

GLP-1《ジーエルピーワン》は消化管ホルモンの一種。胃の動きを遅くして、食物や栄養素が腸にゆっくりと送られるようにするので、急激な血糖値の上昇を防ぎます。また、膵臓に働きかけて、血糖値を下げるインスリンの分泌を促します。さらに、血糖値を上げるグルカゴンというホルモンの分泌を抑える働きがあります。こうした作用から、糖尿病の治療薬に使われています。

食物繊維の種類と多く含まれる食品

水に溶けるタイプ 水溶性食物繊維

フコイダン、
アルギン酸、
ムチン、リグナン、
ペクチン、マンナン

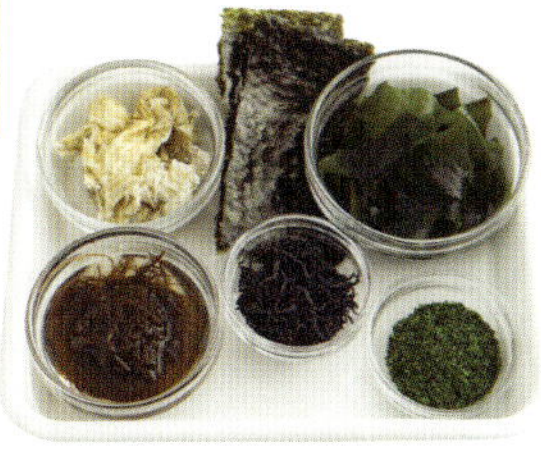

種類	多く含む食品	特徴・効率的なとり方
フコイダン	こんぶ、わかめ、もずく、めかぶ、ひじき	酢の物がおすすめ。酢の作用で食物繊維が分解されやわらかくなる。
アルギン酸	こんぶ、わかめ、ひじき、もずく	水溶性には、アルギン酸カリウム、アルギン酸ナトリウムなど。
ムチン	オクラ、モロヘイヤ、つるむらさき、里いも、山いも、なめこ、納豆	熱に弱いので、生で食べられるものはそのまま。加熱は最小限にとどめる。
リグナン	アマニ、ごま、大麦、ライ麦、大豆、ブロッコリー、赤ワイン	ごまのリグナンは、炒ると抗酸化力がアップ。ごまあえやふりかけなどに。
ペクチン	りんご、かんきつ類、桃、いちじく、あんず、柿	果実の皮に多く含まれているので、りんごは皮ごと食べるのが効率がよい。
マンナン	こんにゃく	水溶性だがよく噛まないと消化されない。

水に溶けないタイプ 不溶性食物繊維

セルロース、
ヘミセルロース、
ペクチン、リグニン、
グルカン、アルギン酸

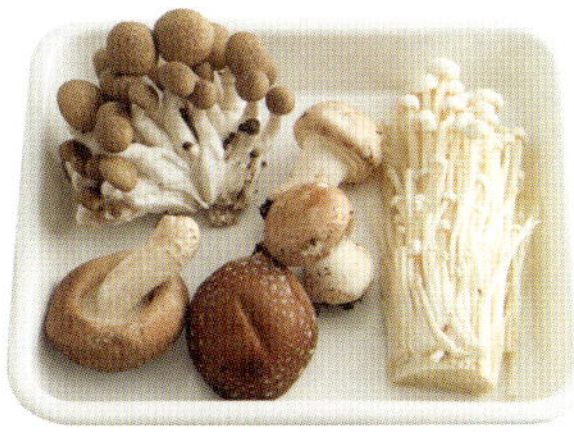

種類	多く含む食品	特徴・効率的なとり方
セルロース	小麦ふすま、玄米、ごぼう、大豆、切り干し大根、おから	ご飯は玄米や雑穀米に、パンは全粒パンやライ麦パンに、めん類はそばなど外皮が含まれているものに切りかえるとよい。
ヘミセルロース	小麦ふすま、玄米、ごぼう、大豆、とうもろこし、そば	めん類では、そばが最も多くヘミセルロースを含む。根菜や豆類にも多い。
ペクチン	パプリカ、にんじん、オートミール、グリーンピース、トマト	ペクチンは不溶性と水溶性がある。オートミールならたんぱく質やビタミンB群、水溶性食物繊維もいっしょにとれる。
リグニン	ココア、チョコレート、ふすま、大豆、いちごやラズベリーの種の部分、切り干し大根、梨	リグニンは食物繊維としてだけでなく、ポリフェノールとしての働きもある。
グルカン	干ししいたけ、大麦、まつたけ、なめこ、しめじ、えのきたけ、きくらげ	ビタミンCやEを含む食品といっしょにとると免疫力が高まる。ビタミンEは植物油に多く含まれる。
アルギン酸	わかめ、こんぶ、ひじき、もずく	水溶性のアルギン酸としては、アルギン酸カルシウムがある。

るやかになるのです。

また、食物繊維は大腸に移ると、腸内細菌によって分解され、短鎖脂肪酸という物質に変わります。その短鎖脂肪酸が、消化管ホルモンの一種「インクレチン」の分泌を促進します。インクレチンは2種類が知られていますが、そのひとつである**GLP-1が、インスリンの分泌を促すため、上がった血糖値を速やかに下げるのに役立ちます。**

一方、不溶性食物繊維には、腸壁を刺激して便通をよくし、有害物質の排出を促す働きがあります。

1日あたりの摂取目標である20gをとるには、メニュー選びを意識することが大切です。野菜や豆、海藻、きのこ類を積極的にとり、主食は白米より玄米、食パンよりもライ麦パンを選ぶと効率よくとれます。

水溶性食物繊維は野菜、海藻、こんにゃくなどに、不溶性食物繊維はきのこや豆類、いも、根菜類などに多く含まれています。

きのこを手軽にとり入れるヒント

食物繊維が豊富なきのこ。腸内環境を改善すると期待されています。朝食にも積極的にとり入れましょう。

ヒント1 きのこは冷凍、酒蒸しにしてストック

きのこは食べやすい大きさに切るか、小分けにして、数種類を合わせて保存袋に入れて冷凍。保存性が高まり、使い勝手がよくなります。また、酒蒸しにしてストックしておくと、さまざまな料理に活用できます。

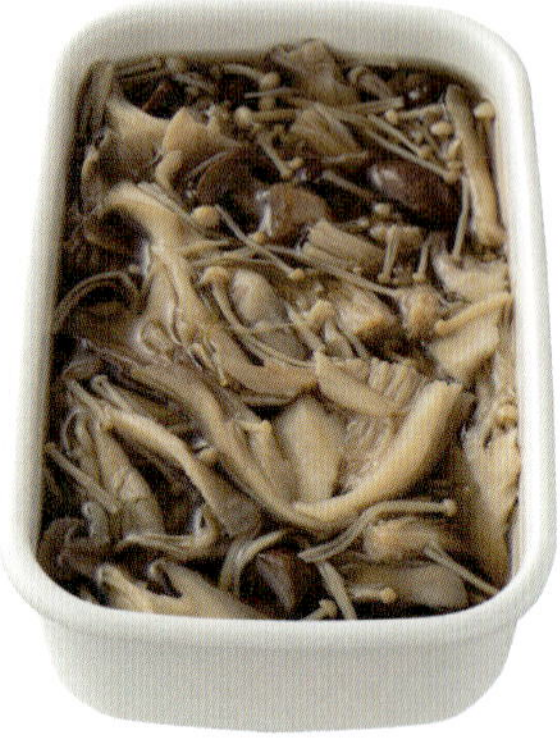

酒や塩少々で蒸すか、さっとゆでてストック。酒や塩を加えずにそのまま蒸してもよい（きのこの酒蒸し135ページ参照）。

ヒント2 干ししいたけのもどし汁はだしとして活用

しいたけにはカルシウムの吸収を助けるビタミンDが多く含まれており、紫外線に当てることで活性化し、体内での利用が高まります。干ししいたけのもどし汁はだしとして活用できます。

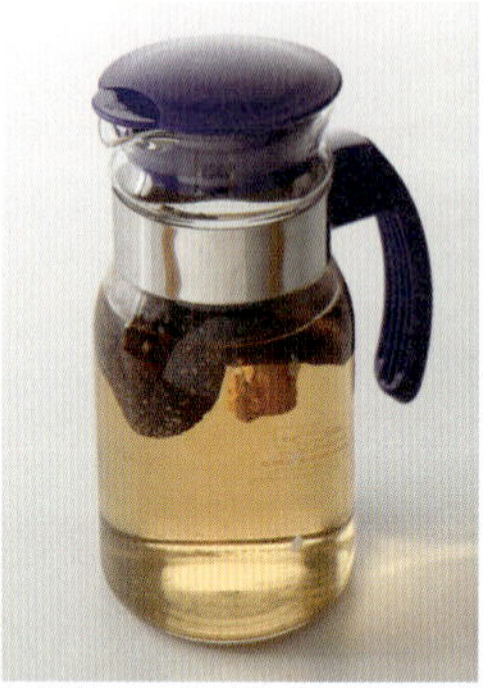

干ししいたけ2~3個と水200~300㎖をボトル（麦茶用など）に入れ、蓋をして冷蔵庫に一晩おく。

海藻を手軽にとり入れるヒント

わかめやこんぶのヌルヌル成分は、その粘りけによって食べたものが胃や腸をゆっくり移動するため、腹もちがよく、食べすぎを防ぐ効果もあります。

ヒント1 とろろこんぶやあおさで簡単汁物を

野菜スープを作る時間がないときに活用したいのが、とろろこんぶやあおさ、もずくなど。具のないみそ汁やすまし汁に加えるだけで、手軽に汁物ができます。海藻の汁物を食事の最初にとると、血糖値の急上昇を防ぐこともできます。

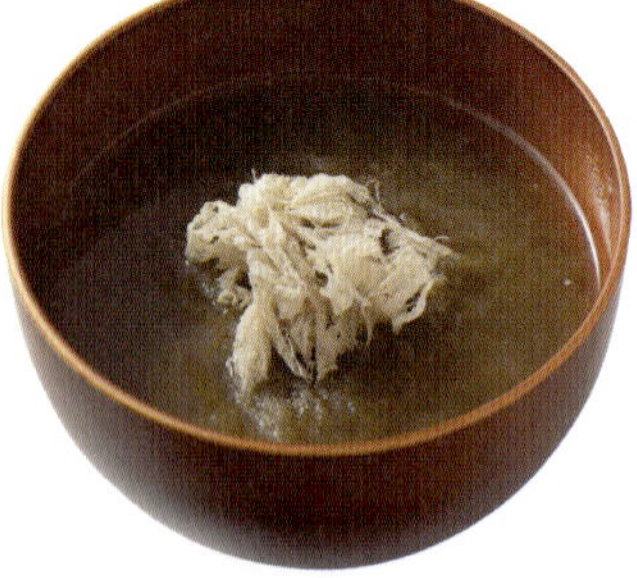

だし1カップを煮立ててみそ小さじ1をとき入れ、器に盛り、とろろこんぶ適量を入れる。

ヒント2 ご飯にまぜ込んでかさ増し

あおさや焼きのり、とろろこんぶなどは、ご飯にまぜ込むのもおすすめ。かさを増すと同時に、海藻の香りで味に深みが出て満足感が得られます。さらに、ごま油やごまを合わせると、風味がよりアップします。

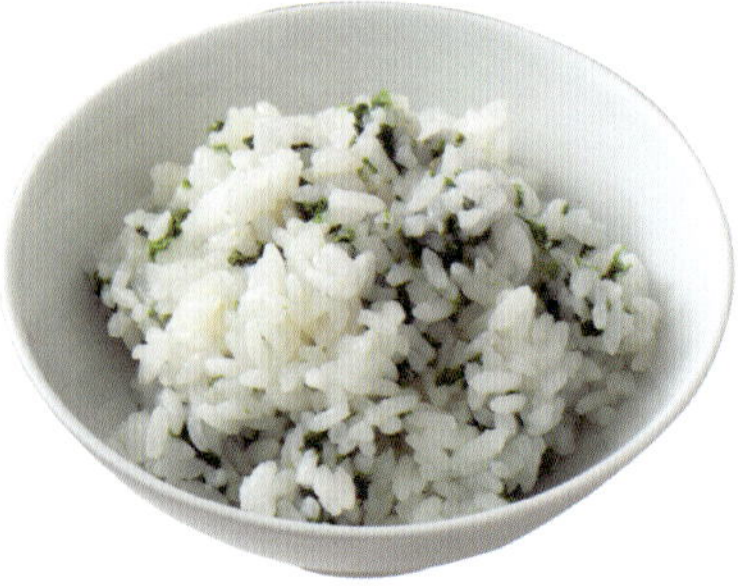

ご飯150gに青のり粉（素干し）小さじ１を加えてまぜる。

免疫力を高めるカギ！「腸内フローラ」

食物繊維に加えて、とり入れたいのが発酵食品。みそ、しょうゆ、酢、みりんといった日本の伝統的な発酵調味料、納豆やぬか漬けなどの発酵食品は、食物繊維と同じように、腸内環境をととのえるのに役立ちます。

わたしたちの腸に生息している腸内細菌は免疫に深く関係しています。大人の人間の腸にはおよそ1000種類、100兆個以上の腸内細菌がいると考えられています。これらの腸内細菌は花畑のような集合体を作っていることから「腸内フローラ」とも呼ばれています。

腸内細菌は、大きく3つに分けられます。おなじみの乳酸菌などの善玉菌、大腸菌などの悪玉菌、この2つの数の多いほうに加担する日和見菌《ひよりみきん》です。その数の健康な比率は2対1対7が理想とされています。悪玉菌はたんぱく質が好物ですから、肉ばかり食べるような偏食をしていると増加します。整腸作用が高く善玉菌のエサとなる食物繊維、善玉菌の働きを活性化する発酵食品などを積極的にとりましょう。毎日、少しずつとるのがおすすめです。

3つの腸内細菌の理想バランス

善玉菌2：日和見菌7：悪玉菌1が健康な比率とされています。

20%　70%　10%

善玉菌グループ

乳酸菌、ビフィズス菌など

食べ物の消化・吸収を促進し、腸のぜん動運動を促す。また、腸内を弱酸性にして腸内の病原菌を抑える。

日和見菌グループ

バクテロイデス、ユウバクテリウム、嫌気性連鎖球菌など

腸内の環境によって善玉菌か悪玉菌、優勢なほうに味方する。通常は害はないが、便秘や下痢などの不調が起こると悪玉菌に変化する。

悪玉菌グループ

大腸菌、ブドウ球菌、ウェルシュ菌など

腸内環境を悪くして便秘や下痢などを引き起こす。また、腸内をアルカリ性にして免疫力を低下させる。そのため、病気を引き起こす要因に。

●主な発酵食品●

みそ※	大豆や米、麦などの穀物に米麹と塩をまぜて発酵。アミノ酸が豊富。
しょうゆ※	穀物でつくるもろみを麹菌、酵母菌、乳酸菌で発酵。GABAを含む。
醸造酢	穀物や果実を麹と水でアルコール発酵させ、乳酸菌を加えて発酵・熟成させる。
塩麹※	麹に塩と水を加えて発酵。塩みがとれ、まろやかな甘みが出る。
納豆	蒸し大豆を納豆菌で発酵。酵素のナットウキナーゼも豊富。
キムチ※	野菜にアミ、いか、塩辛などを加え、とうがらしやにんにくで調味。乳酸菌が豊富。
ぬか漬け※	米麹を乳酸菌発酵させたぬか床で野菜を漬ける。乳酸菌が豊富で抗酸化作用も大。
チーズ	乳を酵素で凝固、脱水後に乳酸菌や酵母で発酵・熟成させる。
ヨーグルト	牛乳を乳酸菌で発酵。乳酸菌が豊富。

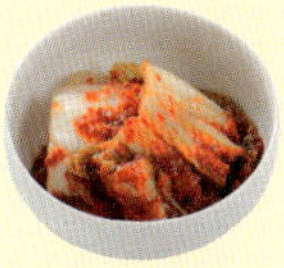

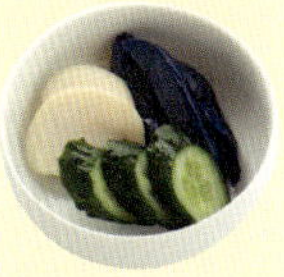

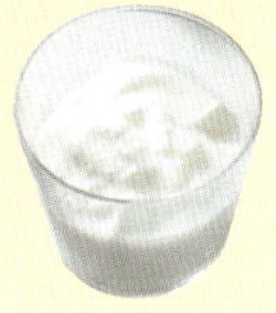

※食塩のとりすぎにならないように注意して、上手に活用しましょう。

きほん⑩ 減塩のコツ

減塩で生活習慣病予防・改善
～おいしい工夫で上手に減塩するコツ

生活習慣病を改善・予防したい人がとりすぎてはいけないのが食塩です。食塩をとりすぎると、高血圧や動脈硬化を進行させ、脳梗塞や脳出血、狭心症、心筋梗塞などを引き起こします。血糖値が高い人も、食塩控えめな食事を心がけることが基本となります。

厚生労働省の『日本人の食事摂取基準（2020年版）』では、1日の食塩摂取量の目標を18歳以上の男性7・5g未満、女性で6・5g未満としています。さらに高血圧の人は6g未満とより厳しい食塩制限が必要です。『国民健康・栄養調査・令和元年』によると、日本人の1日の食塩摂取量は男性で10・9g、女性で9・3gですから、とりすぎの傾向にあります。

1日あたりの食塩摂取目標値（成人の場合）

男性 7.5g 未満

女性 6.5g 未満

＊「日本人の食事摂取基準・2020年版」より

食塩をむやみに減らすのは禁物。1日3g以上の食塩は生命維持のために必要です。

ナトリウムから食塩量を算出するには？

市販品の加工食品の製品パッケージに記載されている栄養成分表示を見ると、ナトリウム量で表示されている場合があります。ナトリウムを「食塩相当量」に置き換えるのは、次の計算式で算出できますので、覚えておきましょう。

ナトリウムからの換算法

ナトリウム値（mg）× 2.54 ÷ 1000
＝ 食塩相当量（g）

＜例＞ポークカレー（レトルト）180gあたり

熱量（エネルギー）	236kcal
たんぱく質	5.0g
脂質	15.5g
炭水化物	13.9g
ナトリウム	990mg

換算）
ナトリウム 990×2.54÷1000＝
食塩相当量2.514≒2.5

食塩相当量は2.5g

減塩効果を高めるコツ

コツ1　調味料はきちんとはかる

毎日使うみそ、しょうゆ、塩など基本的な調味料の食塩量を知り、きちんとはかる習慣を身につけましょう。

コツ2　だしをきかせ、素材のうまみを引き出す

食塩量を控えたいときに最も効果的なのが「うまみ」を生かすことです。食材はできるだけ旬の新鮮なものを選んで食材自体のうまみを生かし、ていねいにとっただしを使うことで、調味料の分量を減らしても満足感が得られます。

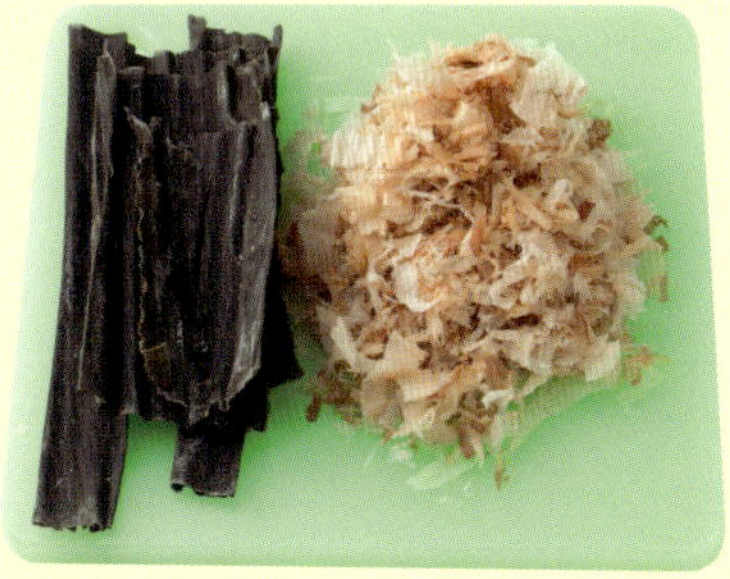

コツ3　香り、酸味、辛みをプラスする

調味料の味をしっかりと感じさせるために、塩味のかわりに酢や柑橘類の果汁などの酸味、香味野菜の香り、香辛料の辛みを加えるのがおすすめ。薄味のもの足りなさをカバーしてくれます。

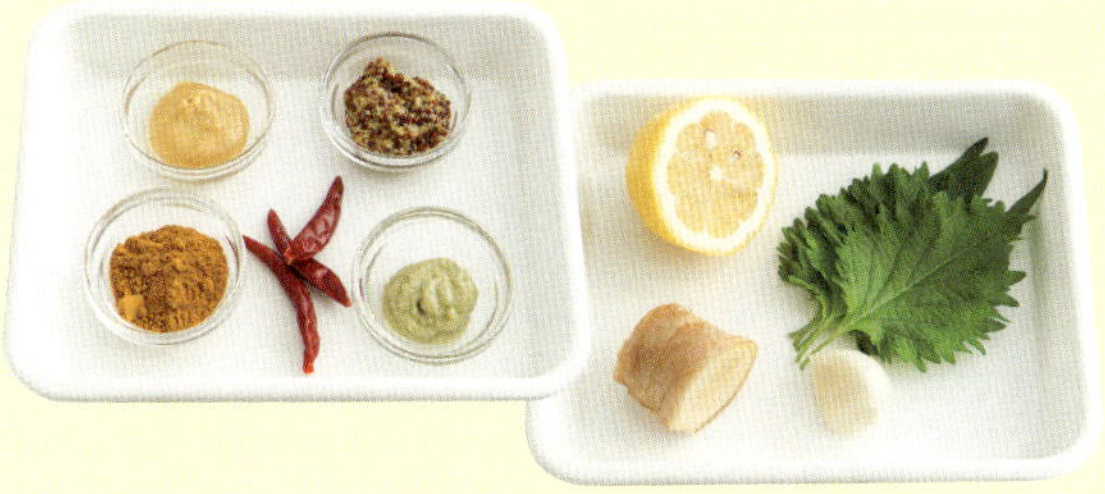

コツ4　食材の表面に味をつける

食材の表面に味をつけるほうが、調味料の量を抑えても味がしっかりと感じられます。焼き魚などの下ごしらえで片面だけに塩を振るなど、調味料を部分的に使うのも効果的です。

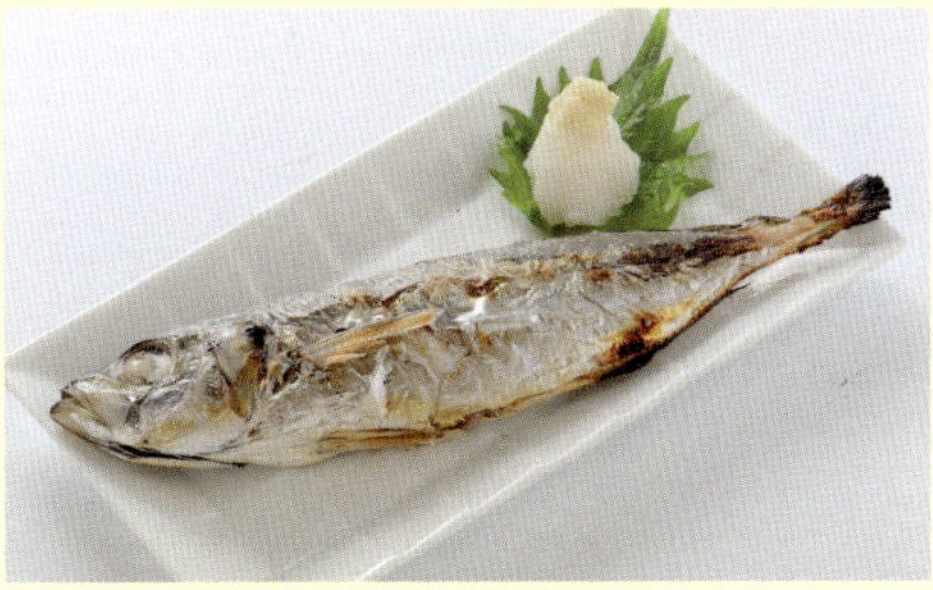

日常的に塩辛い食品を食べていませんか？　濃い味つけが好き、何でもしょうゆやソースをかける、干物や漬け物をよく食べる、めん類は汁も残さずに飲んでしまう……。

まずは、**自分の食塩摂取の現状を知ること。食塩を無意識にとりすぎてしまう食習慣を見直しましょう。**食塩量の多い食品を食べる頻度や食べ方、食事の傾向をチェックすることが減塩の第一歩です。

そのうえで、**食材や調味料の選び方、調理方法を工夫する**などして、おいしく減塩するコツをマスターしましょう。目分量で料理を作ると、調味料の使いすぎにつながります。

調味料はきちんとはかることを習慣づけて、食塩量を把握しましょう。計量スプーンはできるだけ少量まではかれるように用意しておきたいところです。1回に減らせる食塩量はわずかでも、積み重ねが大切です。

人工甘味料は使っても大丈夫？
砂糖やみりんなどの甘味料を使うコツ

甘味料を使うコツ

料理の味つけを塩やしょうゆといった「塩味」だけに頼ると食塩量が多くなりがちです。また煮物やあえ物などの甘みを強くすると、味のバランス上、食塩も多くなってしまいます。砂糖の量はいつもより減らして、みりんやはちみつを活用するなどして甘みを上手に調整しましょう。

ミネラルが豊富な黒砂糖やはちみつを活用する

黒砂糖やみりんは精製された砂糖には含まれていない、カリウムやマグネシウムといったミネラルが豊富。また、トーストや魚のソテーには少量のはちみつを使うことで、満足感が得られる。

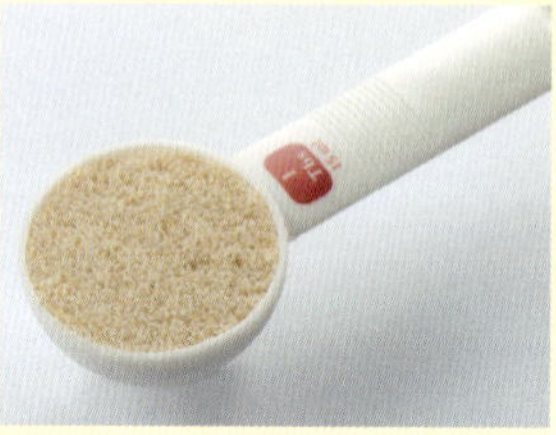

ミネラルが豊富な黒砂糖（粉末）

和風の煮物などはだしの風味を生かす

和風の煮物や汁物などには、こんぶやしいたけなどの天然のだしを使うのがおすすめ。うまみを生かすことで、塩味や甘みが控えめでもおいしく仕上がる。

人工甘味料は使っても大丈夫？

人工甘味料にはブドウ糖が含まれないため、摂取しても血糖値が上昇しないことがわかっています。このことから、糖質制限によい甘味料とされてきました。しかし、これらの摂取を習慣にして多く摂取することの影響も懸念されています。砂糖より100～700倍もの甘みをもっているため、慣れてしまうと甘さに対する感覚が鈍くなり、どんどん甘みを欲するようになる可能性もあります。

そういった点からも、「ダイエット効果が高い」「糖質ゼロ」という理由で、人工甘味料が多く使われている清涼飲料水などを習慣的にとるのは控えるのが賢明です。

「ラカントS」は人工甘味料ではない？

「ラカントS」は、羅漢果というウリ科の植物から抽出されたエキスと、糖アルコールのエリスリトールからつくられています。エネルギーが低く、使用しても血糖値を上げることはありません。甘みも砂糖の75％と近く、人工甘味料と違って料理にとり入れやすいのが便利。少量を上手にとり入れましょう。

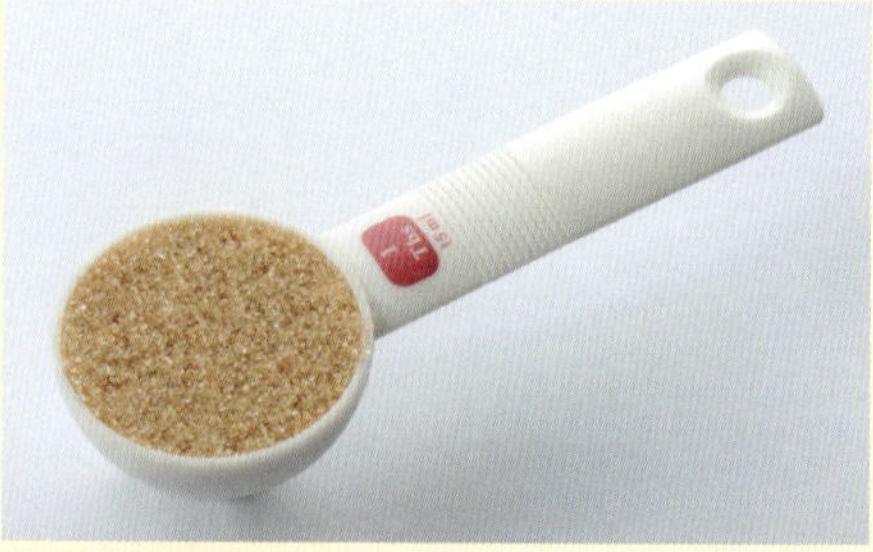

甘みは砂糖の75％。使いすぎには注意！

3章

血糖値を下げる1週間献立

栄養をバランスよくとるための食事は、主食+主菜+副菜の定食スタイルが基本です。汁物を加えて一汁二菜にしてもよいでしょう。

ここでは、おなじみの定番おかずをアレンジし、副菜や汁物とともに1週間の献立を紹介します。間食を入れて1日のエネルギー摂取量が1800kcal程度になるよう組み立てています。

献立の立て方

～無理なく長続きするためのコツ

献立を立てるときの手順

（＊本書では１日の適正エネルギー量1600kcalで組み立てたものをご紹介しています。）

❶ 適正エネルギー量を算出する

標準体重を求め、1日の適正エネルギー量を算出する（29ページを参照）。

↓

❷ 1日の適正エネルギー量を3食に振り分ける

1日の適正エネルギー量を3食に振り分ける。朝３：昼４：夕３が理想。たとえば、1600kcalの場合は、朝500：昼：550：夕550kcalがめやす。

↓

❸ 主食 の量を決める（ご飯、めん、パンなど） ◀……… 主に エネルギー源 となる

エネルギー産生栄養素の比率をもとに、糖質の量を把握し、主食のご飯の量を決める。もち麦入り、雑穀入りのご飯、玄米を選ぶと食物繊維量がアップする。

↓

❹ 主菜 を選ぶ（肉、魚、卵、大豆製品など） ◀……… 主に たんぱく源 となる

肉は高たんぱく・低脂肪の部位を選び、魚や大豆製品からもバランスよくとる。

↓

❺ 副菜 汁物 を選ぶ（野菜、きのこ、海藻など） ◀……… 主にビタミン・ミネラル、食物繊維源 となる

主食と主菜で不足している栄養素を補うため、1～2品はしっかりととる。汁物は食塩量が多くなりがち。1日1回にし、だしをきかせるなどして減塩を。

＋

❻ デザート 食後のデザートとして果物などを。 ◀……… 果物など 主にビタミン・ミネラル源となる

献立は1食の食事に、主食、主菜副菜を基本に、汁物や小鉢を加えた、定食スタイルで考えると、自然にバランスがとれます。食後のデザートも1日のエネルギー量の範囲で組み込みましょう。

多様な食材を組み合わせ、**主菜の食材が朝、昼、夕の献立でなるべく重複しないようにします。**また、調理法が1食の献立で重ならないようにできるとよいでしょう。

1日3食の食事量の配分は朝3：昼4：夕3が理想です。**活動量が減ってインスリンの働きも鈍る夜は、食事量を1日の3割程度に抑えましょう。**

夕食は18～19時にとるのが理想です。**消化には4時間ほどかかるの**

3食のメニューを考えるときのヒント

朝食

ヒント1　たんぱく質は手軽に使える食品で

朝食のたんぱく質は卵や納豆など、手軽な食材で栄養をとります。さば水煮缶やツナなどもおすすめ。干物や塩鮭などは食塩量が多いので、使う場合は量を控えめに。

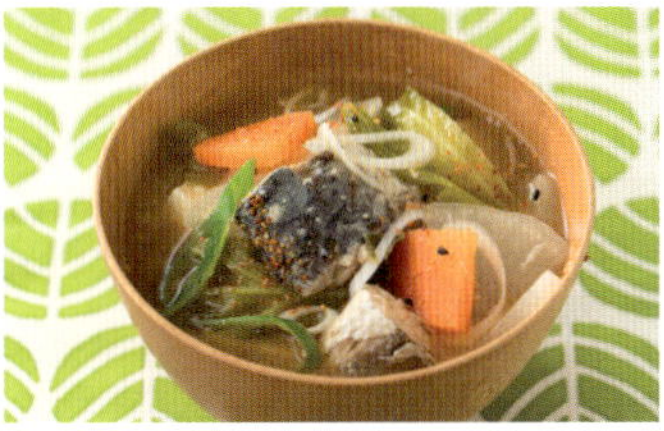

さば水煮缶をメインにして汁物に

ヒント2　ご飯食、パン食でパターン化しておく

朝から品数をそろえたきちんとした食事を作るのはたいへんです。常備菜を活用したり、ときにはご飯と具だくさん汁で簡単に。手間がかからずに栄養バランスがよい献立を、ご飯食、パン食でパターン化しておくと楽！

昼食

ヒント3　丼やめん類にも副菜を1品添える

昼食は丼物やパスタ、うどんやそばなどのめん類をとることが多いものです。野菜不足にならないように、単品食べは避けて、副菜をプラスしましょう。

ヒント4　市販惣菜に頼らずにお弁当を作る

お弁当を手作りすると、栄養バランスや糖質量を調整しやすくなります。おかずの種類が多いと時間も手間もかかって長続きしないので、前日の夕食や食材、常備菜などを活用しましょう。

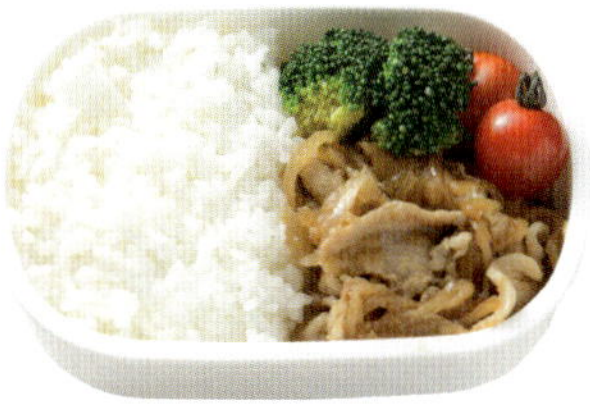

前日の夕食や朝食のおかずを活用して

夕食

ヒント5　脂肪の少ない部位の選択と調理の工夫を

夕食は朝食、昼食と食材が重ならないようにして、1日の栄養バランスをととのえていきます。とんカツなど油を使ったメニューの場合は、脂肪の少ない部位を選び、揚げ油は少なくして、エネルギーと脂質を抑えます。

ヒント6　夕食が遅い場合は消化のよいものを

やむをえず遅い時間に食事をとる場合は、夜6～7時に軽食をとり、帰宅時に消化のよいおかずを食べるとよいでしょう。たんぱく源は、油を使わない料理がおすすめ。

豆腐料理は消化がよく食べやすい

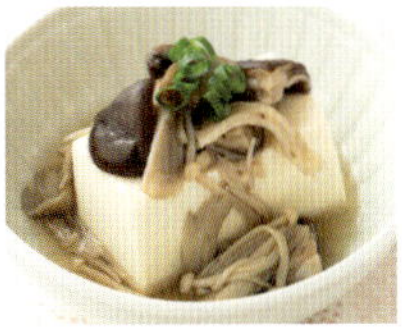

で、遅くても寝る3時間前までにすませたいもの。こうすることで、就寝中の高血糖状態を防ぐことができます。

とはいえ、食事は毎日のことですから、栄養面でばらつきが出たり、エネルギーオーバーしたりすることもあるでしょう。あまり厳密さを求めすぎると、献立が選びにくくなり、食事療法が続かなくなってしまいます。朝食でたんぱく質が不足したら、昼と夜に補う、昼に外食で食べすぎたら夕食は肉や魚を減らす……といったぐあいに、前後の食事で調整するようにします。

もし、**前後で調整しきれない場合は、翌日の食事で調整し、3日以内にバランスがよくなるように心がけてください。**うまく調整できるようになれば、たまには外食するのもよいでしょう。上手にリフレッシュするのも、無理なく続けるコツです。

1日目 朝食
512kcal
たんぱく質 21.4g
糖質 62.1g
食塩相当量 2.3g

納豆キムチオムレツ献立

そのまま食べることが多い納豆ですが、卵と合わせてオムレツにすると違ったおいしさが味わえます。発酵食品の納豆とキムチ、副菜のオクラのネバネバ成分で、腸にもやさしいメニューに。

主菜 納豆キムチオムレツ

材料（１人分）

納豆		1パック（40g）
白菜キムチ		15g
卵（Lサイズ）		1個
A	だし	大さじ1
	塩	少々（*）
ごま油		小さじ1と1/2
小ねぎ（小口切り）		1本分

＊キムチを加えるので、塩はごく少量に。

作り方

❶ キムチはみじん切りにし、納豆をまぜる。
❷ 卵は割りほぐし、Aをまぜる。
❸ フライパンに油を熱し、❷を流し入れて広げる。卵が半熟状になったら❶をのせて、木の葉形に包む。
❹ 器に盛り、ねぎを散らす。

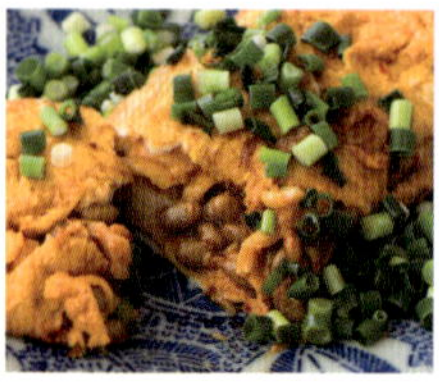

副菜 オクラのごま酢あえ

材料（１人分）

オクラ		4本
三つ葉		3本
A	すり白ごま	小さじ1
	砂糖	小さじ1/2
	しょうゆ	小さじ2/3
	酢	小さじ2

作り方

❶ オクラはゆでて小さめの乱切りにし、三つ葉は3～4cm長さに切る。
❷ Aをまぜ、❶を加えてあえる。

汁物 なすのみそ汁

材料（１人分）

なす	1/2個
だし	100mℓ
みそ	小さじ1弱
青じそ（せん切り）	1枚分
すり白ごま、七味とうがらし	各少々

作り方

❶ なすは1cm厚さの半月切りにする。
❷ 鍋にだしを煮立て、なすを加えて2～3分煮て、最後にみそをとき入れる。
❸ 器に盛り、青じそをのせ、ごまと七味とうがらしを振る。

主食 ご飯（150g）234kcal たんぱく質3.8g 糖質53.4g 食塩相当量0g

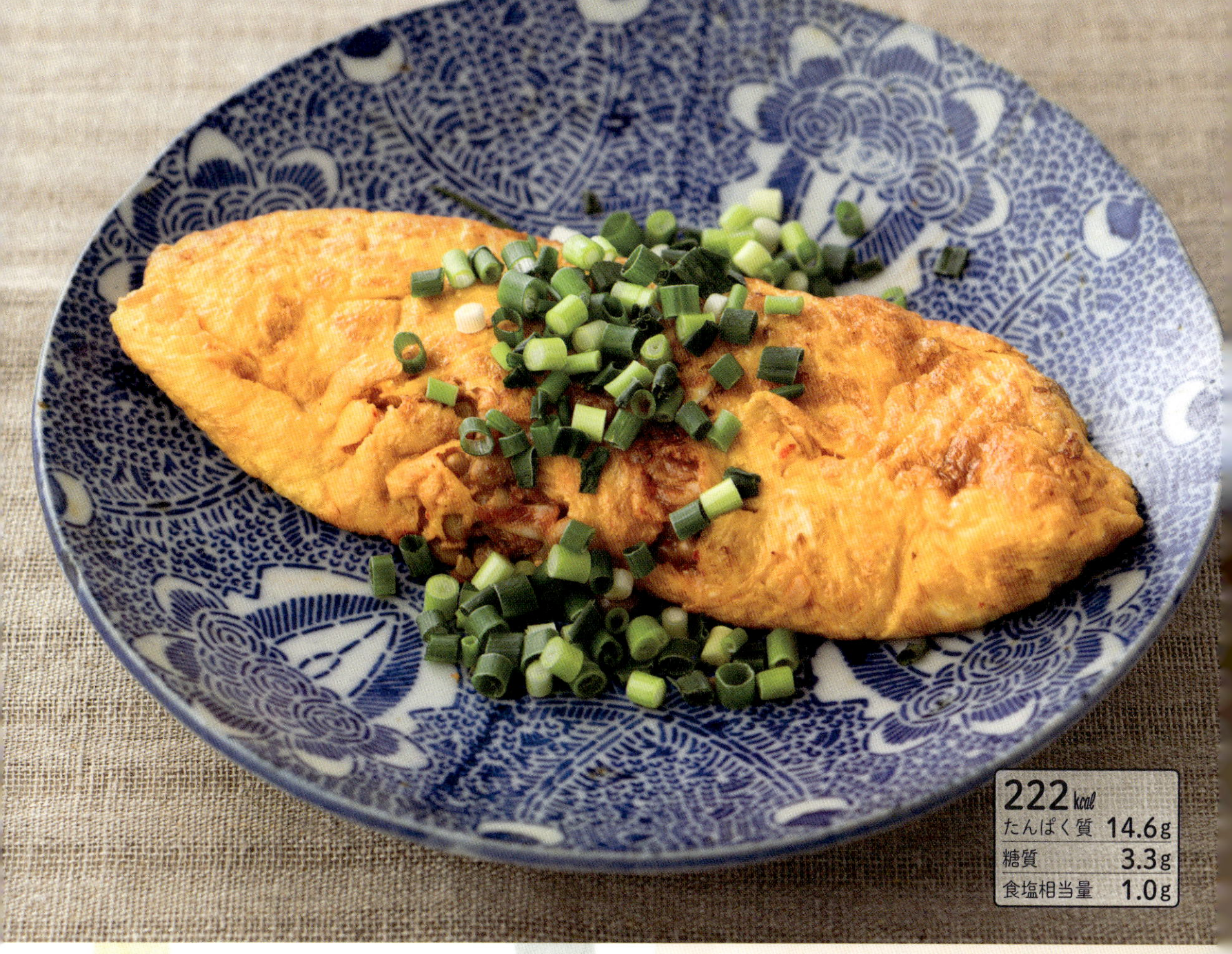

222kcal	
たんぱく質	14.6g
糖質	3.3g
食塩相当量	1.0g

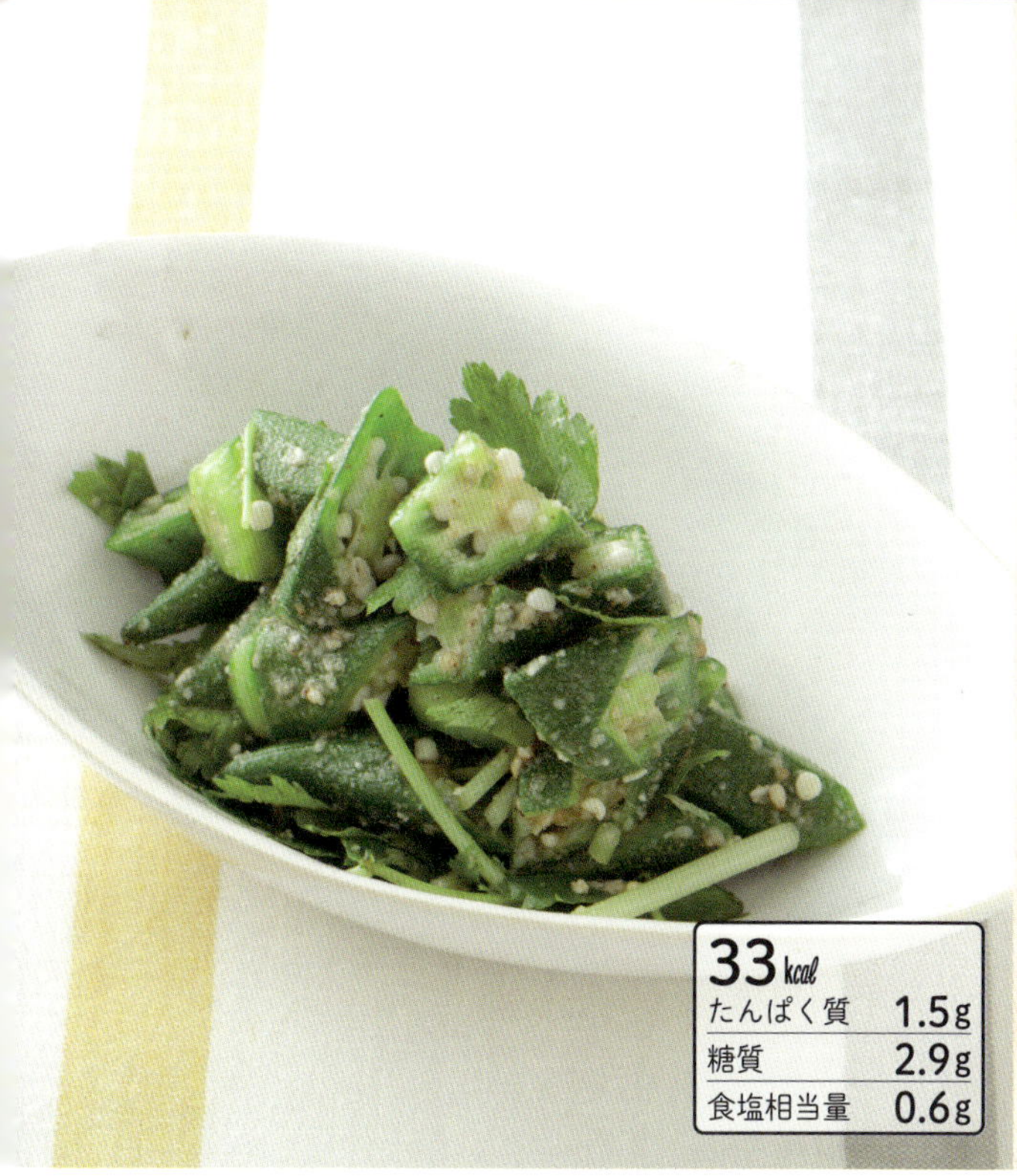

33kcal	
たんぱく質	1.5g
糖質	2.9g
食塩相当量	0.6g

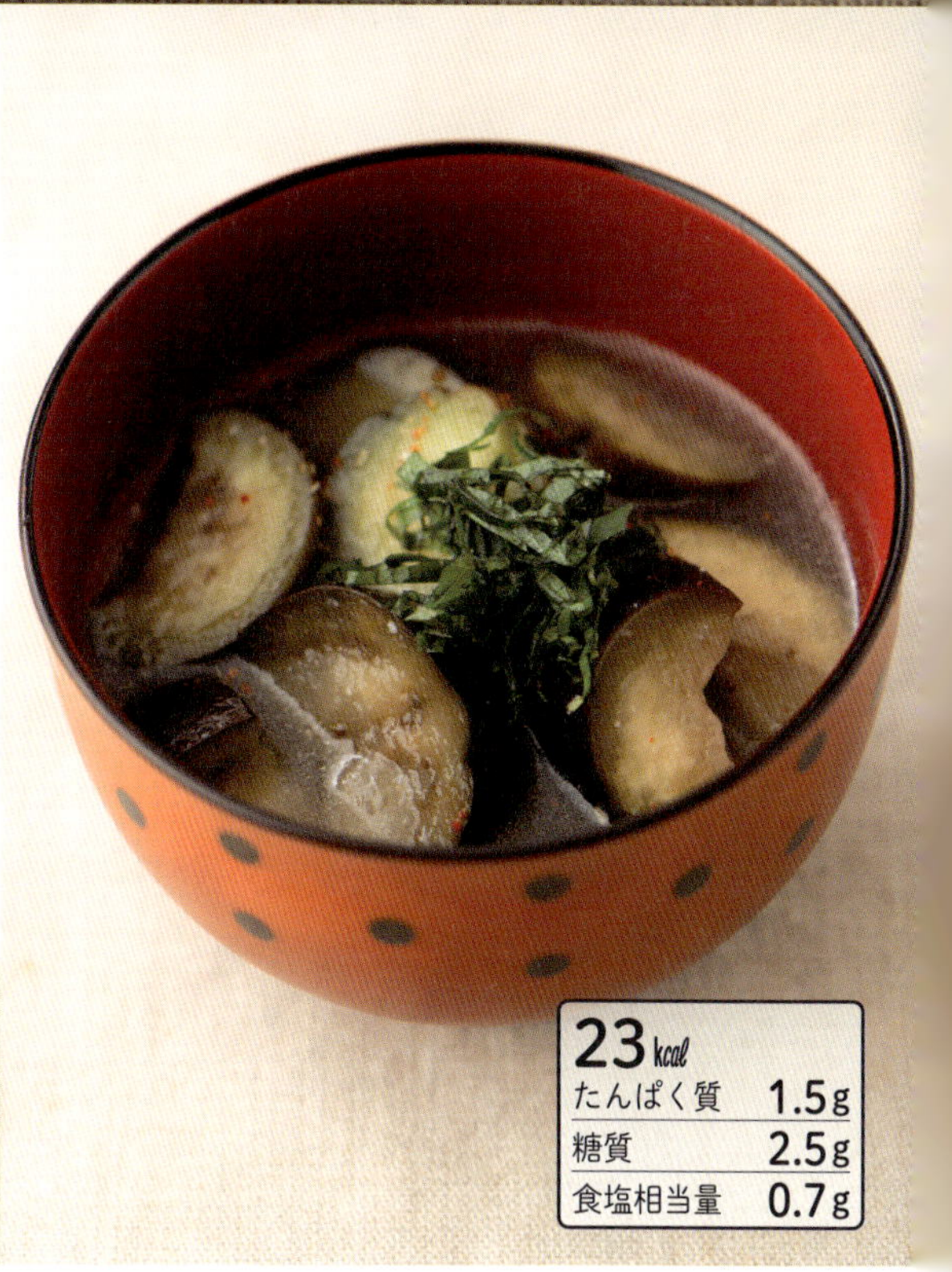

23kcal	
たんぱく質	1.5g
糖質	2.5g
食塩相当量	0.7g

1日目 昼食
515kcal

たんぱく質	22.8g
糖質	62.4g
食塩相当量	1.4g

菜の花とツナのパスタ献立

ツナと菜の花でペペロンチーノ風に。少量の塩こんぶのみで味つけしますが、にんにくの風味とツナのうまみで大満足の味わいに。副菜は酢をきかせた根菜のピクルスで噛みごたえもアップします。

主食 主菜 菜の花とツナのパスタ

材料（1人分）

パスタ（スパゲッティ）		70g
菜の花		3本（40g）
A	オリーブ油	小さじ2
	にんにく（薄切り）	1かけ分
	赤とうがらし（小口切り）	1/4本分
ツナ缶（油漬け・汁けをきる）		40g
塩こんぶ		2g
黒こしょう、塩		各少々

作り方

1. 菜の花は3～4㎝長さに切る。
2. パスタは塩を加えずに、表示時間より1分ほど短くゆでて、湯をきる。
3. フライパンにAを入れて弱火にかけ、香りが立ったら菜の花を加えてさっといためる。
4. ツナ、塩こんぶ、パスタの順に加えていため合わせ、塩で味を調整し、黒こしょうを振る。

副菜 根菜のピクルス

材料（作りやすい分量・3人分）

大根		70g
にんじん		50g
かぶ		1個
A	水	1/2カップ
	りんご酢	大さじ1
	カレー粉、はちみつ	各小さじ1/3
	塩	少々

作り方

1. 大根とにんじんは小さめの乱切りにし、かぶは縦8等分に切る。
2. 鍋にAを入れて火にかけ、煮立ったら火からおろす。
3. 1の野菜をさっとゆで、熱いうちに2に漬け込み、20分ほどおく。

デザート ヨーグルト＆ブルーベリー

材料（1人分）

プレーンヨーグルト	80g
ブルーベリー	10粒

作り方

器にヨーグルトを盛り、ブルーベリーをのせる。

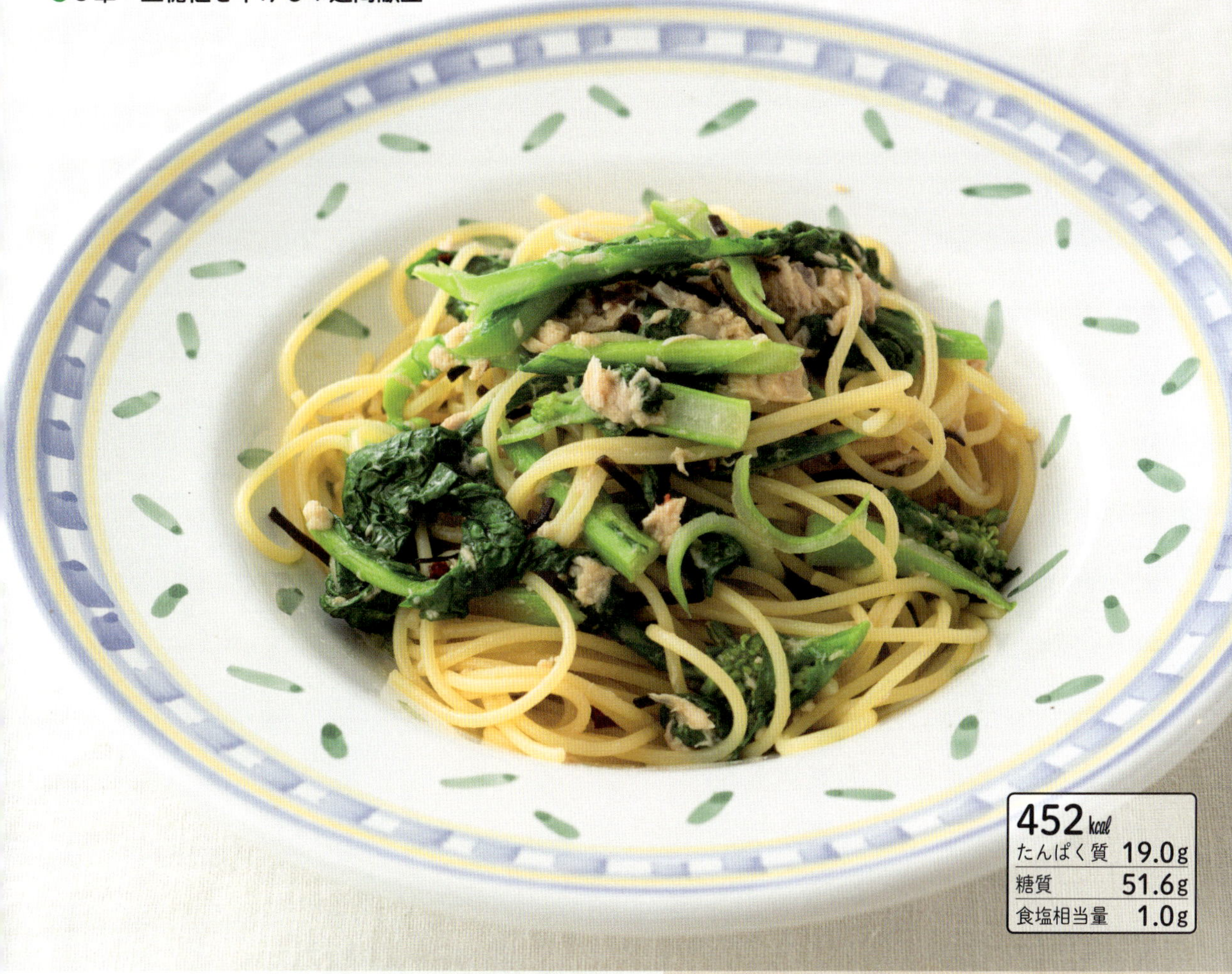

452 kcal	
たんぱく質	19.0g
糖質	51.6g
食塩相当量	1.0g

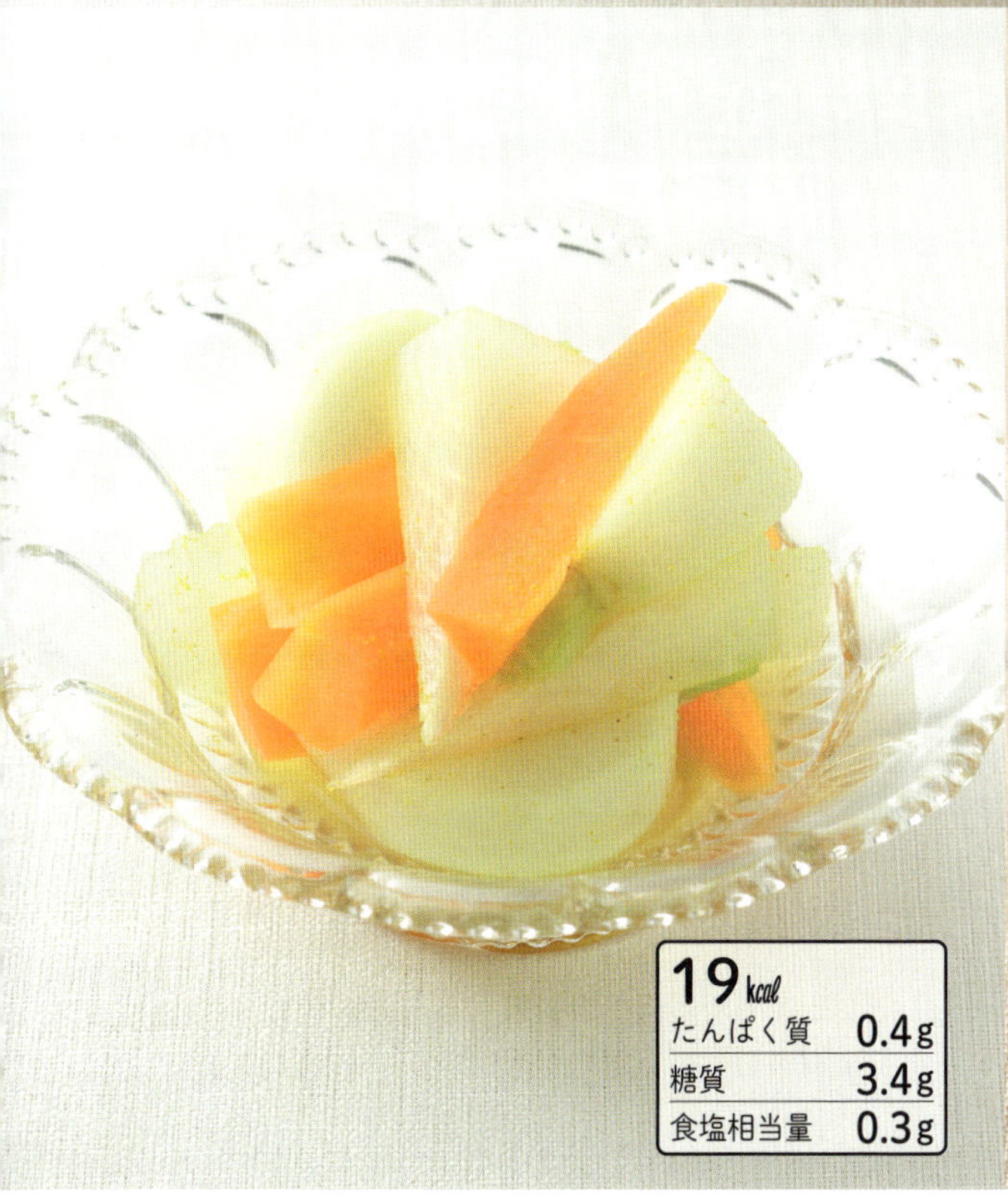

19 kcal	
たんぱく質	0.4g
糖質	3.4g
食塩相当量	0.3g

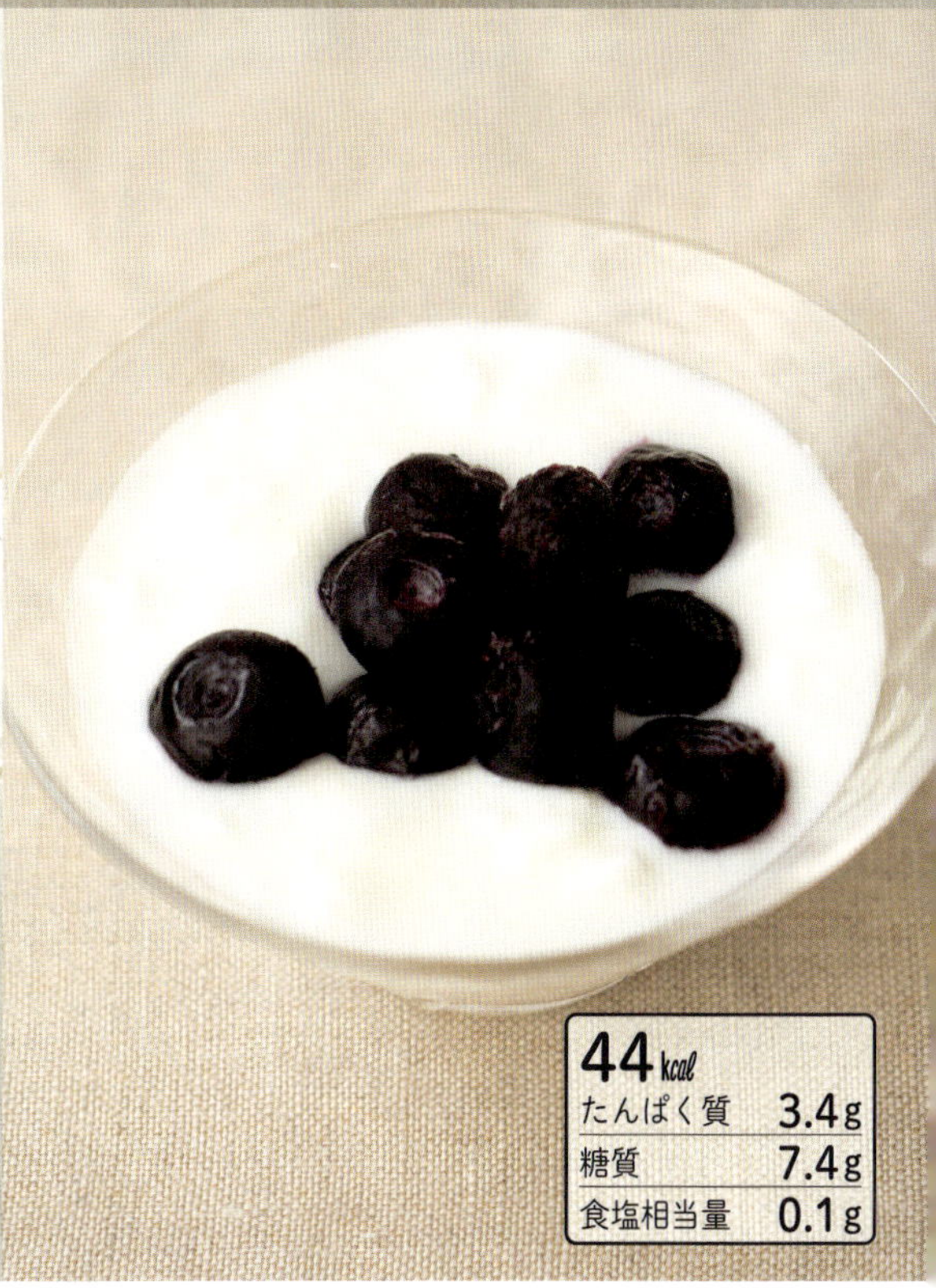

44 kcal	
たんぱく質	3.4g
糖質	7.4g
食塩相当量	0.1g

1日目 夕食
518kcal

たんぱく質 26.3g
糖質 68.2g
食塩相当量 2.5g

豚肉のしょうが焼き献立

豚肉は脂肪の少ない部位のももを選び、甘みのある玉ねぎをいっしょにいためます。つけ合わせはビタミンCが豊富なキャベツ、副菜は水菜ときのこで。栄養のバランスがよくなります。

主菜 豚肉のしょうが焼き

材料（1人分）

豚もも薄切り肉		80g
玉ねぎ（薄切り）		1/4個分
植物油		小さじ1
A	しょうゆ	小さじ2弱
A	みりん	小さじ1弱
A	おろししょうが	小さじ1
A	酒	小さじ1

B	キャベツ（せん切り）	1～2枚分
B	トマト（くし形切り）	2切れ
B	レモン（くし形切り）	1切れ

作り方

❶ 豚肉は長さを2～3つに切る。

❷ フライパンに油を熱し、豚肉を広げて並べ入れる。玉ねぎも脇に加え、肉は両面をこんがりと焼き、玉ねぎはしんなりといためる。

❸ フライパンの余分な油をキッチンペーパーでふきとり、Aを加えて汁を煮詰めながら全体に味をからめる。器に盛り、Bを添える。

副菜1 しめじと水菜の煮びたし

材料（1人分）

しめじ		15g
水菜		50g
A	だし	大さじ1
A	薄口しょうゆ	小さじ1/2弱
A	みりん	小さじ1/2弱

作り方

❶ しめじは小房に分け、水菜は3～4cm長さに切る。

❷ 鍋に❶とAを入れて火にかけ、蓋をして2～3分蒸し煮にする。そのままおいて冷まし、味を含ませる。

副菜2 きゅうりの青じそもみ

材料（1人分）

きゅうり	40g
青じそ	1枚
塩	少々

作り方

❶ きゅうりは斜め薄切りにし、塩を振ってもみ込む。しんなりしたら、水けをしぼる。

❷ ❶に小さくちぎった青じそを加え、あえる。

主食 ご飯（150g）234kcal たんぱく質3.8g 糖質53.4g 食塩相当量0g

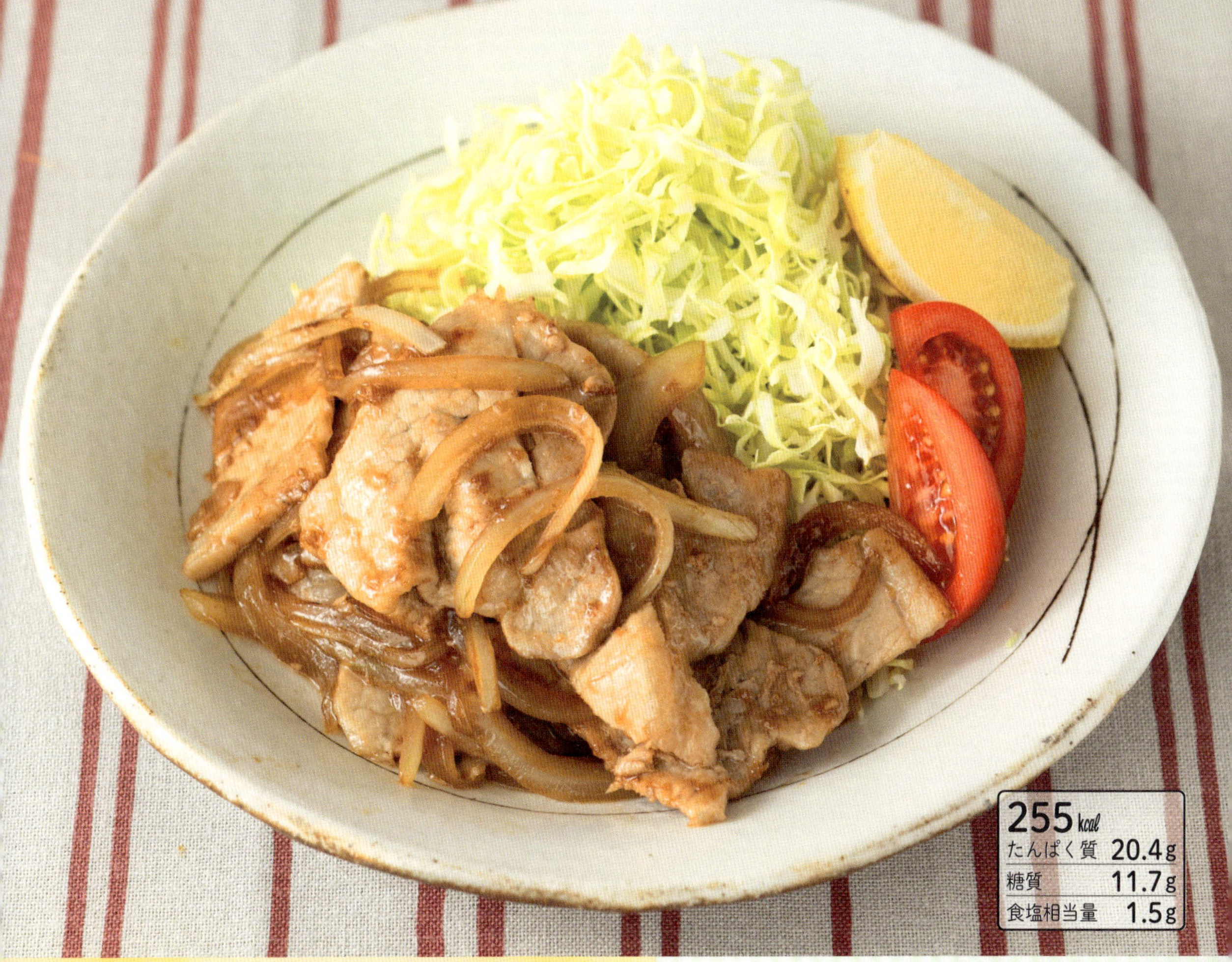
255 kcal
たんぱく質 20.4g
糖質 11.7g
食塩相当量 1.5g

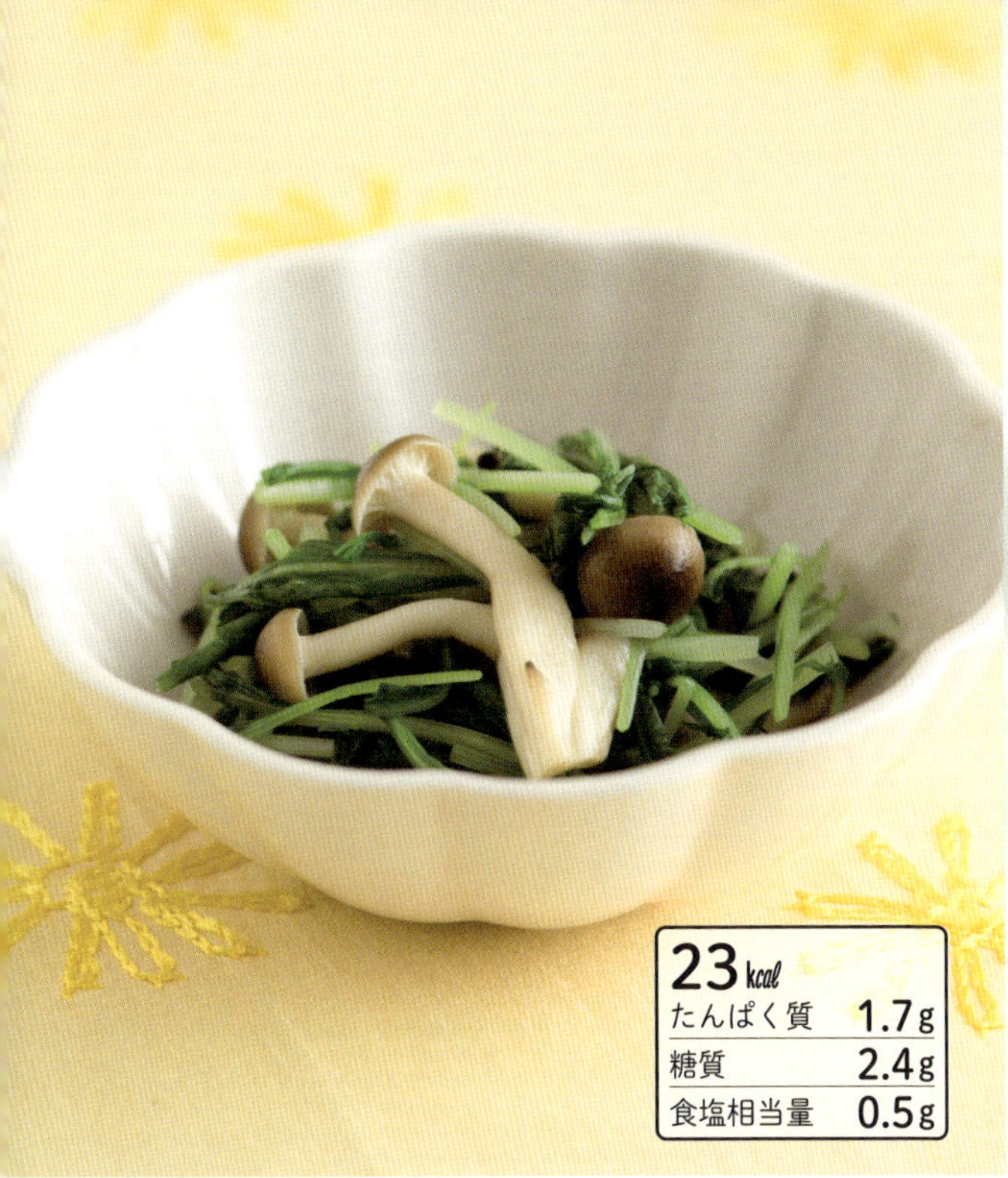
23 kcal
たんぱく質 1.7g
糖質 2.4g
食塩相当量 0.5g

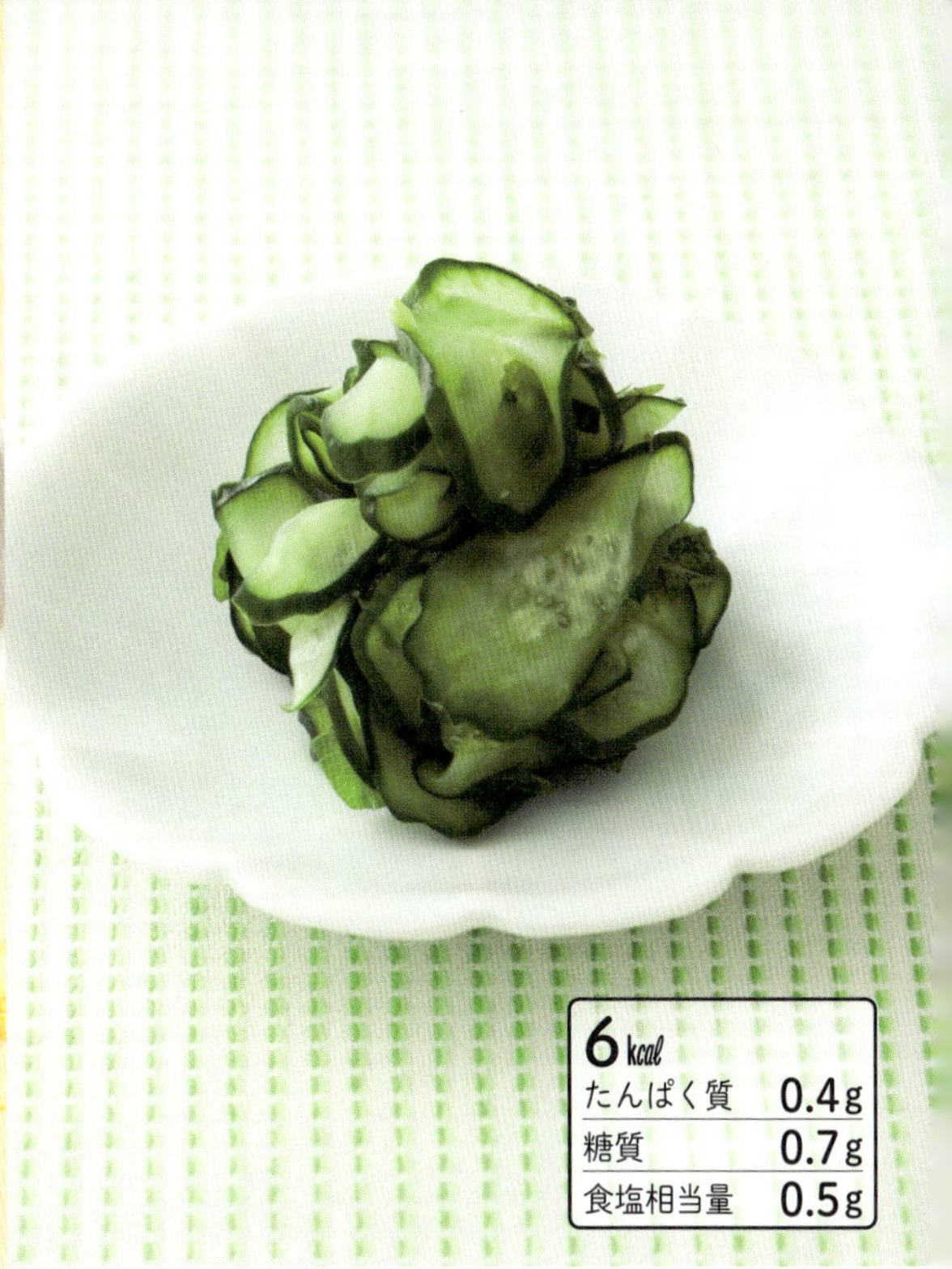
6 kcal
たんぱく質 0.4g
糖質 0.7g
食塩相当量 0.5g

2日目 朝食
541kcal

たんぱく質	22.3g
糖質	67.0g
食塩相当量	2.1g

半熟卵と香り野菜のサラダ献立

3〜4種類の葉野菜にゆで卵をのせるだけ。噛みごたえのあるナッツとにんじんドレッシングが味のアクセントに。豆乳スープでたんぱく質を、もち麦ご飯で食物繊維を確保してバランスよく。

主菜 半熟卵と香り野菜のサラダ

材料（1人分）

ゆで卵（半熟）		1個
ミニトマト		2個
紫玉ねぎ		30g
ベビーリーフ		40g
ミックスナッツ（無塩・ロースト）		10g
A	にんじん（すりおろし）	20g
A	オリーブ油	小さじ1
A	酢	小さじ1/2
A	塩、黒こしょう	各少々

作り方

1. ミニトマトは縦四等分に切る。紫玉ねぎは薄切りにして水にさらし、ベビーリーフも水につけてシャキッとさせる。
2. 1の水けをきって器に盛り、卵を半分に切ってのせ、ミックスナッツを散らす。
3. Aをまぜ合わせ、2にかける。

汁物 コーンの豆乳スープ

材料（1人分）

A	豆乳	1/2カップ
A	水	60mℓ
A	ホールコーン（缶・汁けをきる）	15g
A	クリームコーン（缶）	30g
塩、こしょう		各少々
パセリ（みじん切り）		少々

作り方

1. 鍋にAを入れて火にかけ、温める。
2. 塩、こしょうで味をととのえ、器に盛り、パセリを振る。

主食 青のりご飯

材料（1人分）

ご飯（もち麦入り*）	150g
青のり（素干し）	大さじ1

＊米に3割のもち麦を加えて炊いたもの

作り方

器にご飯を盛り、青のりをのせる。

メモ

主食をパンにする場合は、ライ麦や全粒粉パンなど、1食90g程度がめやす。主菜のサラダはゆで卵を別にして、トーストにのせるのもおすすめ。

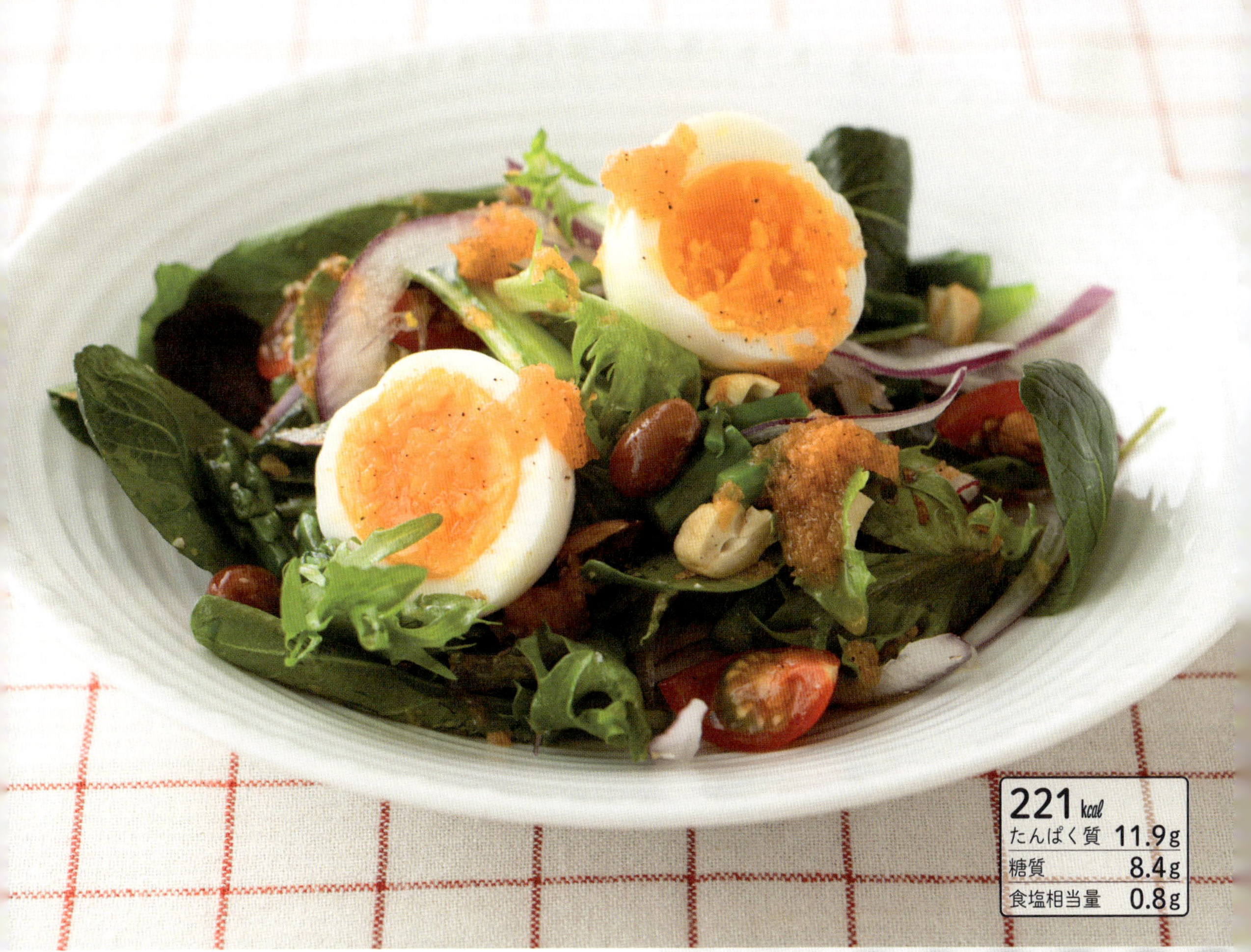
221 kcal
たんぱく質 11.9g
糖質 8.4g
食塩相当量 0.8g

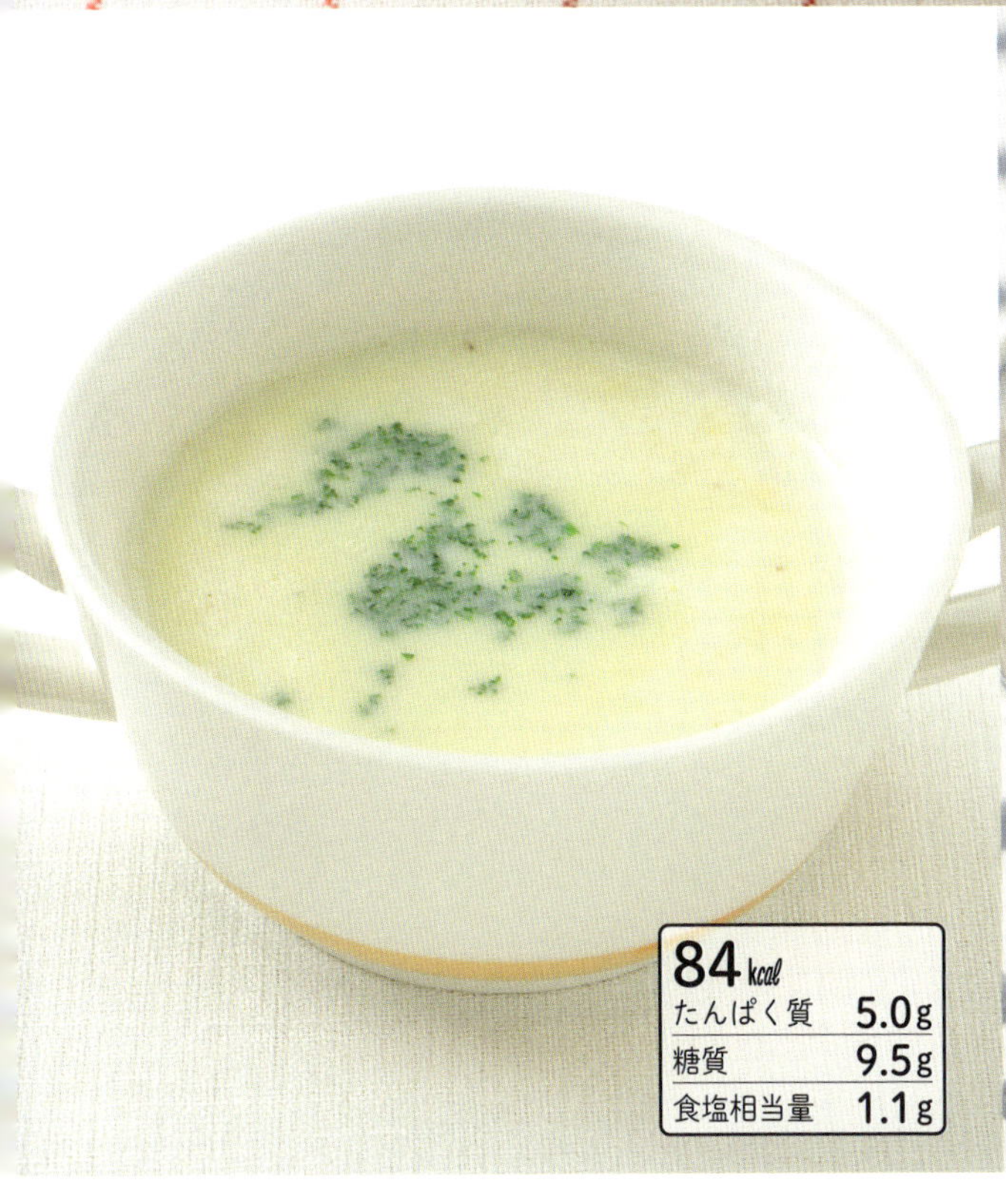
84 kcal
たんぱく質 5.0g
糖質 9.5g
食塩相当量 1.1g

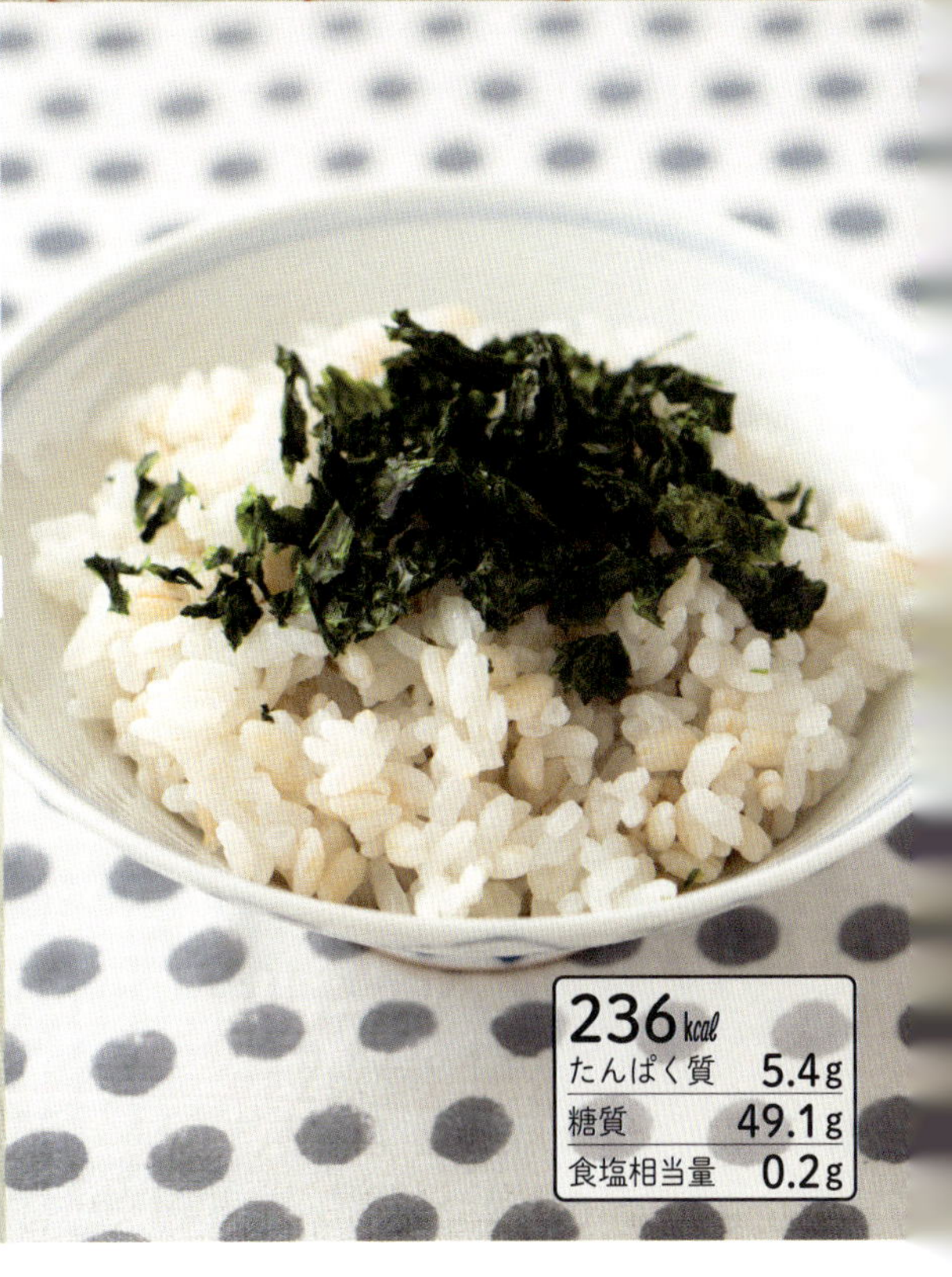
236 kcal
たんぱく質 5.4g
糖質 49.1g
食塩相当量 0.2g

2日目 昼食
506kcal

たんぱく質	25.2g
糖質	59.3g
食塩相当量	2.6g

豚肉と青菜、まいたけのうどん献立

食塩量が多くなりがちな温かいめんメニュー。うまみのある豚肉とまいたけを合わせることでコクが出て、減塩につながります。副菜は食物繊維が豊富な寒天でエネルギーもカット！

主食 主菜 豚肉と青菜、まいたけのうどん

材料（1人分）

うどん（ゆで）		1玉（200g）
豚ロース肉（しゃぶしゃぶ用）		80g
小松菜		60g
まいたけ		30g
だし		1と1/2カップ
A	酒、みりん	各小さじ1弱
A	しょうゆ	小さじ1/4
A	塩、七味とうがらし	各少々

作り方

❶ 豚肉は半分に切る。
❷ 小松菜はさっとゆでて食べやすく切り、まいたけはほぐす。
❸ 鍋にだしを煮立て、まいたけを入れてひと煮し、豚肉をほぐしながら加える。アクをとり除き、七味とうがらし以外のAで調味する。
❹ ❸にうどんを加えて温め、再び煮立ったら小松菜を加えて温め、七味とうがらしを振る。

副菜 糸寒天とトマトの和風サラダ

材料（1人分）

糸寒天（乾燥）		2g
トマト		1/2個
きゅうり		1/3本
A	和風ドレッシング（市販品）	小さじ1
A	黒こしょう	少々

作り方

❶ 糸寒天は水でもどし、水けをきる。トマトはくし形に切り、きゅうりはせん切りにする。
❷ Aをまぜ合わせ、❶を加えてあえる。

デザート オレンジ

材料（1人分）

オレンジ	1/2個（80g）

作り方

オレンジは4等分のくし形に切る。

メモ

果物は間食としてではなく、昼食に組み込んでいます。献立の合計には、果物の栄養価も含まれています。

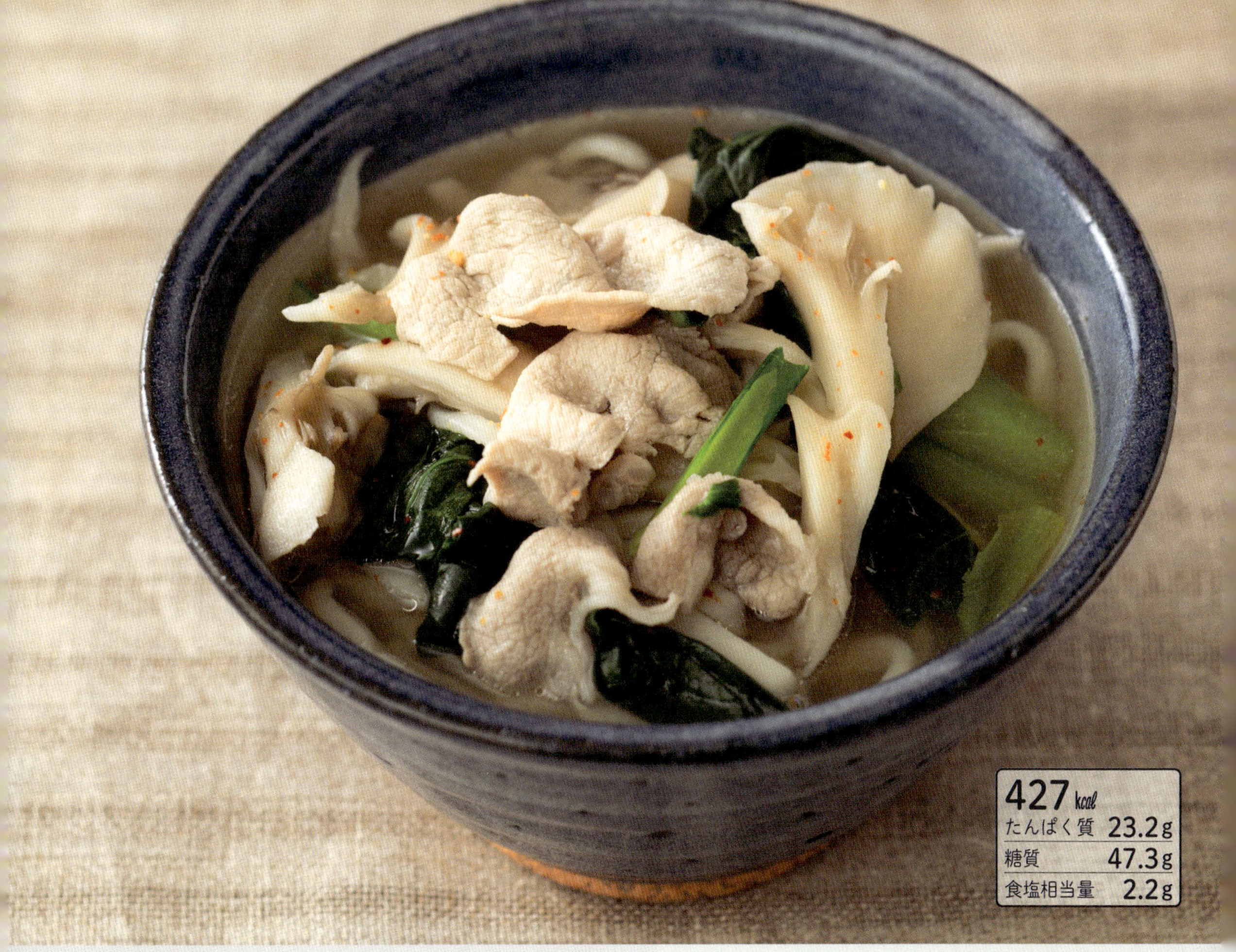
427 kcal
たんぱく質 23.2g
糖質 47.3g
食塩相当量 2.2g

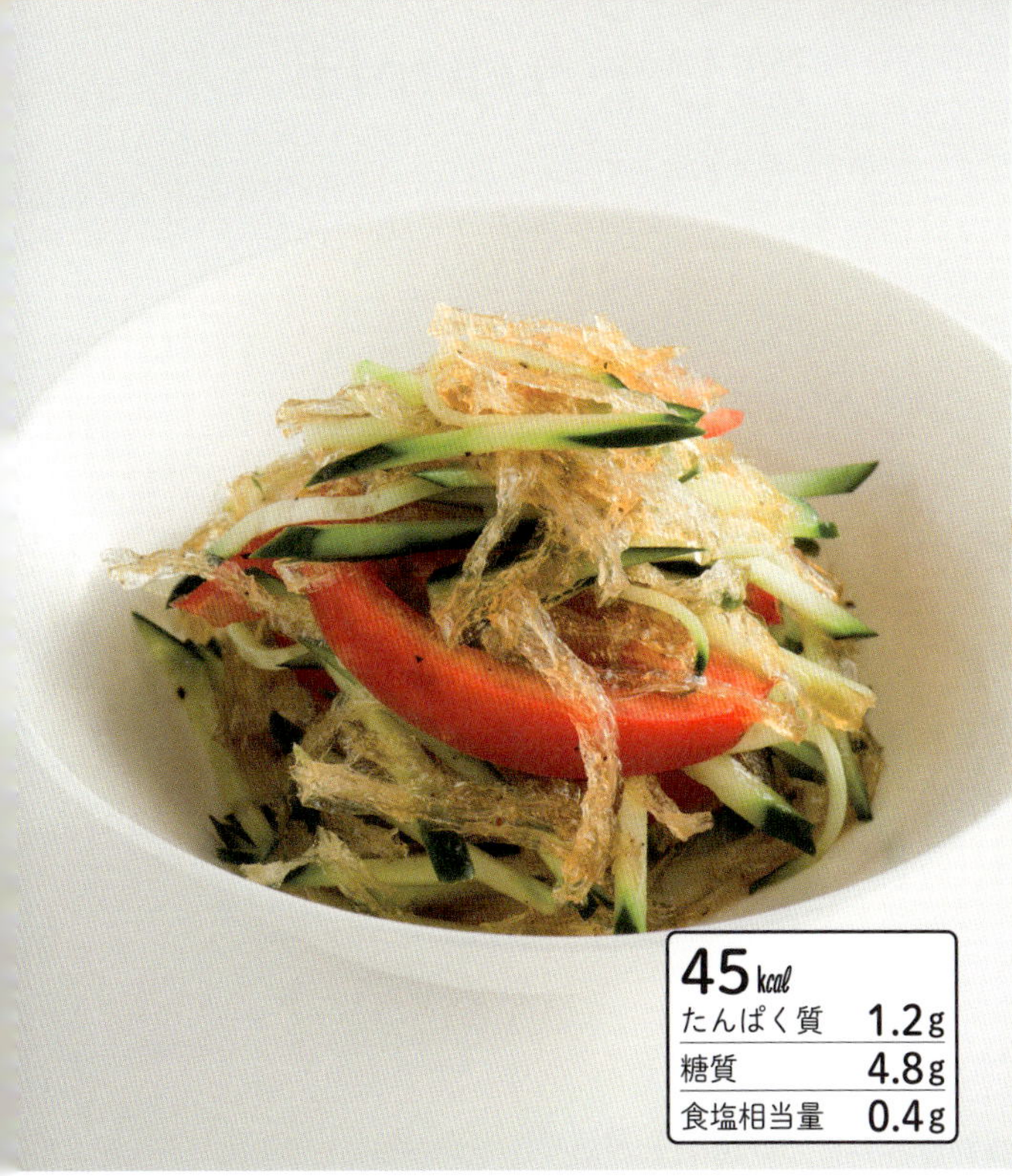
45 kcal
たんぱく質 1.2g
糖質 4.8g
食塩相当量 0.4g

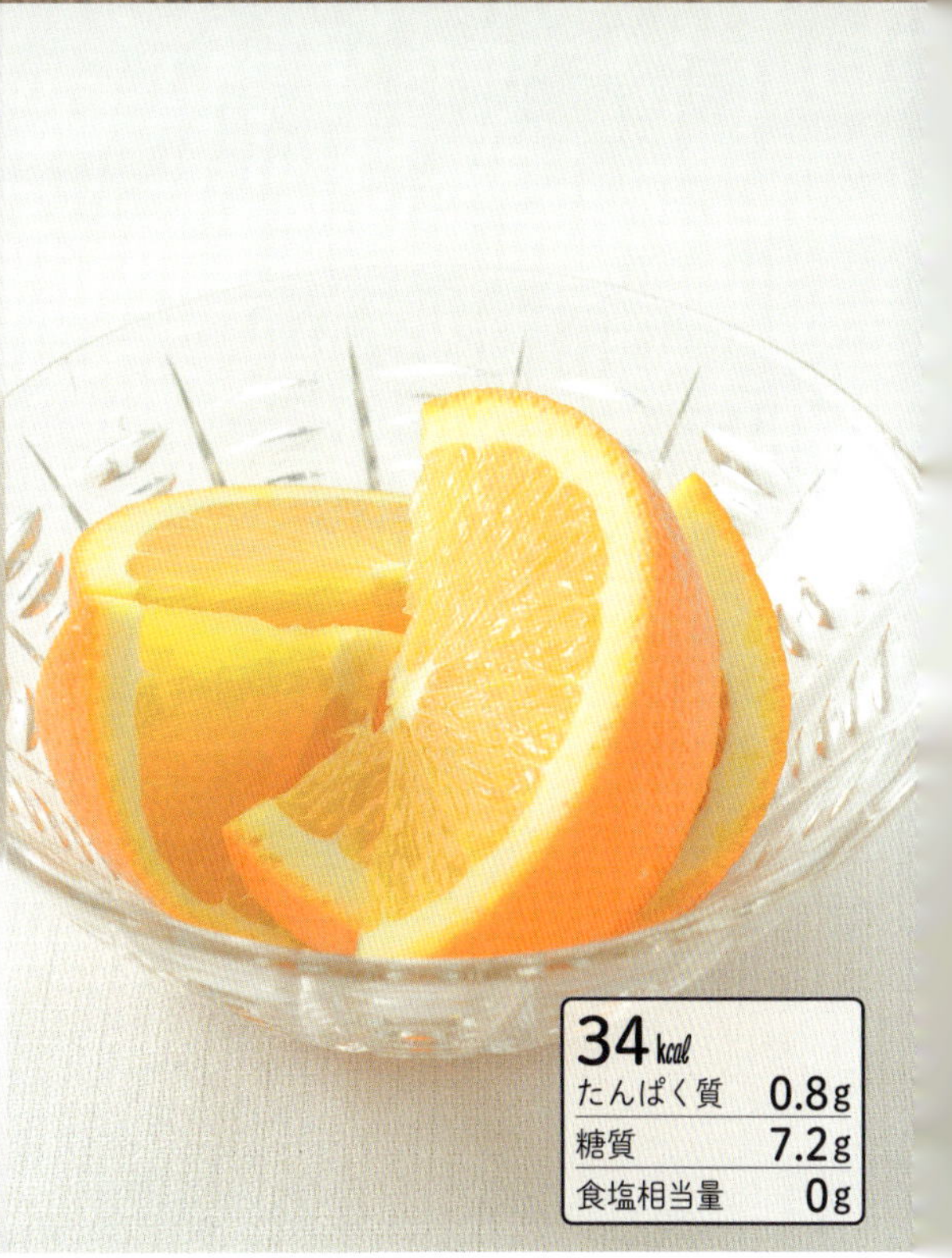
34 kcal
たんぱく質 0.8g
糖質 7.2g
食塩相当量 0g

2日目 夕食
563kcal

たんぱく質	33.8g
糖質	66.7g
食塩相当量	2.5g

かつおのたたき辛みだれ献立

かつおは表面をさっと焼いてたたきに。魚のくさみが抜け、風味がよくなります。副菜は汁けのある煮びたしや、酢の物などを合わせると味と栄養のバランスがよくなります。

主菜 かつおのたたき辛みだれ

材料（1人分）

かつお（刺し身・秋獲り）		1/4さく（80g）
塩		少々
紫玉ねぎ（薄切り）		40g
青じそ（せん切り）		3～4枚分
A	コチュジャン、酢	各大さじ1/2
	しょうゆ、ごま油	各小さじ1/4
	砂糖	少々
	すり白ごま	5g
	おろしにんにく	1かけ分

作り方

1. かつおは皮目に塩を振り、中火に熱したフライパンに入れ、表面を30秒ほど焼きつける。バットにとり出し、火が通りすぎないように冷凍庫で急速に冷やしてから、冷蔵庫へ移す。
2. あら熱がとれたら7～8㎜厚さに切り分け、紫玉ねぎを敷いた器に盛る。
3. Aをまぜたたれをかけ、しそをのせる。

副菜1 厚揚げと小松菜の煮びたし

材料（1人分）

厚揚げ		40g
小松菜		2株
A	だし	1/3カップ
	しょうゆ	小さじ1弱
	みりん	小さじ1弱
	酒	小さじ1/2

作り方

1. 厚揚げは熱湯を回しかけて油抜きし、7～8㎜厚さの色紙切りにする。
2. 小松菜は3～4㎝長さに切る。
3. 鍋にAを入れて煮立て、1を入れて中火で5～6分煮、2を加えてしんなりするまで火を通す。

副菜2 長いもの酢じょうゆかけ

材料（1人分）

長いも		3㎝（30g）
A	しょうゆ	小さじ1/2
	酢	小さじ1/2
刻みのり		適量

作り方

1. 長いもは皮をむき、5㎜角ぐらいの拍子木切りにして酢水（分量外）に5分ほどさらし、アクを抜く。
2. 1の水けをよくきって器に盛り、Aを合わせてかけ、刻みのりをのせる。

主食 ご飯（150g）234kcal　たんぱく質3.8g　糖質53.4g　食塩相当量0g

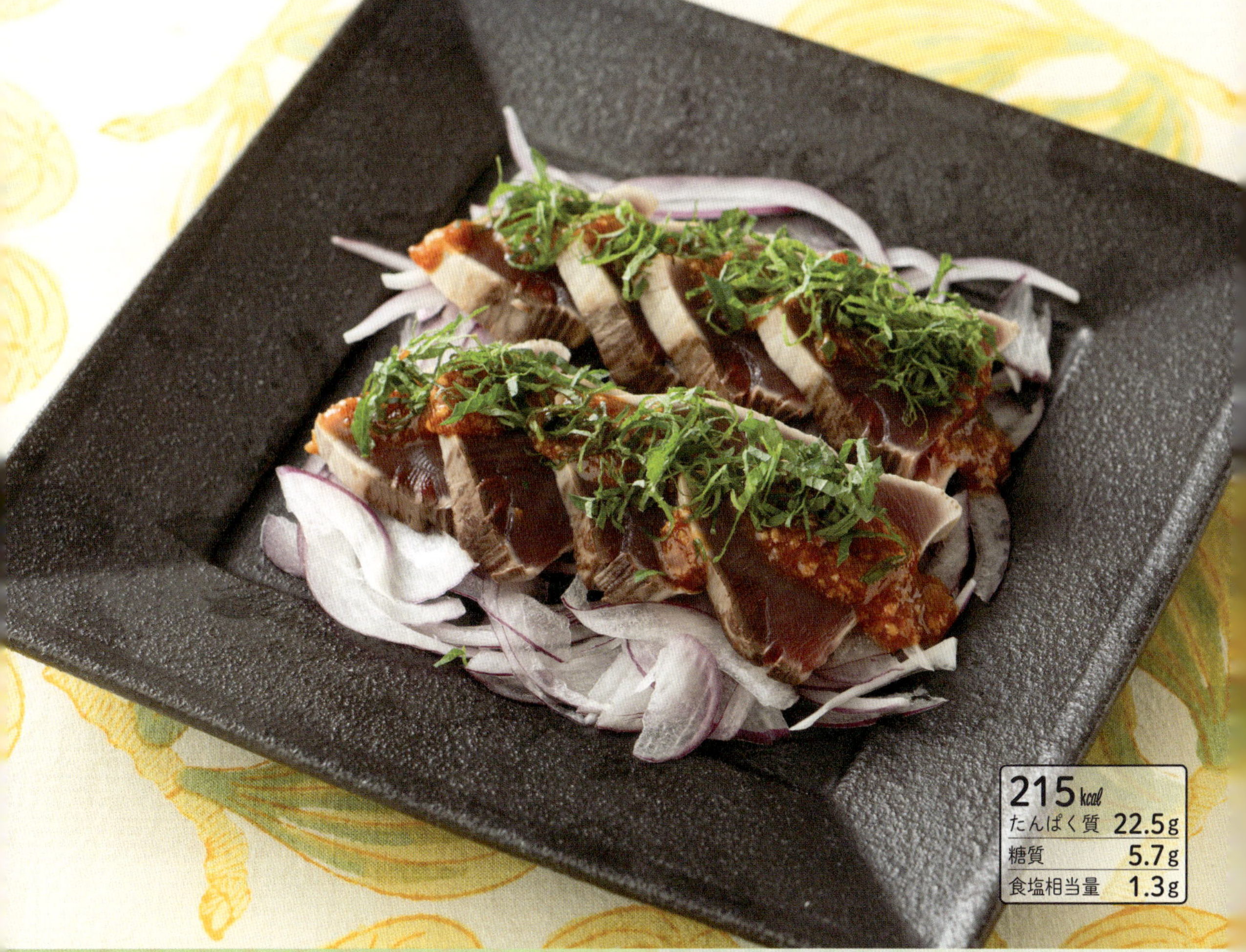

215kcal
たんぱく質 22.5g
糖質 5.7g
食塩相当量 1.3g

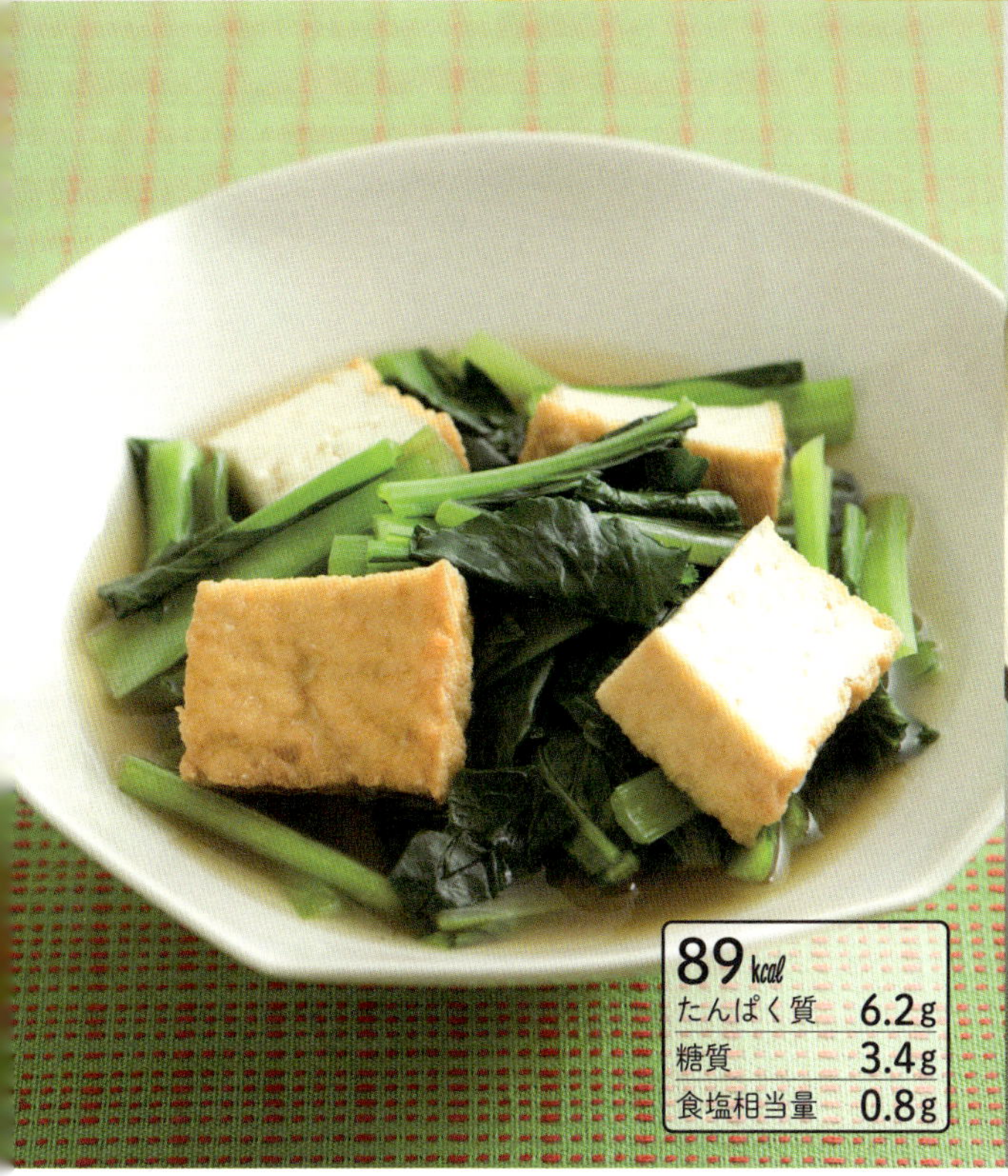

89kcal
たんぱく質 6.2g
糖質 3.4g
食塩相当量 0.8g

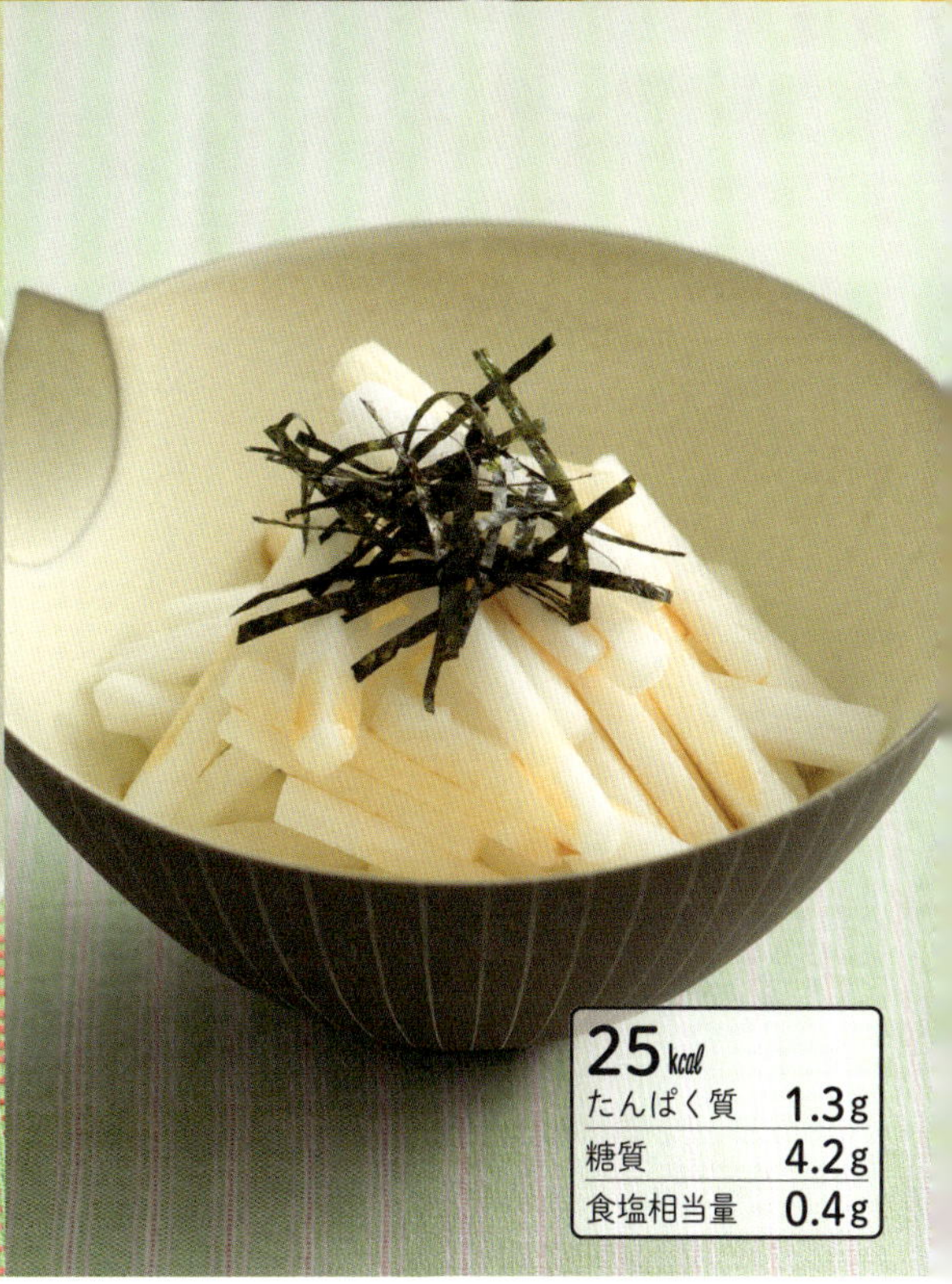

25kcal
たんぱく質 1.3g
糖質 4.2g
食塩相当量 0.4g

3日目 朝食
516kcal

たんぱく質	34.5g
糖質	60.6g
食塩相当量	2.4g

さば缶と野菜の具だくさん汁献立

栄養価の高いさばの水煮缶で作る、具だくさん汁。副菜はおひたしやあえ物など青菜を1品、ご飯は噛みごたえのある雑穀入りや玄米を選ぶと、満足感たっぷりの献立になります。

主菜 汁物 さば缶と野菜の具だくさん汁

材料（作りやすい分量・２人分）

さばの水煮缶	2/3缶（160g）
大根（いちょう切り）	50g
にんじん（いちょう切り）	50g
キャベツ（ざく切り）	100g
木綿豆腐（1cm角に切る）	1/3丁（100g）
こんぶ	5cm角1枚
みそ	小さじ2
ねぎ（青い部分も含む・斜め薄切り）	40g
七味とうがらし	適宜

作り方

1. 鍋にさば缶の汁と水を合わせて２カップ、ねぎ以外の野菜とこんぶを入れて中火にかける。
2. 野菜に火が通ったら、さば缶の身と豆腐を加えてひと煮する。みそをとかし入れ、仕上げにねぎを散らす。
3. 器に盛り、好みで七味とうがらしを振る。

副菜 ほうれんそうとじゃこのあえ物

材料（１人分）

ほうれんそう		4株（120g）
塩		少々
ちりめんじゃこ		大さじ1
A	しょうゆ	小さじ1
A	オリーブ油	小さじ1
A	削りがつお	小1袋（3g）

作り方

1. ほうれんそうは塩を加えた熱湯で色よくゆで、水にとって冷ます。水けをしぼり、3cm長さに切る。
2. 1とちりめんじゃこを合わせ、Aであえる。

主食 雑穀ご飯黒ごまのせ

材料（１人分）

ご飯（雑穀入り＊）	150g
すり黒ごま	小さじ1

＊精白米の３割程度の雑穀（８種）を加えて炊いたもの。

作り方

器にご飯を盛り、ごまをのせる。

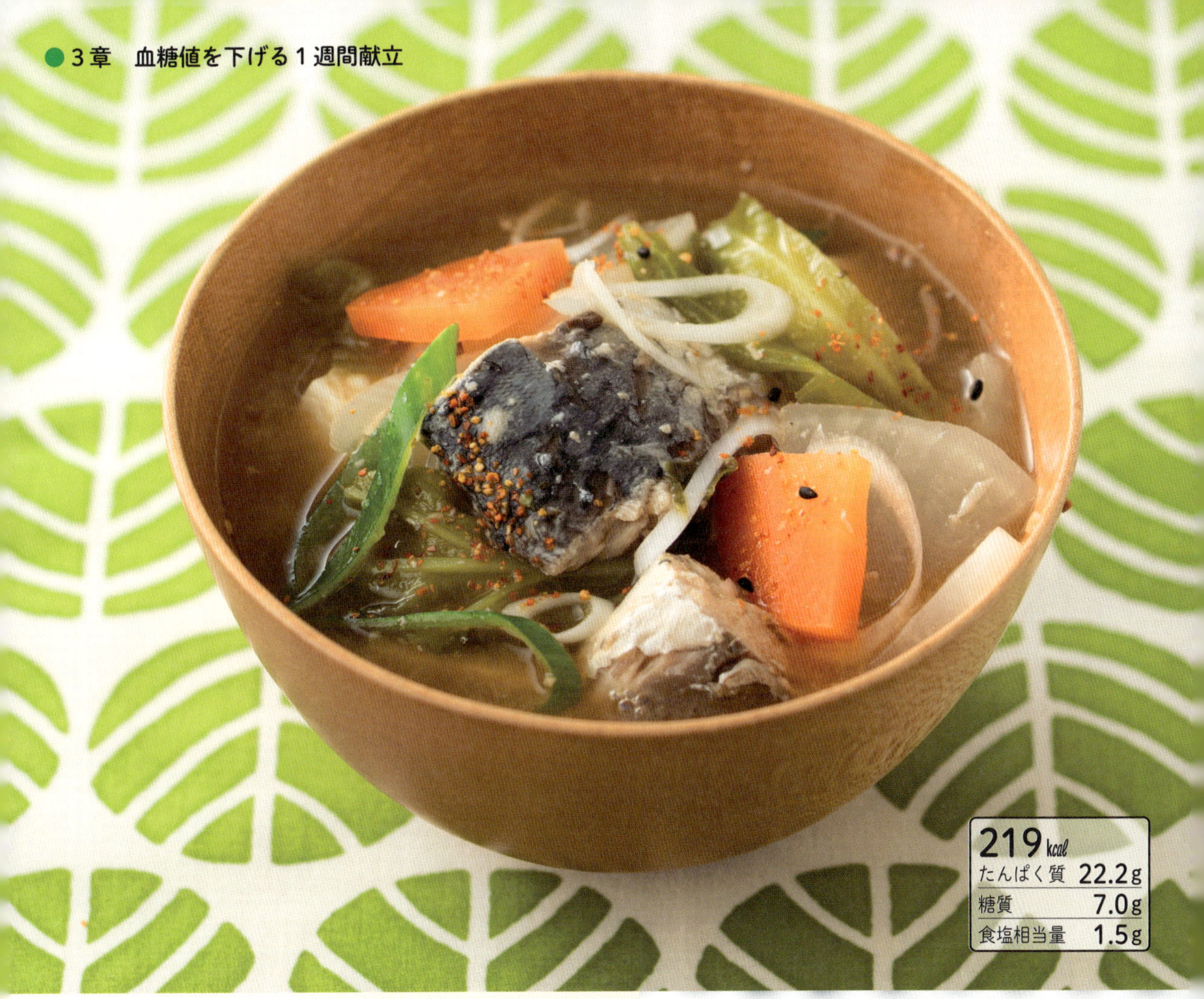

219kcal	
たんぱく質	22.2g
糖質	7.0g
食塩相当量	1.5g

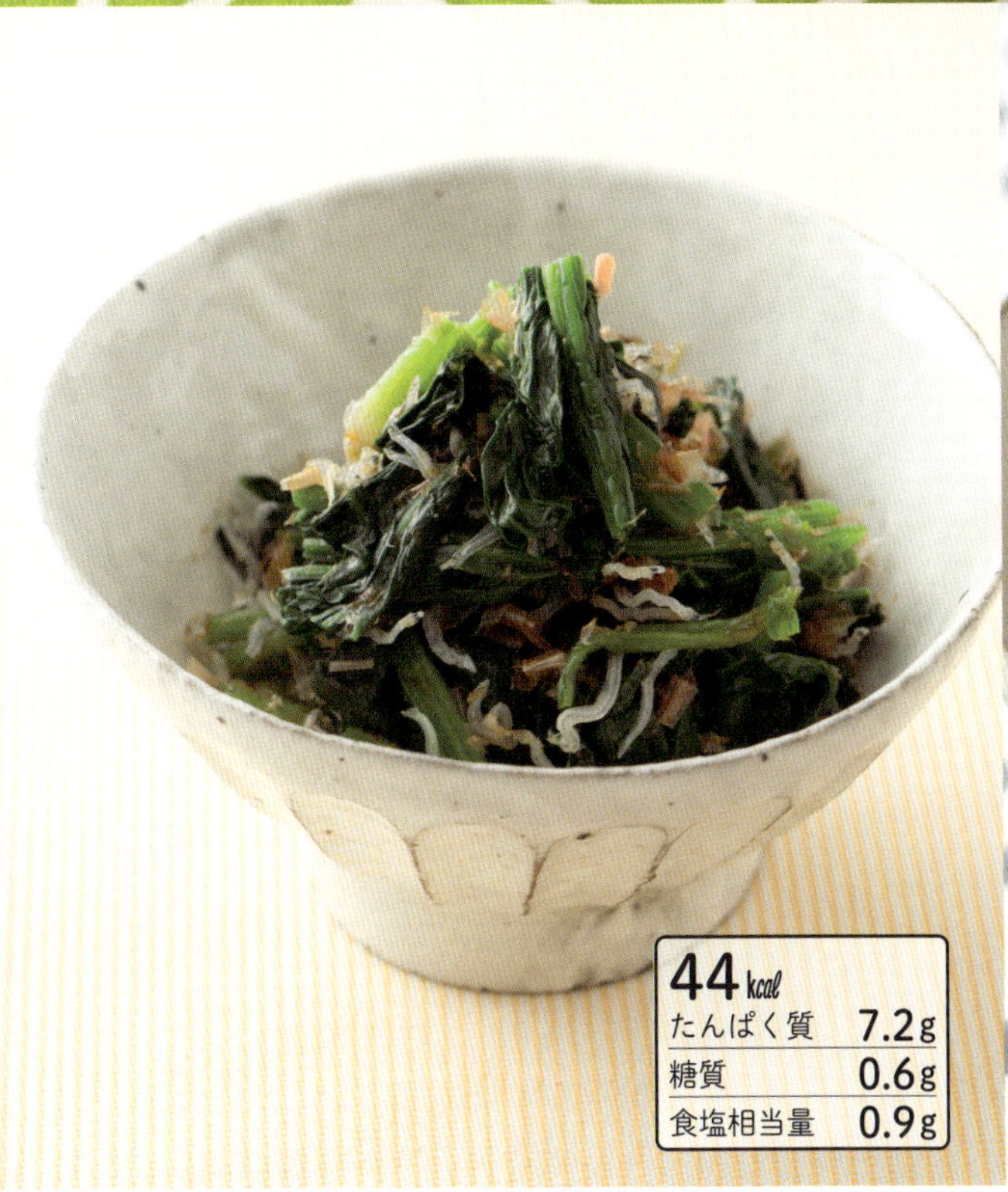

44kcal	
たんぱく質	7.2g
糖質	0.6g
食塩相当量	0.9g

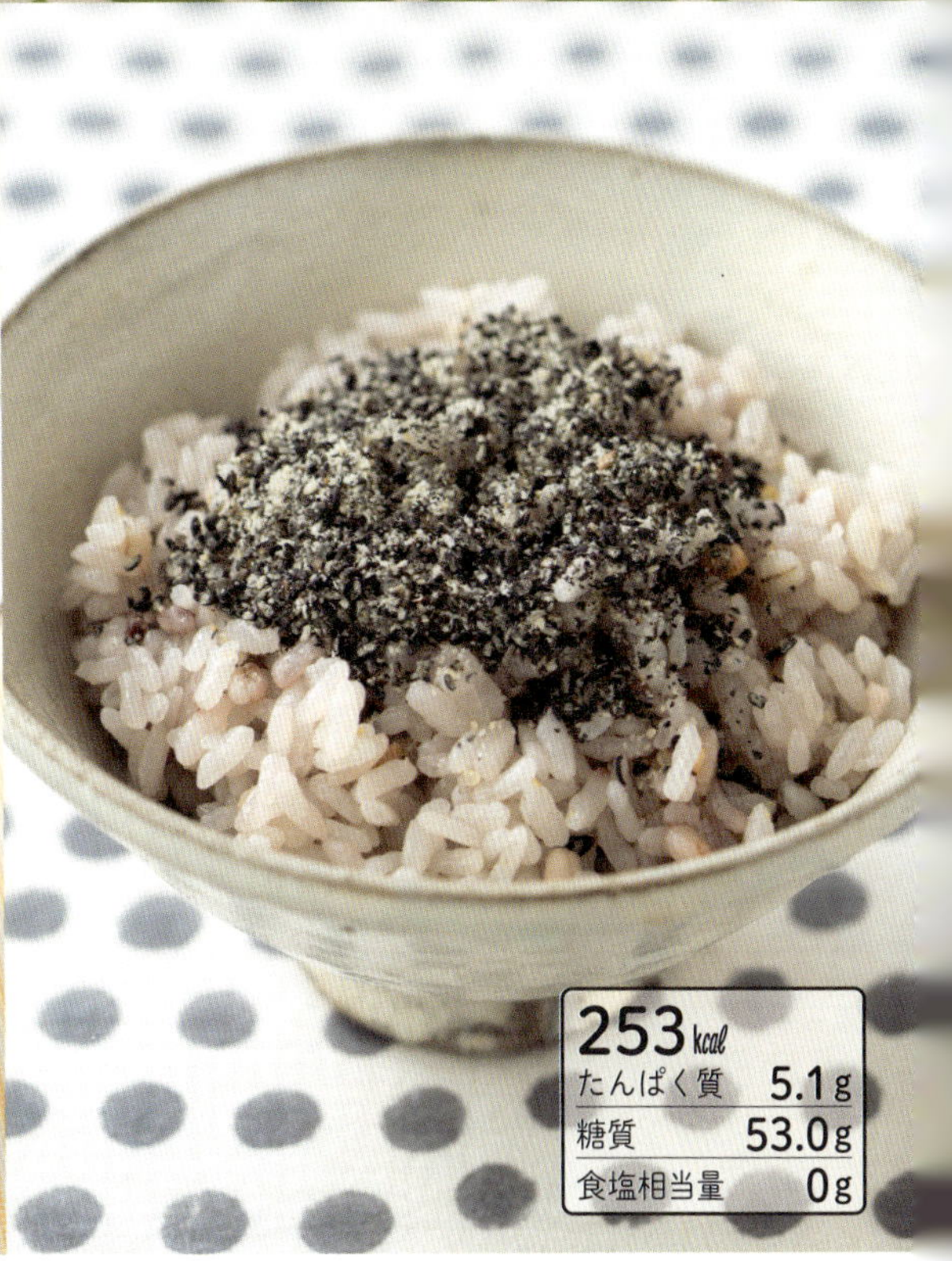

253kcal	
たんぱく質	5.1g
糖質	53.0g
食塩相当量	0g

3日目 昼食
486kcal

たんぱく質	16.2g
糖質	62.8g
食塩相当量	2.3g

野菜のナムル丼献立

冷蔵庫にある野菜と温泉卵で手軽にできる一品。野菜は食感を残してゆで、よく噛んで食べましょう。わかめのスープでミネラルを、果物でビタミンを補えば栄養バランスがぐんとよくなります。

主食 主菜 野菜のナムル丼

材料（1人分）

ご飯（もち麦入り＊）	150g
もやし	50g
小松菜	1株（30g）
にんじん	4cm（40g）
塩	少々

＊精白米の３割程度のもち麦を加えて炊いたもの。

A	おろしにんにく	少々
	すり白ごま	小さじ2
	ごま油	小さじ2
	しょうゆ	小さじ1
	塩、こしょう	各少々
温泉卵		1個

作り方

❶ もやしはひげ根をとり、小松菜は3cm長さに切る。にんじんは細く切る。
❷ 鍋に湯を沸かして塩を加え、❶をそれぞれさっとゆで、ざるに上げて水けをきる。ボウルに移し、Aを加えてまぜる。
❸ 器にご飯を盛り、❷と温泉卵をのせる。

汁物 わかめとねぎのスープ

材料（1人分）

カットわかめ（乾燥）		2g
ねぎ		3cm
A	水	3/4カップ
	鶏ガラスープのもと	少々
こしょう		少々
すり白ごま		少々

作り方

❶ わかめは水でもどしておく。ねぎは斜め薄切りにする。
❷ 鍋にAを入れて火にかけ、煮立ったら❶を加えてひと煮し、こしょうで味をととのえる。
❸ 器に盛り、ごまを振る。

デザート いちご&キウイフルーツ

材料（1人分）

いちご	小4粒（40g）
キウイフルーツ	1/2個（40g）

作り方

いちごはへたをとり、キウイフルーツは一口大に切り、器に盛り合わせる。

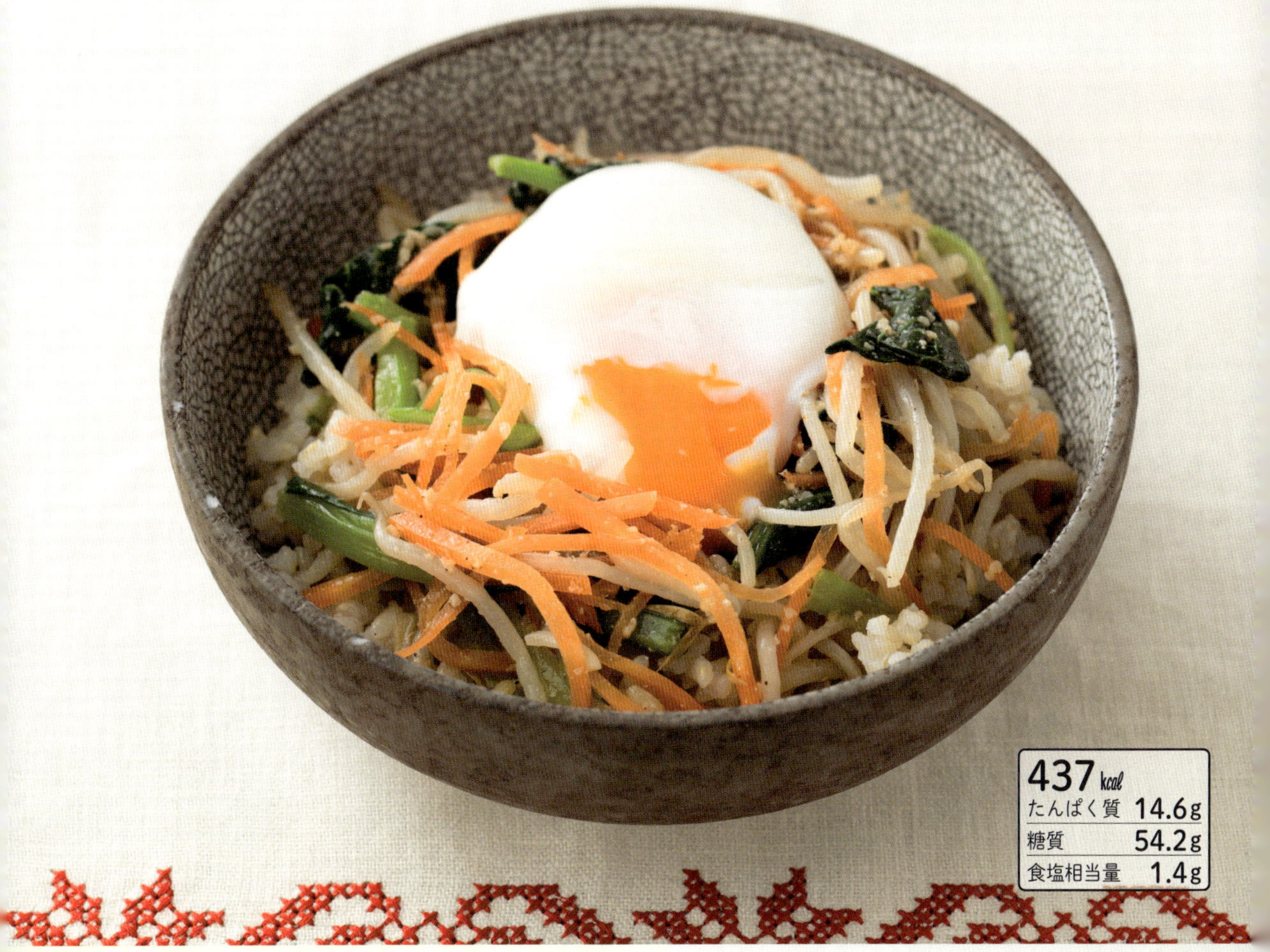

437 kcal	
たんぱく質	14.6g
糖質	54.2g
食塩相当量	1.4g

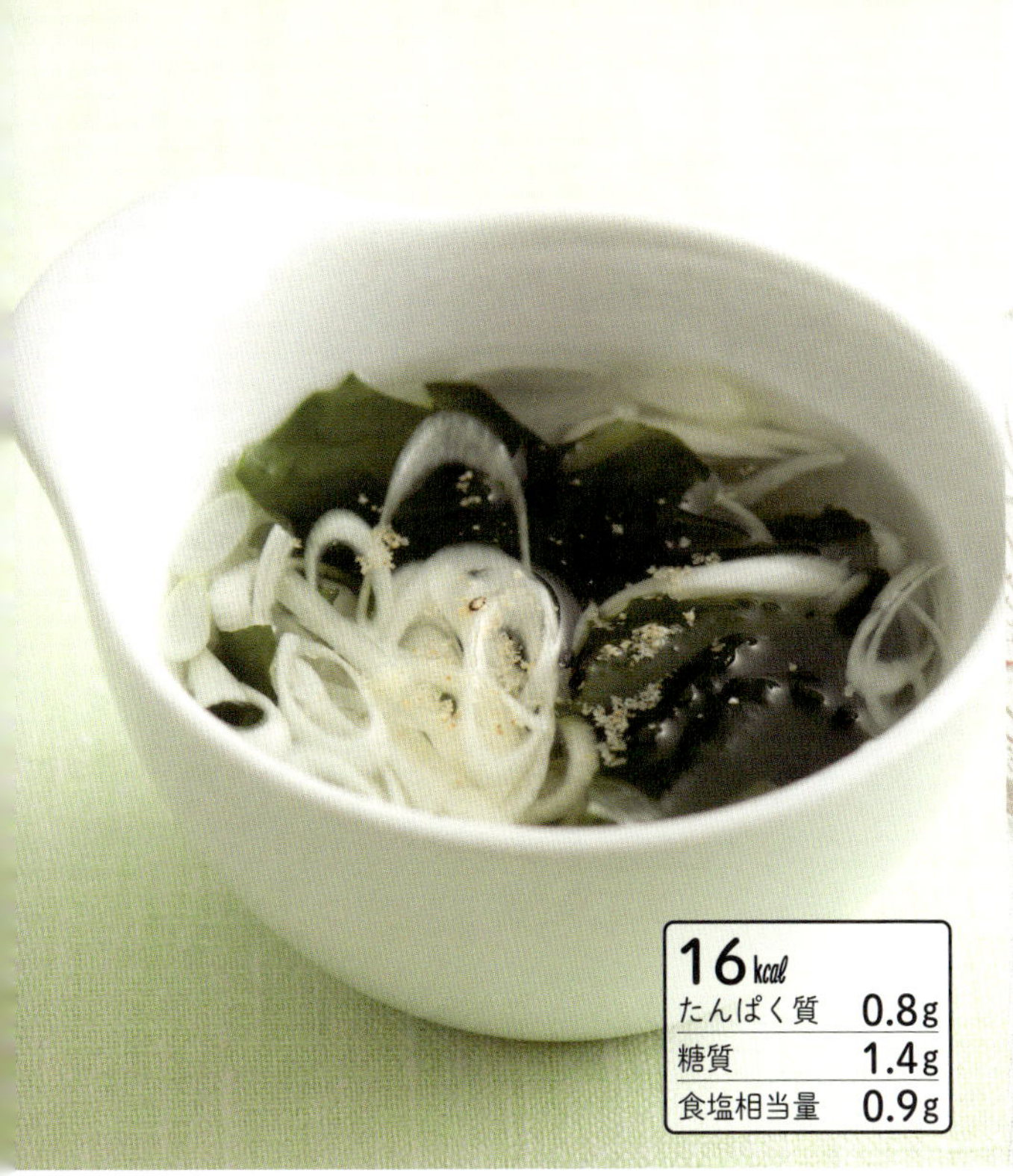

16 kcal	
たんぱく質	0.8g
糖質	1.4g
食塩相当量	0.9g

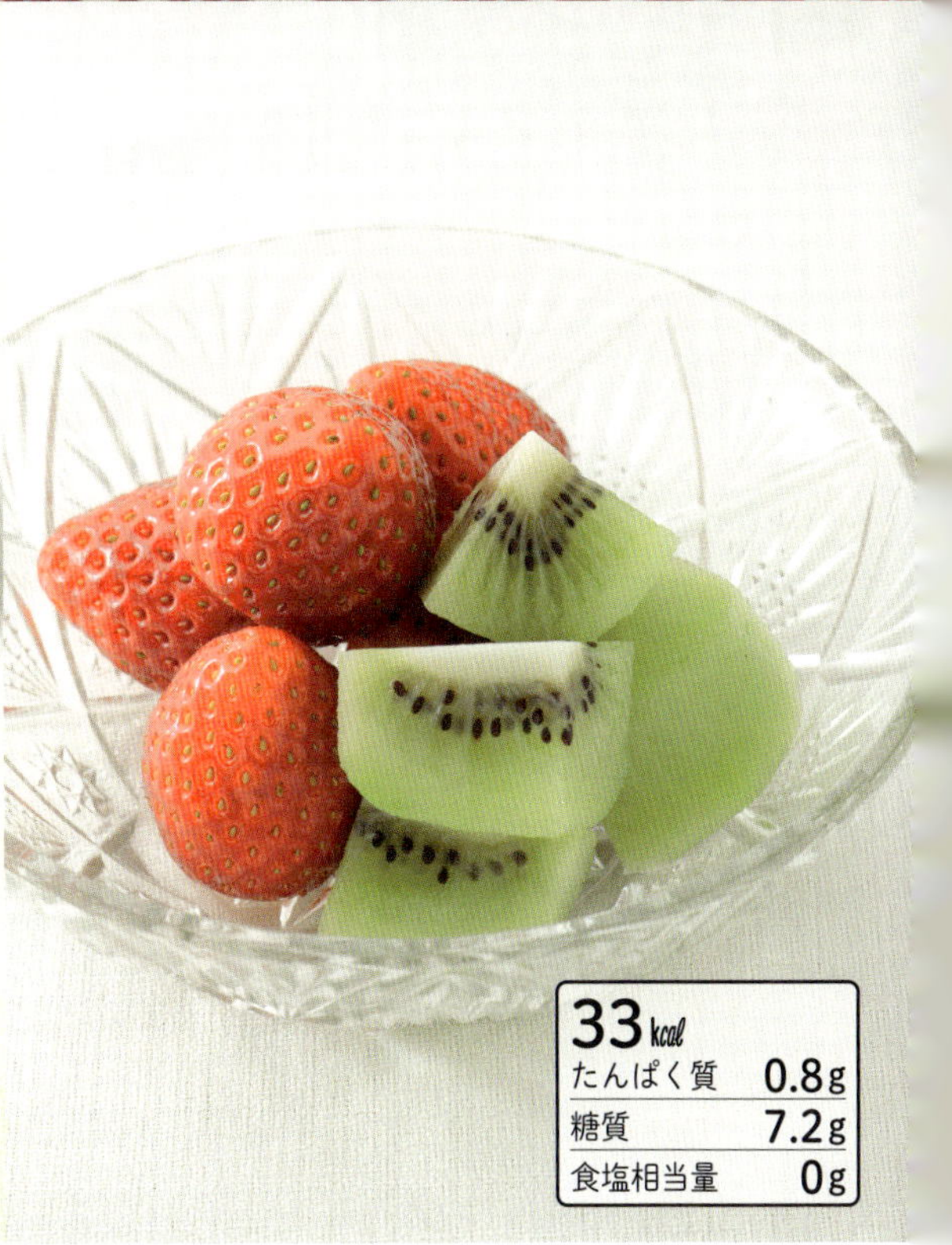

33 kcal	
たんぱく質	0.8g
糖質	7.2g
食塩相当量	0g

3日目 夕食
531kcal
たんぱく質 22.3g
糖質 62.9g
食塩相当量 1.3g

油揚げギョーザ献立

ギョーザの皮1枚で約2・7gの糖質量。油揚げを衣にして焼くと、糖質量を大幅にカットできます。調理も簡単で、カリッと焼けた油揚げの食感が新鮮！ ごぼうときのこで食物繊維もとれます。

主菜 油揚げギョーザ

材料（1人分）

豚ひき肉		50g
キャベツ、にら		各50g
A	にんにく（みじん切り）	1/4かけ分
A	しょうが（みじん切り）	1/4かけ分
A	しょうゆ、ごま油	各小さじ1/2
油揚げ		1枚（20g）
酢、ねりがらし		各適宜

作り方

❶ キャベツとにらはあらみじんに切り、ひき肉、Aと合わせてよくねりまぜる。

❷ 油揚げは熱湯を回しかけて油抜きし、半分に切って袋状にする。❶を詰め、端を手で押さえて閉じる。

❸ フライパンを熱し、❷を並べ入れて焼く。焼き色がついたら裏返し、水少々を加えて蓋をし、中火で蒸し焼きにする。最後は蓋をとって強火で焼き上げる。

❹ 器に盛り、好みで酢とねりがらしを添える。

副菜1 ごぼうとにんじんのサラダ

材料（1人分）

ごぼう（皮をこそげとる）		30g
にんじん		15g
A	すり白ごま	小さじ1/3
A	マヨネーズ	小さじ3/4
A	しょうゆ	小さじ1/2
A	こしょう	少々
リーフレタス		1枚

作り方

❶ ごぼうとにんじんはせん切りにし、2～3分ゆで、水けをきる。

❷ Aをまぜ、❶を加えてあえ、リーフレタスを敷いた器に盛る。

副菜2 しめじのおろし煮

材料（1人分）

しめじ（小房に分ける）		50g
A	だし	1/4カップ
A	ポン酢しょうゆ	小さじ2/3
絹さや（筋をとる）		3枚
大根おろし		25g
一味とうがらし		少々

作り方

❶ 鍋にAを入れて煮立て、しめじと絹さやを加えて3～4分煮る。

❷ 大根おろしの水けを軽くきり、❶に加え、ひと煮する。器に盛り、一味とうがらしをかける。

主食 ご飯（150g）234kcal たんぱく質3.8g 糖質53.4g 食塩相当量0g

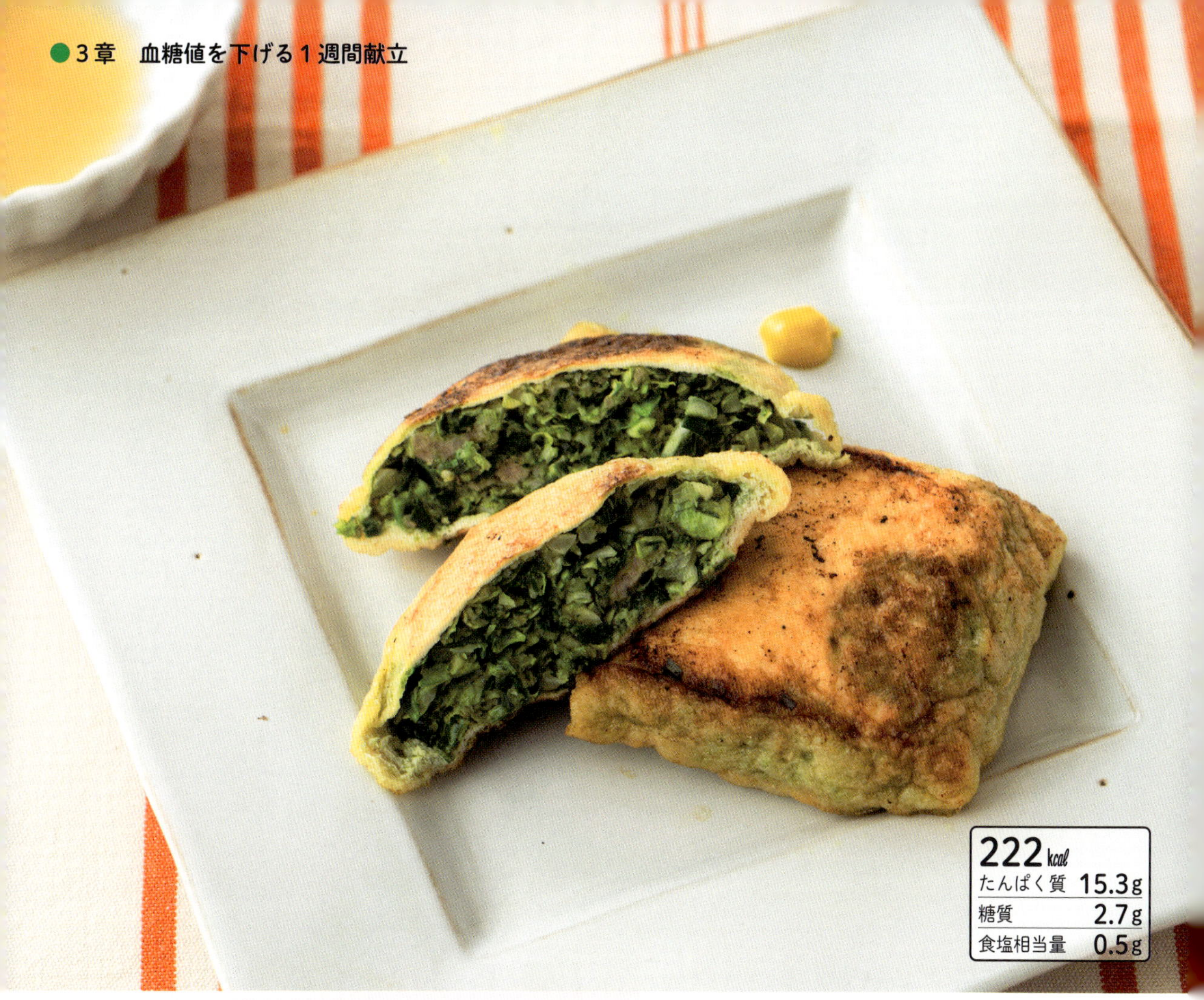

222kcal

たんぱく質	15.3g
糖質	2.7g
食塩相当量	0.5g

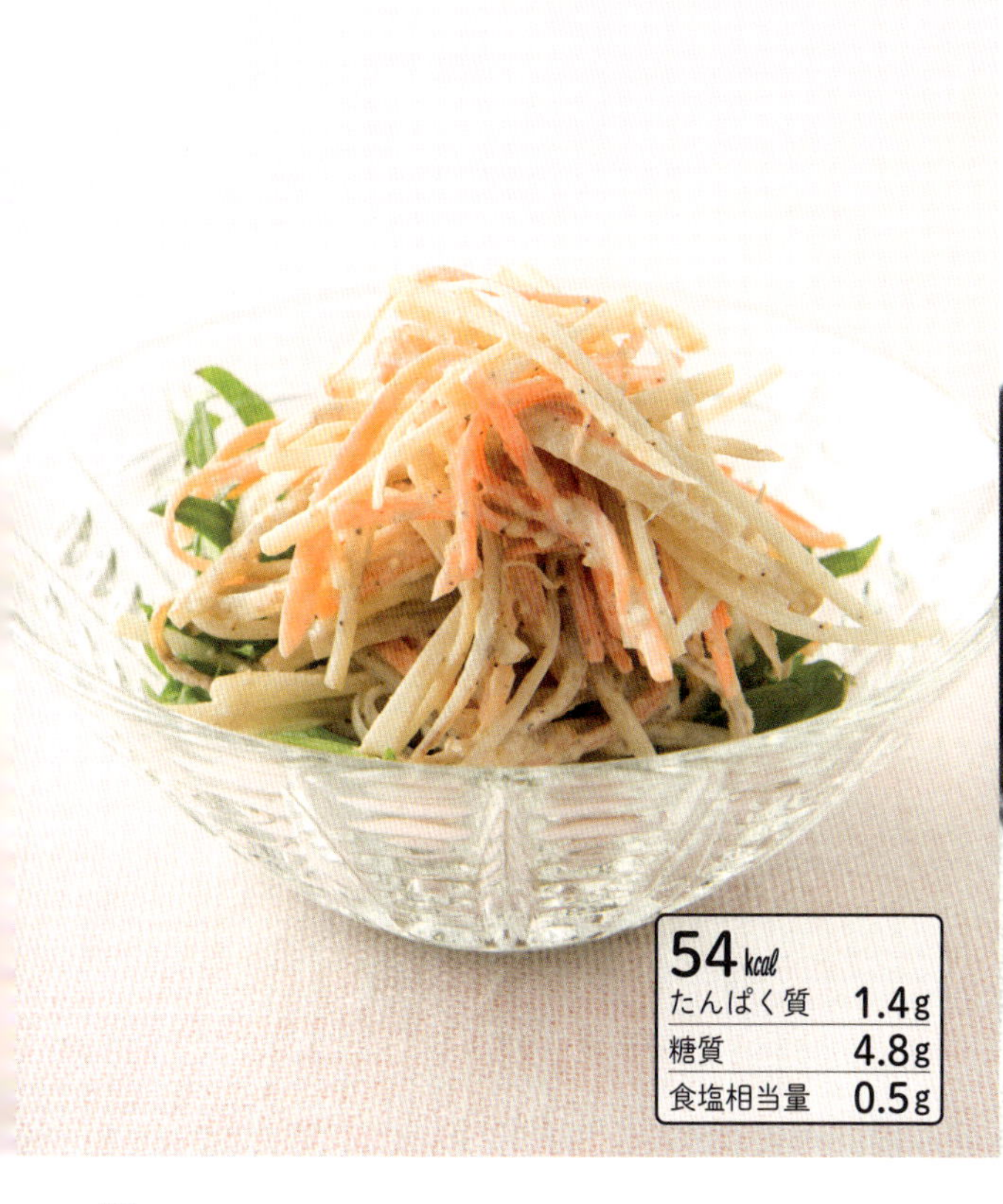

54kcal

たんぱく質	1.4g
糖質	4.8g
食塩相当量	0.5g

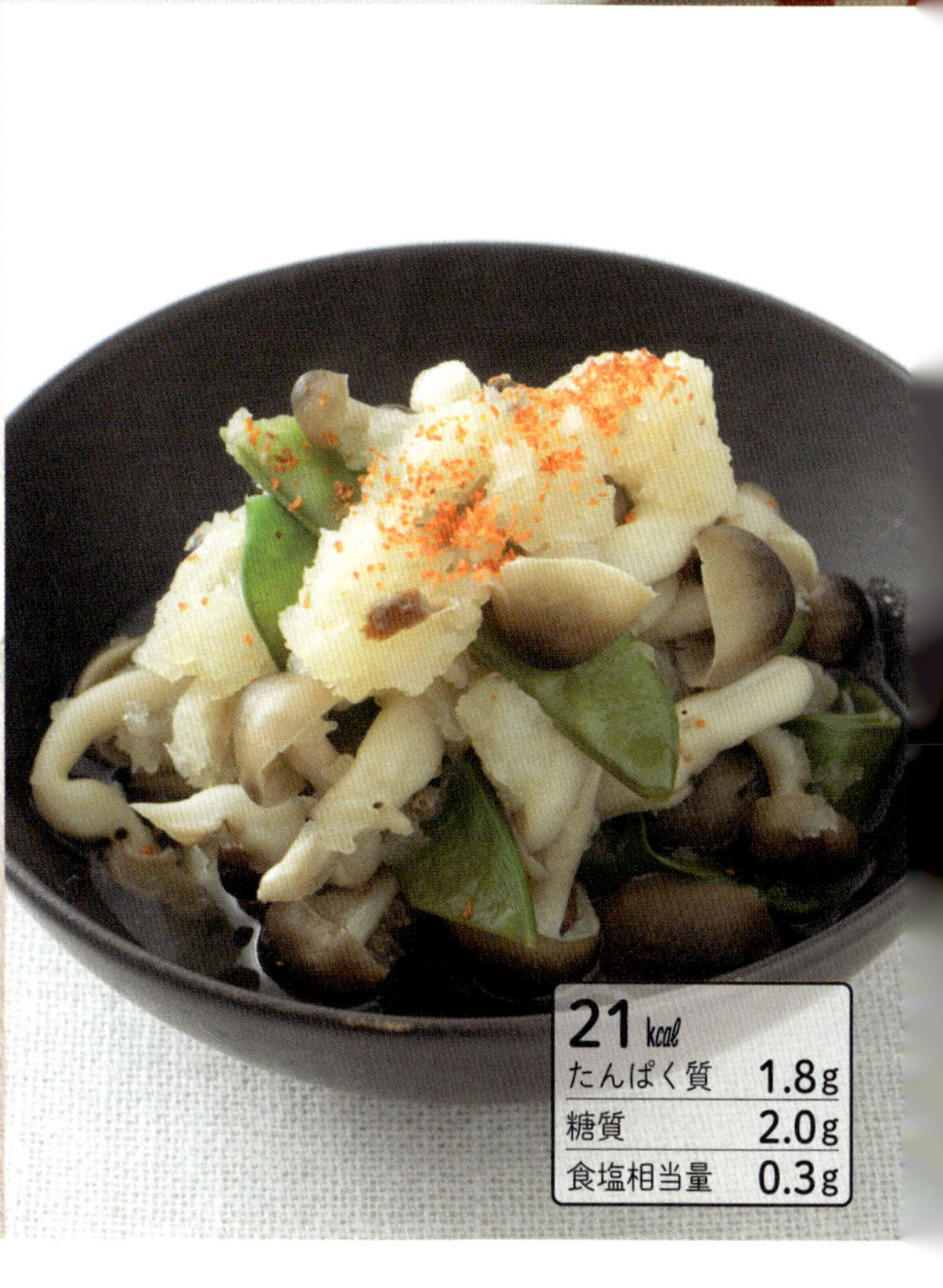

21kcal

たんぱく質	1.8g
糖質	2.0g
食塩相当量	0.3g

4日目 朝食
522kcal
たんぱく質 32.9g
糖質 66.2g
食塩相当量 1.9g

鮭の西京焼き献立

塩鮭は生鮭にかえて、みそを表面に塗って半日以上おきます。少量のみそでも塩みを感じられ、減塩につながります。副菜は常備菜などを活用して、栄養バランスをととのえます。

主菜 鮭の西京焼き

材料（1人分）

生鮭		1切れ（100g）
塩		ごく少々
A	西京みそ（甘みそ）	小さじ1
	みりん	小さじ1
オクラ		2本

作り方

1. 鮭は2等分に切り、塩を振って10分ほどおく。水けをふき、まぜたAを表面に塗る。ラップに包んでから密閉袋に入れ、冷蔵庫に半日ほどおく。
2. 1のみそをふきとり、グリルでこんがりと焼く。
3. オクラはゆでて縦半分に切る。
4. 器に2を盛り、3を添える。

メモ
鮭のほか、さわら、銀だら、かじきなど、淡泊な味わいの魚が西京みそとよく合います。

副菜1 切り干し大根と桜えびのいため煮

材料（作りやすい分量・2人分）

切り干し大根、にんじん		各20g
ごま油		大さじ1
A	だし	1/2カップ
	切り干し大根のもどし汁	1/4カップ
桜えび		2g
B	みりん	小さじ1/2
	薄口しょうゆ	小さじ1

作り方

1. 切り干し大根は水でもどし、水けをきる。にんじんはせん切りにする。
2. 鍋に油を熱し、1を入れて軽くいため、Aと桜えびを加えて弱火で3～4分煮る。
3. Bを加え、煮汁がなくなるまで煮る。

副菜2 しゅんぎくとえのきの煮びたし

材料（1人分）

しゅんぎく		40g
えのきたけ		1/3袋
A	だし	3/4カップ
	しょうゆ	小さじ1/3
七味とうがらし		少々

作り方

1. しゅんぎくは3～4cm長さに切る。えのきたけは石づきを切り落として半分に切り、ほぐす。
2. 鍋にAを煮立て、1を加えて2～3分煮含める。
3. 器に盛り、七味とうがらしを振る。

主食 ご飯（もち麦入り・150g） 231kcal たんぱく質4.8g 糖質49.1g 食塩相当量0g

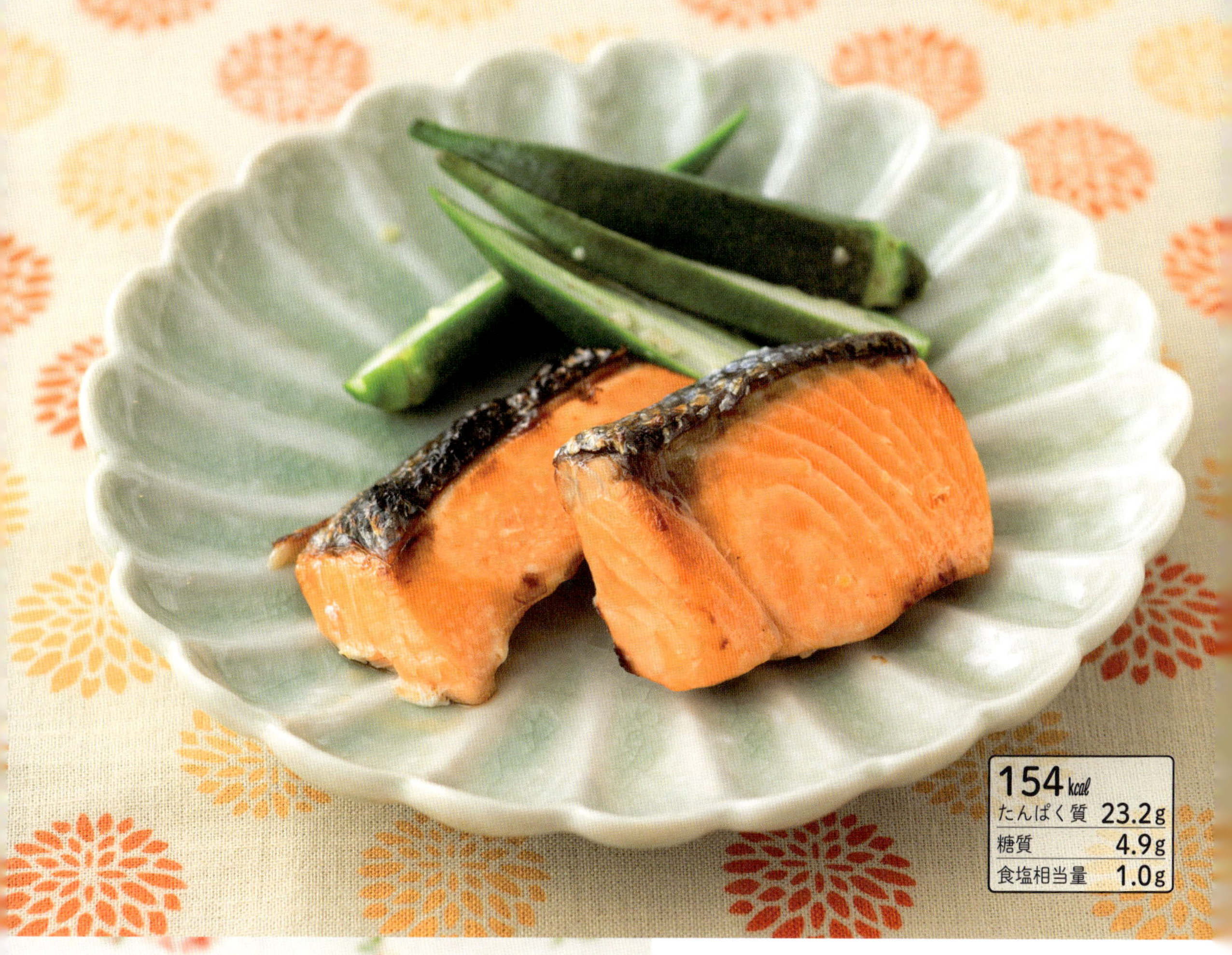

154 kcal
たんぱく質 23.2g
糖質 4.9g
食塩相当量 1.0g

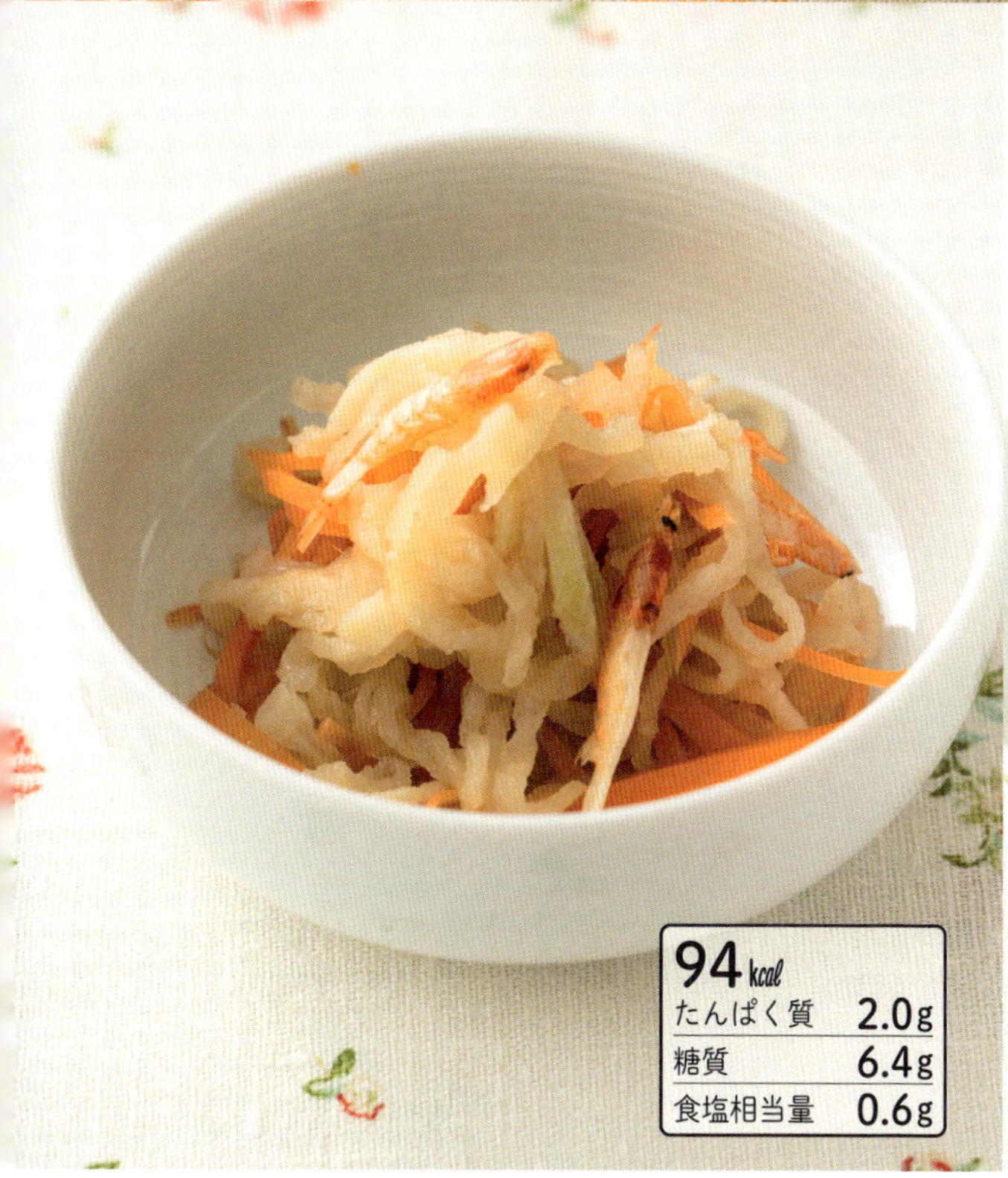

94 kcal
たんぱく質 2.0g
糖質 6.4g
食塩相当量 0.6g

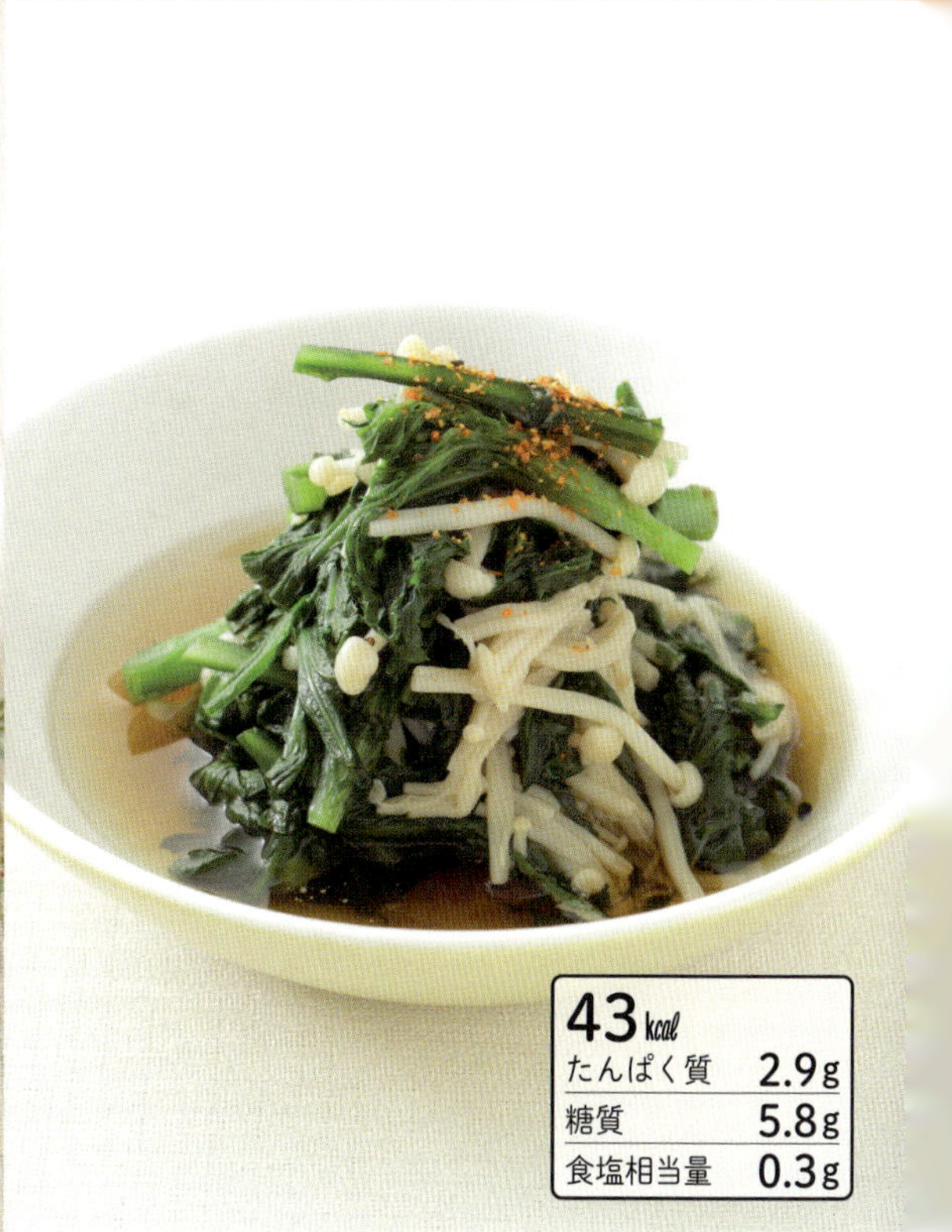

43 kcal
たんぱく質 2.9g
糖質 5.8g
食塩相当量 0.3g

4日目 昼食
547cal

たんぱく質	22.8g
糖質	65.4g
食塩相当量	2.2g

鶏飯献立

鶏飯は本来、鶏肉をじっくり煮込んだ濃厚なスープで作りますが、ここでは簡単に電子レンジで加熱して仕上げます。副菜はナムルなど少し油を使うと、味のバランスがよくなります。

主食 主菜 鶏飯

材料（作りやすい分量・２人分）

ご飯		320g
鶏もも肉		小１枚（180g）
塩		小さじ 1/3
A	長ねぎ（青い部分）	１本分
A	酒	大さじ2
にんじん（せん切り）		40g
きゅうり（薄い小口切り）		1/2 本分
B	水（蒸し鶏の汁と合わせて）	2カップ
B	鶏ガラスープのもと	小さじ 1/3
C	みりん	小さじ2
C	しょうゆ	小さじ1
いり白ごま		少々

作り方

❶ 鶏肉は塩をすり込み、耐熱皿にのせる。A の酒を振ってねぎをのせ、ラップをかけて電子レンジで５分加熱する。そのまま５分おいて蒸らし、ほぐす。

❷ 鍋にBを入れて煮立て、C で味をととのえる。

❸ 器にご飯を盛り、❶とゆでたにんじん、きゅうりをのせて❷のスープをかけ、ごまを振る。

副菜 万能ねぎのナムル

材料（１人分）

万能ねぎ		10本
A	しょうゆ	小さじ 1/3 弱
A	ごま油	小さじ 1/2
A	すり白ごま	少々
A	砂糖	小さじ 1/4
A	一味とうがらし	少々

作り方

❶ 万能ねぎは4㎝長さに切る。

❷ Aはまぜ合わせ、❶を加えてあえる。

デザート ヨーグルト＆ナッツ

材料（１人分）

プレーンヨーグルト	30g
ミックスナッツ（無塩・ロースト）	6g
はちみつ	適宜

作り方

❶ ミックスナッツはあらく砕く。

❷ 器にヨーグルトを盛り、❶を散らし、好みではちみつ少々をかける。

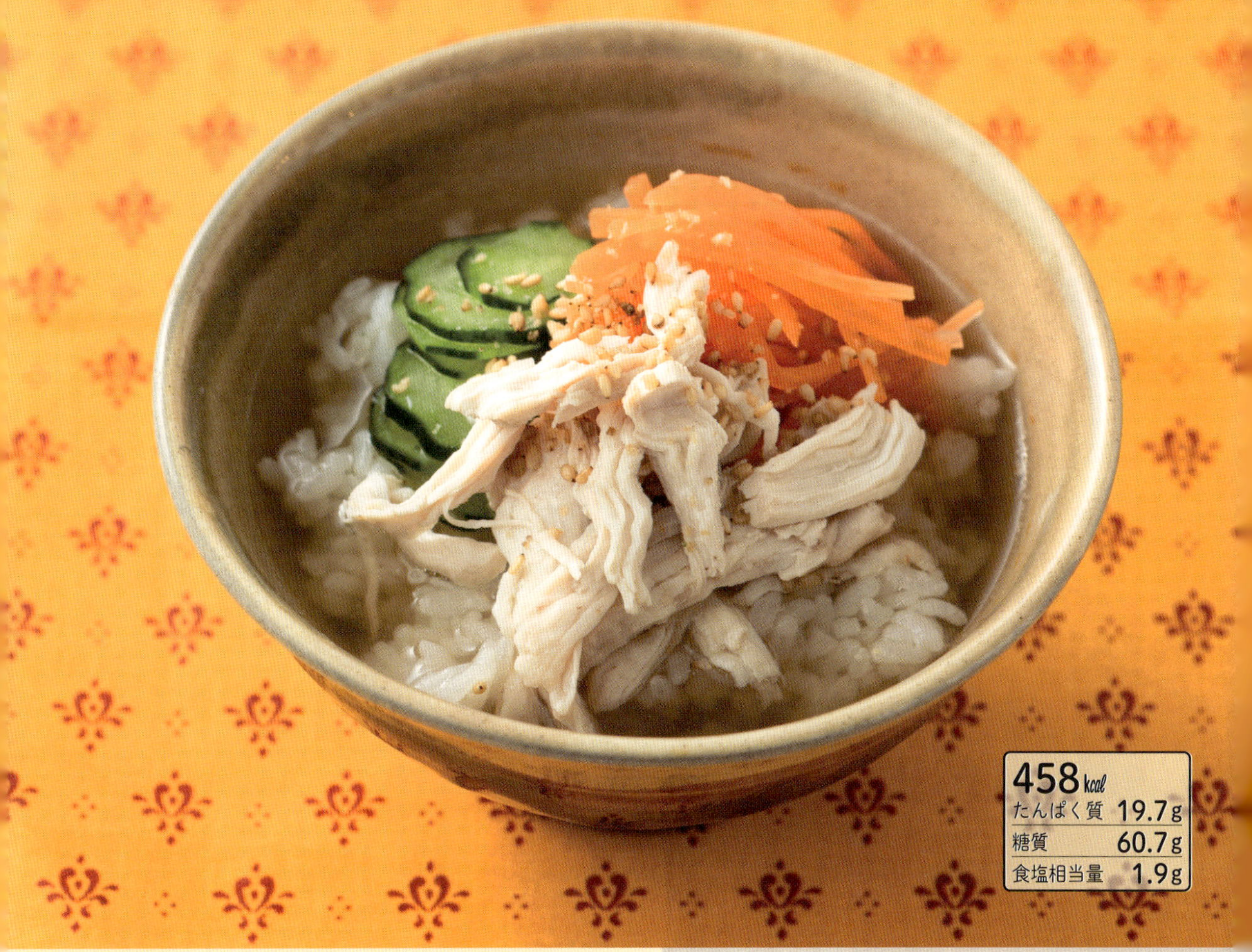

458kcal	
たんぱく質	19.7g
糖質	60.7g
食塩相当量	1.9g

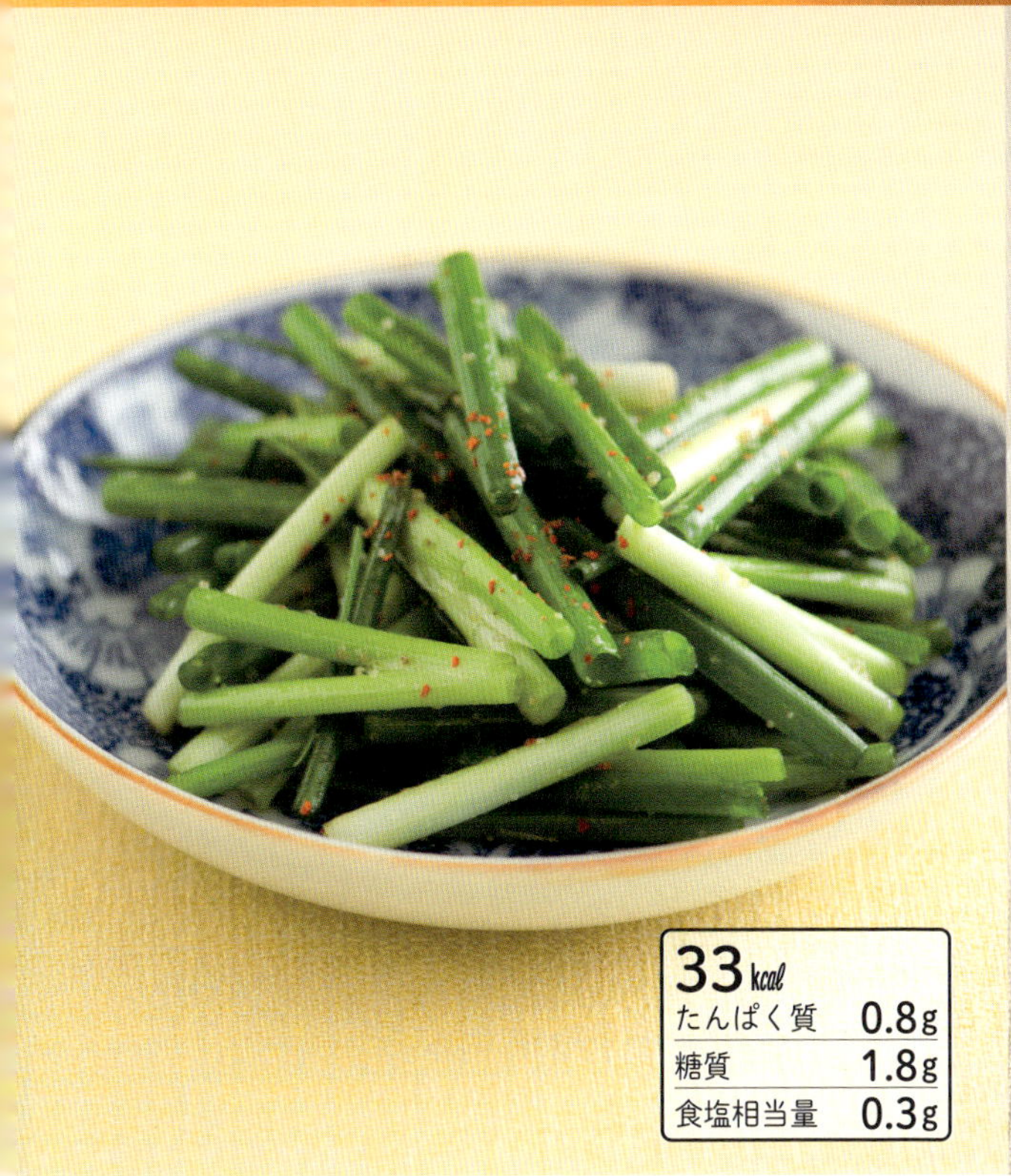

33kcal	
たんぱく質	0.8g
糖質	1.8g
食塩相当量	0.3g

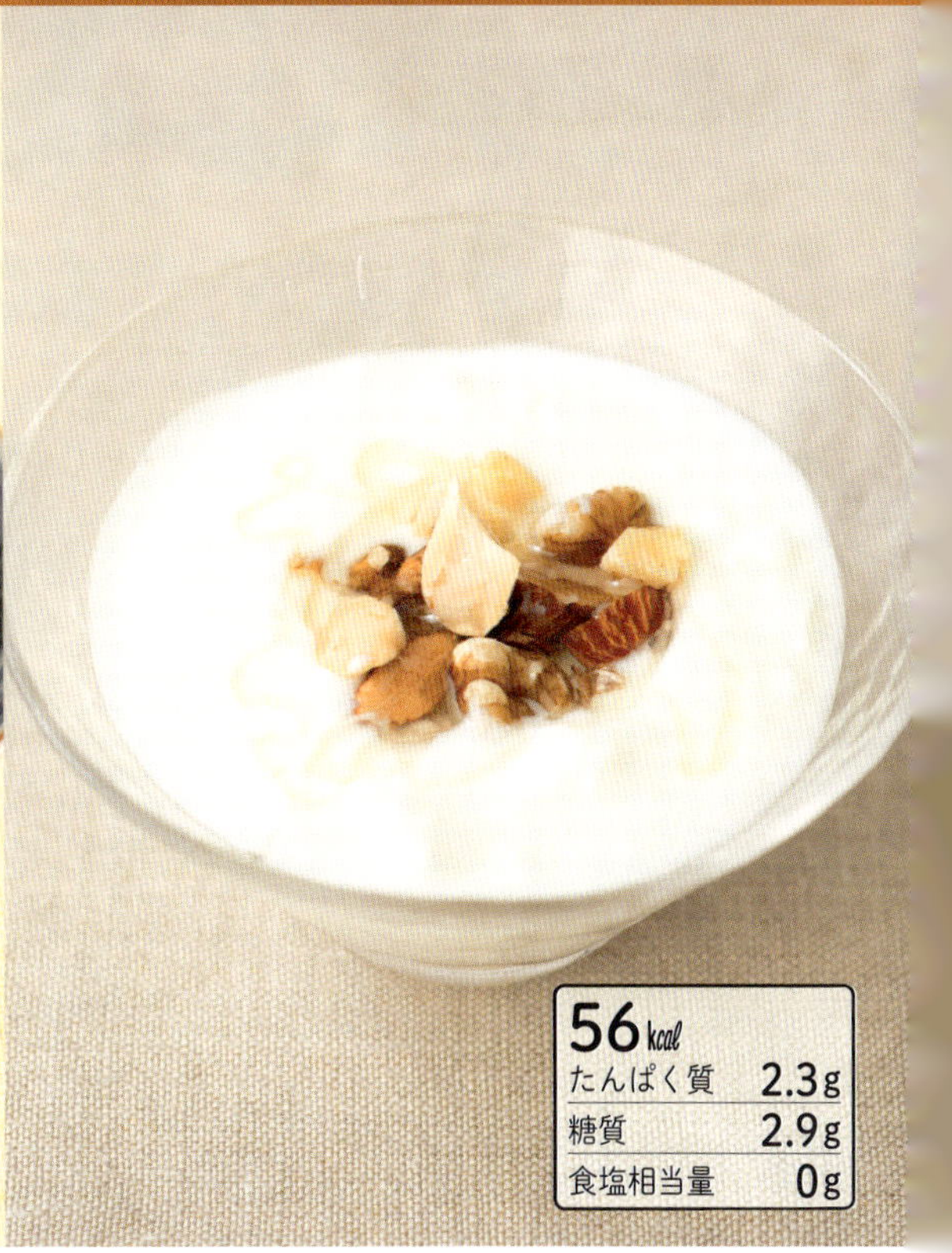

56kcal	
たんぱく質	2.3g
糖質	2.9g
食塩相当量	0g

4日目 夕食
507 kcal

たんぱく質 26.1g
糖質 68.7g
食塩相当量 2.1g

豆腐としいたけのえびあん献立

煮汁のとろみづけのかたくり粉は糖質が多い食品。量は控えめにして、しょうがで味にアクセントをつけます。副菜は野菜のポン酢あえ、糸こんにゃくのいため物と、バラエティに富んだ献立に。

主菜 豆腐としいたけのえびあん

材料（1人分）

絹ごし豆腐	1/2丁 (150g)
生しいたけ	2個
えび（ブラックタイガー・無頭）	小2尾 (50g)

A	だし	1カップ
A	酒	大さじ1
A	みりん	小さじ1/3
A	薄口しょうゆ	小さじ1/2強
かたくり粉		小さじ1
おろししょうが		1/4かけ分

作り方

❶ 豆腐は食べやすい大きさに切り、しいたけは四つ割りにする。
❷ えびは殻をむいて背わたをとり除き、あらくたたく。
❸ 鍋にAを入れて煮立て、しいたけを入れて中火で煮る。火が通ったらえびと豆腐を加えてひと煮し、かたくり粉を加えて煮汁にとろみをつける。
❹ 器に盛り、しょうがをのせる。

副菜1 トマトときゅうりのポン酢あえ

材料（1人分）

トマト		小1個
きゅうり		1/2本
しらす干し(*)		3g
A	ポン酢しょうゆ	小さじ2/3
A	黒こしょう	少々

*しらすは食塩量が多いので量は控えめに。入れなくてもおいしくできます。

作り方

❶ トマトは一口大に、きゅうりは薄い小口切りにする。
❷ ❶としらすを合わせ、Aであえる。

副菜2 糸こんにゃくとししとうのおかかいため

材料（作りやすい分量・2人分）

糸こんにゃく		100g
ししとうがらし		12本
ごま油		大さじ1
A	薄口しょうゆ	小さじ1と1/2
A	削りがつお	小1袋 (3g)

作り方

❶ 糸こんにゃくは熱湯でさっとゆで、水けをきって食べやすい長さに切る。
❷ ししとうは竹串で数カ所穴をあける。
❸ フライパンに油を熱し、❶を入れて1分半ほどいためる。全体に油が回ったら、Aと❷も加えて手早くいため合わせる。

主食 ご飯（150g） 234kcal たんぱく質 3.8g 糖質 53.4g 食塩相当量 0g

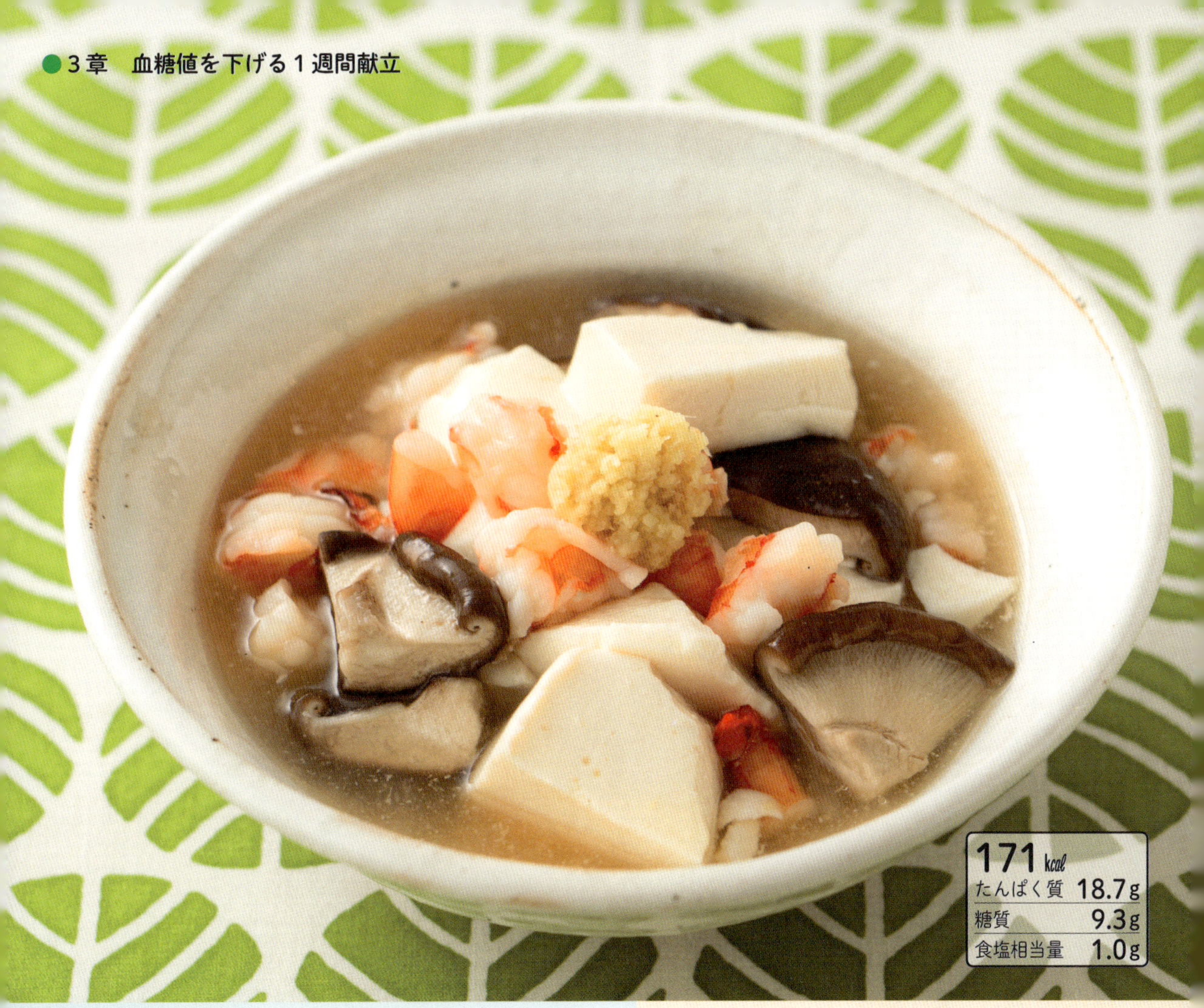

171 kcal	
たんぱく質	18.7g
糖質	9.3g
食塩相当量	1.0g

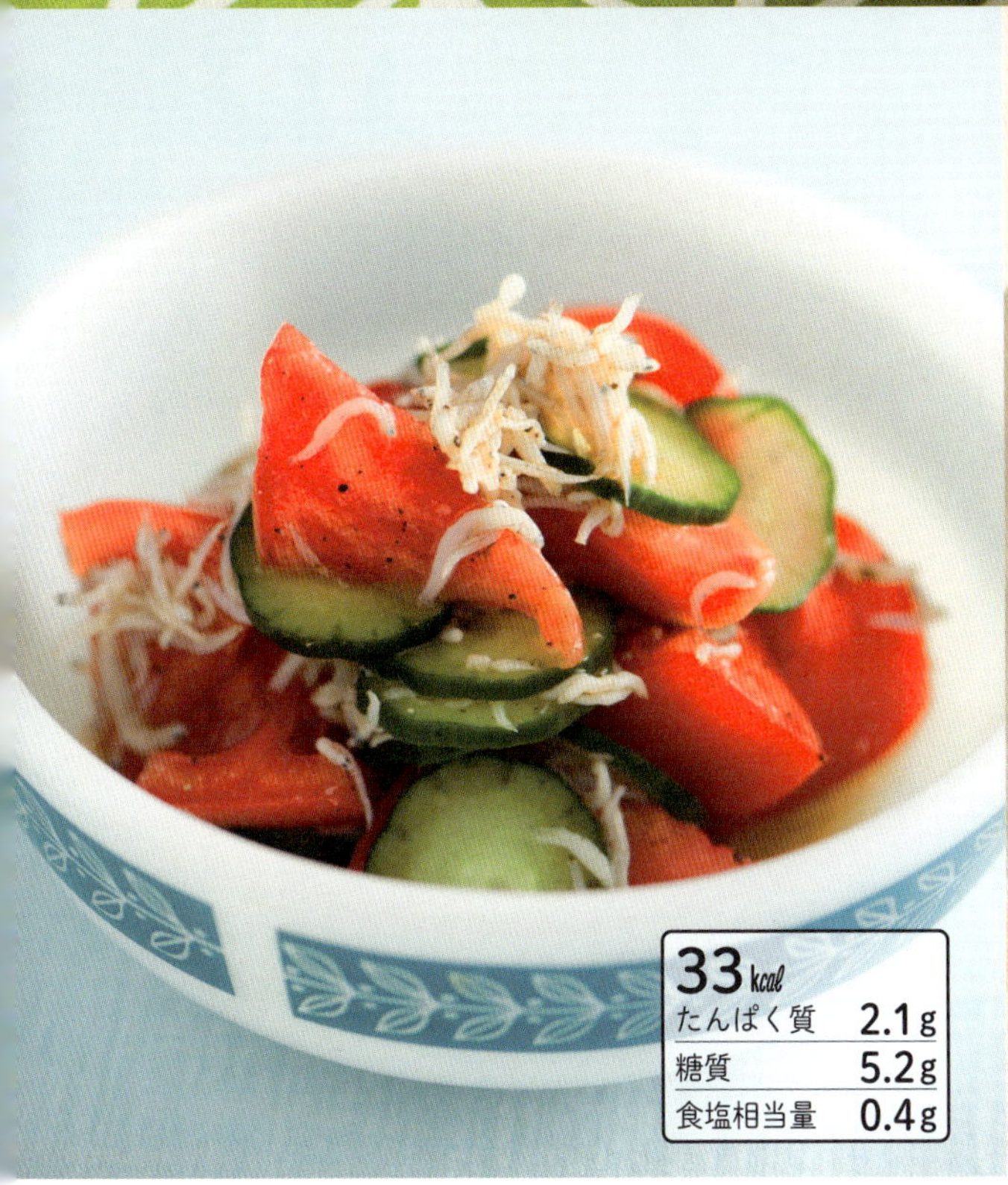

33 kcal	
たんぱく質	2.1g
糖質	5.2g
食塩相当量	0.4g

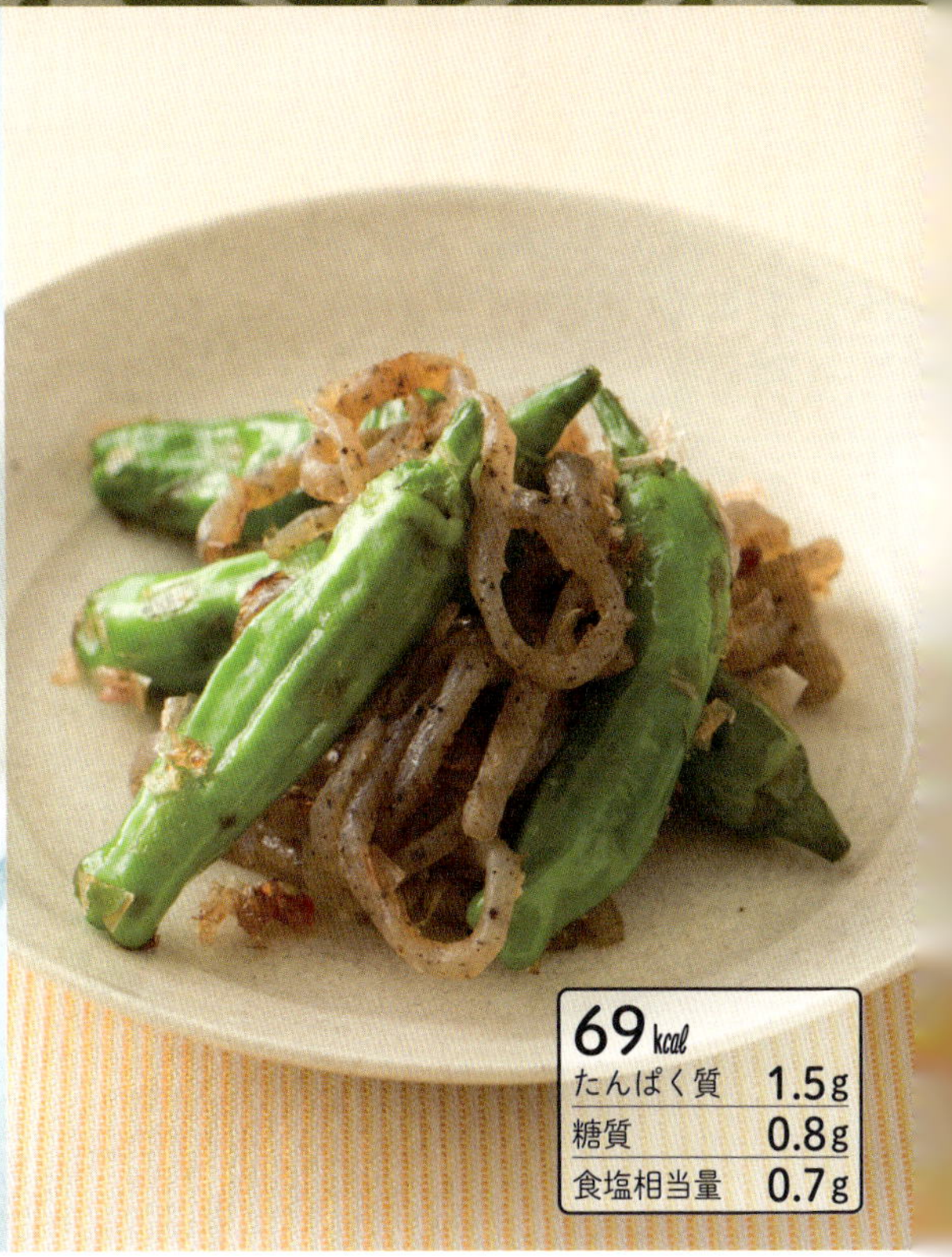

69 kcal	
たんぱく質	1.5g
糖質	0.8g
食塩相当量	0.7g

5日目 朝食
565kcal

たんぱく質	28.0g
糖質	58.2g
食塩相当量	2.6g

タルタルブロッコリーのサンドイッチ献立

ゆでたブロッコリーとゆで卵で作るタルタル。パンはライ麦や全粒粉を使ったものにすると、ミネラルや食物繊維が補えます。果物がほしい場合は、飲み物は豆乳で作って糖質調整を。

主食 主菜 タルタルブロッコリーのサンドイッチ

材料（1人分）

ライ麦パン（1cm厚さ）	2枚（100g）
ブロッコリー	3〜4房（80g）
ゆで卵（かたゆで）	1個

A	粒マスタード	小さじ1
	マヨネーズ	小さじ2
	塩、こしょう	各少々
粒マスタード		少々
ロースハム		1枚
クレソン		20g

作り方

1. ブロッコリーは小房に分け、やわらかめにゆでる。水けをふきとり、あらく刻む。
2. ゆで卵はあらくつぶす。
3. Aをまぜ合わせ、1と2を加えてまぜる。
4. パンの片面に粒マスタードを塗り、ハムと3をのせてはさむ。半分に切り、クレソンを添える。

副菜 焼きトマト＆ガーリック

材料（1人分）

トマト		1/2個
オリーブ油		小さじ1/2
A	にんにく（つぶす）	1/4かけ分
	クミンシード（*）	小さじ1/4
塩、こしょう		各少々

＊クミンシードをカレー粉少々で代用してもおいしくできます。

作り方

1. フライパンに油を入れて弱火にかけ、Aをいためる。
2. 香りが立ったらトマトを入れて30秒ほど焼き、塩、こしょうで味をととのえる。

飲み物 カフェオレ

材料（1人分）

牛乳	1/2カップ
コーヒー	1/2カップ

作り方

鍋に牛乳とコーヒーを入れて温める。

メモ

スープがわりにとる温かい飲み物。砂糖たっぷりでは糖分のとりすぎになります。ノンシュガーで上手にとり入れ、優秀なカルシウム源でもある牛乳の自然な甘みを楽しみましょう。

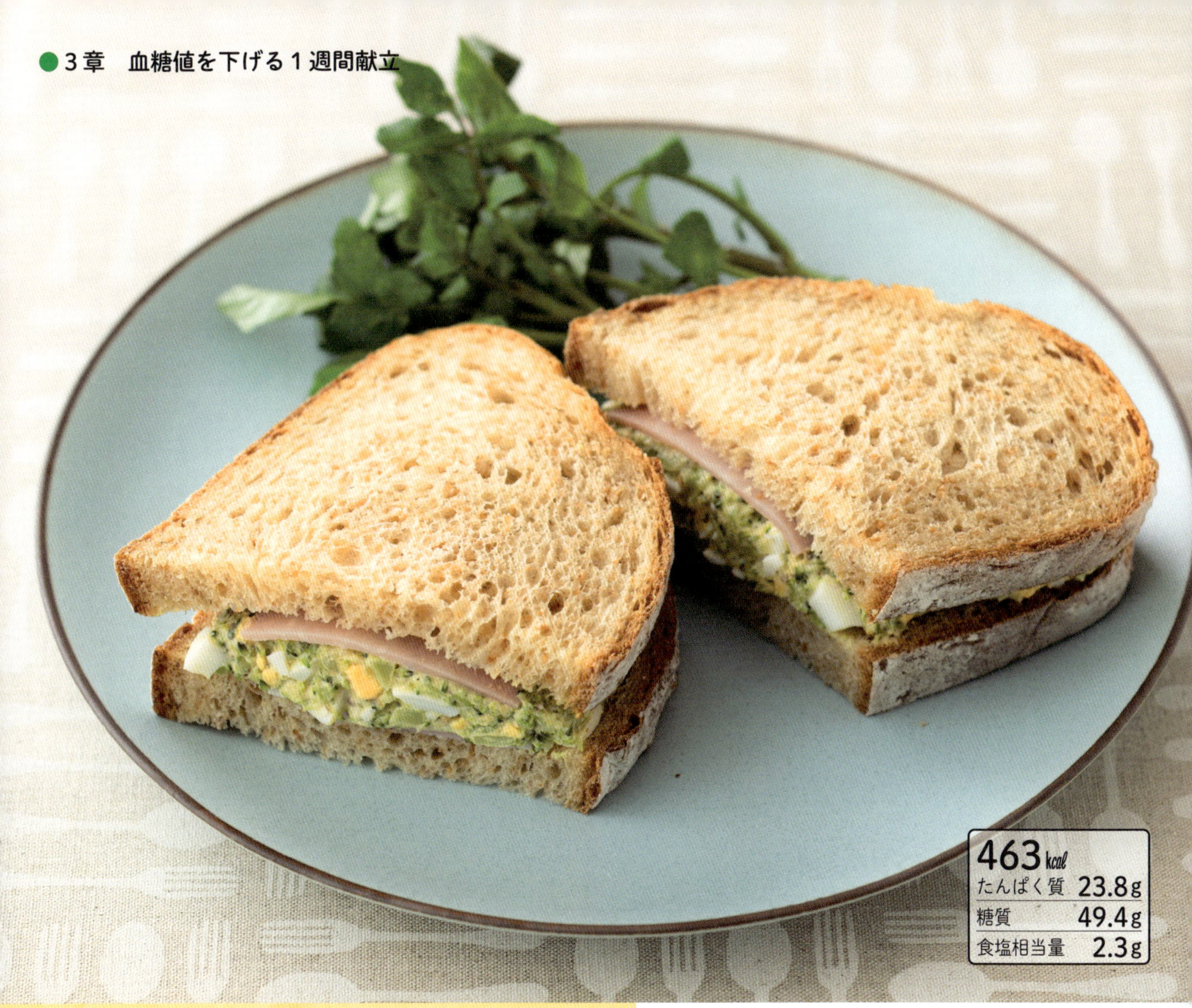
463kcal
たんぱく質 23.8g
糖質 49.4g
食塩相当量 2.3g

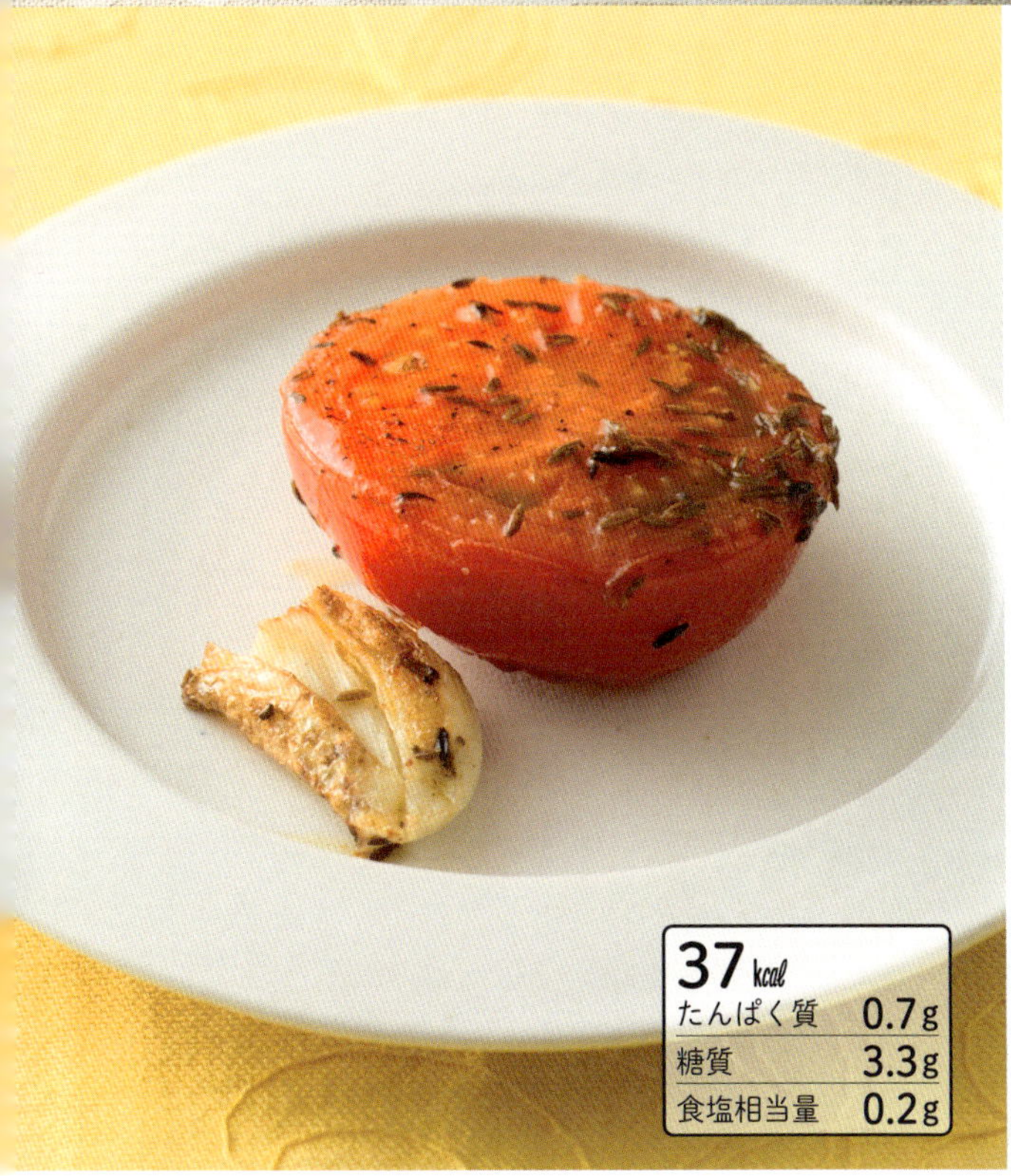
37kcal
たんぱく質 0.7g
糖質 3.3g
食塩相当量 0.2g

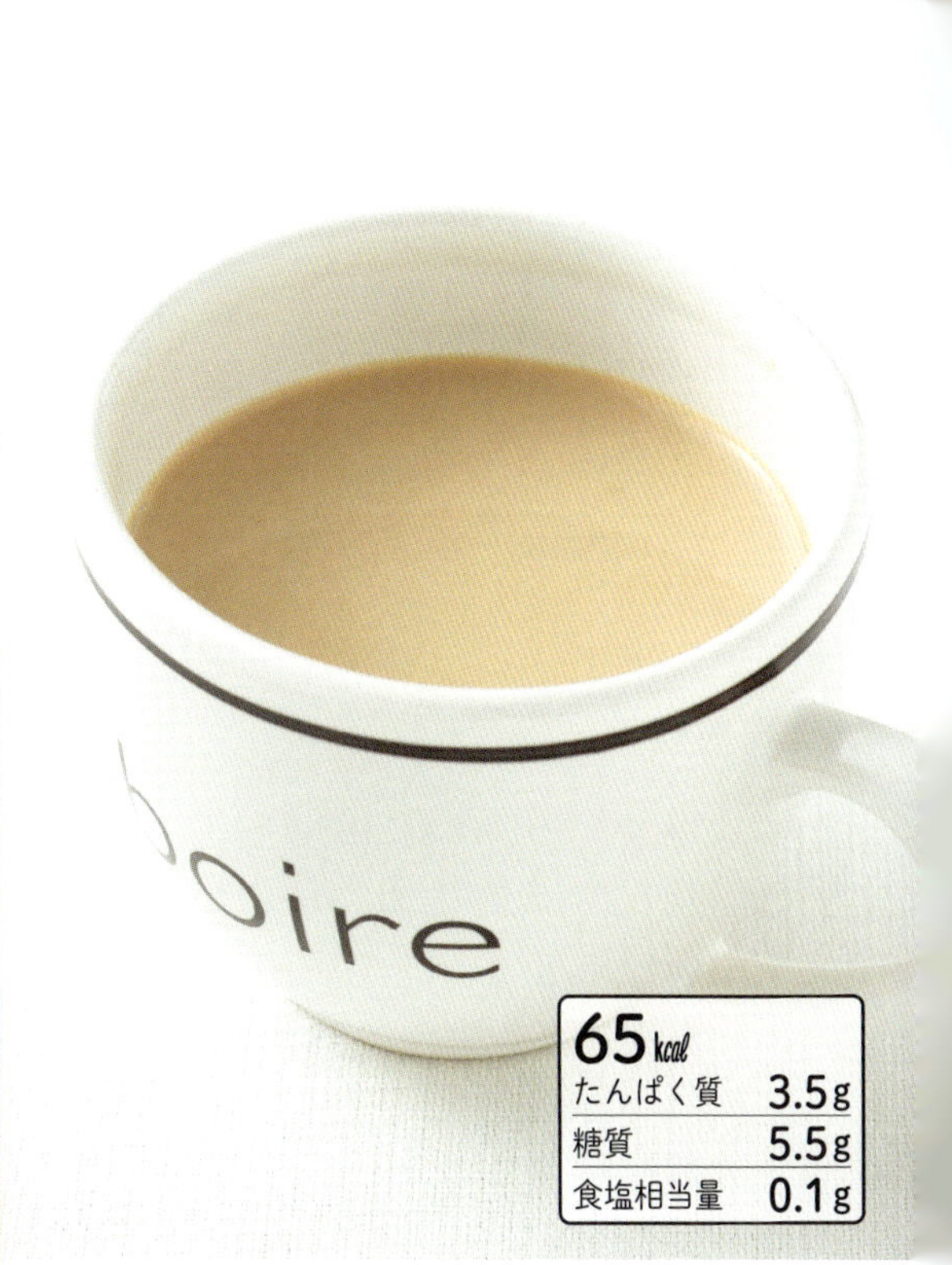
65kcal
たんぱく質 3.5g
糖質 5.5g
食塩相当量 0.1g

5日目 昼食
483kcal

たんぱく質	23.6g
糖質	63.7g
食塩相当量	2.8g

まぐろアボカドのっけ丼献立

まぐろはアボカドや長いもと合わせてボリュームを出しますが、長いもは糖質が多いので量は控えめに。副菜はにらと海藻を合わせると、栄養バランスがととのいます。

主食 主菜 まぐろアボカドのっけ丼

材料（1人分）

ご飯		150g
まぐろ（赤身・刺し身）		70g
アボカド		1/2個（50g）
長いも		3cm（40g）
A	だし	小さじ1
A	しょうゆ	小さじ1
ねりわさび		少々
刻みのり		少々

作り方

❶ まぐろは1～1.5cm角をめやすに小さく切る。

❷ アボカドと長いもは、まぐろの大きさに合わせて1～1.5cm角に切る。

❸ 器にご飯を盛り、❶と❷をのせる。Aをまぜてかけ、わさびと刻みのりものせる。

副菜1 にらとみょうがのゆずあえ

材料（1人分）

にら		50g
みょうが		1個
A	ゆず果汁（*）	小さじ1
A	ゆずの皮（細切り）（*）	少々
A	ゆずこしょう	小さじ1/3
A	めんつゆ（3倍濃縮）	小さじ1/3

*季節によっては、ゆずのかわりにほかの柑橘やレモンを使っても。

作り方

❶ にらは3～4cm長さに切ってさっとゆで、水けをきる。みょうがは小口切りにする。

❷ Aをまぜ、❶を加えてあえる。

副菜2 わかめのにんにくしょうがいため

材料（作りやすい分量・2人分）

わかめ（塩蔵）	50g
にんにく（あらみじん）	1かけ分
しょうが（あらみじん）	1かけ分

ごま油	小さじ2
塩、こしょう	各少々
しょうゆ	小さじ1/3

作り方

❶ わかめはよく塩を洗い流してもどし、水けをきってざく切りにする。

❷ フライパンに油を熱し、にんにくとしょうがを弱火でいためる。香りが立ったら中火にし、❶を加えていためる。

❸ わかめが色鮮やかになったら、塩、こしょうで味をととのえ、最後にしょうゆを回しかける。

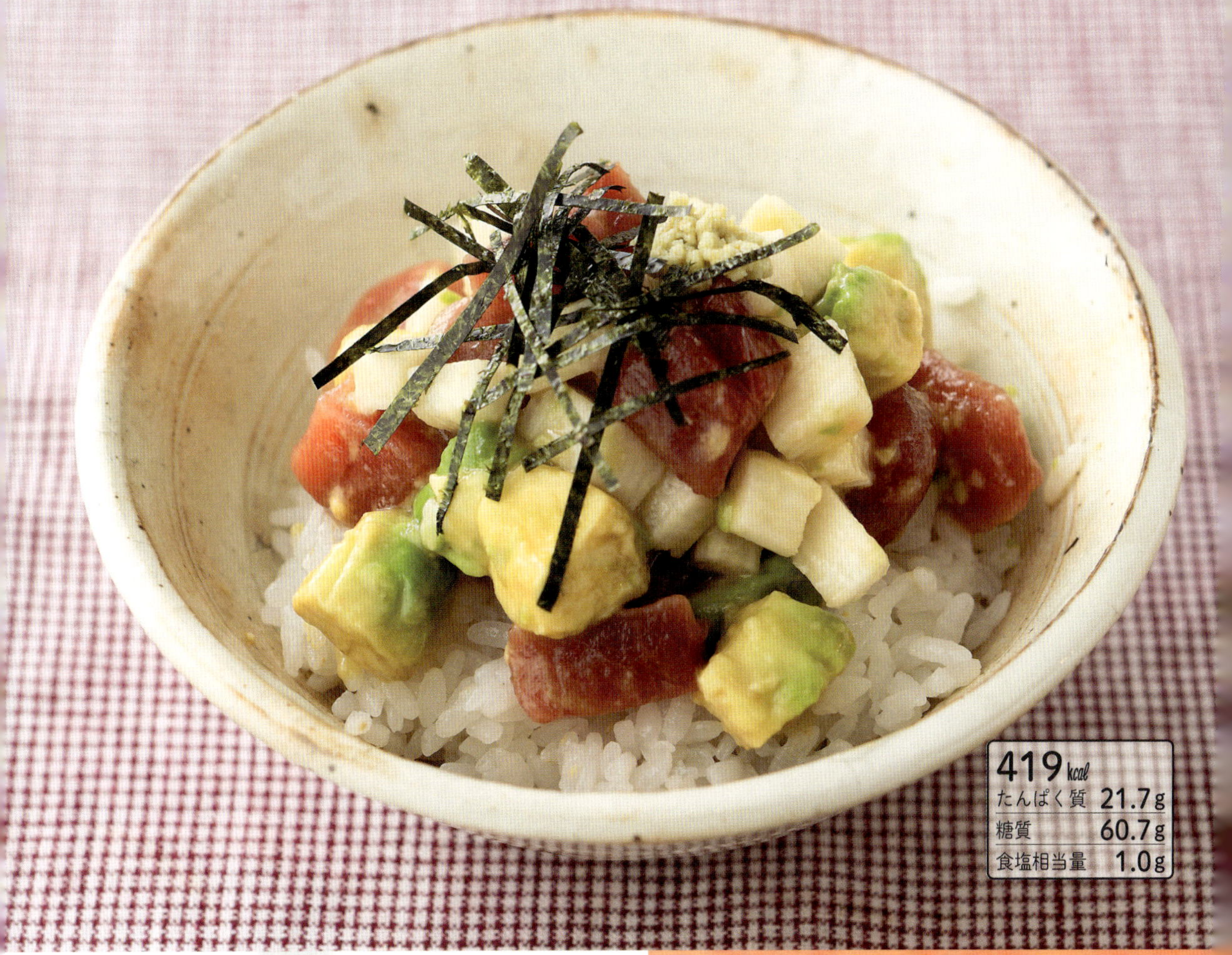

419kcal
たんぱく質 21.7g
糖質 60.7g
食塩相当量 1.0g

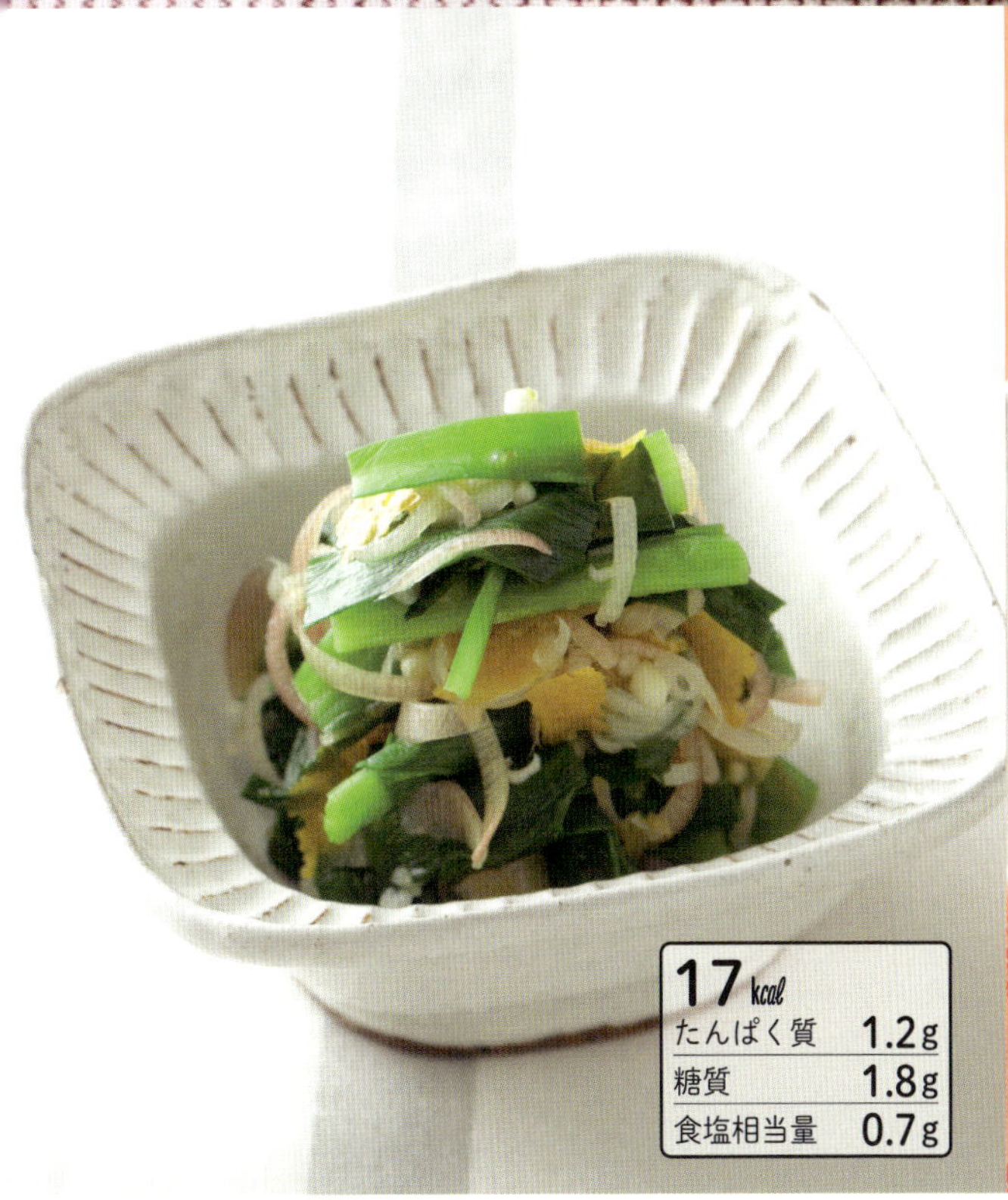

17kcal
たんぱく質 1.2g
糖質 1.8g
食塩相当量 0.7g

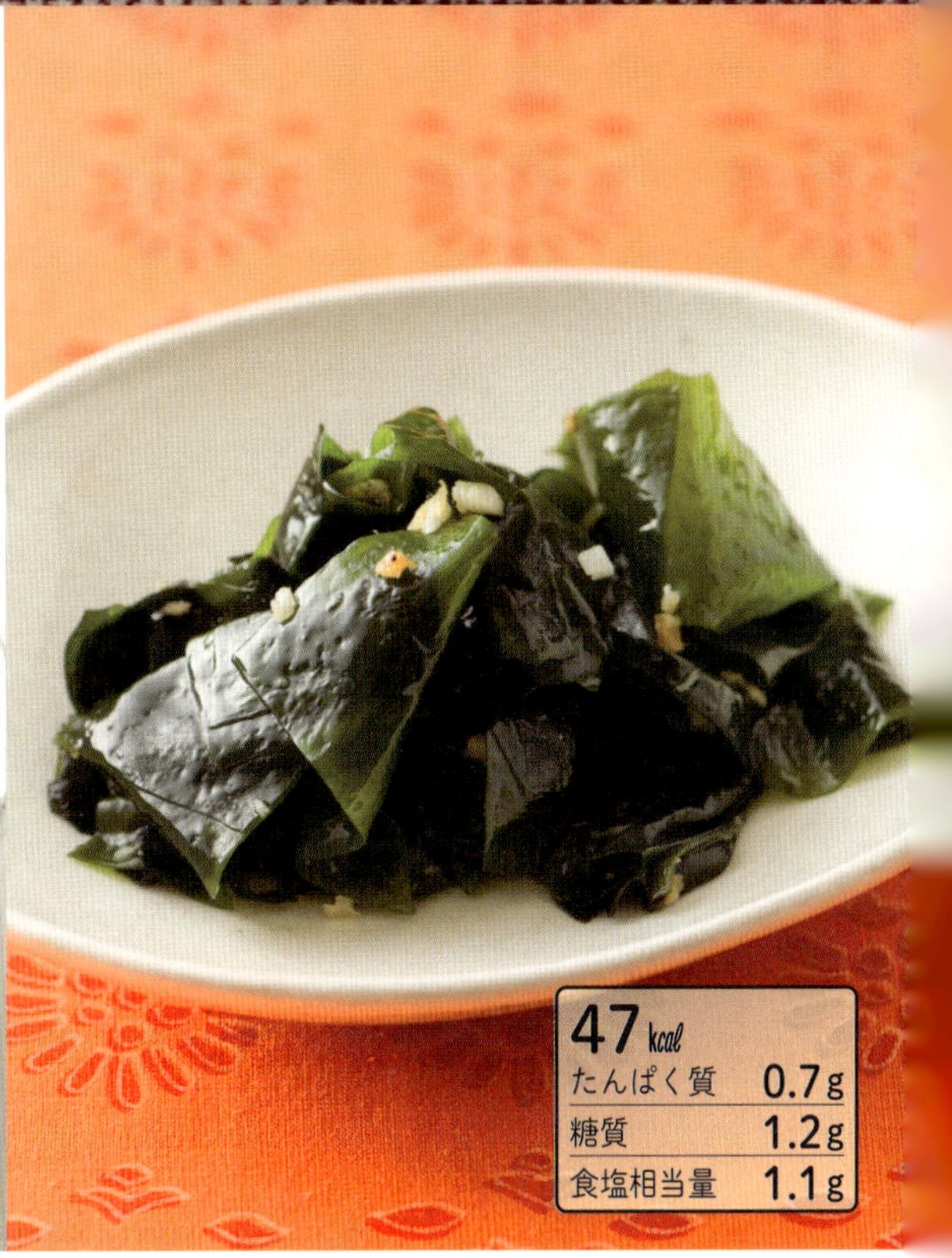

47kcal
たんぱく質 0.7g
糖質 1.2g
食塩相当量 1.1g

5日目 夕食
552kcal

たんぱく質	25.8g
糖質	61.6g
食塩相当量	2.1g

鶏ひき肉と豆腐のナゲット風献立

鶏ひき肉と豆腐にまぜ込むのは、おからパウダー。豆の栄養が多く含まれ、食物繊維も豊富。主菜や副菜はもちろん、おやつなどの糖質を抑えたいときに活用できます。

主菜 鶏ひき肉と豆腐のナゲット風

材料（作りやすい分量・2人分）

鶏ひき肉		150g
木綿豆腐		150g
A	おからパウダー（*）	10g
A	鶏ガラスープのもと	小さじ1/2
A	おろしにんにく	小さじ1/2
A	おろししょうが	小さじ1/2
A	塩、こしょう	各少々
揚げ油		適量
青じそ		4枚

＊おからパウダーはおからを乾燥させ、粉末状にしたもの。

作り方

❶ ボウルにひき肉と豆腐を入れ、ほぐしながらまぜ、Aも加えてよくまぜる。10等分にし、だ円形に丸める。

❷ 揚げ油を170度に熱し、❶を入れてきつね色に揚げる。

❸ 器に青じそを敷き、❷を盛る。

副菜 レンジなすの香味だれ

材料（1人分）

なす		1個
A	にんにく（みじん切り）	1/2かけ分
A	ねぎ（みじん切り）	大さじ1
A	おろししょうが	小さじ1/2
A	酢、酒	各小さじ1
A	しょうゆ	小さじ1/2

作り方

❶ なすは縦半分の長さに切り、さらに縦6等分にする。耐熱皿に広げてラップをかけ、電子レンジで2分30秒加熱する。あら熱をとり、冷蔵庫で冷やす。

❷ 耐熱容器にAを合わせ、ラップをかけて電子レンジで1分加熱する。

❸ ❶を器に盛り、❷をかける。

汁物 焼きしいたけのすまし汁

材料（1人分）

生しいたけ		2個
三つ葉		1～2本
とろろこんぶ		少々
A	だし	1/2カップ
A	しょうゆ	小さじ1/4

作り方

❶ しいたけはオーブントースターかグリルでこんがりと焼き、一口大にちぎる。三つ葉は3～4cm長さに切る。

❷ 器に❶ととろろこんぶを入れ、温めたAを注ぐ。

主食 ご飯（150g）234kcal　たんぱく質3.8g　糖質53.4g　食塩相当量0g

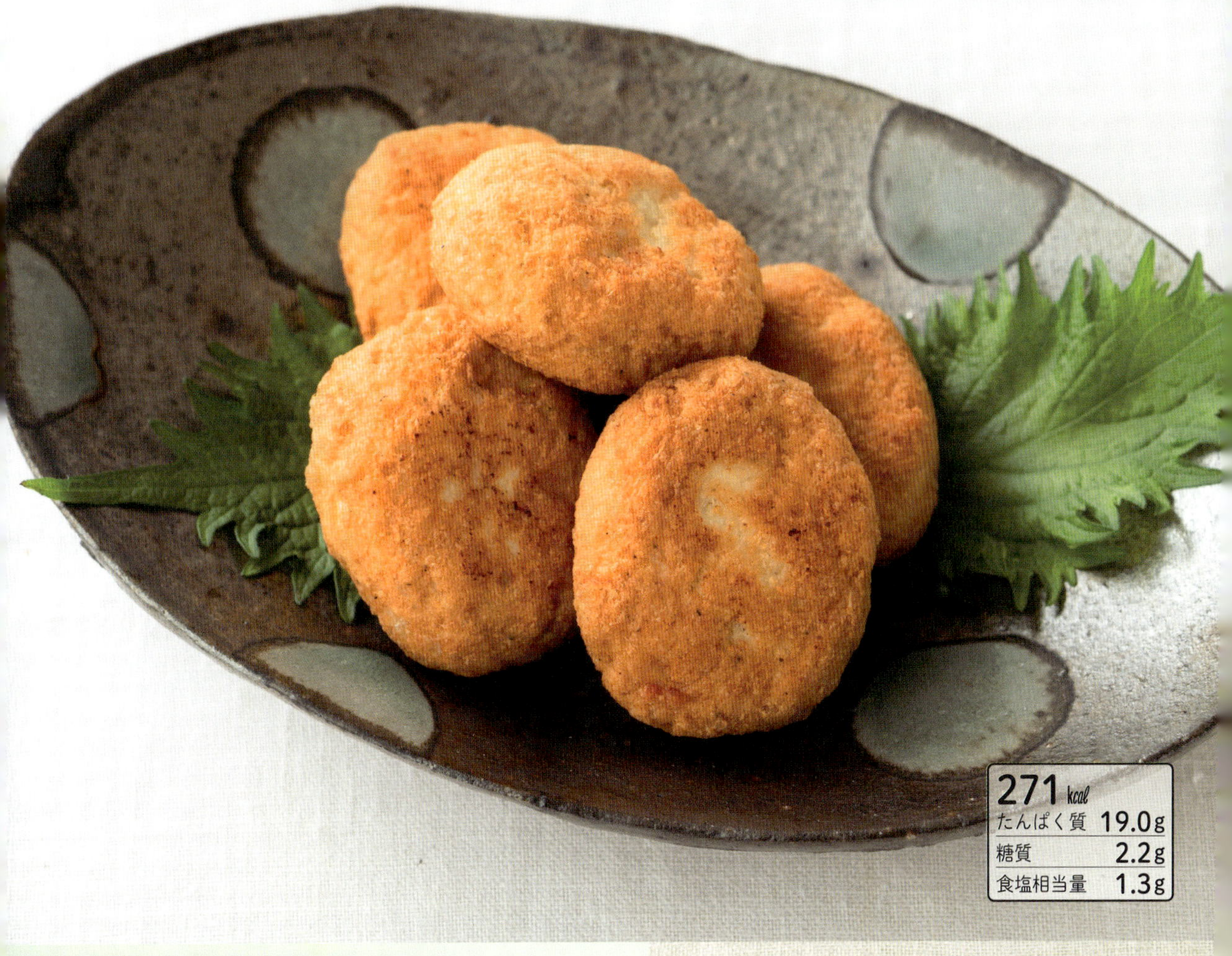

271 kcal	
たんぱく質	19.0g
糖質	2.2g
食塩相当量	1.3g

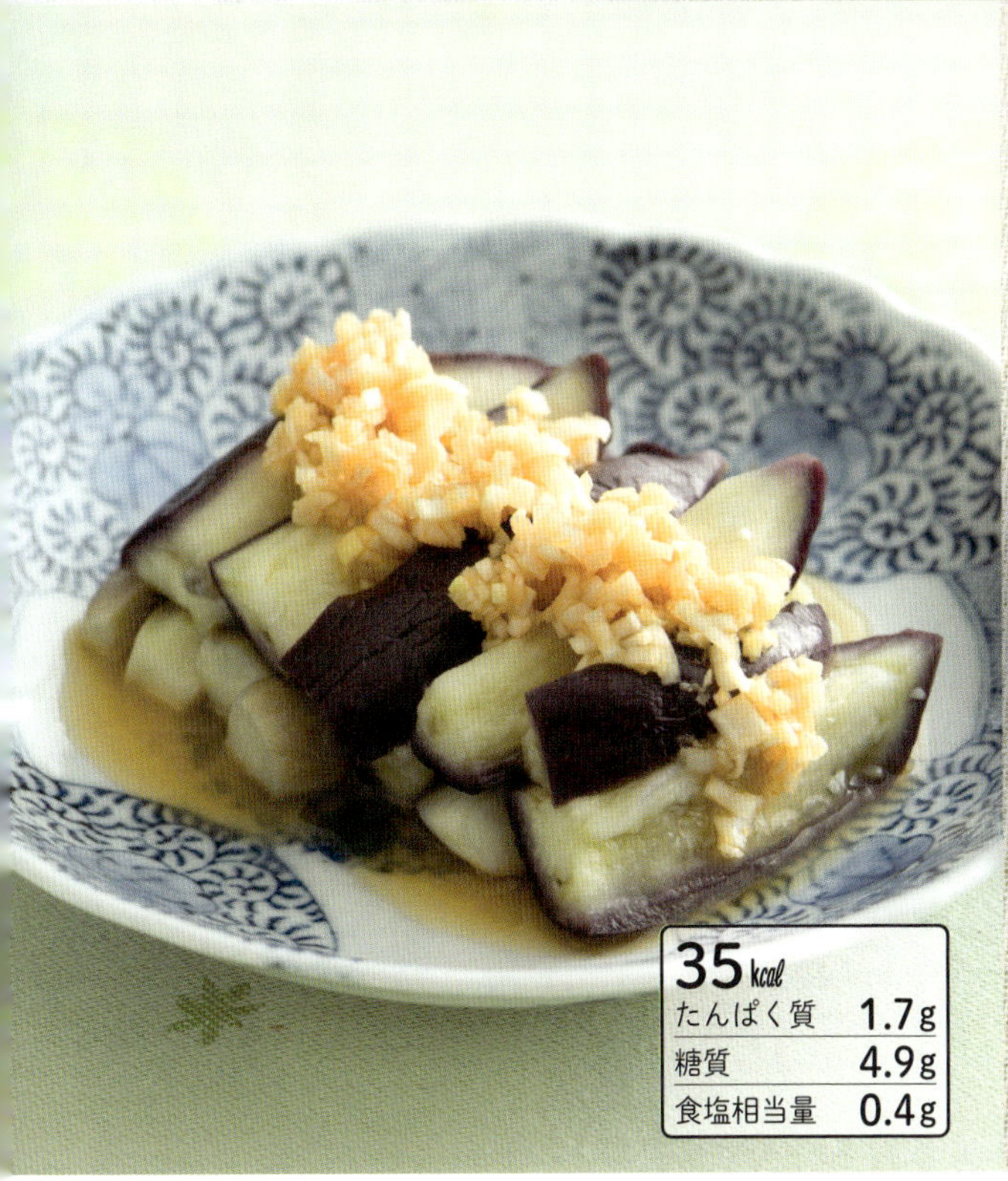

35 kcal	
たんぱく質	1.7g
糖質	4.9g
食塩相当量	0.4g

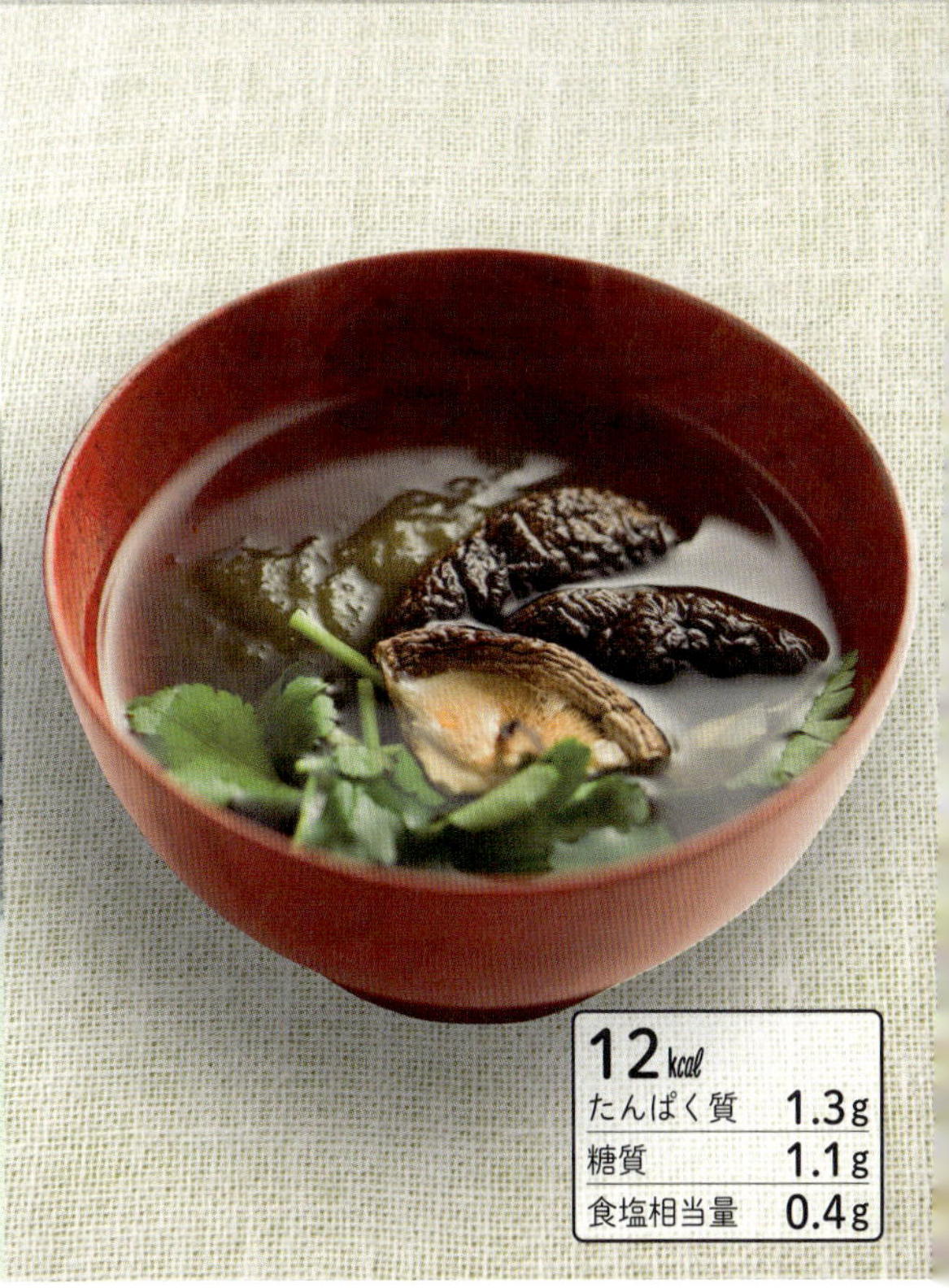

12 kcal	
たんぱく質	1.3g
糖質	1.1g
食塩相当量	0.4g

6日目 朝食
508kcal

たんぱく質 20.4g
糖質 59.9g
食塩相当量 2.4g

もずく入りだし巻き卵献立

わかめや青のり、もずくなどの海藻類は、卵焼きの具として使いやすいのでおすすめ。それでも卵1個ではたんぱく質が足りないので、みそ汁に厚揚げを入れてたんぱく質を補いましょう。

主菜 もずく入りだし巻き卵

材料（作りやすい分量・2人分）

卵		2個
もずく（味つけしていないもの）		50g
A	だし	大さじ4
	しょうゆ	小さじ1弱
	塩	少々
大根おろし（軽く水けをしぼる）		60g
青じそ		2枚
植物油		大さじ1

作り方

1. ボウルに卵を割りほぐし、Aも加えてまぜ、もずくも加えてまぜる。
2. 卵焼き器に油を中火で熱し、1の1/2量を流し入れ、全体に広げる。表面が固まる前に巻き、残りの卵液を流し入れて焼き、同様に巻く。
3. 食べやすく切り分けて青じそを敷いた器に盛り、大根おろしを添える。

副菜 ほうれんそうのごまあえ

材料（1人分）

ほうれんそう		80g
A	しょうゆ、砂糖	各小さじ2/3
	だし	大さじ1/2
	いり白ごま	大さじ1/2

作り方

1. ほうれんそうはさっとゆでて水にとり、水けをしぼって4cm長さに切る。
2. Aをまぜ合わせ、1を加えてあえる。

汁物 厚揚げと白菜のみそ汁

材料（1人分）

厚揚げ	1/3枚
白菜	50g
だし	3/4カップ
みそ	小さじ1
七味とうがらし	適宜

作り方

1. 厚揚げは7mm厚さの色紙切りにし、白菜はざく切りにする。
2. 鍋にだしを入れて煮立て、白菜を入れて1～2分煮る。厚揚げも加えてひと煮し、みそをとき入れる。器に盛り、好みで七味とうがらしを振る。

主食 ご飯（150g） 234kcal たんぱく質 3.8g 糖質 53.4g 食塩相当量 0g

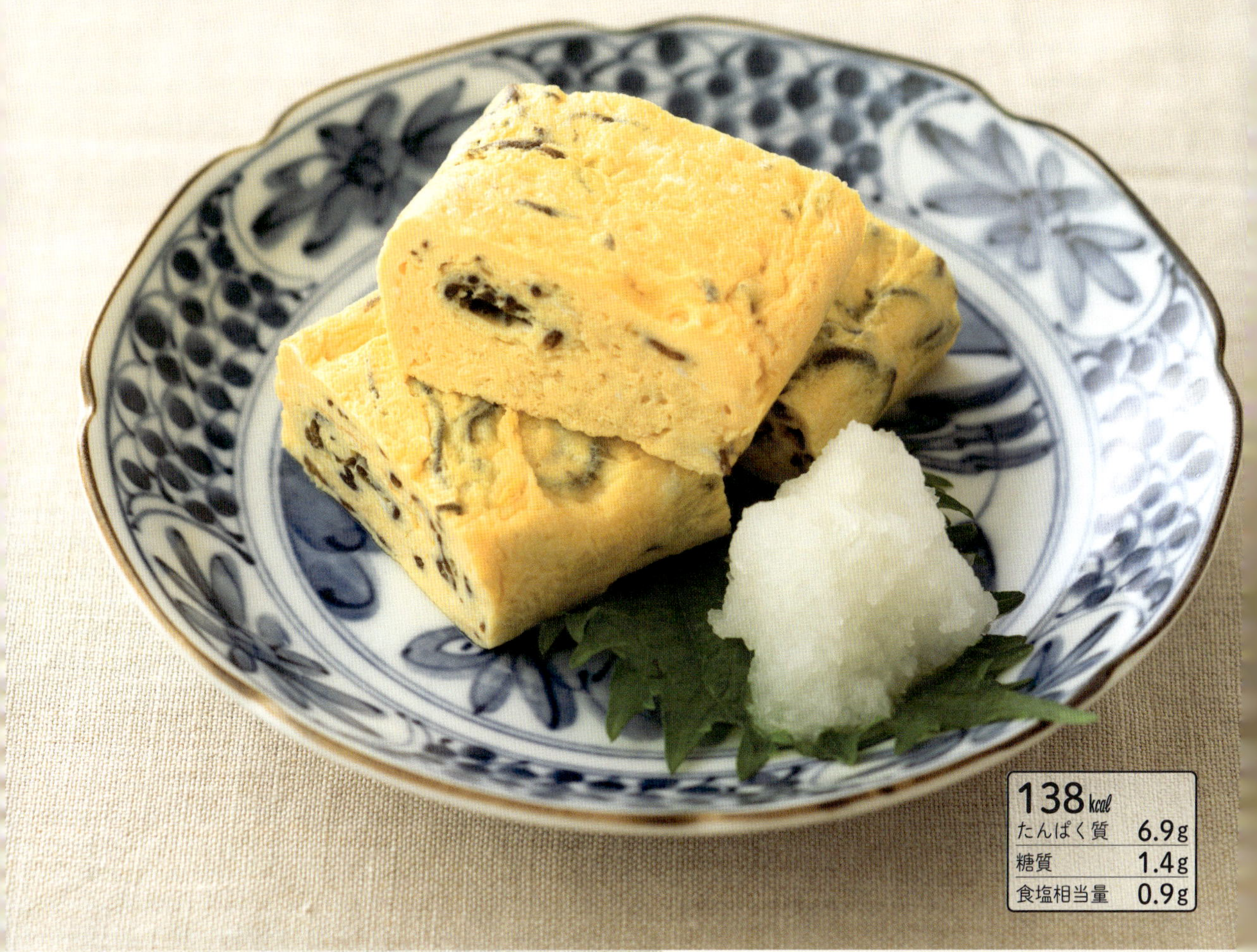

138kcal	
たんぱく質	6.9g
糖質	1.4g
食塩相当量	0.9g

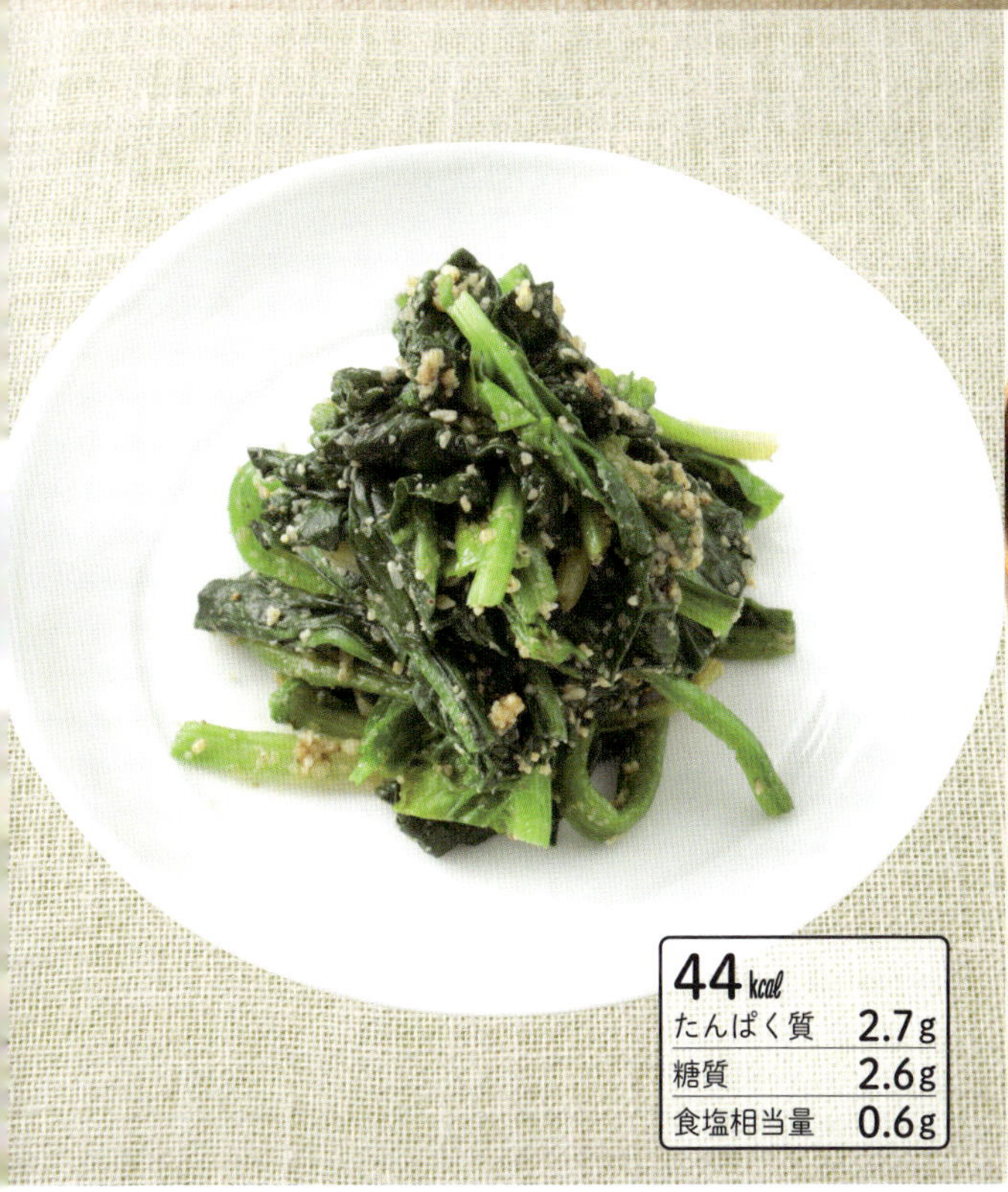

44kcal	
たんぱく質	2.7g
糖質	2.6g
食塩相当量	0.6g

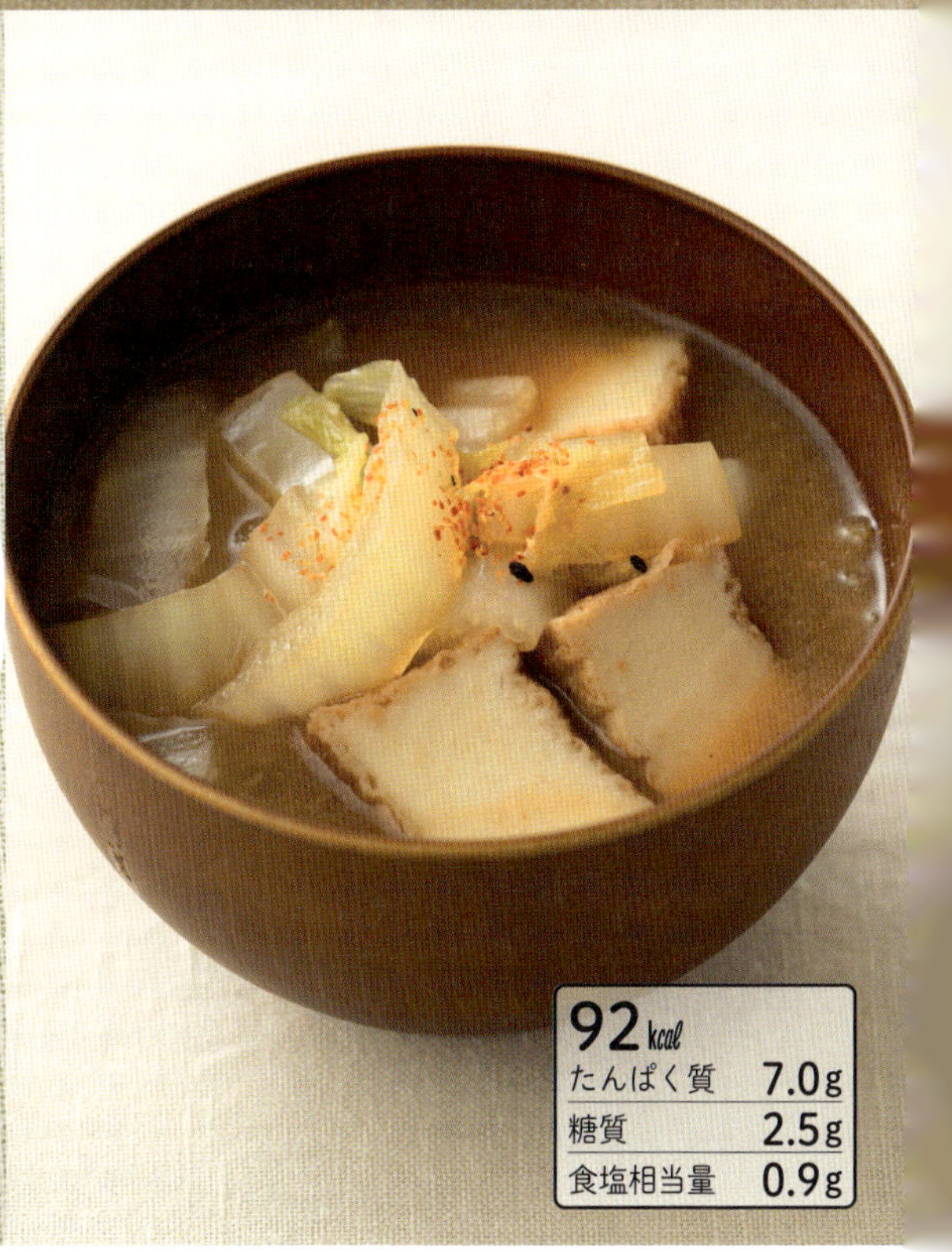

92kcal	
たんぱく質	7.0g
糖質	2.5g
食塩相当量	0.9g

6日目 昼食
483kcal

たんぱく質	25.2g
糖質	60.4g
食塩相当量	2.6g

野菜たっぷり納豆そば献立

食物繊維が多いそばですが、つゆの食塩量に注意が必要です。納豆やせん切りの野菜と合わせて、酢を使ったつゆをかけて食べましょう。つゆにつける食べ方より、食塩を抑えることができます。

主食 主菜 野菜たっぷり納豆そば

材料（1人分）

そば（ゆで）		170g
納豆		1パック（40g）
ボイルえび		2尾（36g）
A	みょうが（せん切り）	1個分
	大根（せん切り）	2cm分
	レタス（せん切り）	1枚分
	貝割れ菜（長さを半分に切る）	15g
B	水	1/4カップ
	めんつゆ（3倍濃縮）	大さじ1
	黒酢（または酢）	小さじ2
	ごま油	大さじ1/2

作り方

❶ そばはさっとゆでてから流水で洗い、水けをきる。
❷ 納豆はかきまぜ、えびは食べやすく切る。
❸ そばとAをあえて器に盛り、❷をのせ、まぜたBのつゆをかける。

副菜 まいたけの梅あえ

材料（1人分）

まいたけ		80g
青じそ		2枚
A	酒	小さじ1
	梅肉	2g
	しょうゆ	小さじ1/3

作り方

❶ まいたけはほぐし、さっとゆでて水けをきる。青じそは手でちぎる。
❷ Aをまぜ、❶を加えてあえる。

デザート ぶどう（デラウェア）

材料（1人分）

ぶどう（デラウェア）	小2/3房（正味80g）

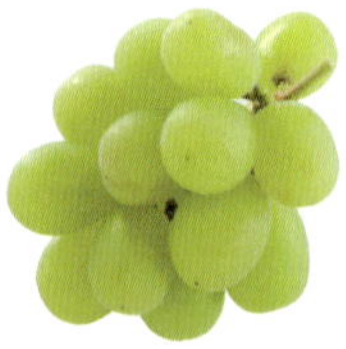

＊マスカットなら約1/3房（正味80g）。栄養価はデラウェアと同じ。

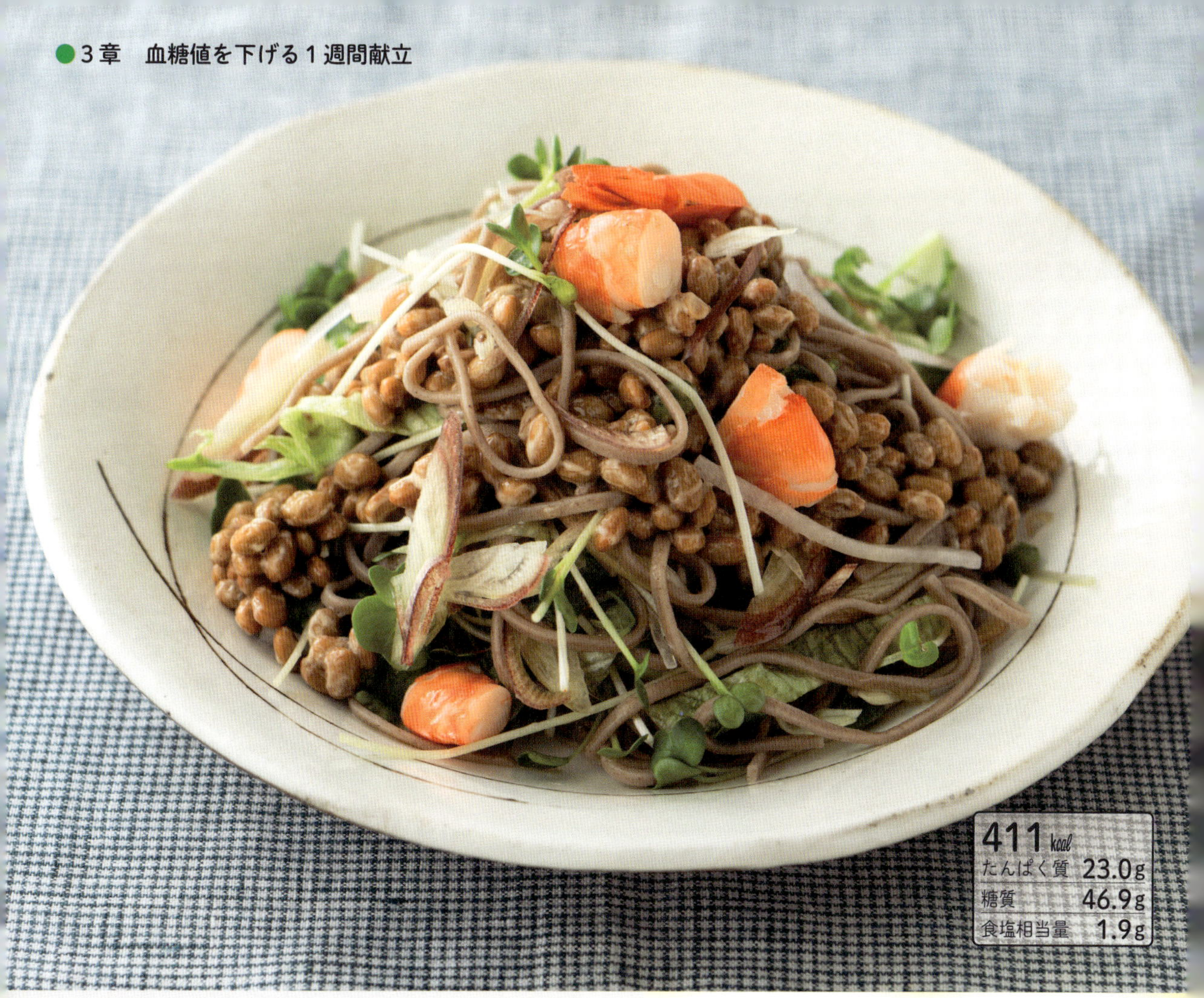

411 kcal
たんぱく質 23.0g
糖質 46.9g
食塩相当量 1.9g

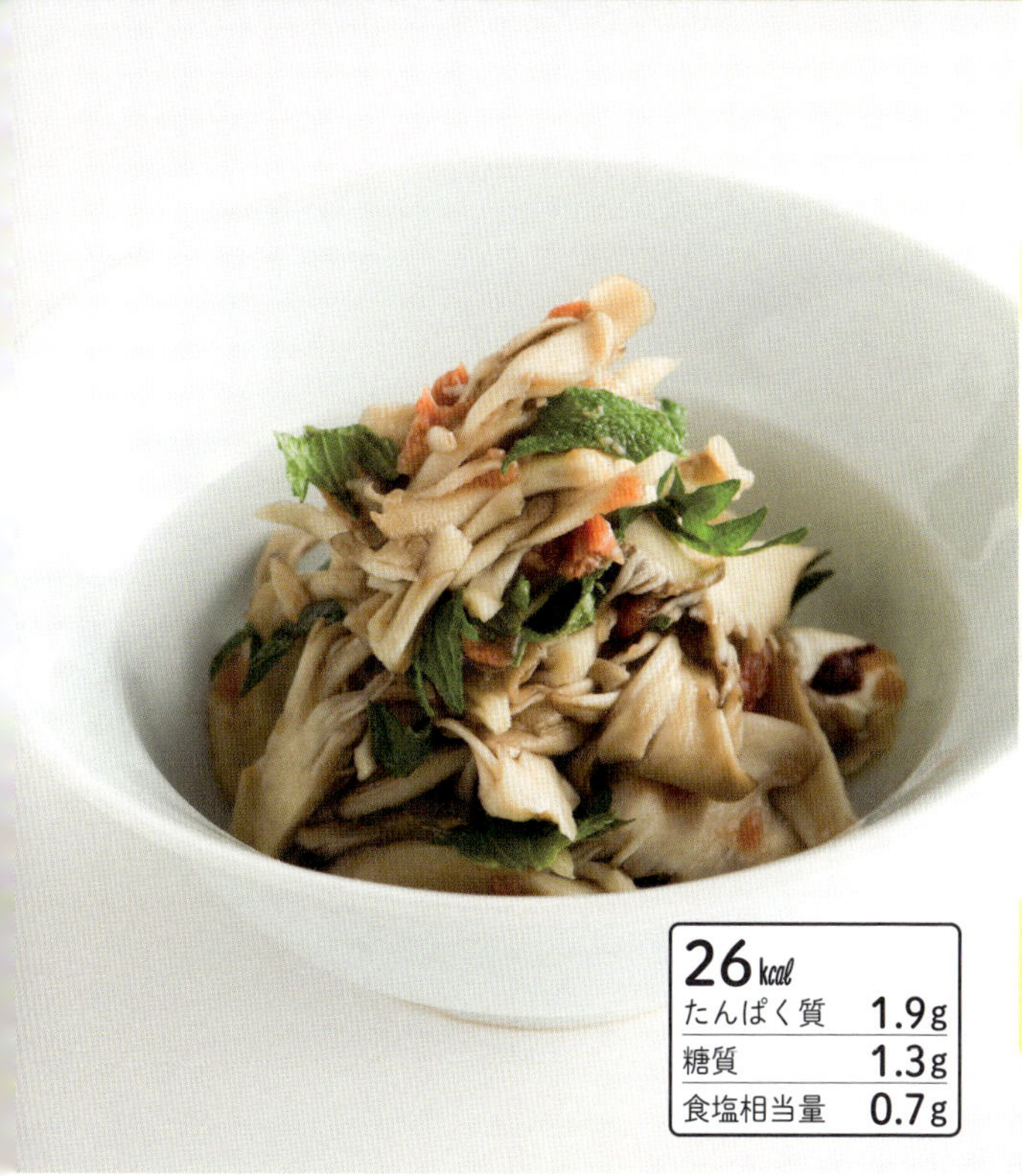

26 kcal
たんぱく質 1.9g
糖質 1.3g
食塩相当量 0.7g

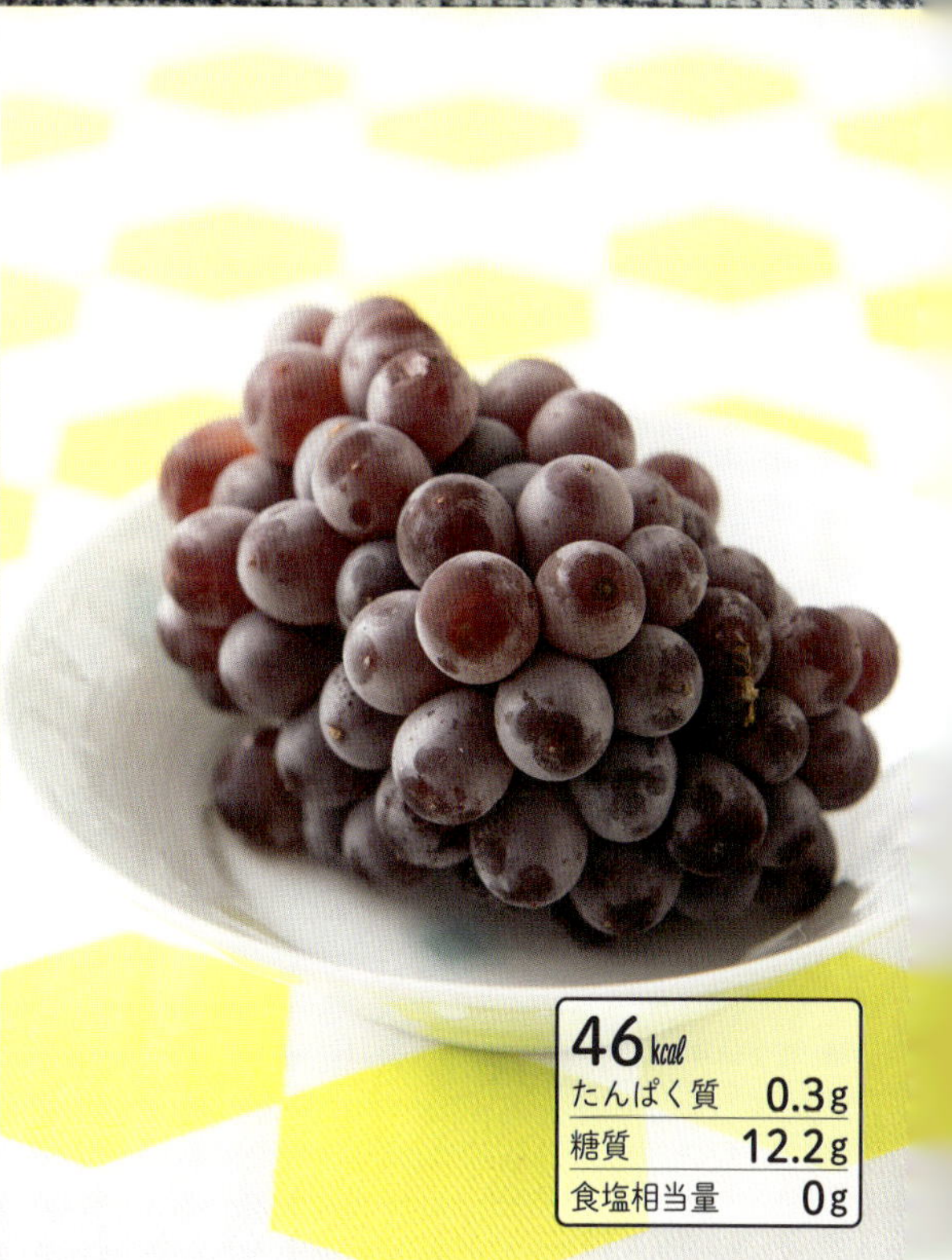

46 kcal
たんぱく質 0.3g
糖質 12.2g
食塩相当量 0g

6日目 夕食
555kcal

たんぱく質	25.5g
糖質	64.6g
食塩相当量	2.3g

牛薄切り肉巻きステーキ献立

薄切り肉をくるくると巻いて焼くだけ。火の通りも早く食べやすいうえ、ボリュームも出ます。副菜をかぼちゃの煮物にした分、ご飯をいつもより少なめにして糖質を調整します。

主菜 牛薄切り肉巻きステーキ

材料（1人分）

牛もも薄切り肉	4～5枚（100g）
塩、あらびき黒こしょう	各少々
にんにく（薄切り）	1かけ分
セロリ（食べやすい長さに切る）	30g
オリーブ油	小さじ2

作り方

1. 牛肉は1枚ずつ広げて少し重なるように並べ、くるくると巻き、食べやすい大きさ（1.5cm幅ほど）に切る。焼く直前に軽く、塩、こしょうを振る。
2. フライパンに油とにんにくを入れて弱火にかけ、にんにくが色づいたらとり出す。
3. ②のフライパンに①の切り口を上にして並べ入れ、転がしながら肉全体を焼きつける。肉の脇でセロリもさっと焼く。
4. ③を器に盛り、にんにくを散らす。

副菜1 かぼちゃの含め煮

材料（作りやすい分量・2人分）

かぼちゃ		100g
A	だし	1/2カップ
A	薄口しょうゆ	小さじ1弱
A	みりん	小さじ1弱

作り方

1. かぼちゃは種とわたを除いてところどころ皮をむき、3cm角に切る。
2. 鍋にAを入れて煮立て、①を並べ入れ、落とし蓋をして弱火で15～20分煮る。

副菜2 かぶのレモン酢あえ

材料（1人分）

かぶ		小1個
かぶの葉		10g
塩		少々
A	レモン果汁、酢	各小さじ1
A	レモンの皮（せん切り）	少々

作り方

1. かぶは縦半分に切ってから薄切りにし、小口切りにした葉と合わせ、塩を振る。
2. しんなりしたら水けをしぼり、Aを加えてよくまぜる。

主食 ご飯（140g）218kcal たんぱく質3.5g 糖質49.8g 食塩相当量0g

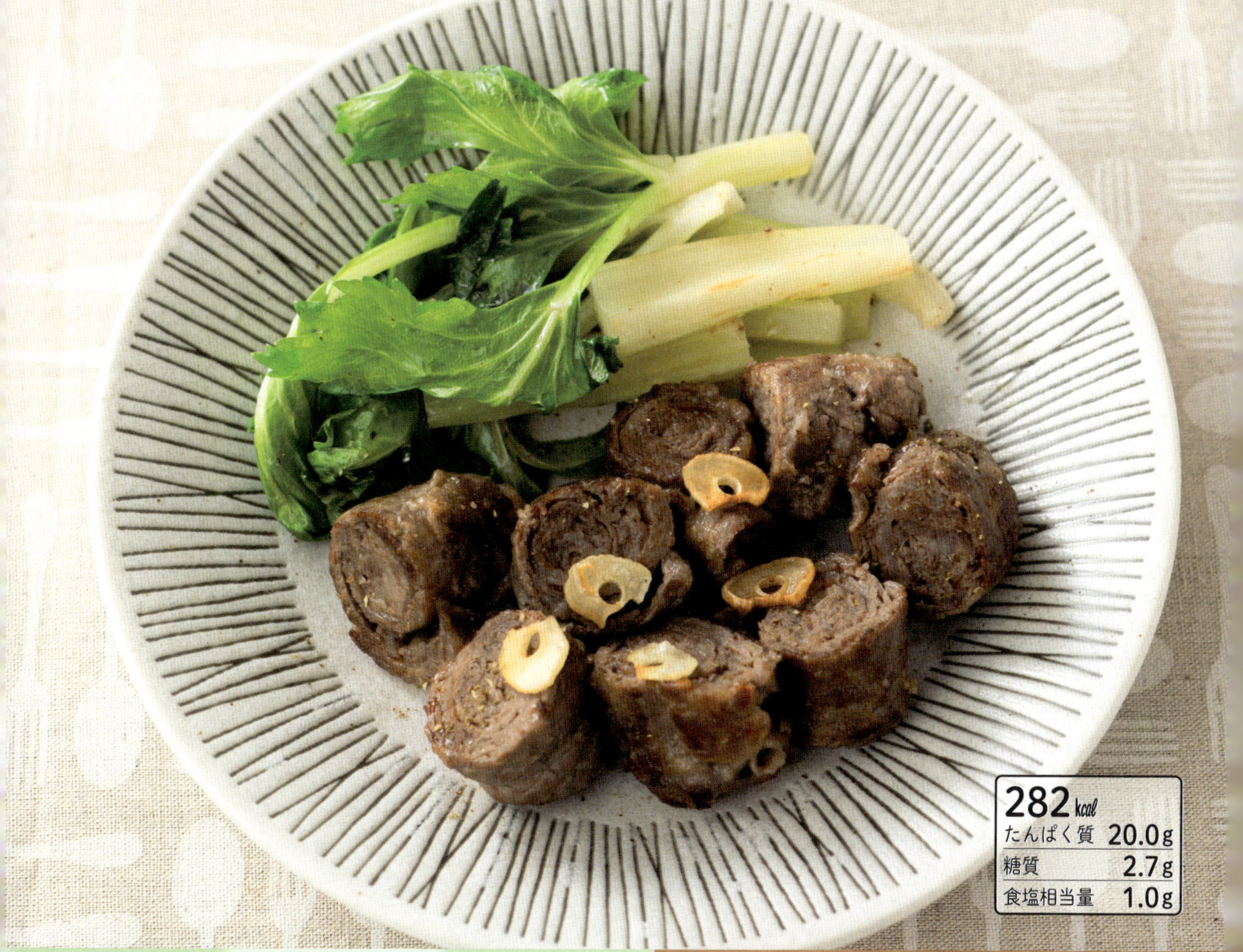
282 kcal
たんぱく質 20.0g
糖質 2.7g
食塩相当量 1.0g

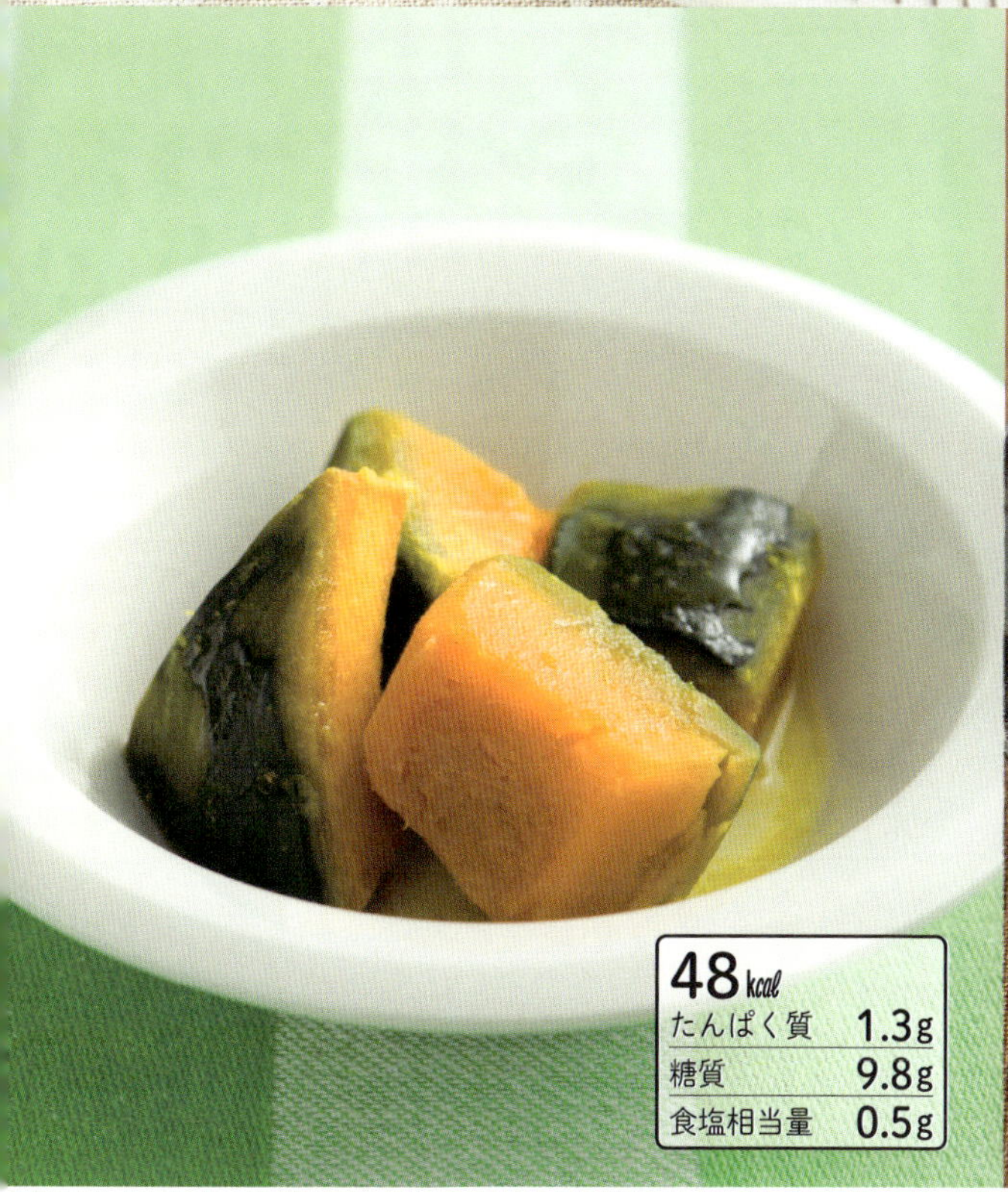
48 kcal
たんぱく質 1.3g
糖質 9.8g
食塩相当量 0.5g

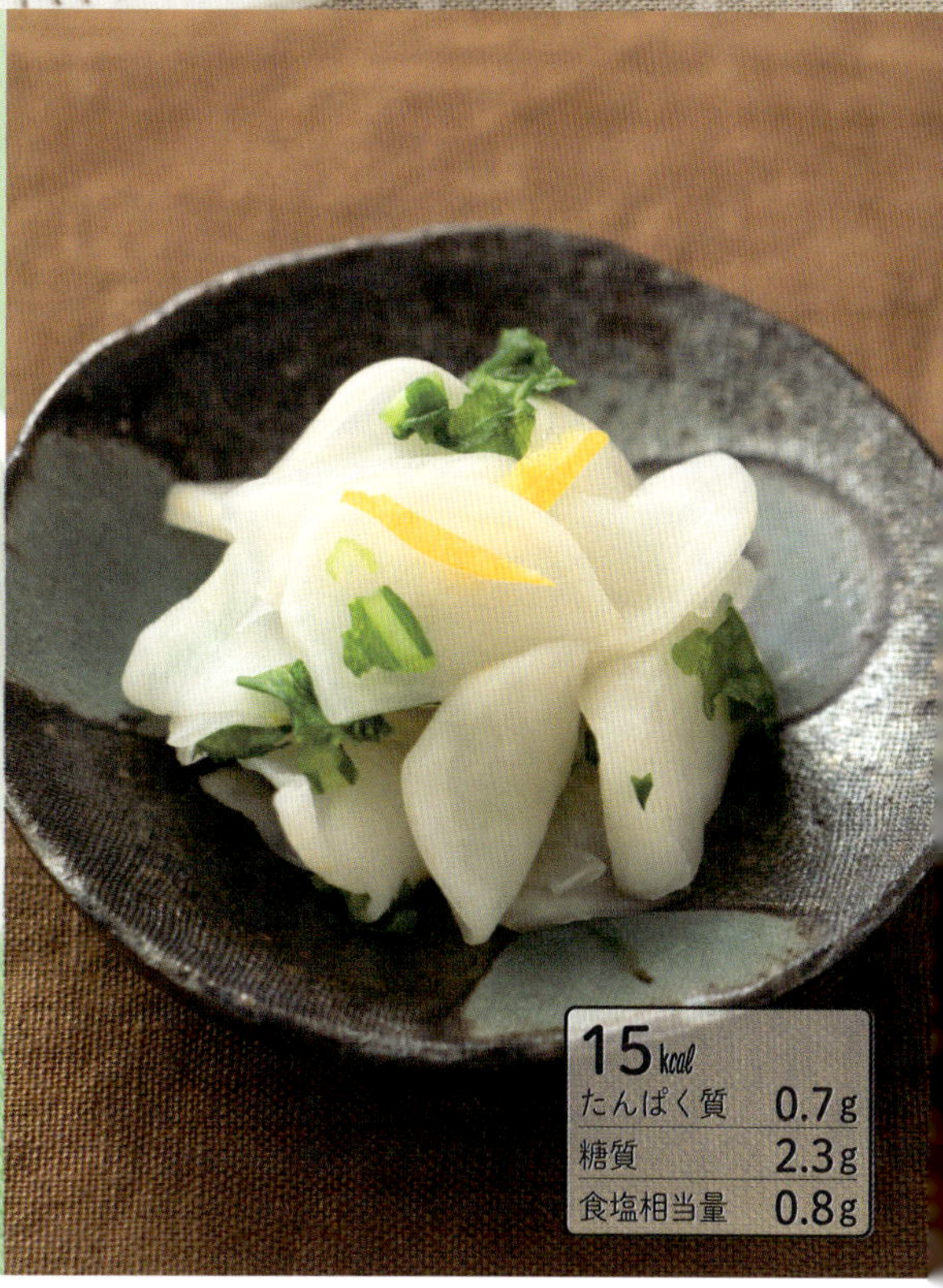
15 kcal
たんぱく質 0.7g
糖質 2.3g
食塩相当量 0.8g

7日目 朝食
488kcal
たんぱく質 19.8g
糖質 59.1g
食塩相当量 2.3g

ツナとかぶの葉のトースト献立

かぶの葉はビタミンが豊富な野菜。ツナでたんぱく質を補って、トーストに。さらにたんぱく質を増やしたいときは、粉チーズを振ってもよいでしょう。ミネストローネからはビタミンがとれます。

主食 主菜 ツナとかぶの葉のトースト

材料（作りやすい分量・２人分）

食パン（6枚切り）		３枚
ごま油		大さじ1
かぶの葉（小口切り）		1個分（100g）
A	しらす干し	5g
	削りがつお	1/2袋（2.5g）
ツナ缶（油漬け・汁けをきる）		80g

＊写真は４切れですが、１人分は６切れになります。８枚切り２枚で作ってもOK。

作り方

1. フライパンに油を熱してかぶの葉をいため、油が回ったらAも加えていため合わせる。
2. 食パンに1を1/3量ずつのせ、ツナを散らし、オーブントースターでこんがりと焼く。食べやすく切り、器に盛る。

メモ
かぶの葉のいため物は多めに作って常備しておくと、重宝します。

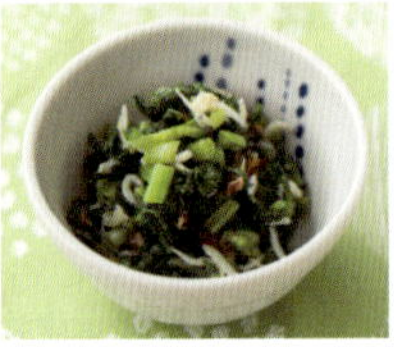

副菜 汁物 簡単ミネストローネ

材料（１人分）

A	玉ねぎ（1cm角に切る）	30g
	セロリ（1cm角に切る）	30g
	ズッキーニ（1cm角に切る）	30g
顆粒コンソメ		少々
トマトジュース（無塩）		1/2カップ
塩、こしょう		各少々
おろしにんにく		適宜

作り方

1. 鍋に水１カップ、顆粒コンソメ、Aの野菜を入れて火にかけ、中火で２～３分煮る。
2. トマトジュースを加え、煮立ったら塩、こしょうで味をととのえる。器に盛り、好みでおろしにんにくをのせる。

デザート りんご

材料（１人分）

りんご（皮つき）	80g

作り方

りんごは皮ごと食べやすい大きさに切る。

メモ
果物は皮ごと食べると、食物繊維やビタミン、ミネラルを効率よくとることができます。たんぱく質を増やしたい場合は、ヨーグルトを30gほど加えてもOK。

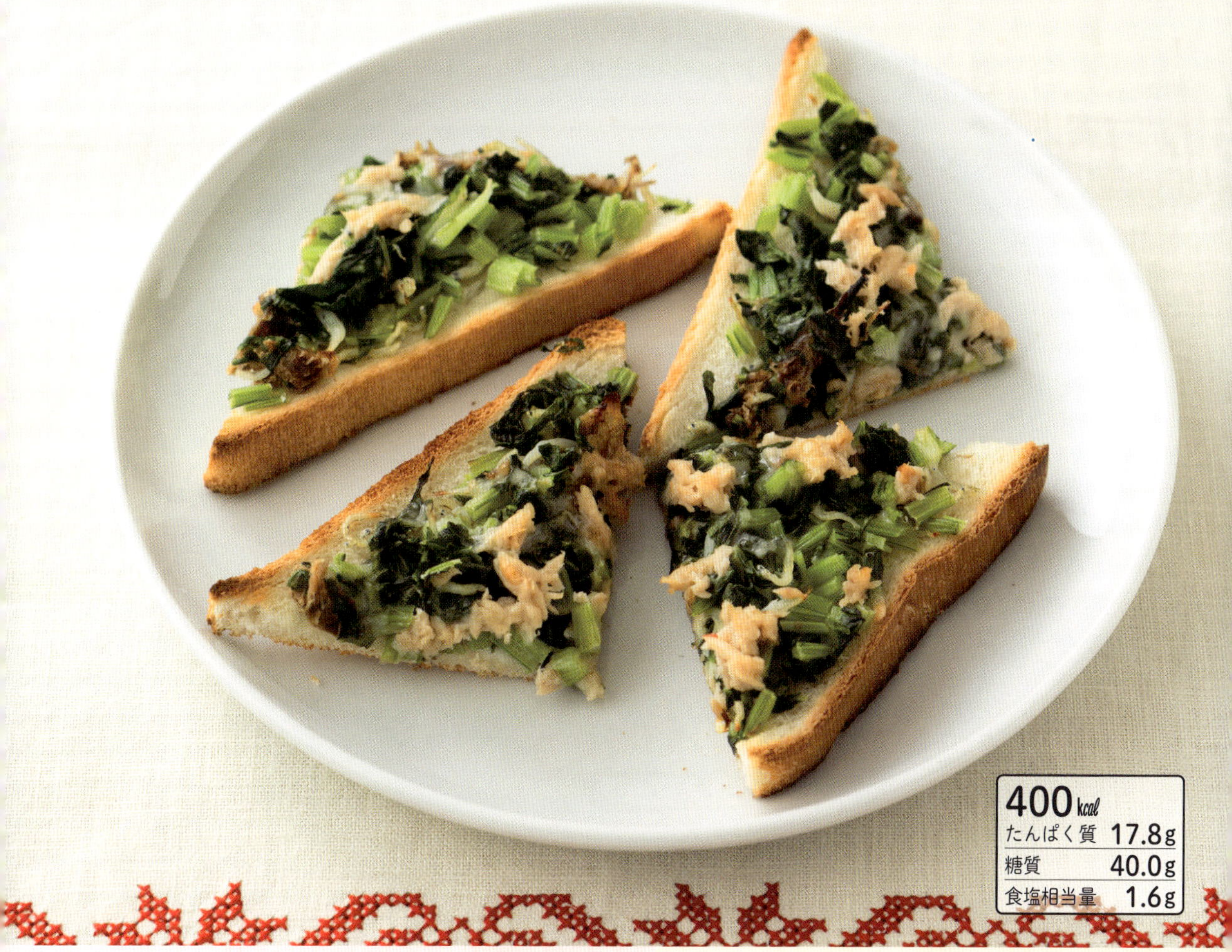

400kcal
たんぱく質　17.8g
糖質　40.0g
食塩相当量　1.6g

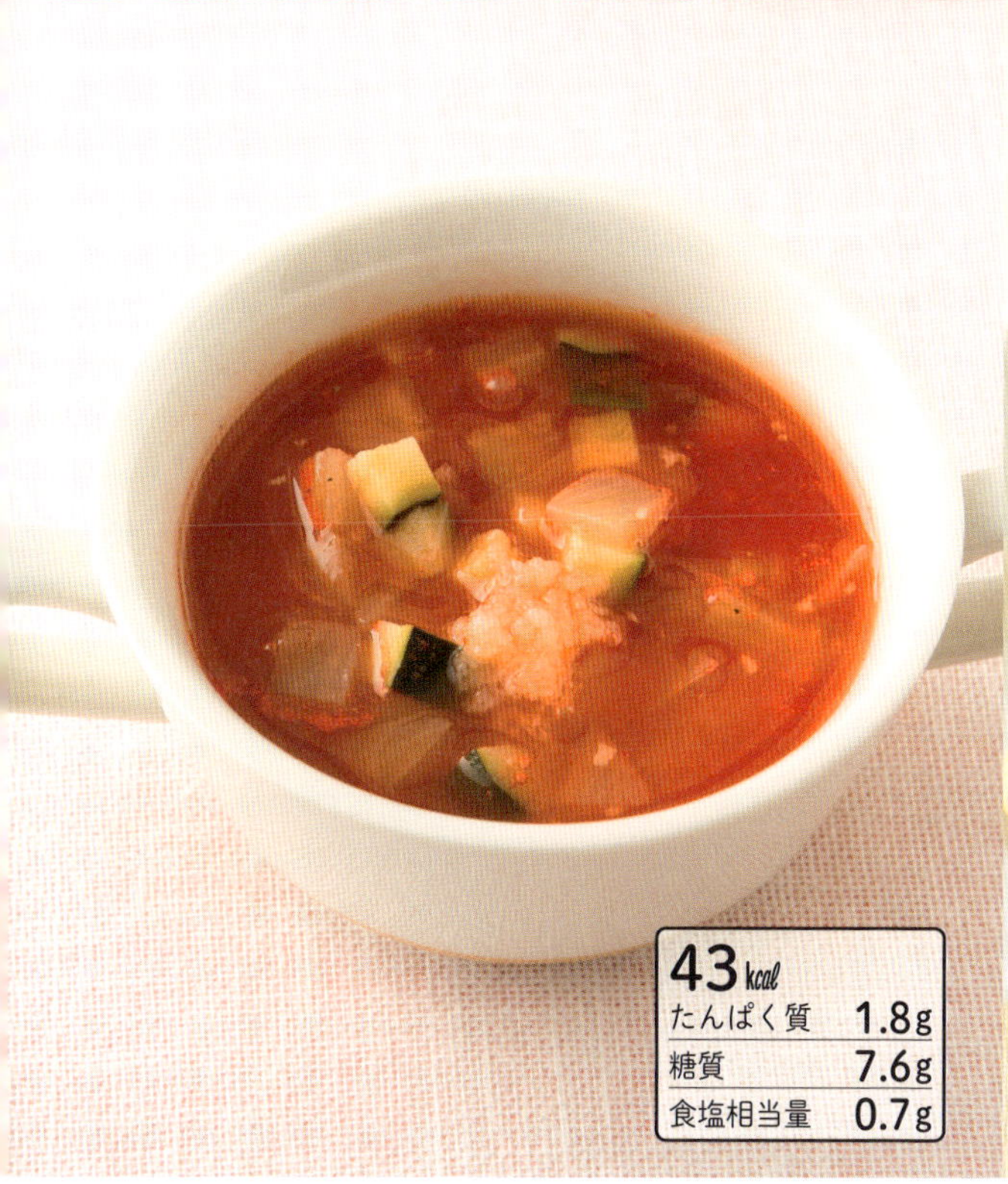

43kcal
たんぱく質　1.8g
糖質　7.6g
食塩相当量　0.7g

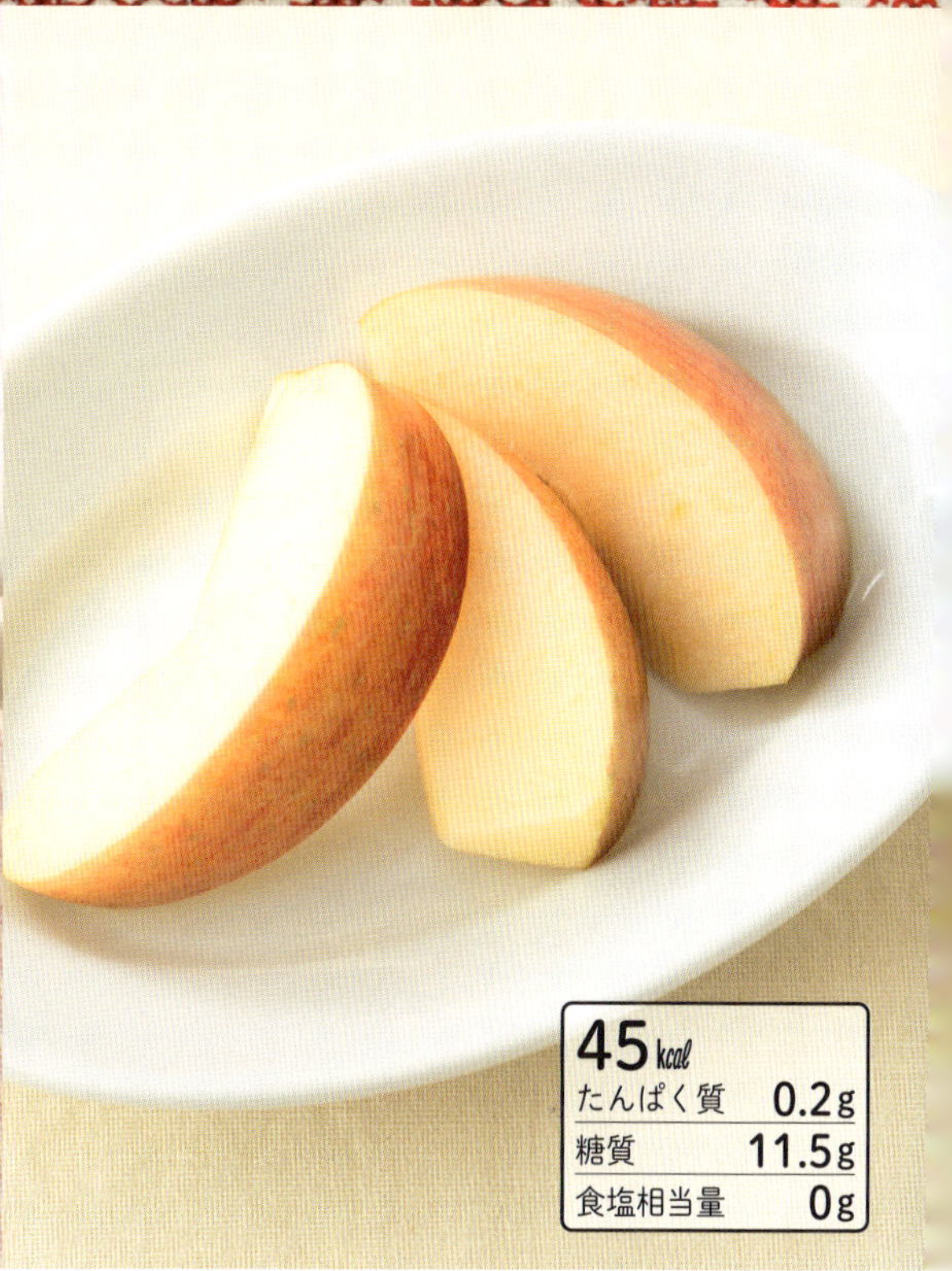

45kcal
たんぱく質　0.2g
糖質　11.5g
食塩相当量　0g

7日目 昼食
529kcal

たんぱく質	17.8g
糖質	59.1g
食塩相当量	2.1g

牛肉とレタスのチャーハン献立

レタスは食物繊維とビタミンCが豊富。外側のかたい葉を使うと歯ごたえもよく、むだなく使えます。副菜は海藻のサラダを合わせてエネルギー量を調整します。

主食 主菜 牛肉とレタスのチャーハン

材料（1人分）

ご飯（またはもち麦ご飯）		150g
牛こまぎれ肉		40g
A	酒、しょうゆ、かたくり粉	各少々
レタス（3～4cm角に切る）		80g
とき卵		1個分
植物油		小さじ2
B	しょうゆ、オイスターソース	各小さじ1/3
	塩、あらびき黒こしょう	各少々

作り方

1. 牛肉は2cm幅に切り、Aをもみ込む。
2. フライパンに油小さじ1を熱し、牛肉をいためる。色が変わったら、いったんとり出す。
3. 2のフライパンに油を足して熱し、卵を流し入れる。半熟状になったら端に寄せ、ご飯を加えてほぐすようにいためる。
4. 牛肉を戻し入れ、レタスも加えてさっとまぜ、Bで調味する。

副菜 海藻のサラダ 玉ねぎドレッシング

材料（1人分）

海藻ミックス（乾燥）		4g
大根		30g
A	玉ねぎ（すりおろし）	小さじ1
	酢	小さじ1
	水	大さじ1
	顆粒コンソメ	少々
	塩、こしょう	各少々

作り方

1. 海藻ミックスは水でもどす。
2. 大根はせん切りにする。
3. 1の水けをきって2と合わせ、器に盛り、まぜたAをかける。

飲み物 ほうじ茶

材料（1人分）

ほうじ茶（煮出したもの）	100mℓ

メモ

汁物は1日1回にすると、減塩につながります。食事のときの飲み物としては、カフェインの少ないほうじ茶、玄米茶、麦茶などがおすすめです。

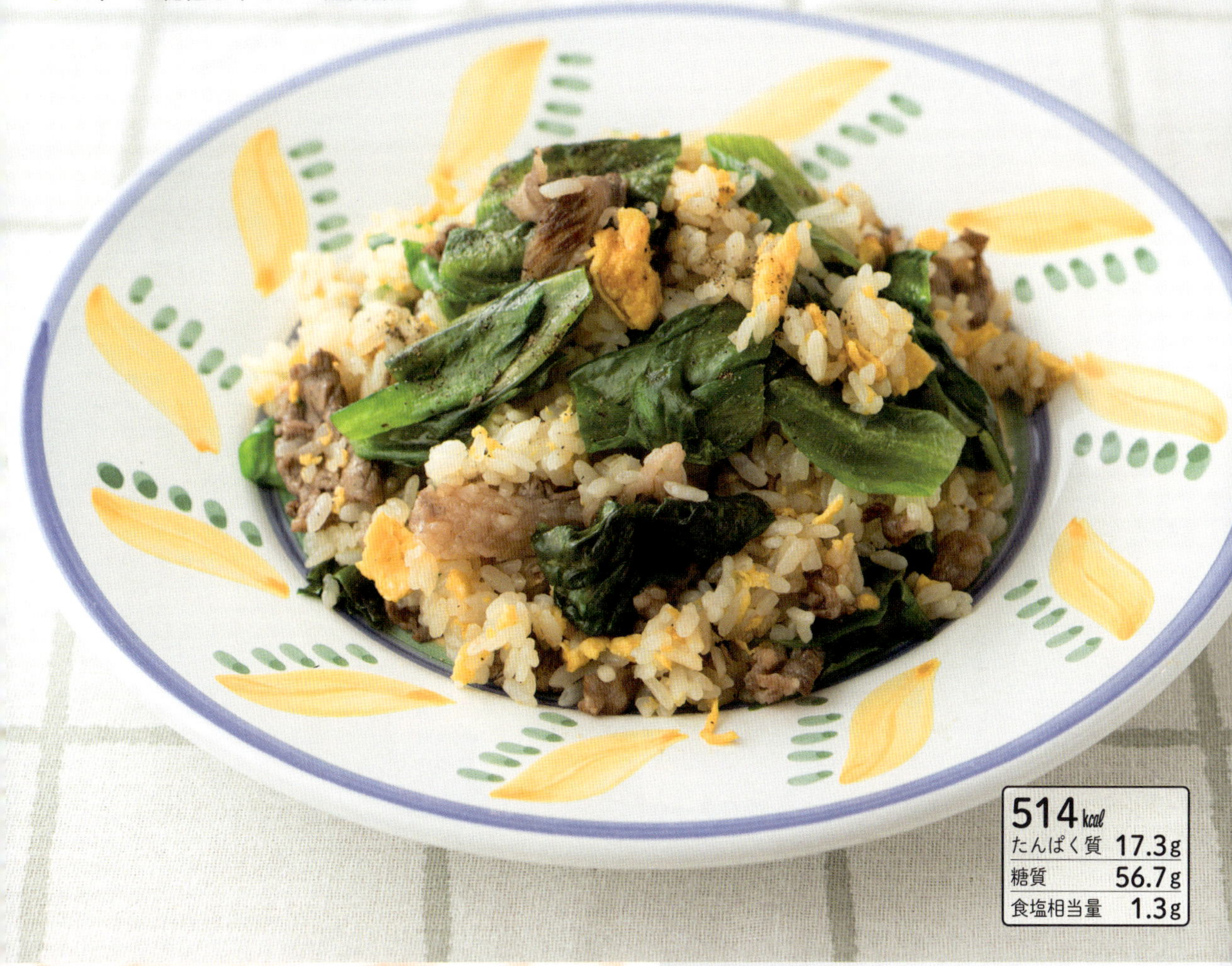
514 kcal
たんぱく質 17.3g
糖質 56.7g
食塩相当量 1.3g

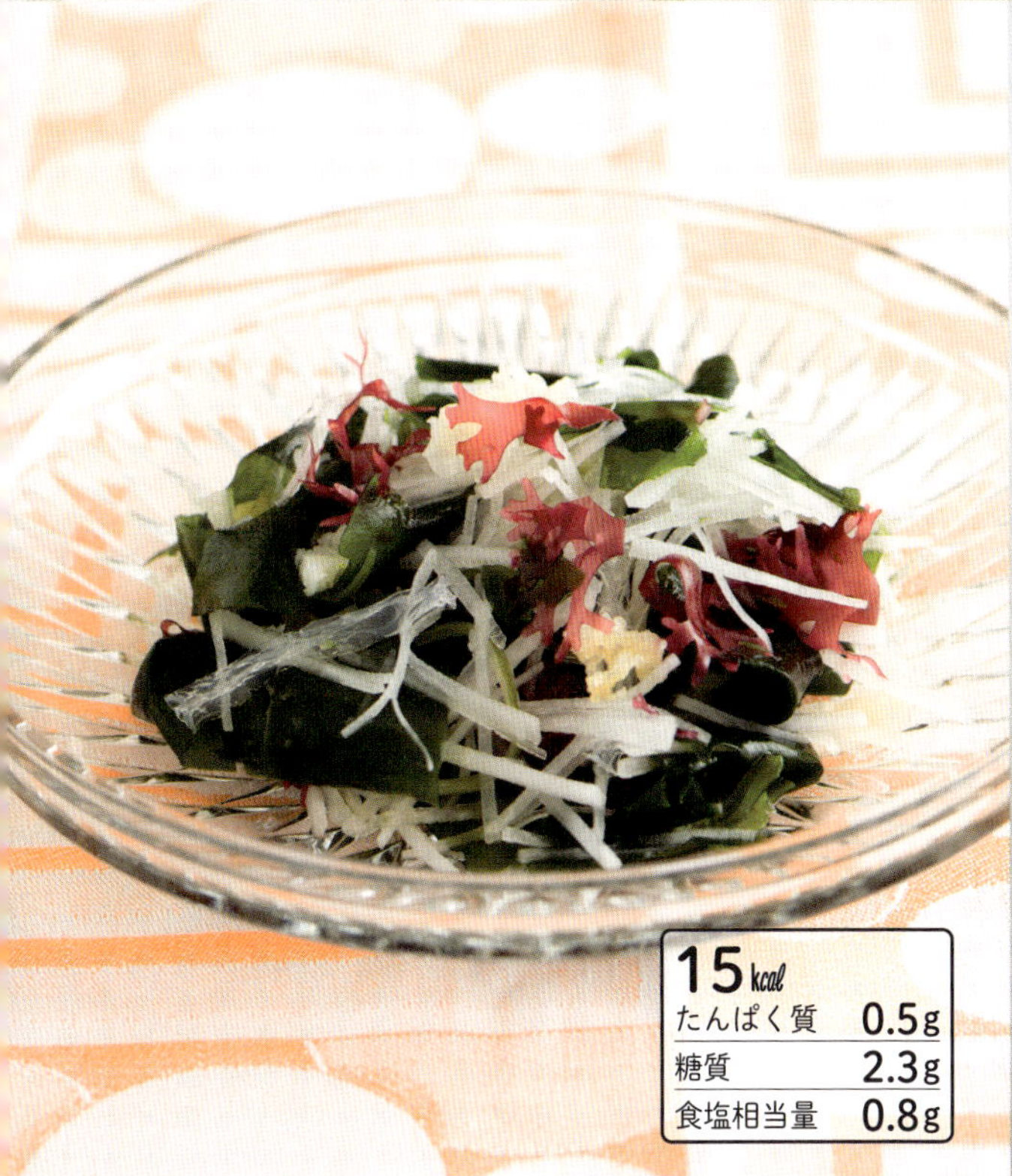
15 kcal
たんぱく質 0.5g
糖質 2.3g
食塩相当量 0.8g

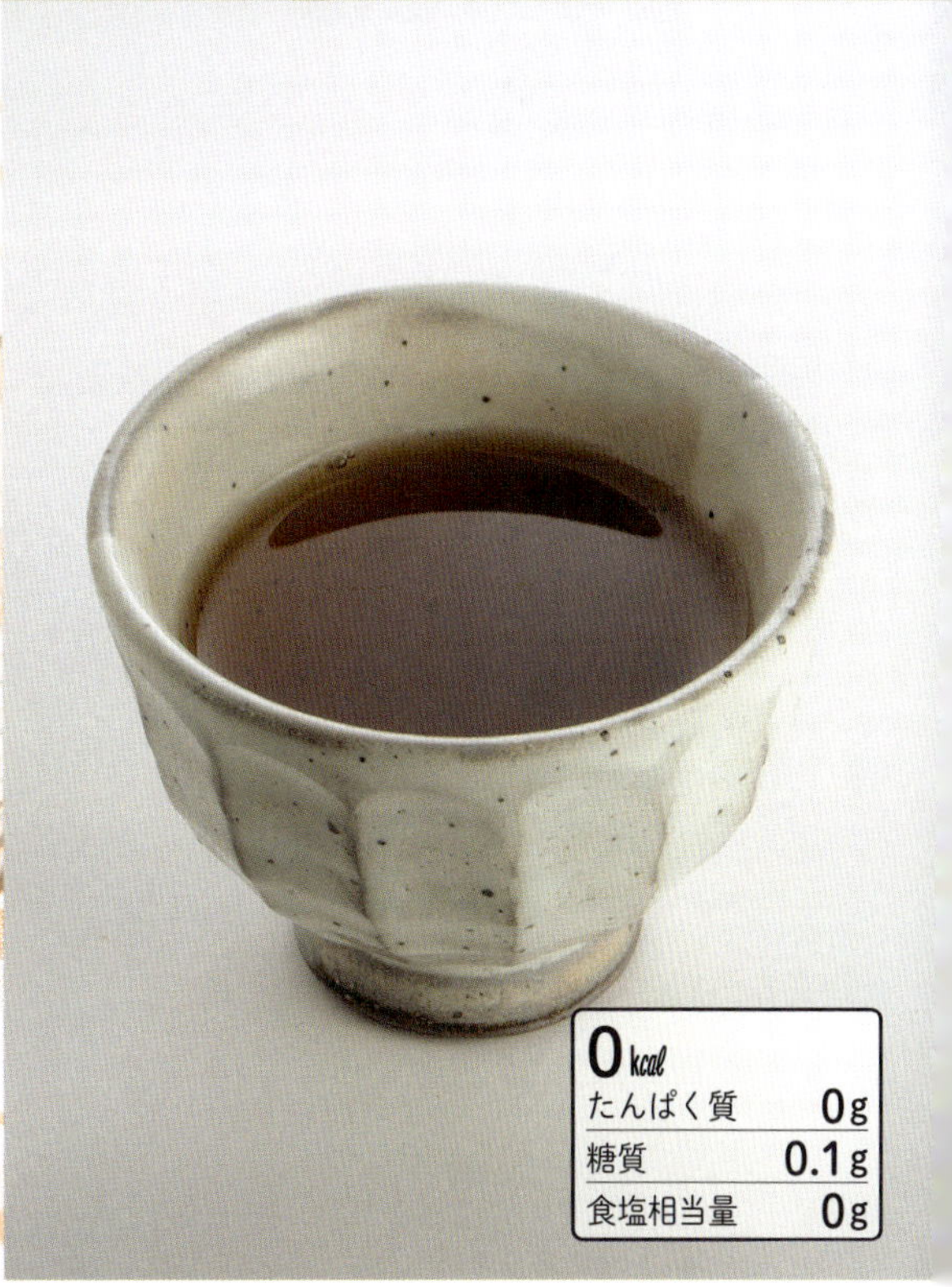
0 kcal
たんぱく質 0g
糖質 0.1g
食塩相当量 0g

7日目 夕食

519kcal

たんぱく質 31.4g
糖質 69.9g
食塩相当量 2.8g

たらの豆乳鍋献立

高たんぱく食材のたらに豆腐やきのこをとり合わせて、豆乳仕立ての鍋に。たんぱく質量も増え、栄養バランスもよくなります。副菜は噛みごたえのある根菜類を合わせ、満足感をアップ。

主菜 たらの豆乳鍋

材料（1人分）

生たら		1切れ（80g）
絹ごし豆腐		1/3丁（100g）
しゅんぎく		1束（50g）
しめじ		50g
A	だし	1/2カップ
	白だし	小さじ2
豆乳		80mℓ
塩、こしょう		各少々

作り方

1. たらと豆腐は一口大に切り、しゅんぎくは4cm長さに切る。しめじは小房に分ける。
2. 鍋にAとしめじを入れて火にかけ、2～3分煮る。
3. 豆乳を加えて火を弱め、残りの具材も加え、塩、こしょうで味をととのえる。火の通ったものから食べる。煮立てると豆乳が分離するので火かげんに気をつけること。

副菜1 きんぴらごぼう

材料（作りやすい分量・2人分）

ごぼう（せん切り）		80g
にんじん（せん切り）		40g
赤とうがらし（小口切り）		少々
植物油		小さじ2
A	しょうゆ	小さじ1
	砂糖	小さじ1
	酒	小さじ2
いり白ごま		小さじ1

作り方

1. 鍋に油を熱し、ごぼうと赤とうがらしを入れていため、油がなじんだらにんじんを加えてひといためする。
2. Aを加えてまぜ、汁けがなくなるまでいりつける。器に盛り、ごまを振る。

副菜2 もずくトマト

材料（1人分）

もずく（味つけしていないもの）	50g
トマト	1/2個
ポン酢しょうゆ	小さじ1

作り方

1. もずくは食べやすい長さに切り、トマトは一口大に切る。
2. 器に盛り、ポン酢しょうゆをかける。

主食 ご飯（150g）234kcal たんぱく質3.8g 糖質53.4g 食塩相当量0g

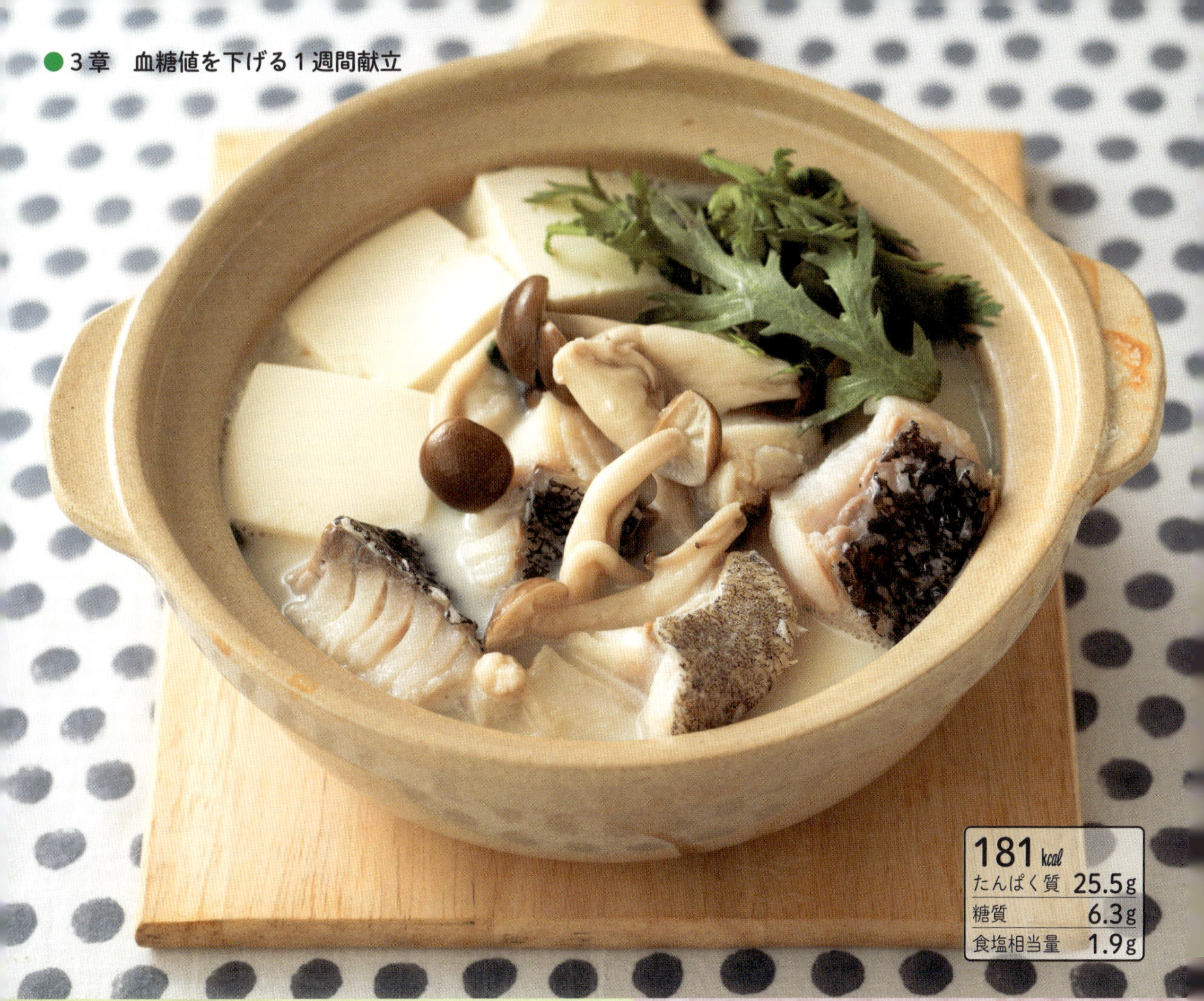

181 kcal
たんぱく質 25.5g
糖質 6.3g
食塩相当量 1.9g

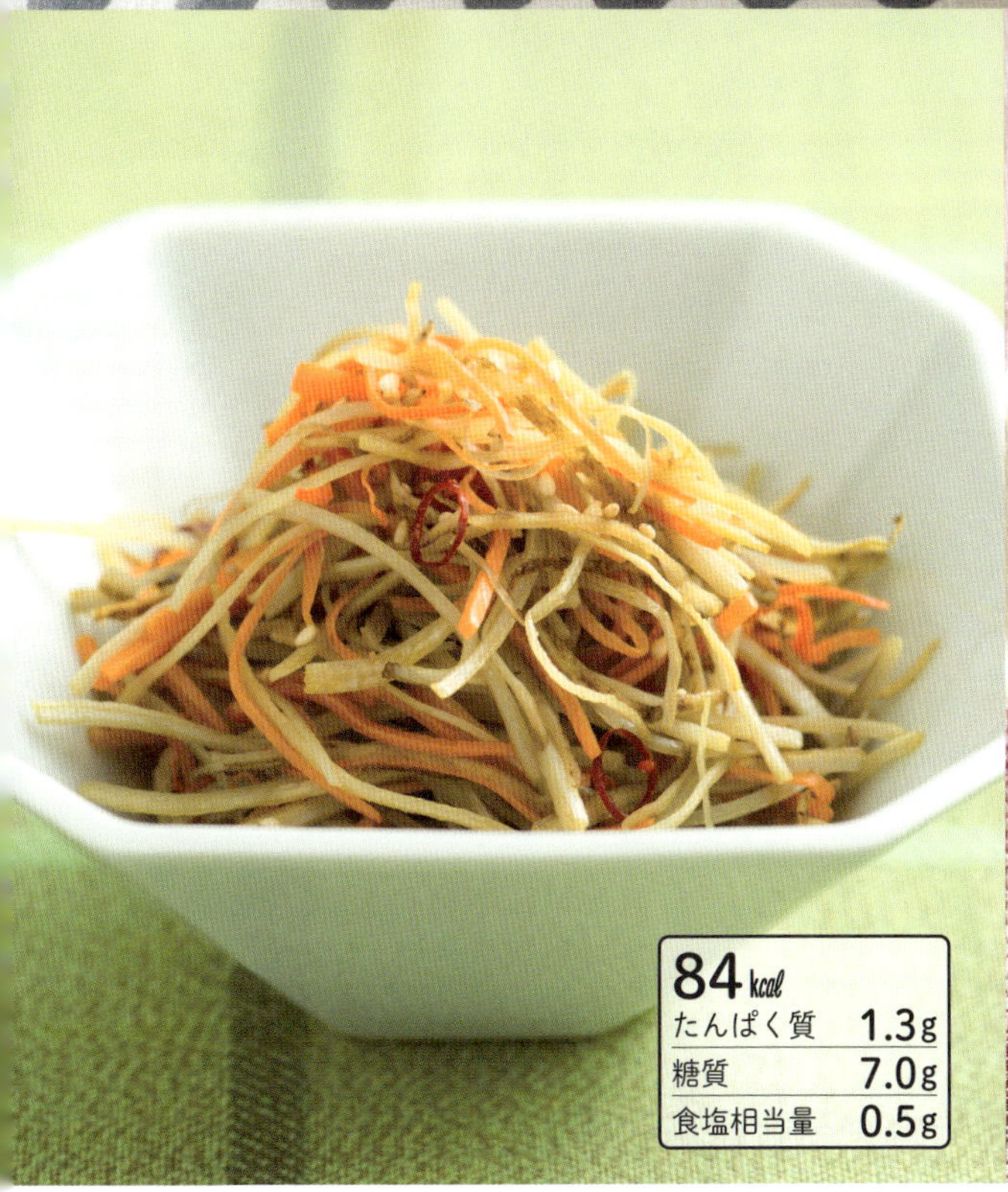

84 kcal
たんぱく質 1.3g
糖質 7.0g
食塩相当量 0.5g

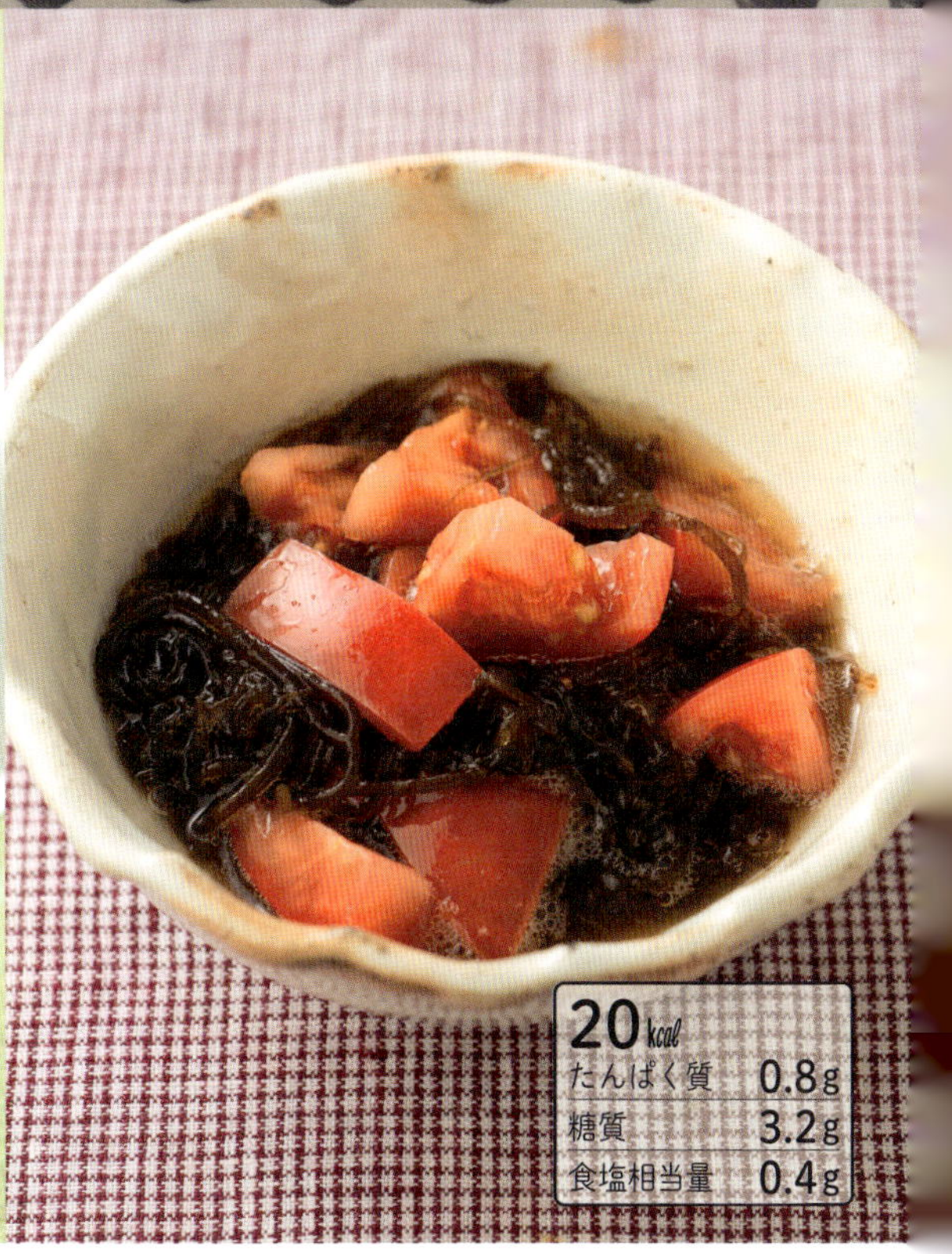

20 kcal
たんぱく質 0.8g
糖質 3.2g
食塩相当量 0.4g

夕食後ではなく、昼間にとるのがベスト

～食べる量を決め、菓子類の「食べグセ」をやめる

甘いものをすべてNGにしてしまうと、食事の改善に前向きにとり組む意欲がもてなくなります。もちろん、食べすぎてはいけませんが、**1回に食べる量を決め、1週間に何回なら妥当かを考えましょう。**どのタイミングで、どんなふうに食べたらよいのかを考えながら楽しみましょう。

まず、お菓子の買いおきをやめましょう。常に手に届くところにあると、「3時だから」「口さみしくて」と、食べてしまいがちです。この**「食べグセ」が危険です。**

おやつに何を選ぶかは好みですが、ちょっと高級なチョコレートを1かけ、ゆっくりと味わいながら食べるのもよいでしょう。

おやつ＆間食を賢くとるポイント

POINT 1

夕食後ではなく、昼間に食べる

活動量が多い昼間にとるのがベスト。朝食や昼食後に、または間食としてとり入れましょう。

POINT 2

1回に食べる量を決めておく

1日の適正エネルギー量の範囲内で適量を知り、1回に食べる量を決めておきましょう。

POINT 3

お菓子の買いおきはやめ、「食べグセ」を防ぐ

お菓子は目の前にあると食べてしまうもの。その日、食べる分だけを買うようにします。また、大袋ではなく、個包装タイプを選びましょう。

POINT 4

市販品は栄養成分表示を見て選ぶ

市販品には「栄養成分表示」があるので、必ず内容を確認し、迷ったときは低糖質のものを選ぶとよいでしょう。

甘いものが食べたい、小腹がすいたときには？

ヒント
チョコレートをほんの少し

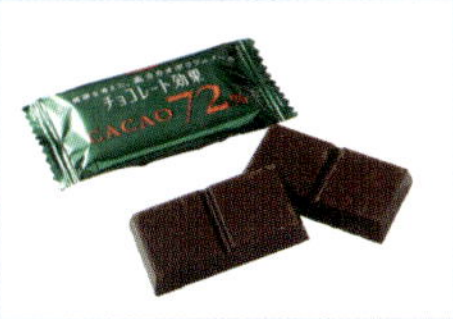

カカオ70％以上のダークチョコレートには、ポリフェノールや食物繊維が豊富。濃厚なコクもあるので、1～2粒でも満足感が得られます。

ヒント
皮ごと食べておいしい果物を

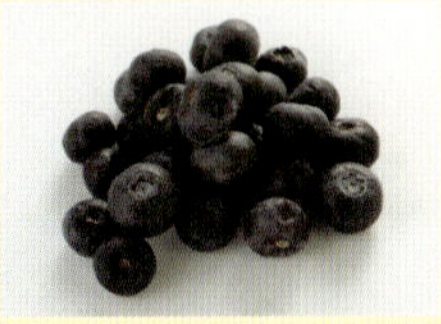

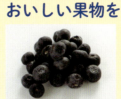

ブルーベリーは抗酸化作用のあるポリフェノールが豊富。皮ごと食べると満足感のあるりんごもおすすめです。

ヒント
ところてんで食べすぎ防止

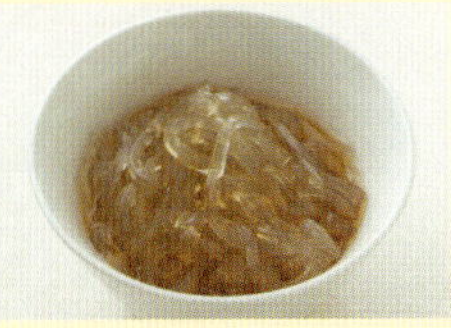

ところてんは低エネルギーで、食べすぎ防止に効果的です。酢じょうゆで食べるのが一般的ですが、しょうゆは少量にして減塩を。

ヒント
枝豆や野菜をゆでてストック

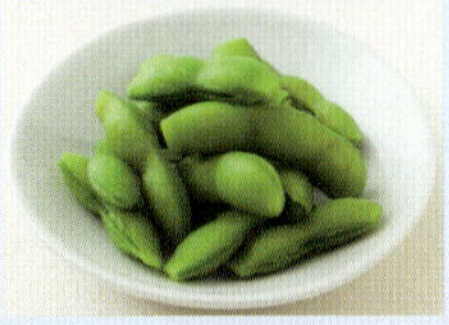

ゆでたブロッコリー、オクラなどは小腹がすいたときに食べるのに最適。生野菜のスティックや、冷凍枝豆などもおすすめです。

ヒント
噛みごたえのあるナッツを

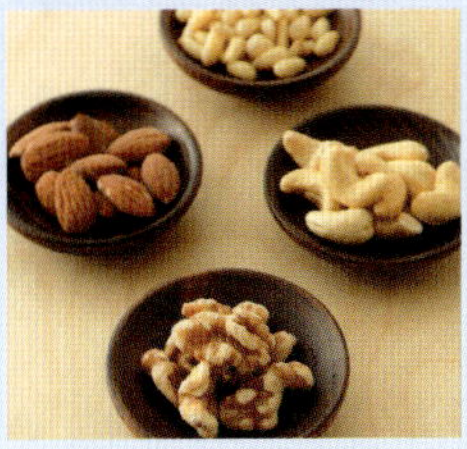

ナッツ類は、抗酸化物質のビタミンEが豊富。噛みごたえもあり、おやつにおすすめ。ただし、油分も含まれているので、砂糖、食塩不使用のものを選び、食べすぎないこと。

ヒント
温かい飲み物を

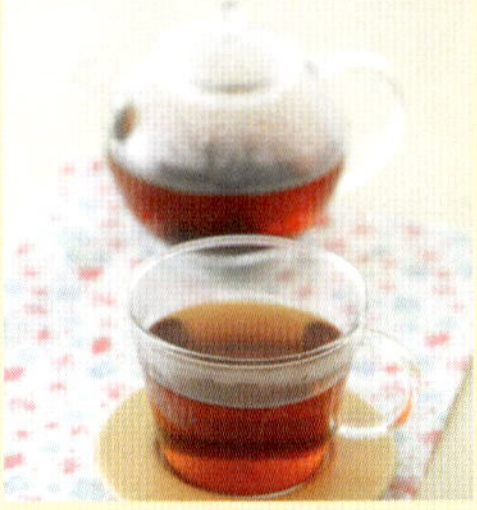

紅茶やカフェオレなど温かい飲み物は、砂糖なしでもおいしく味わえます。

果物やお菓子を就寝前にとる人もいますが、これはおすすめできません。夜間の血糖値が上昇し、早朝の高血糖を招きます。エネルギーを消費しやすい昼間、運動や活動を始める前に食べるのがよいでしょう。食後に体を動かすことで食後血糖値を防ぐことができるからです。

おすすめは食後のデザートとして食べること。1日のうちで血糖値が上昇するのは、朝、昼、夕の食後です。1日に3回、血糖値急上昇の〝山〟がくることになります。**食事の最後にとることで、〝山〟を3回にとどめるという考え方です。**

ただ、さまざまな事情で夕食が遅くなる場合は、食間を長くしすぎないように間食をとるのがおすすめ。**食事の主食とデザートで糖質量が多くなるより、分割するほうがよい場合もあります。**いずれにしても、菓子類や果物は、適正なエネルギー量の範囲内でとりましょう。

単品ではなく、品数がそろった定食を選ぶ

～外食、中食ともにメニュー選びがカギ

外食を賢くとるポイント

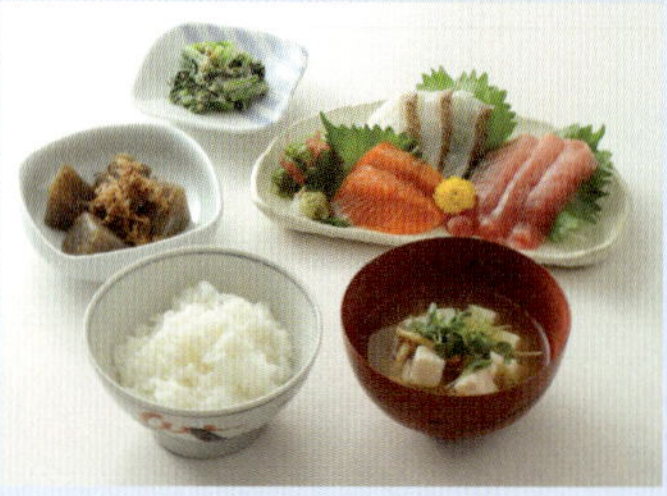

定食は栄養バランスが
とりやすい

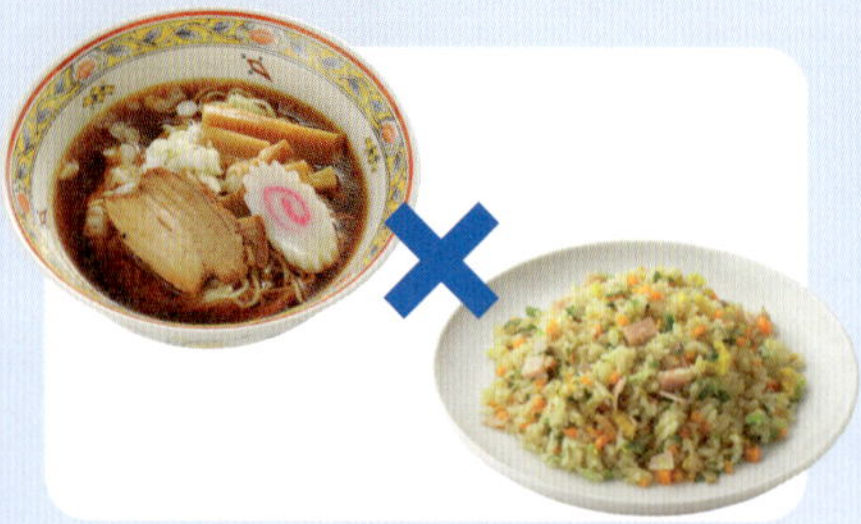

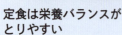

ラーメン×チャーハンの
組み合わせはNG！

POINT 1 単品ではなく、定食

丼物やチャーハン、めん類などの単品料理は栄養が偏りがち。主食、主菜、副菜がそろった定食を選ぶ。

POINT 2 栄養表示がある店舗を選ぶ

メニューに栄養表示があると、エネルギー量などが把握できて食事全体の管理がしやすくなる。

POINT 3 「ご飯は少なめ」とリクエスト

「ご飯は少なめ」とあらかじめ注文。玄米や雑穀入りのご飯があったらそちらを選ぶ。

POINT 4 食塩のとりすぎに注意

定食の汁物やめん類の汁は、飲み干さないこと。食塩の多い漬け物も残す。

外食の多くは一般的に味つけが濃く、高エネルギー、高糖質の傾向にあります。野菜が少なく、栄養バランスも偏りがちです。

外食で重要なのは、メニュー選びです。**主食、主菜、副菜がそろう定食を選ぶ**とよいでしょう。丼物は、主食と主菜はとれますが、副菜がありません。めん類も主食が中心になりがちのメニューです。

ファミリーレストランのように、**メニューの栄養成分表示をしているところを選ぶことも一つの方法**です。表示がなければ、エネルギーガイドなどを利用して、適切なものを見きわめることが大切です。

主食のご飯の量が多めですから、「ご飯は少なめで」とリクエストし

中食（市販惣菜）を賢くとるポイント

POINT 1 お弁当はのり弁より幕の内

のり弁よりおかずの種類が多い幕の内弁当がおすすめ。ただ、ご飯の量は多いので、俵おにぎり2～3個残す。

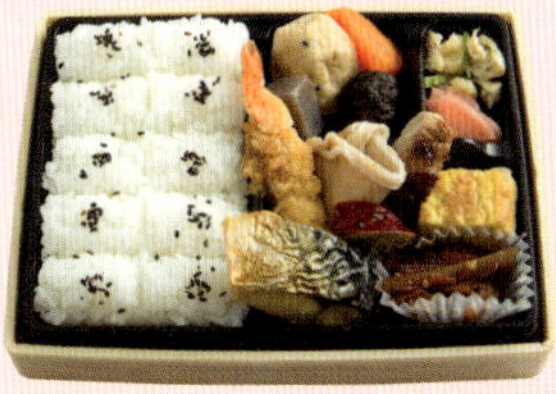

POINT 2 おにぎりだけを選ぶのはＮＧ

おにぎりは具の種類もいろいろ。たんぱく質がとれる焼き鮭などを選び、きんぴらやあえ物をプラスして、野菜を補う。

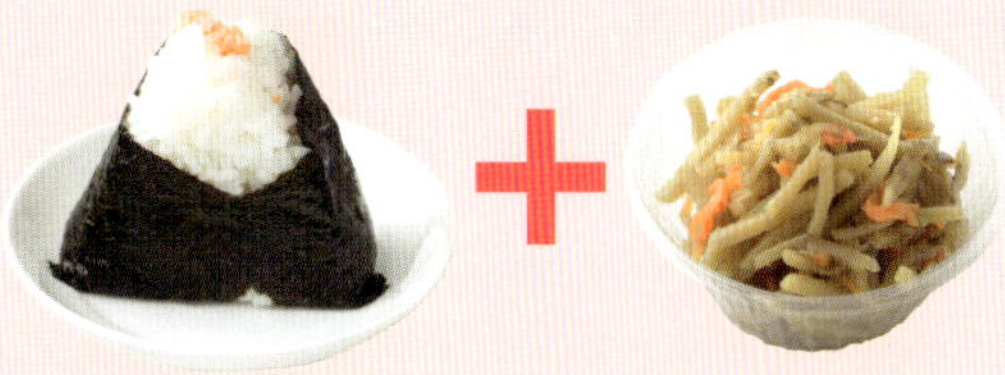

POINT 3 サンドイッチの具は卵やツナを

卵やツナ入りはたんぱく質がとれるので、野菜サラダやスープをプラスすればＯＫ。具のたんぱく質が少ないものには、サラダチキンなどをプラスして。

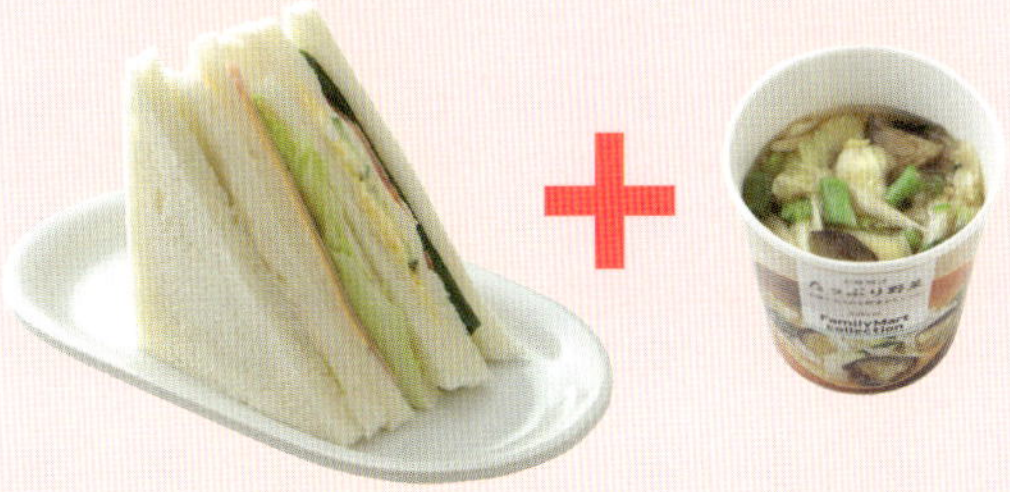

POINT 4 サラダのドレッシングは使いきらずに残す

サラダや温野菜に付属しているドレッシングは食塩量が多いので、量を減らして使う。

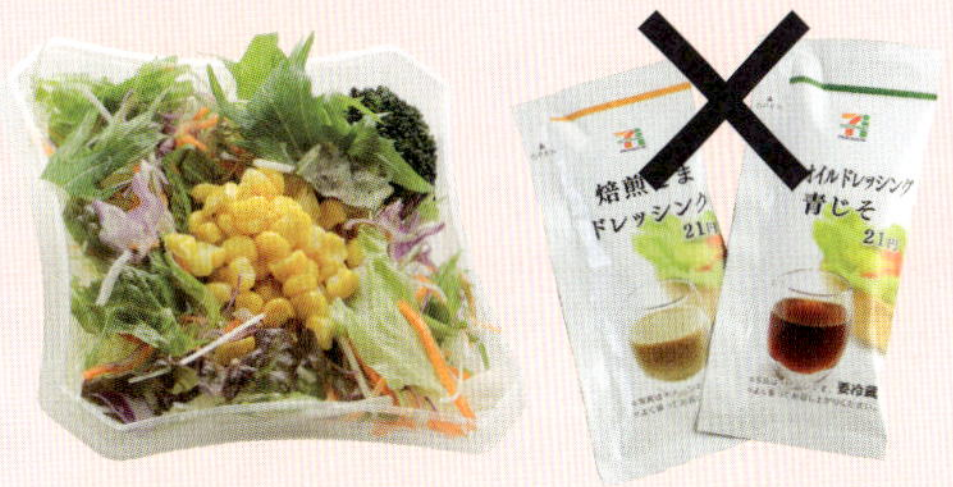

て量を調整します。また、食塩量の多い汁物は飲まない、漬け物も残すなどの工夫が必要です。**外食の前後の食事を軽くして、1日のトータルの摂取エネルギー量を調整しましょう。**

毎日自炊はむずかしい、そんなときはスーパーやコンビニで弁当や惣菜を購入してもかまいません。市販惣菜には栄養成分表示があるので、エネルギー量や糖質量を把握しやすいのも利点です。

お弁当は幕の内タイプを、おにぎりやサンドイッチはたんぱく質がとれるものを選び、野菜がとれるおかずをプラスすれば、手軽にバランスをととのえることができます。

COLUMN

飲み物のとり方のポイント
「糖質ゼロ」「糖質オフ」を過信しない

「糖質ゼロ」と「糖類ゼロ」の違いは？

最近は、「糖質ゼロ」や「糖類ゼロ」とうたったソフトドリンクやアルコール飲料があります。糖質と糖類が別物であるように、「糖質ゼロ」と「糖類ゼロ」もまったく別物です。たとえば、「糖質ゼロ」とは、砂糖やデンプン、糖アルコールを一切含まないという意味です。一方、「糖類ゼロ」の商品は、実は砂糖やブドウ糖を使っていないだけで、ほかの甘味料が使われていることも(糖質のことは12ページ参照)。

「糖質ゼロ」「糖質オフ」なら安心？

「糖質ゼロ」と書いてあるからと安心しすぎるのもよくありません。100gまたは100mℓあたりに含まれる糖質や糖類が0.5g以下であれば、食品表示基準にのっとって「ゼロ」「ノン」「レス」などと表記することが認められています。つまり、「糖質ゼロ」と表記されていても、実は砂糖が微量に含まれている可能性があるのです。

さらに、「糖質オフ」にいたっては表示基準が明確ではなく、比較対象商品に比べて糖質が低減されていれば「糖質〇％オフ」と表記をしてもよいとされています。まずはしっかりと商品の栄養成分表示の意味を理解したうえで、選ぶようにしましょう。

清涼飲料水やスポーツドリンクは要注意！

野菜や果物のジュース、清涼飲料水などは、糖分が多く含まれていて、エネルギーのとりすぎにつながると同時に、血糖値を上昇させます。特に汗をかく夏場に注意したいのが、スポーツドリンク。多量に常用すると、「ペットボトル症候群」を引き起こすことがあります。ペットボトル症候群は、いわば急性の糖尿病です。デスクワークで汗もかかない職場や環境にいて運動もしないし、高血圧や糖尿病、脂質異常症のある人にとっては、スポーツドリンクの過剰な糖質量、食塩量は病気の悪化につながりかねません。スポーツドリンクは、体を動かして大量に汗をかくときに必要な飲料で、習慣的に飲むものではないことを覚えておきましょう。

よく飲まれる飲料に含まれる糖質の量

＊角砂糖は１個４ｇとして換算しています。

清涼飲料水は飲みすぎに要注意！

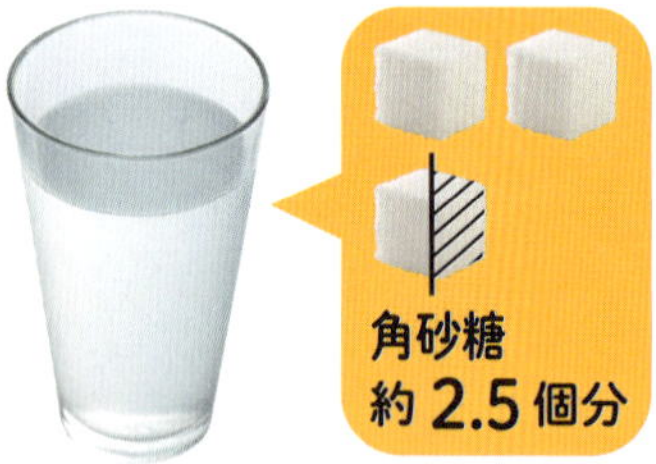
角砂糖
約 2.5 個分

スポーツドリンク
42kcal
200mℓ(200g) 糖質 10.2g

野菜だからと安心できない！

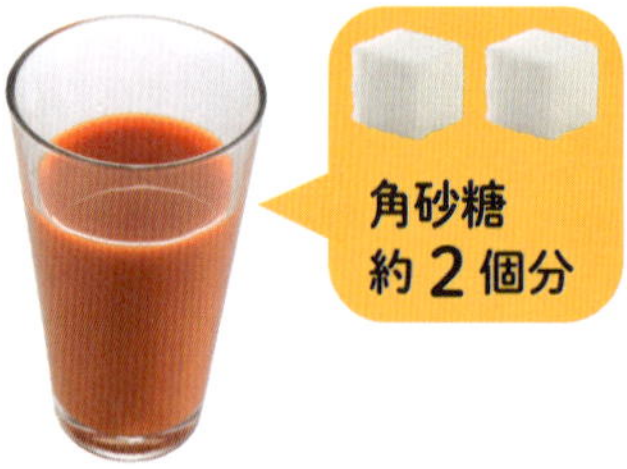
角砂糖
約 2 個分

野菜ジュース
38kcal
200mℓ(210g) 糖質 7.6g

糖質ゼロでも甘味料が使われている！

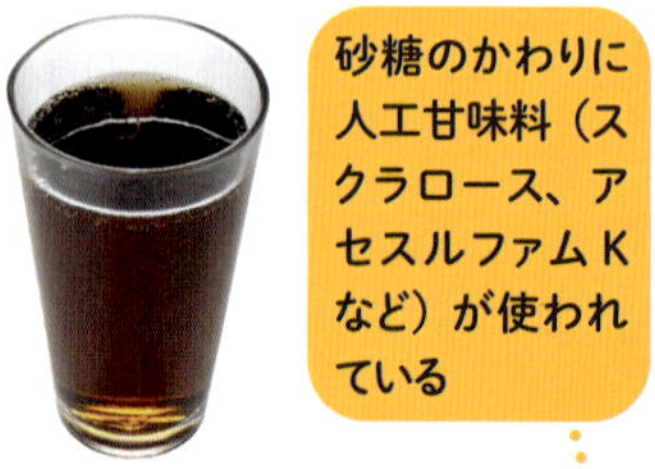
砂糖のかわりに人工甘味料（スクラロース、アセスルファムＫなど）が使われている

ダイエットコーラ
0kcal
200mℓ(210g) 糖質 0g

4章

主菜&副菜
汁物
作りおきおかず

肉や魚、卵、豆腐を使ったたんぱく質がとれる主菜、食物繊維が豊富な野菜やきのこ、海藻などを使った副菜・汁物を紹介します。主菜は高たんぱく質ながら、エネルギーや糖質はとりすぎないように食材の選び方や調理法を、副菜は食塩を抑えた工夫をしています。また、主菜、副菜ともに、「作りおき」メニューを紹介しています。甘辛い味つけの煮豚やしぐれ煮、甘酢を使ったピクルスなどは糖質も高めですが、まとめて作っておくとお弁当や夕食で一品足りないときなどに便利です。

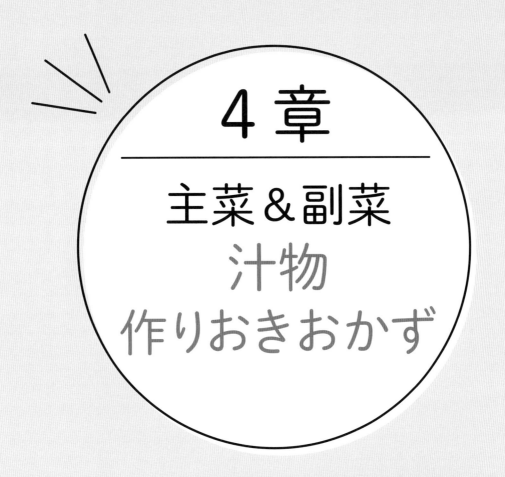

肉&魚介の作りおき

毎日の献立を考えるときに、栄養バランスがよくなるような、作りおきおかずがあると重宝します。

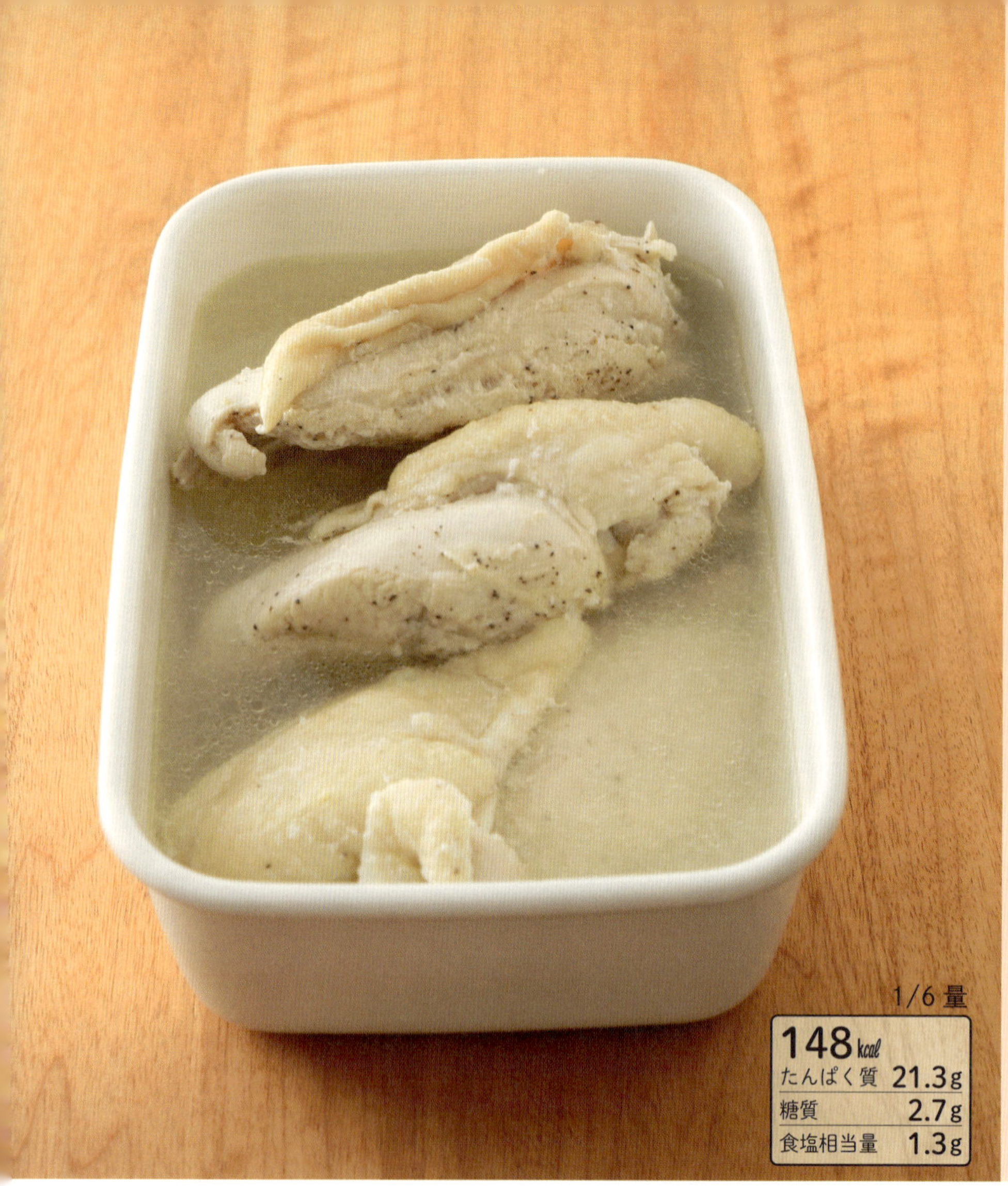

1/6量

148kcal	
たんぱく質	21.3g
糖質	2.7g
食塩相当量	1.3g

※写真は全量で栄養価は1人分です。アレンジレシピは、写真と栄養価とも1人分です。

鶏ハム

下味にはちみつとにんにくを加えると、いつものゆで鶏とは違うおいしさに

材料（作りやすい分量・6人分）

鶏胸肉		3枚（600g）
A	酒	大さじ1と1/3
A	塩（並塩）	大さじ1/2
A	はちみつ	大さじ2/3
A	おろしにんにく	小さじ1
A	こしょう	少々

保存 ゆで汁ごと冷蔵3～4日、肉とスープを別々に冷凍3週間

作り方

1. 鶏肉は厚手のビニール袋に入れ、Aを加えてよくもみ込む。冷蔵庫に入れて半日から一晩おき、味をなじませる。
2. 鍋に3ℓの湯を沸かして1を入れ、煮立ったらアクをとり除き、火を弱めて5分ほどゆでる。火を止め、そのままおいてあら熱をとる。

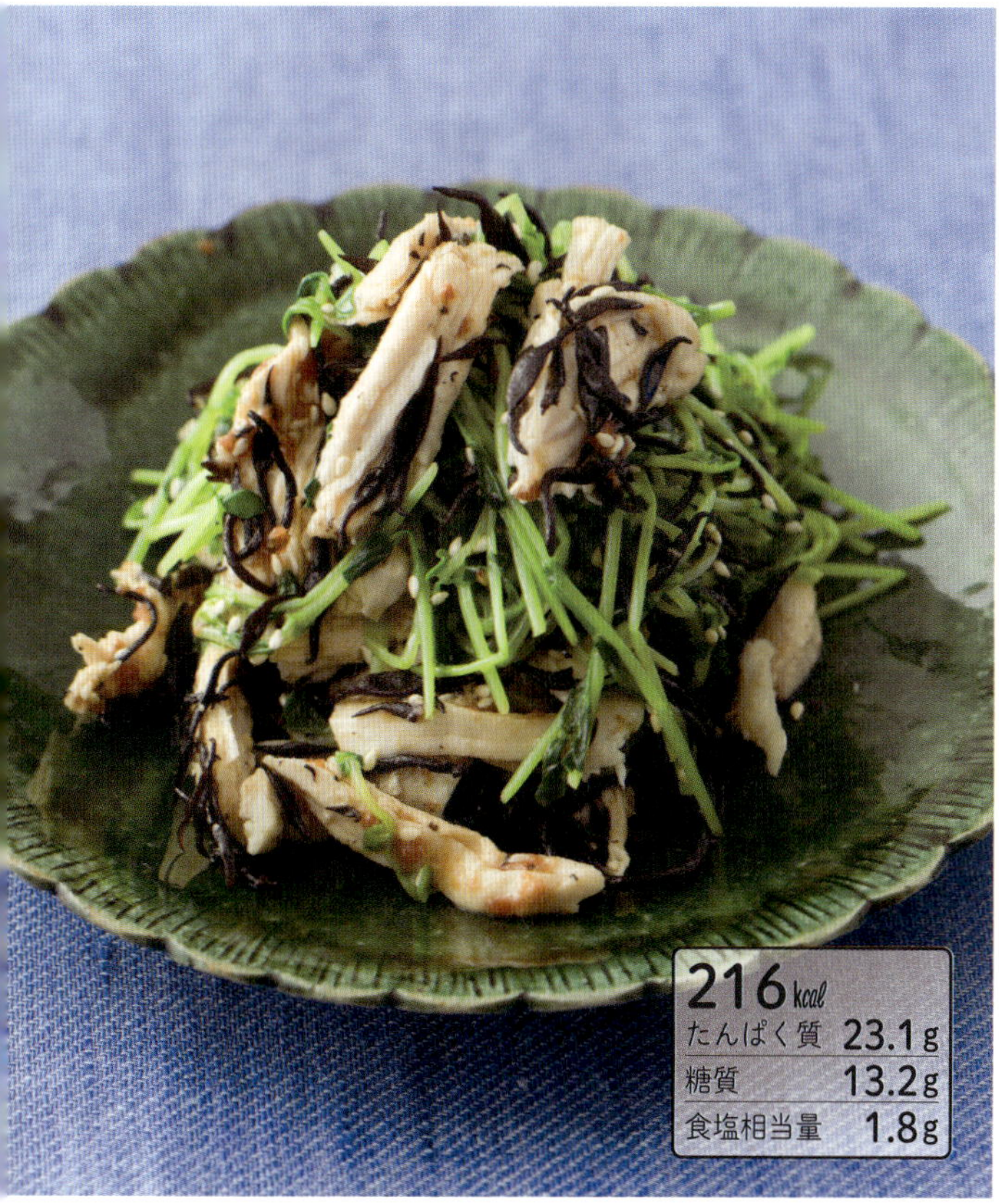
216kcal
たんぱく質 23.1g
糖質 13.2g
食塩相当量 1.8g

アレンジレシピ①

豆苗の香りと歯ごたえがアクセント！

鶏ハムと豆苗の梅あえ

材料（１人分）

鶏ハム		1/2枚分（100g）
豆苗（根元を落とす）		30g
芽ひじき（乾燥）		2g
A	梅肉	1.5g
A	酢、ごま油	各小さじ1
A	しょうゆ	少々
いり白ごま		少々

作り方

❶ 鶏ハムは手で大きく裂く。

❷ ひじきはもどして熱湯をかけ、豆苗も熱湯をかける。

❸ ボウルにAをまぜ合わせ、❶と❷を加えてあえる。器に盛り、ごまを振る。

アレンジレシピ②

パンにはさんでもおいしい！

鶏ハムのサラダ

材料（１人分）

鶏ハム		1/2枚分（100g）
トマト		1/2個
きゅうり		30g
ベビーリーフ		20g
A	マヨネーズ	小さじ1
A	牛乳、酢	各小さじ1/2
A	塩、こしょう	各少々

作り方

❶ 鶏ハム、きゅうり、トマトは1.5㎝角に切り、ベビーリーフは水に放してシャキッとさせ、水けをきる。

❷ ❶を合わせて器に盛り、Aをまぜたドレッシングをかける。

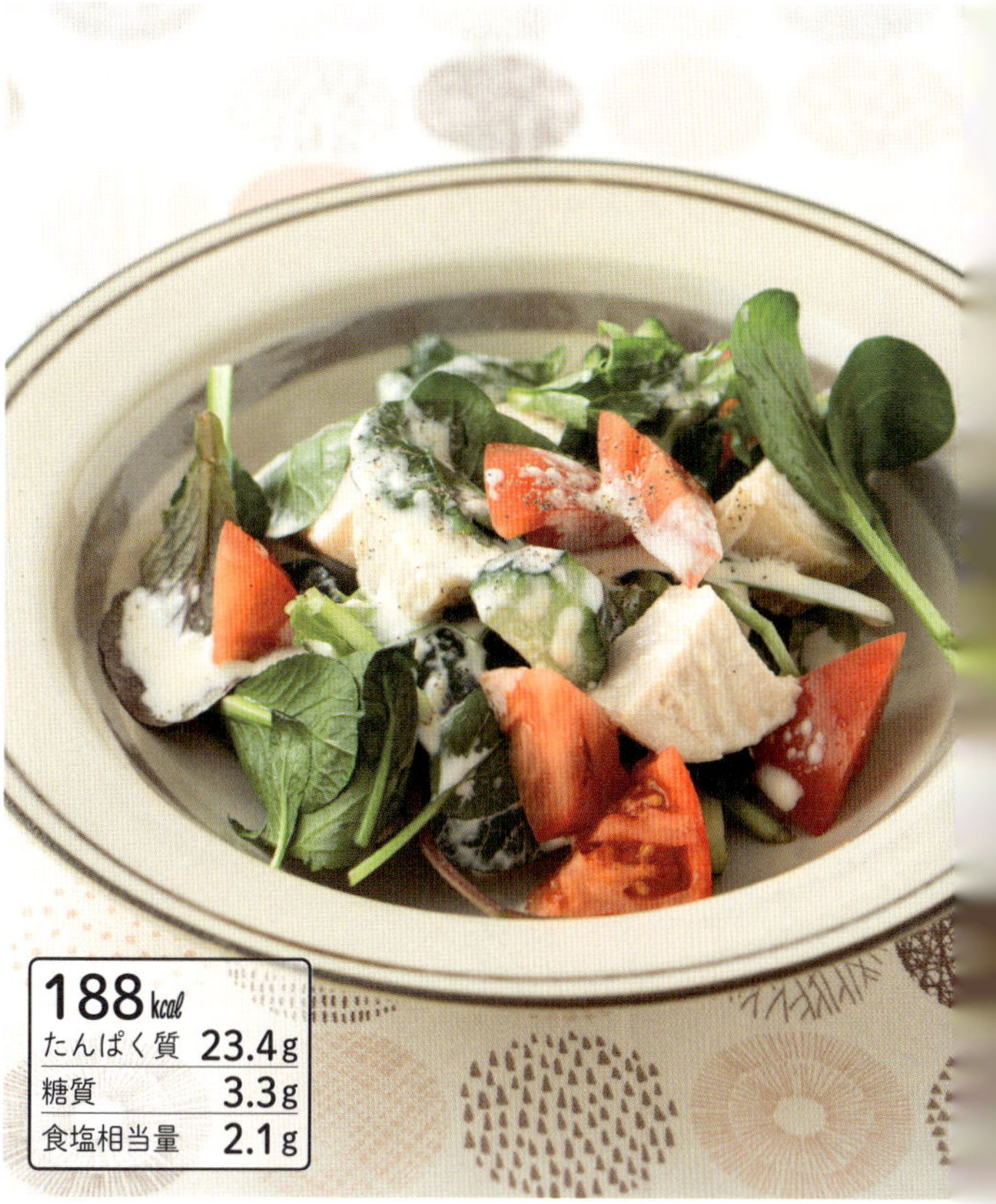
188kcal
たんぱく質 23.4g
糖質 3.3g
食塩相当量 2.1g

野菜たっぷり
ミートソース

野菜がごろごろと入るのでボリュームが出て
食べごたえじゅうぶんに。減塩にもつながります

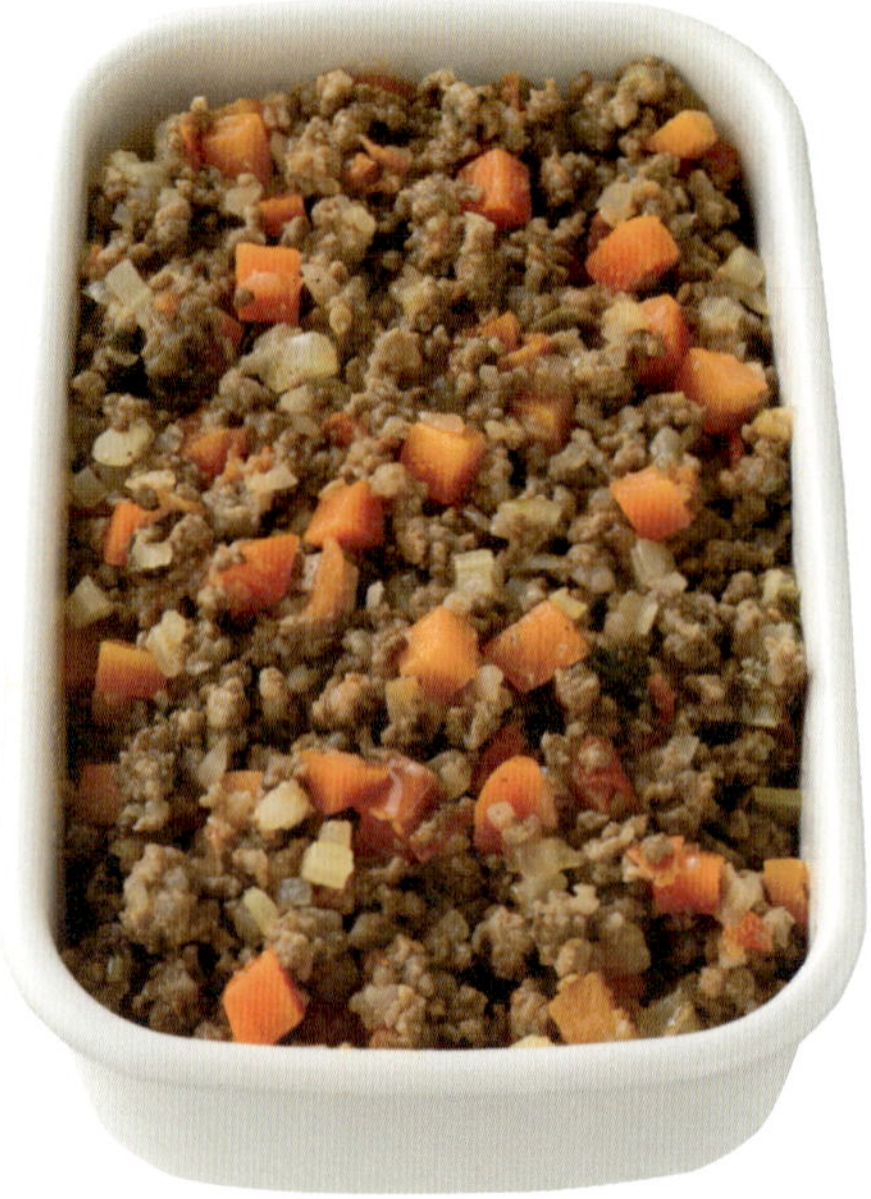

材料（作りやすい分量・6人分）

合いびき肉		300g
A	玉ねぎ（あらみじん）	100g
A	セロリ（あらみじん）	100g
A	にんじん（あらみじん）	80g
トマト（1cm角）		100g

B	牛乳	100mℓ
B	塩	小さじ1/3
B	ローリエ	1枚
C	塩	小さじ1/2
C	砂糖	小さじ1/2
C	こしょう	少々

作り方

1. フライパンにひき肉を入れ、強火で表面を2～3分焼きつけるようにいためる。ほぐれてきたら中火にし、Aの野菜を加えていため合わせる。
2. Bを加え、汁けがなくなるまで10分ほど煮たらトマトを加え、ときどきかきまぜてさらに4～5分煮る。
3. 最後にCで調味し、ひと煮する。

1/6量

142kcal

たんぱく質	9.7g
糖質	4.2g
食塩相当量	0.9g

保存 冷蔵3～4日、冷凍3週間

アレンジレシピ

雑穀ご飯と合わせると食物繊維もとれます！

ミートソースのドリア

材料（1人分）

野菜たっぷりミートソース	1/6量（約130g）
ご飯（雑穀入り）	120g
ピザ用チーズ	15g

作り方

1. 耐熱容器にご飯をのせて広げ、ミートソースをかけ、チーズを散らす。
2. オーブントースターに入れ、チーズがとけて焼き色がつくまで焼く。

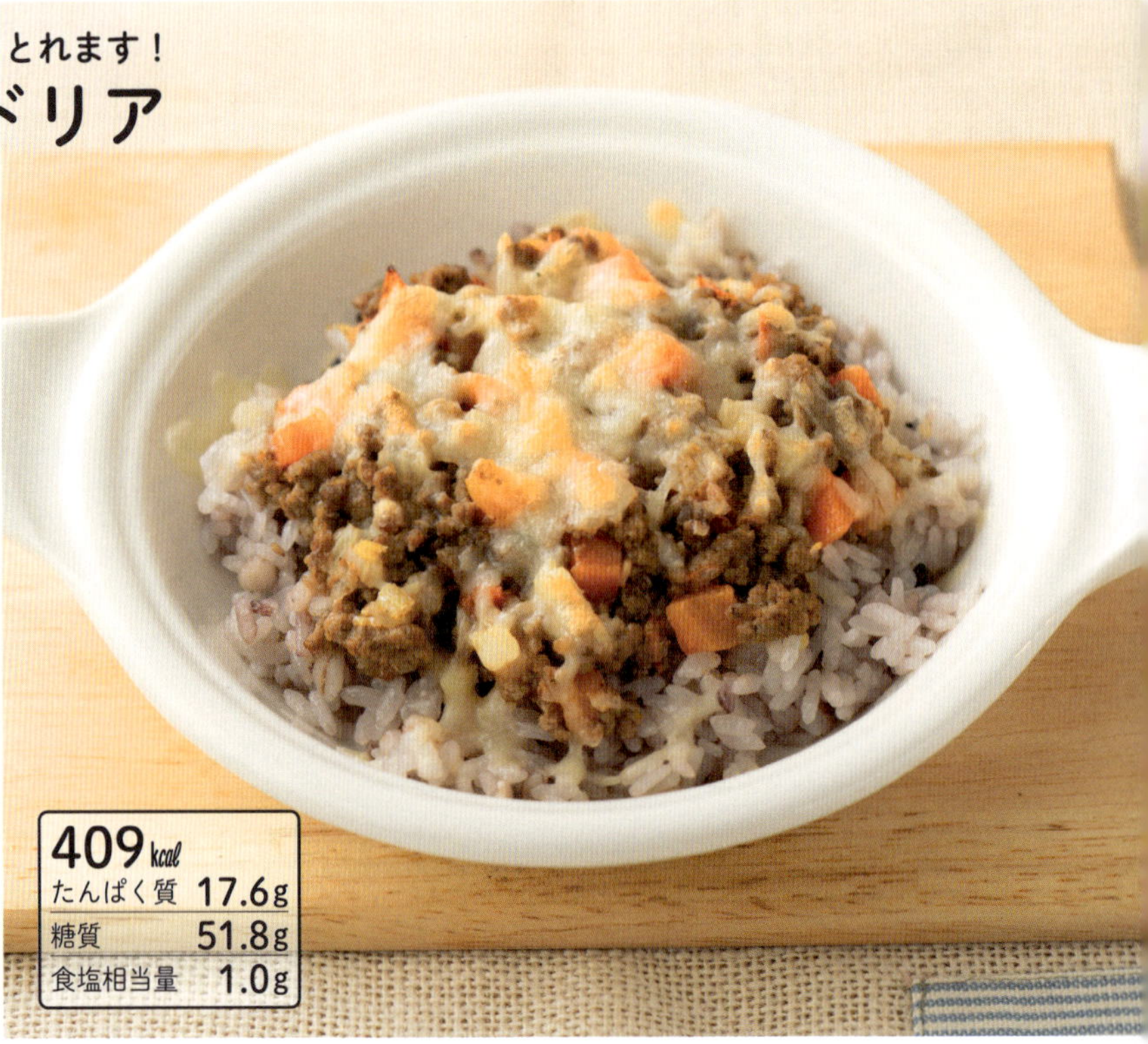

409kcal

たんぱく質	17.6g
糖質	51.8g
食塩相当量	1.0g

肉そぼろ

しょうゆ、こしょうで仕上げたそぼろ。濃いめの味は調味料としても活用できます

材料（作りやすい分量・6人分）

合いびき肉（または豚ひき肉）	300g
ごま油	大さじ1
しょうゆ	大さじ2
黒こしょう	適量

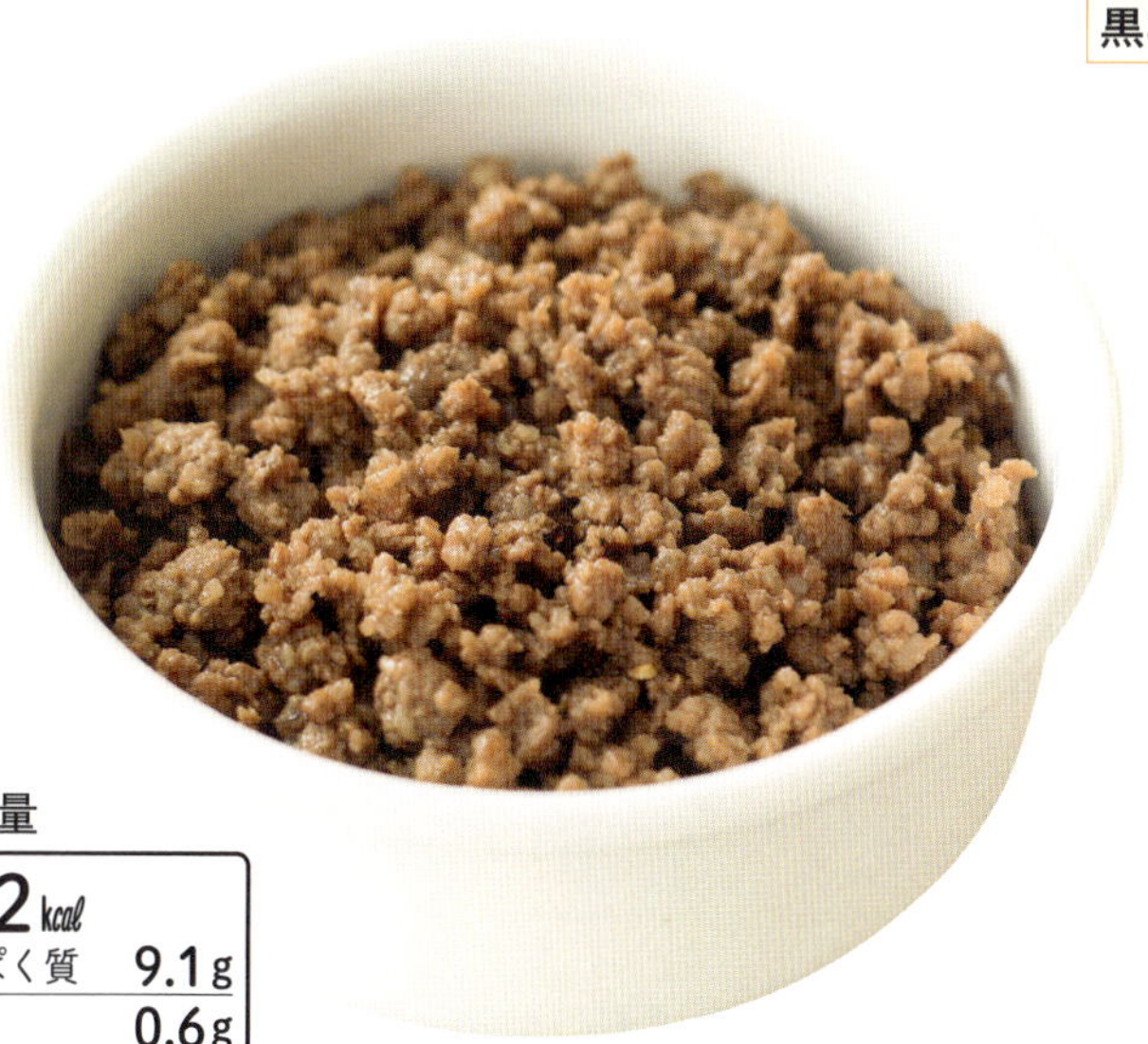

1/6量

142kcal	
たんぱく質	9.1g
糖質	0.6g
食塩相当量	1.0g

作り方

1. フライパンに油をなじませ、ひき肉をほぐしながらよくいためて火を通す。
2. 余分な脂をキッチンペーパーでふきとり、しょうゆを加えてさらにいため、少ししっとりしたら黒こしょうを振る。

保存 冷蔵4～5日、冷凍2週間

ひじき入り鶏つくね

ミネラルが豊富なひじきをまぜ込んで栄養アップ！

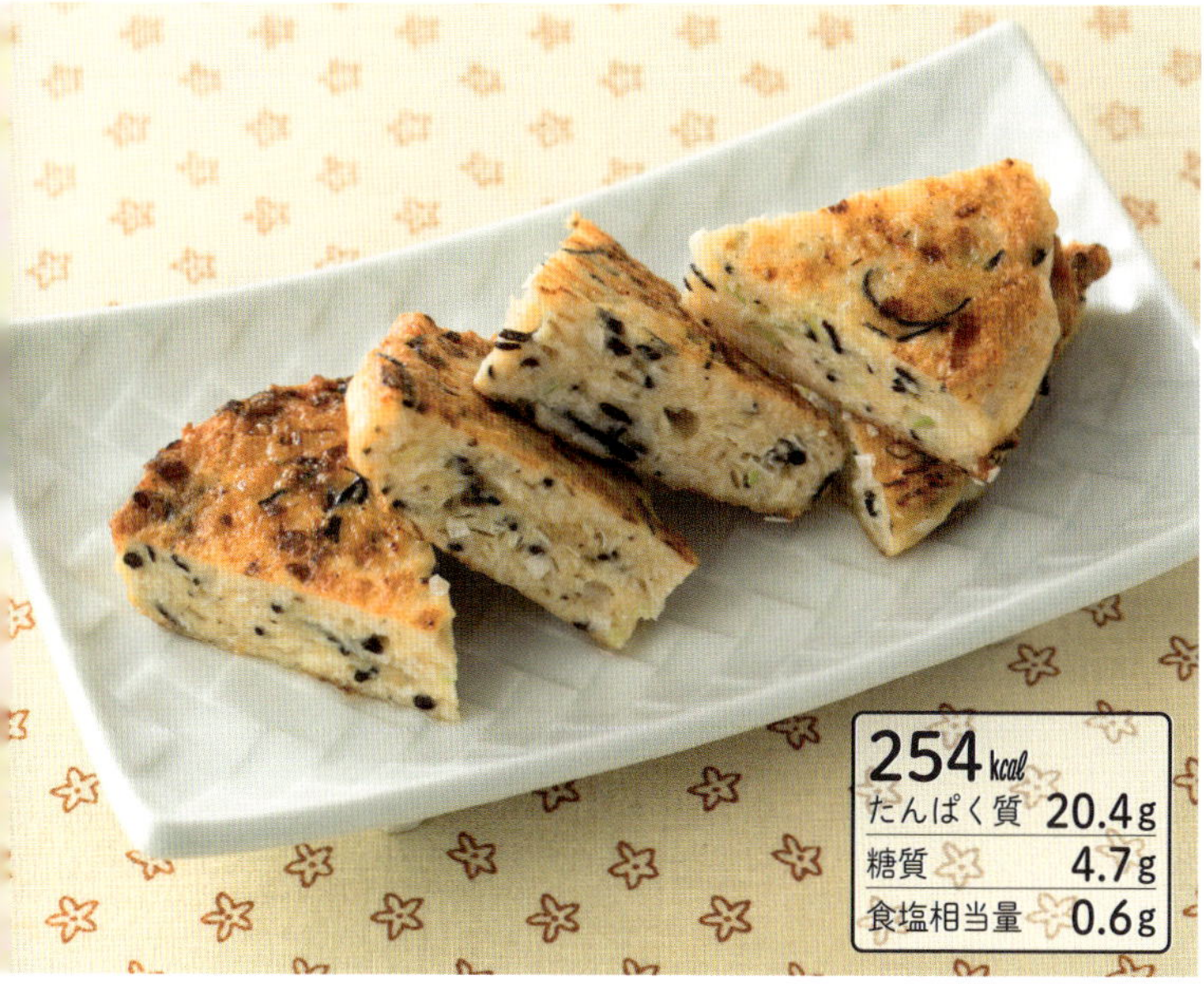

254kcal	
たんぱく質	20.4g
糖質	4.7g
食塩相当量	0.6g

材料（作りやすい分量・2人分）

鶏ひき肉（胸肉）		200g
芽ひじき（乾燥）		2g
A	ねぎ（みじん切り）	10cm分
A	おろししょうが	1かけ分
A	卵（Sサイズ）	1個
A	かたくり粉	大さじ1
A	酒	小さじ1
A	塩	少々
植物油		大さじ1/2

保存 冷蔵3～4日、冷凍1週間

作り方

1. ひじきは水でもどして水けをきる。
2. ボウルにひき肉、ひじき、Aを入れ、粘りが出るまでよくねりまぜる。
3. フライパンに油を熱し、2の半量を入れて円形に広げ、3～4分ほど焼く。焼き色がついたら返し、蓋をしてさらに蒸し焼きにする。残りも同様に焼き、食べやすく切り分ける。6等分ほどの小判形にして焼いてもよい。

牛肉とごぼうのしぐれ煮

ごぼうに牛肉のうまみがなじんでおいしい！
不足しがちな食物繊維をごぼうで補います

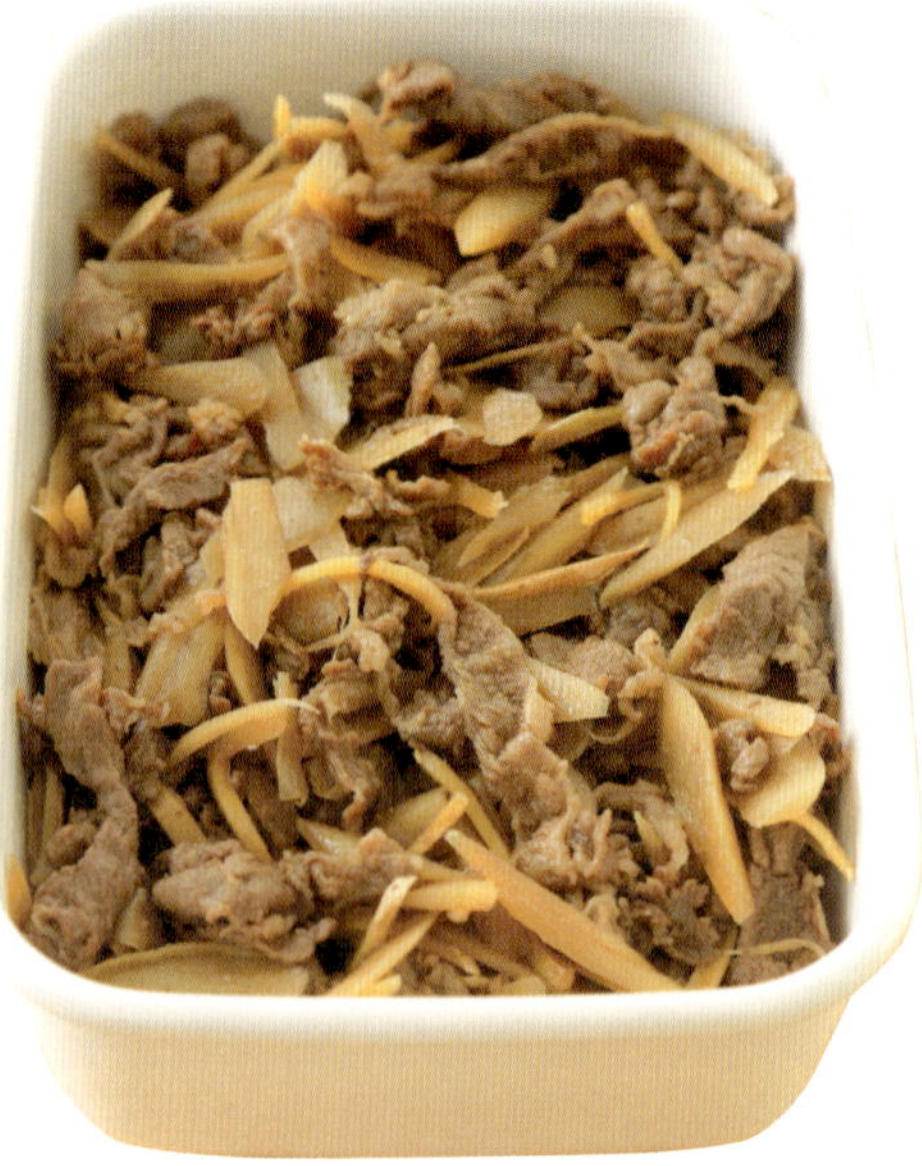

材料（作りやすい分量・8人分）

牛こまぎれ肉		400g
ごぼう（ささがき）		1本分
A	はちみつ、水	各大さじ1と1/3弱
	しょうゆ、みりん	各大さじ1と1/2
B	しょうが（せん切り）	50g
	山椒のつくだ煮（あれば）	小さじ2

作り方

1. ごぼうはさっと下ゆでする。
2. 鍋にAを入れて火にかけ、煮立ったらごぼうを加えてひと煮する。
3. 牛肉とBを加え、落とし蓋をして汁けが少なくなるまで弱めの中火で10分ほど煮る。

保存 冷蔵3～4日、冷凍3週間

1/8量

160kcal
たんぱく質 9.7g
糖質 7.2g
食塩相当量 0.5g

煮豚

時間はかかりますが、作り方はいたって簡単。
オイスターソースでコクのあるおいしさです

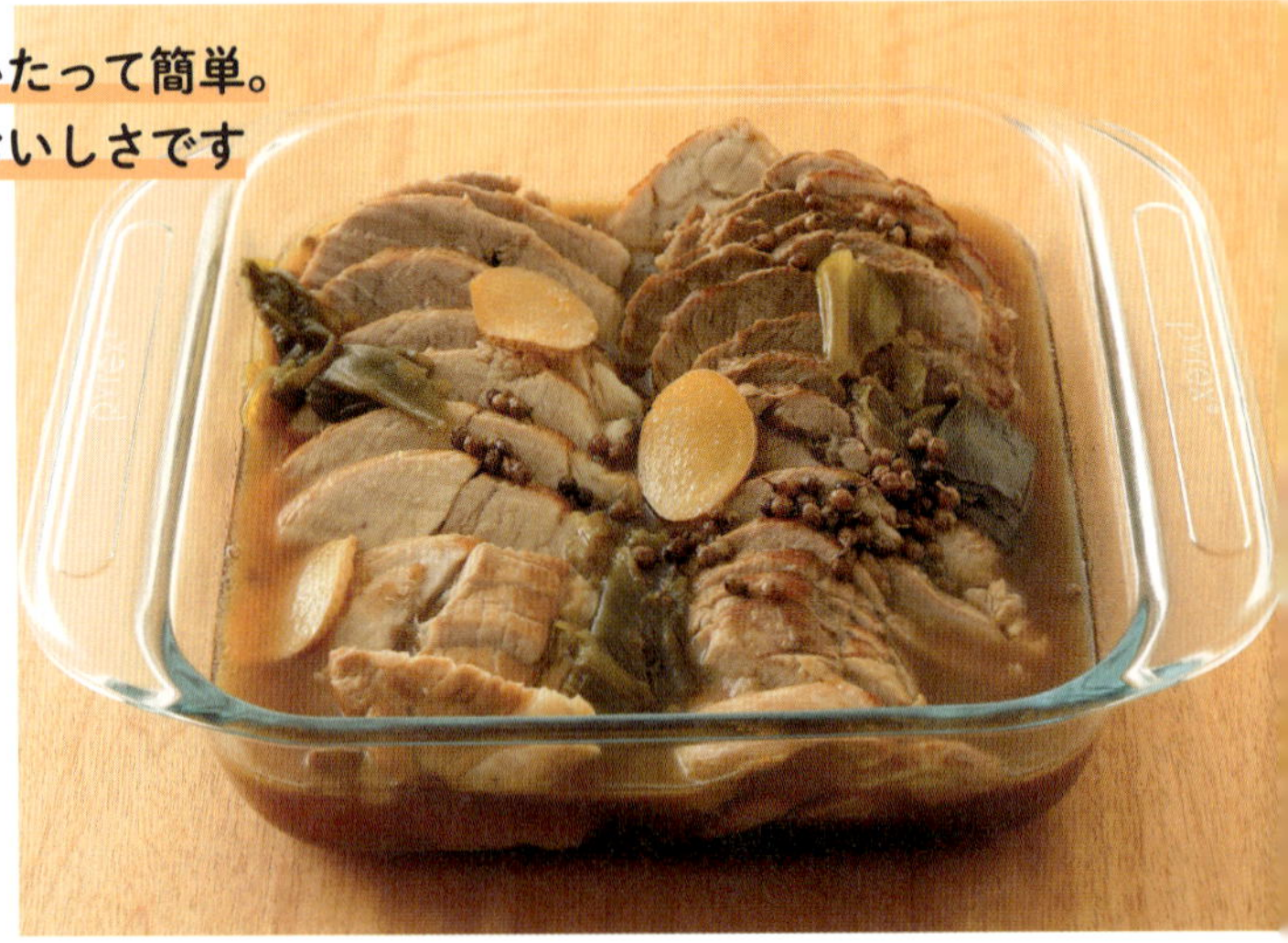

材料（作りやすい分量・16人分）

豚ももかたまり肉（煮豚用）		800g
植物油		大さじ1
A	水	2カップ
	酒	1カップ
	ねぎ（青い部分・ぶつ切り）	2本分
	しょうが（皮ごと薄切り）	5～6枚分
B	しょうゆ、はちみつ	各大さじ4
	オイスターソース	大さじ1
	花椒《ホアジャオ》（あれば）	適量

作り方

1. 豚肉は全体をフォークで刺し、油を熱したフライパンに入れ、強火で全体を焼きつける。
2. 鍋に❶とAを入れて火にかけ、煮立ったら火を弱め、蓋をして途中でアクをとりながら20分ほど煮る。Bを加えてさらに20分ほど煮る。
3. 肉はいったんとり出し、煮汁は強火にかけて少し煮詰める。肉を戻し入れ、煮からめる。

1/16量

171kcal
たんぱく質 13.9g
糖質 5.7g
食塩相当量 0.8g

保存 切り分けて煮汁ごと冷蔵3～4日、冷凍3週間

鶏レバーのしぐれ煮

鉄分が豊富なレバーをたっぷりのしょうがと煮て。豚レバーやあさり、かつおなどで作るのもおすすめ

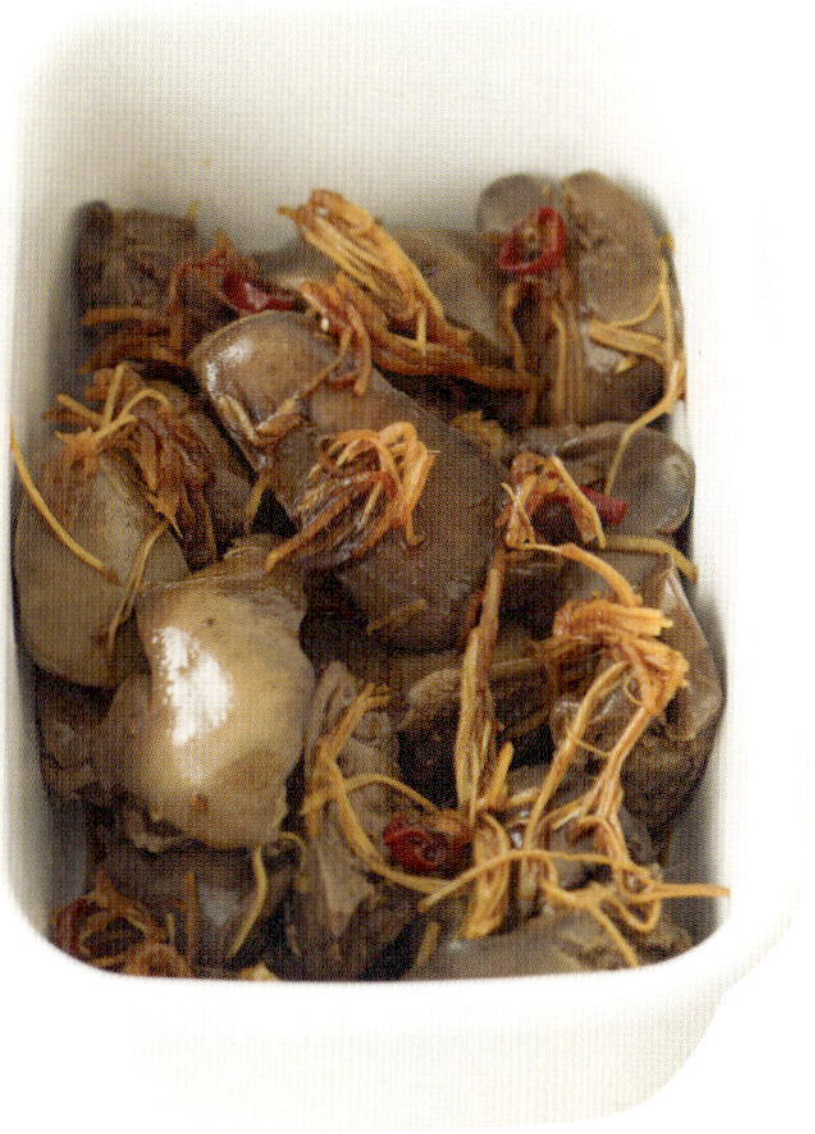

材料（作りやすい分量・6人分）

鶏レバー		300g
A	しょうが（薄切り）	1かけ分
A	酒	大さじ2
B	赤とうがらし（小口切り）	1/2本分
B	しょうが（せん切り）	1かけ分
B	酒、水	各80mℓ
B	しょうゆ、みりん	各大さじ2
B	きび砂糖（または砂糖）	大さじ1

作り方

1. レバーは洗って血抜きし、脂や筋などを除き、一口大に切る。
2. 鍋に湯を沸かしてAとレバーを入れ、1～2分ゆでる。
3. 別鍋に❷とBを入れて火にかけ、煮立ったら弱火にし、アクをとりながら煮汁がなくなるまで15～20分煮る。

1/6量

81kcal	
たんぱく質	10.0g
糖質	5.3g
食塩相当量	1.0g

保存　冷蔵3～4日

砂肝の韓国風マリネ

コリコリッとした食感がおいしい！コチュジャンの風味とコクを生かして仕上げます

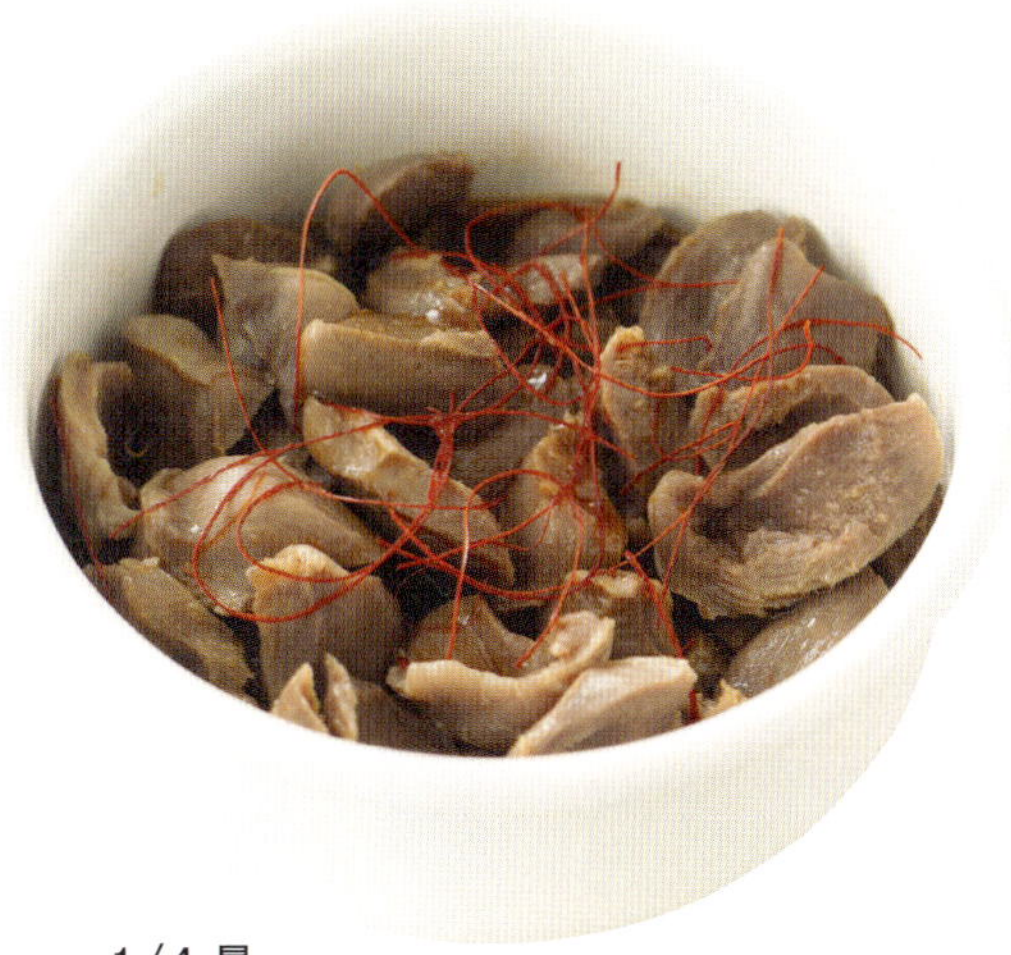

材料（作りやすい分量・4人分）

砂肝		200g
A	ねぎ（青い部分）	適量
A	しょうが（薄切り）	1かけ分
B	しょうゆ、酢、水	各大さじ1
B	コチュジャン、ごま油	各小さじ1
糸とうがらし		適量

作り方

1. 砂肝は下処理して洗い、食べやすく切る。
2. 鍋に湯を沸かしてAと砂肝を入れ、4～5分ゆでる。
3. 水けをきってBであえ、糸とうがらしを散らす。

1/4量

61kcal	
たんぱく質	9.6g
糖質	0.6g
食塩相当量	0.8g

保存　冷蔵4～5日

焼きさば

さばは傷みやすいので、
塩焼きにするなど
加熱しておくと保存がききます

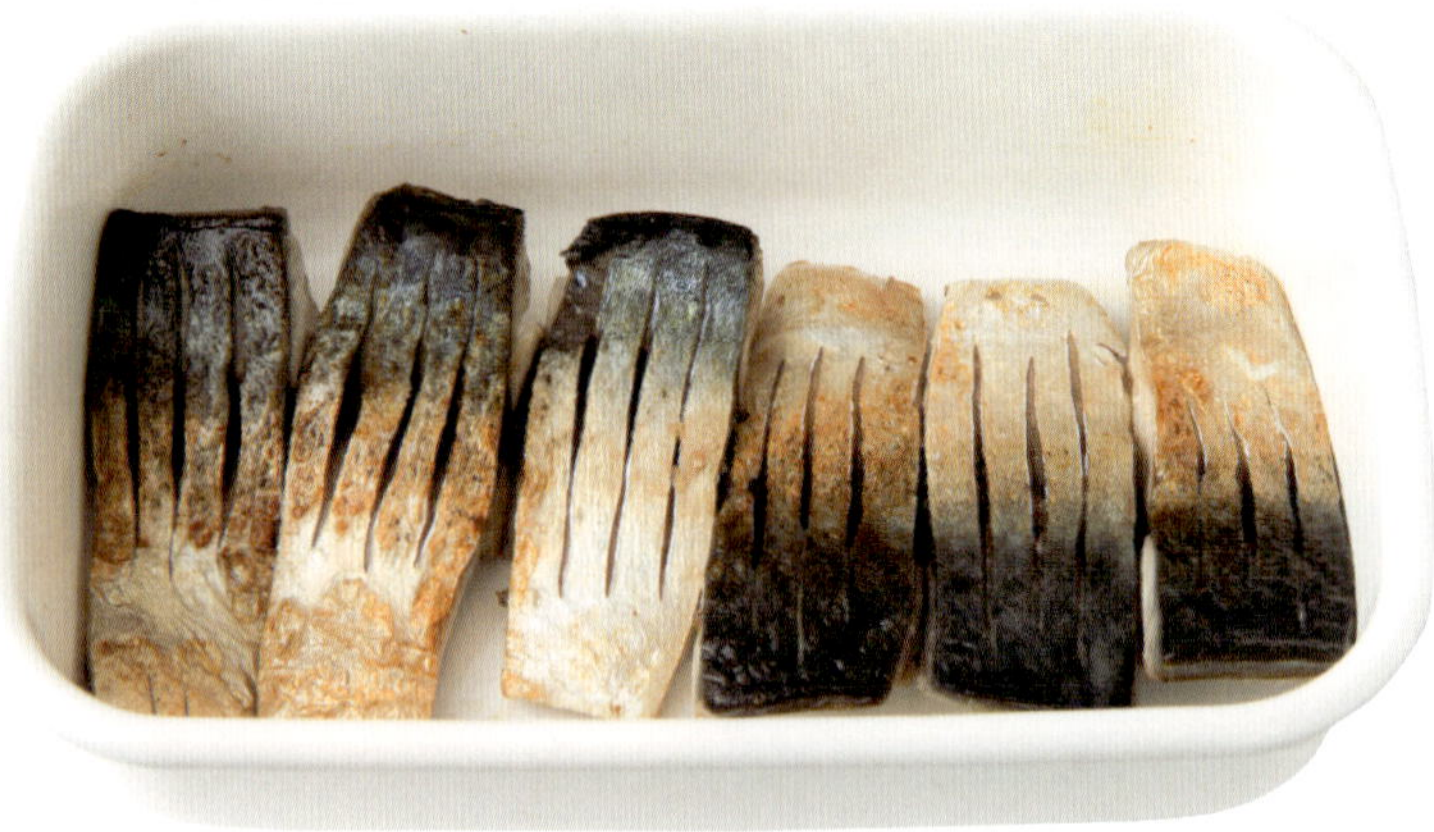

材料（作りやすい分量・2人分）

さば		小2切れ（120g）
A	酒	小さじ2
A	塩	少々
塩		少々
植物油		小さじ2強

作り方

❶ さばは骨をとり除き、1切れを3等分に切り、Aを振って30分ほどおく。水けをふき、皮に2～3本切り込みを入れる。

❷ 焼く直前に塩を振り、油を熱したフライパンで両面をカリッと焼く。

1/2量

172kcal	
たんぱく質	12.4g
糖質	0.4g
食塩相当量	0.8g

保存 冷蔵3～4日、冷凍2週間

アレンジレシピ

青じそと焼きのりをまぜて食べごたえじゅうぶん！

焼きさばのおむすび

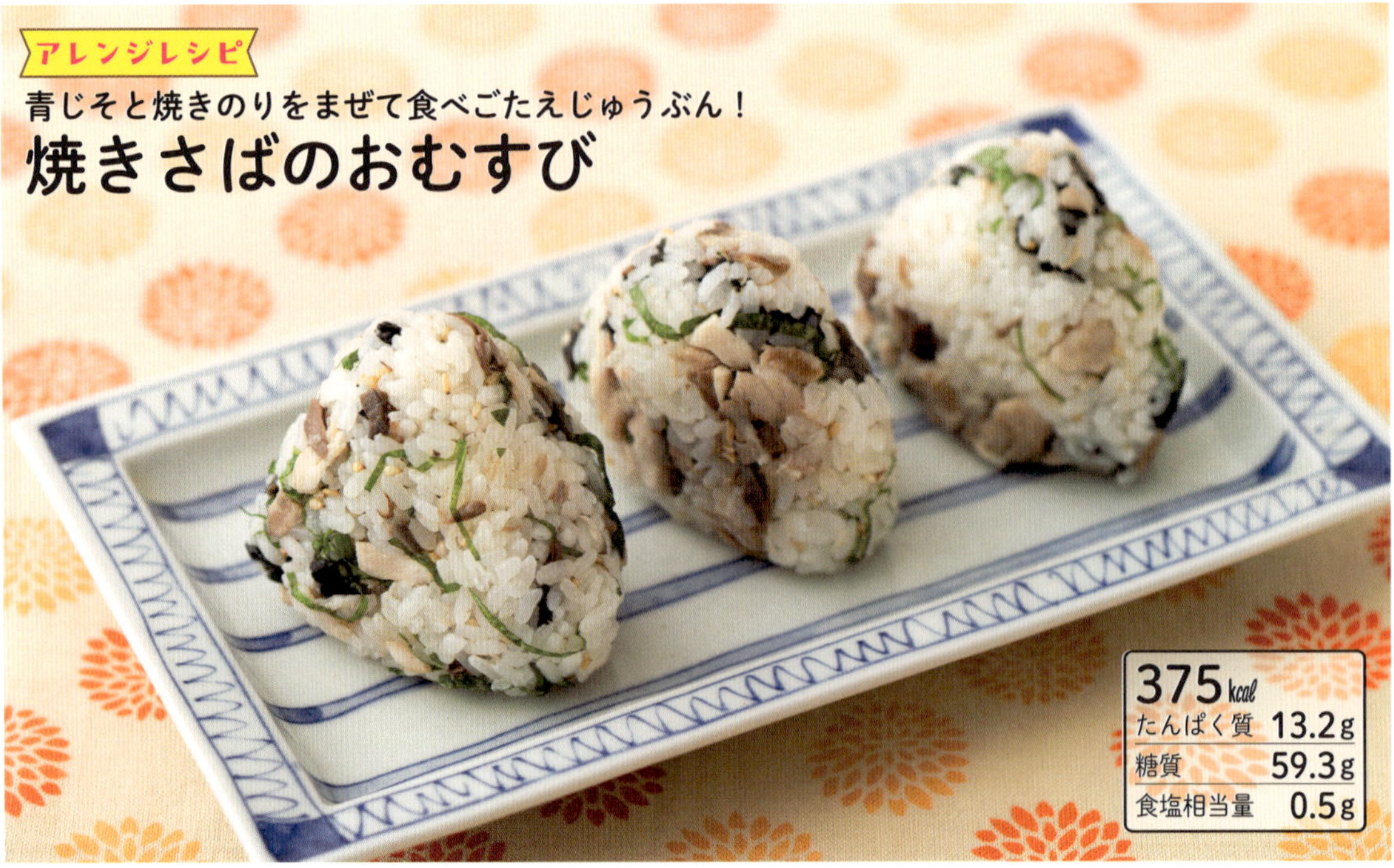

375kcal	
たんぱく質	13.2g
糖質	59.3g
食塩相当量	0.5g

材料（1人分）

焼きさば		2切れ（40g）
ご飯		160g
A	青じそ（せん切り）	2枚分
A	いり白ごま	少々
A	焼きのり（細切り）	1/2枚分

作り方

❶ 焼きさばはほぐす。

❷ ボウルにご飯と❶、Aを合わせてまぜ、3等分にして三角ににぎる。

焼き鮭の南蛮漬け

魚と野菜がいっしょにとれるレシピ。
魚は揚げずに焼いて作るので、エネルギーオフに

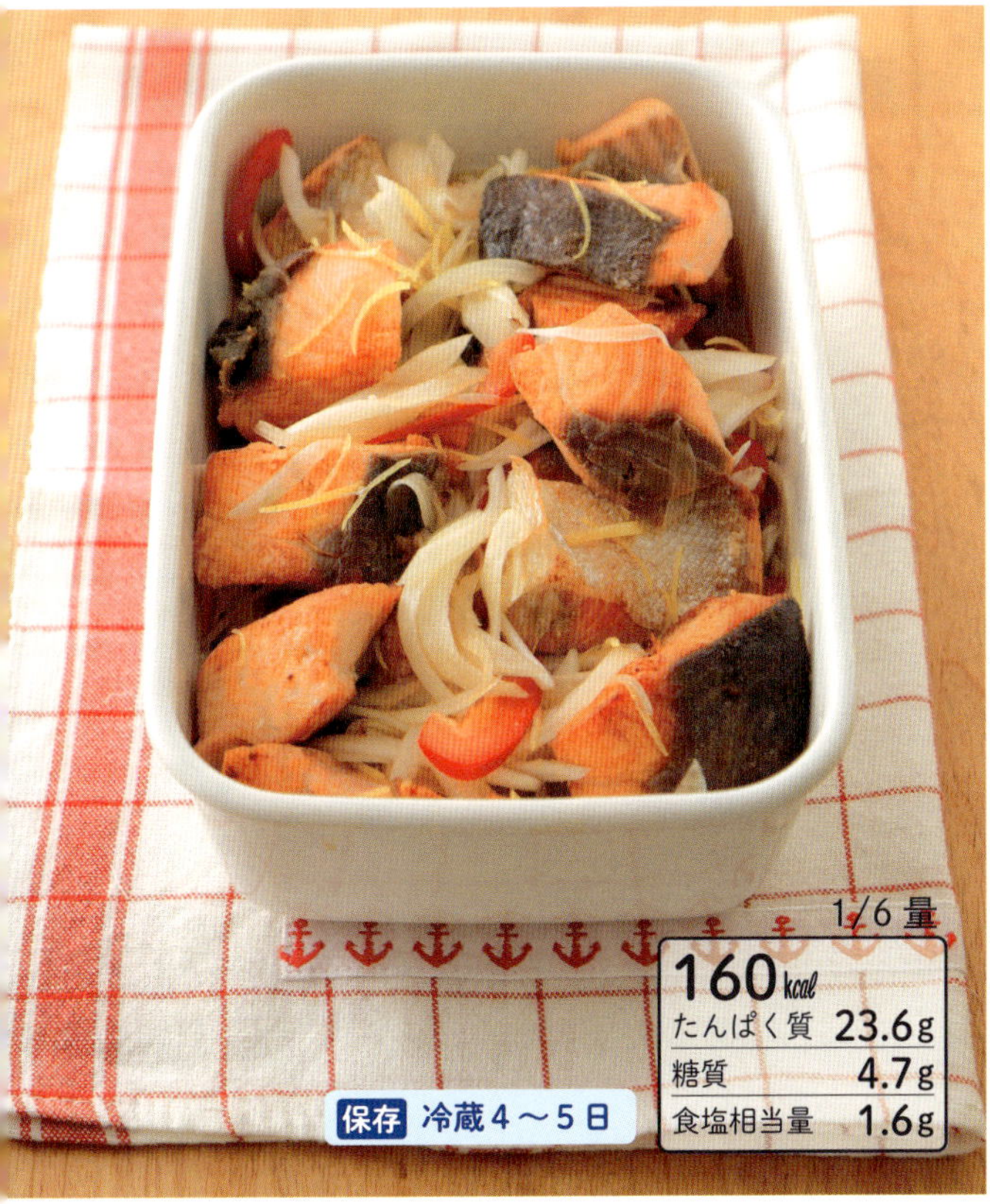

1/6量
160kcal
たんぱく質 23.6g
糖質 4.7g
食塩相当量 1.6g

保存 冷蔵4～5日

材料（作りやすい分量・6人分）

生鮭		6切れ
塩		少々
玉ねぎ（薄切り）		1個分
パプリカ（赤・細切り）		1/2個分
A	だし	1カップ
A	酢	1/4カップ
A	酒・みりん	各大さじ1
A	しょうゆ	大さじ3
A	赤とうがらし（種を除く）	2本
A	ゆず皮（細切り）	1/2個分
植物油		少々

作り方

1. 鮭に塩を振り、1切れを2～3等分に切り分ける。
2. 玉ねぎとパプリカ、Aはバットに合わせておく。
3. フライパンに油を熱し、鮭を入れて両面焼く。2に加えて30分以上つけ込み、味をなじませる。

たこの塩麹マリネ

塩麹でたこのうまみが増し、
トマトの酸味ともマッチしておいしい！

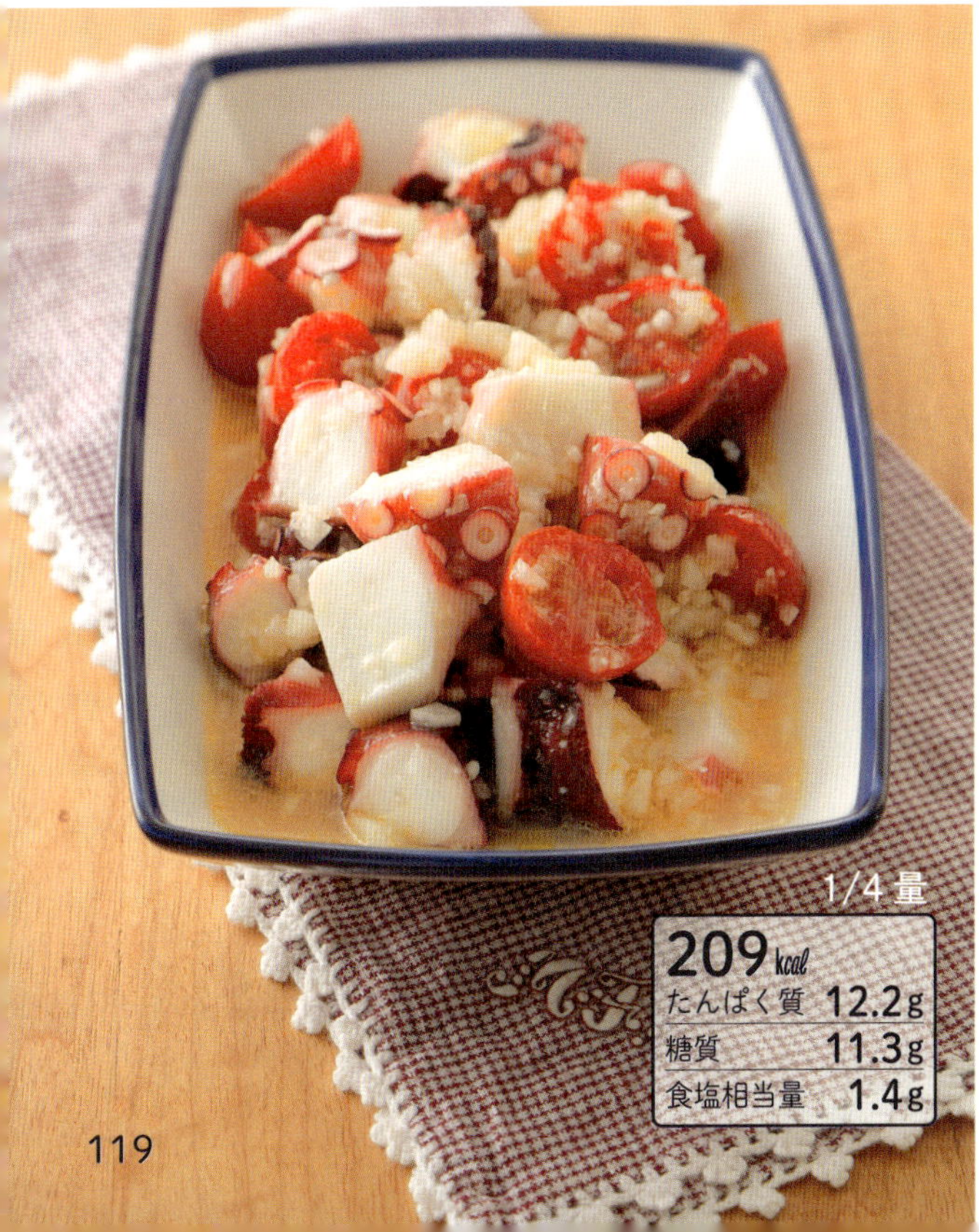

1/4量
209kcal
たんぱく質 12.2g
糖質 11.3g
食塩相当量 1.4g

材料（作りやすい分量・4人分）

ゆでだこ（足）		200g
ミニトマト		20個
A	玉ねぎ（みじん切り）	1個分
A	酢	大さじ3
A	塩麹	大さじ3
A	オリーブ油	大さじ3

作り方

1. たこは一口大のぶつ切りにし、ミニトマトは半分に切る。
2. ボウルにAを合わせ1を加え、30分以上つけ込み、味をなじませる。

保存 冷蔵2～3日、冷凍2週間

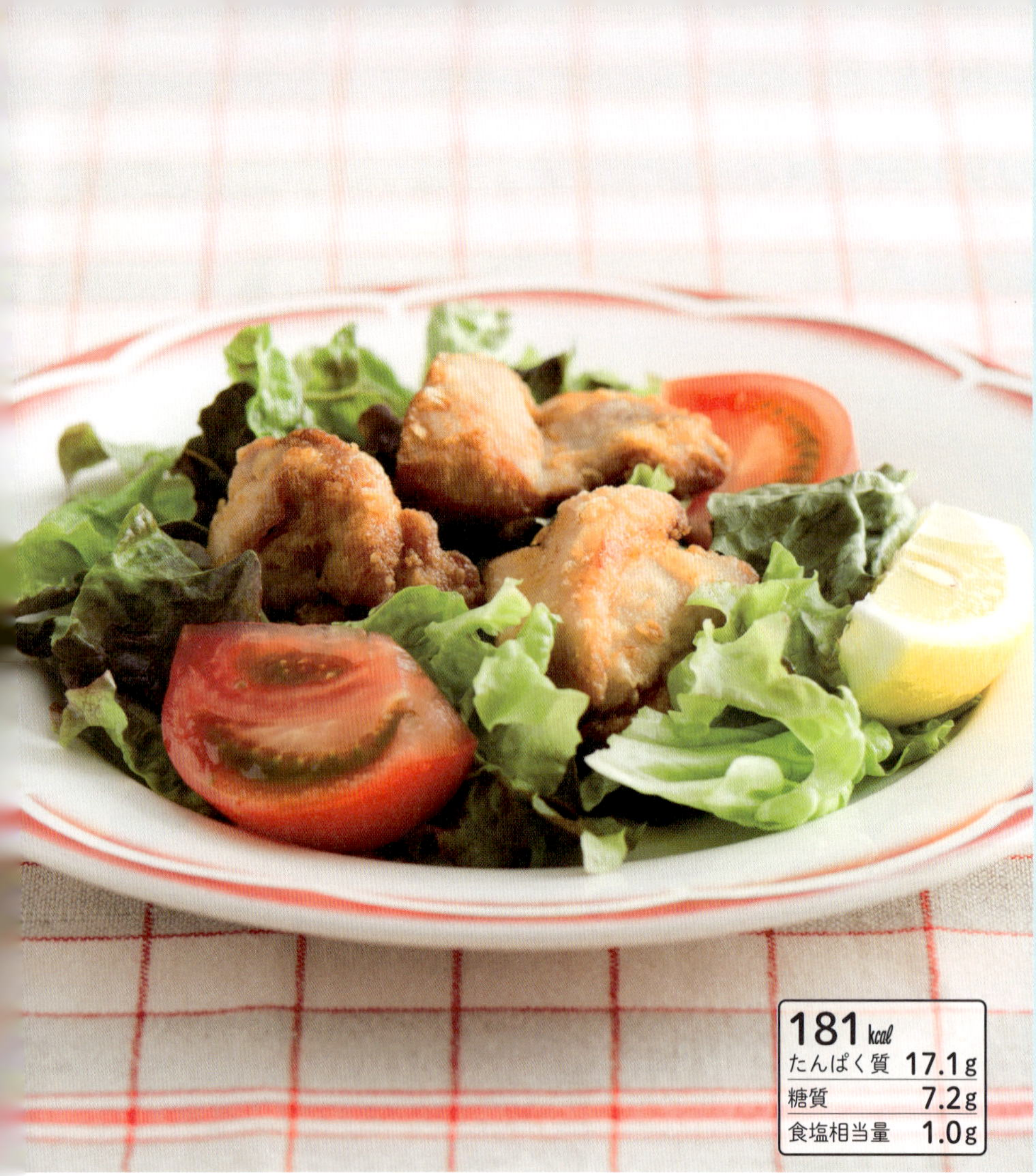

181 kcal

たんぱく質	17.1g
糖質	7.2g
食塩相当量	1.0g

定番&人気の主菜

食材の選び方や調理に工夫を加えて、糖質とエネルギーを大幅にカットしましょう。

もも肉は皮なしで！

鶏のから揚げ

材料（1人分）

鶏もも肉（皮なし）		80g
A	しょうゆ、酒	各小さじ1
	おろししょうが	少々
	おろしにんにく	少々
小麦粉		適量
揚げ油		適量
サニーレタス（ちぎる）		1～2枚分
トマト（くし形）		1/4個分
レモン（くし形）		1切れ

ポイント

余分な粉ははたいて落としましょう。油の吸収はその分減ります。

作り方

1. 鶏肉は余分な脂肪をとり除き、食べやすい大きさに切る。Aをもみ込み、10分ほどおいて下味をつける。
2. 1に小麦粉を薄くまんべんなくつけ、余分な粉は軽くはたいて落とす。
3. 揚げ油を180度に熱して2を入れ、ときどき返しながら、こんがりときつね色に揚げる。
4. 油をきり、サニーレタスを敷いた器に盛り、トマトとレモンを添える。

こうすれば糖質&エネルギーOFF

揚げ物

- フライよりから揚げ！
- 衣は極力少なめにつける！
- 肉や魚は低脂肪の部位で！

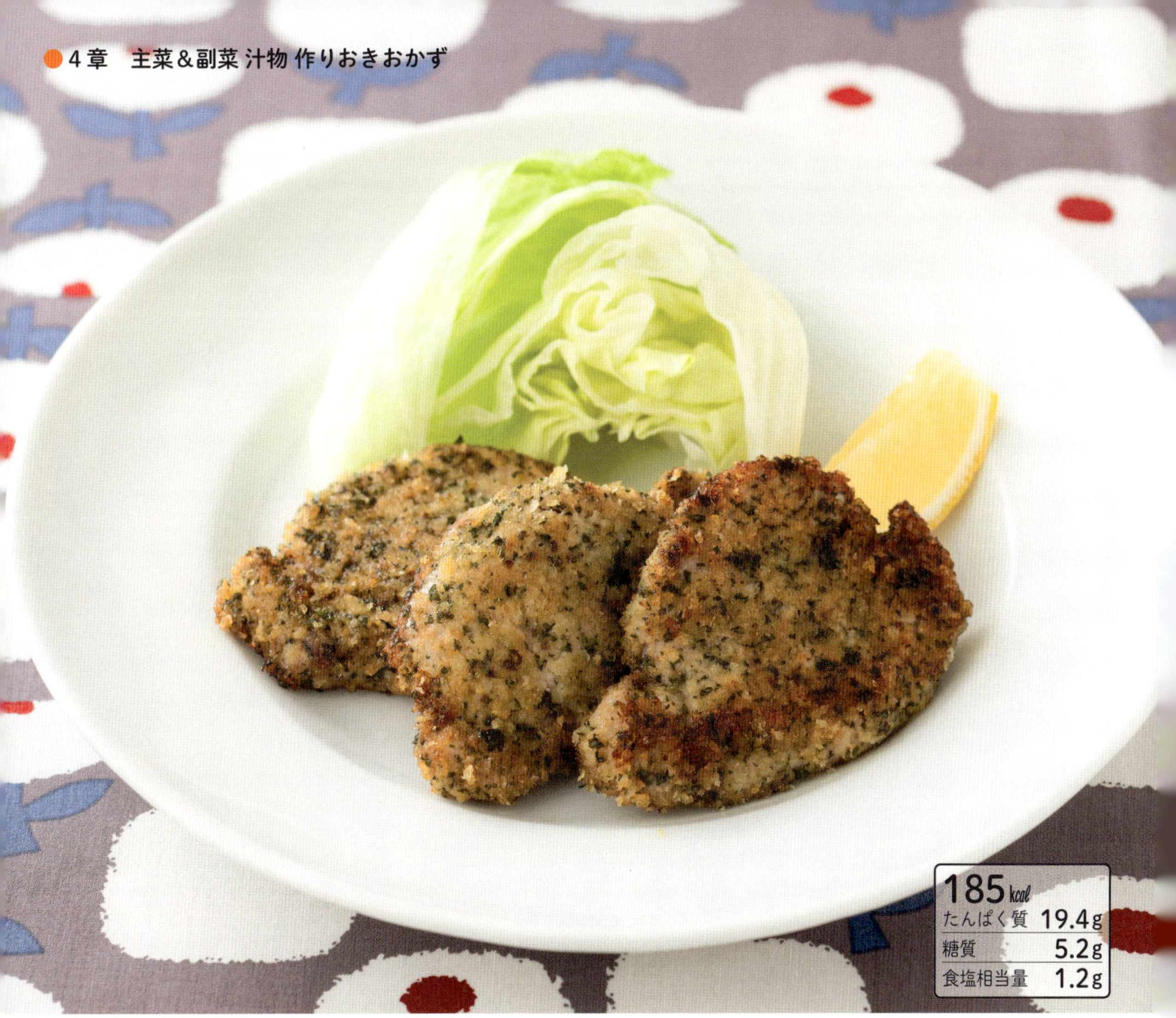

185kcal

たんぱく質	19.4g
糖質	5.2g
食塩相当量	1.2g

少ない油で揚げ焼きに

豚ヒレの香草パン粉焼き

材料（1人分）

豚ヒレ肉		80g
A	マスタード	小さじ1
A	しょうゆ	小さじ1
B	パセリ（みじん切り）	少々
B	パン粉（乾燥・こまかいもの）	小さじ2
オリーブ油		大さじ1/2
レタス（縦8等分・くし形）		50g
レモン（くし形）		1切れ

作り方

1. 豚肉は3切れに切り、軽くたたいて厚みを均等にする。まぜたAをからめ、まぜたBを表面にまぶす。
2. フライパンに油を熱して❶を入れ、両面をこんがりと焼く。
3. 器に盛り、レタスとレモンを添える。

ポイント

パン粉はこまかいものを使うと糖質が抑えられます。

レモンの香りが広がる軽い口当たり！

鶏ささ身のレモンフリッター

材料（１人分）

鶏ささ身		２本（60g）
こしょう、小麦粉		各少々
レモン		1/4個
A	とき卵	1/5個分
A	小麦粉	大さじ1
A	ビール（*）	40mℓ

A	塩	少々
揚げ油		適量
パセリ（みじん切り）		少々
ラディッシュ（薄切り）		１個分
リーフレタス（ちぎる）		１枚分

＊ビールは炭酸水にかえて作ってもおいしくできます。

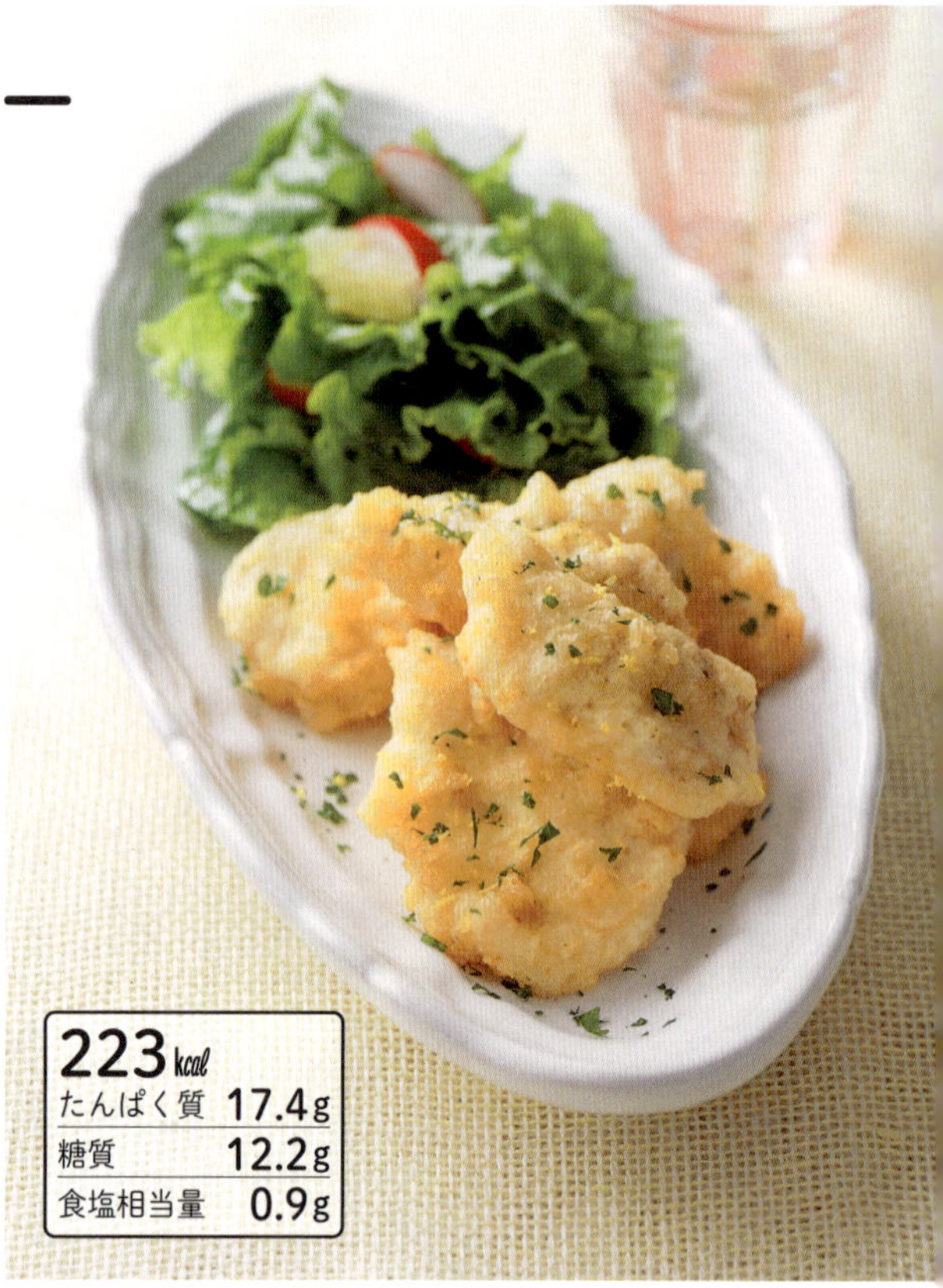

223kcal
たんぱく質 17.4g
糖質 12.2g
食塩相当量 0.9g

作り方

1. レモンは果肉をとり出す。皮はすりおろし、飾り用に少し残してAと合わせてまぜる。
2. ささ身は大きめのそぎ切りにしてこしょうを振り、小麦粉を薄くまぶして1にくぐらせ、170度の油でカラッと揚げる。
3. 器に盛り、パセリとレモンの皮を振りかけ、レモンの果肉とリーフレタス、ラディッシュをまぜ合わせて添える。

ゆばを春巻きの皮に見立てて、糖質オフ！

えびのゆば巻き揚げ

材料（１人分）

生ゆば		１枚
えび（無頭・殻つき）		大4尾（108g）
A	かたくり粉	小さじ1
A	酒	小さじ1
A	塩	小さじ1/6

青じそ	２枚
揚げ油	適量
レモン	適宜

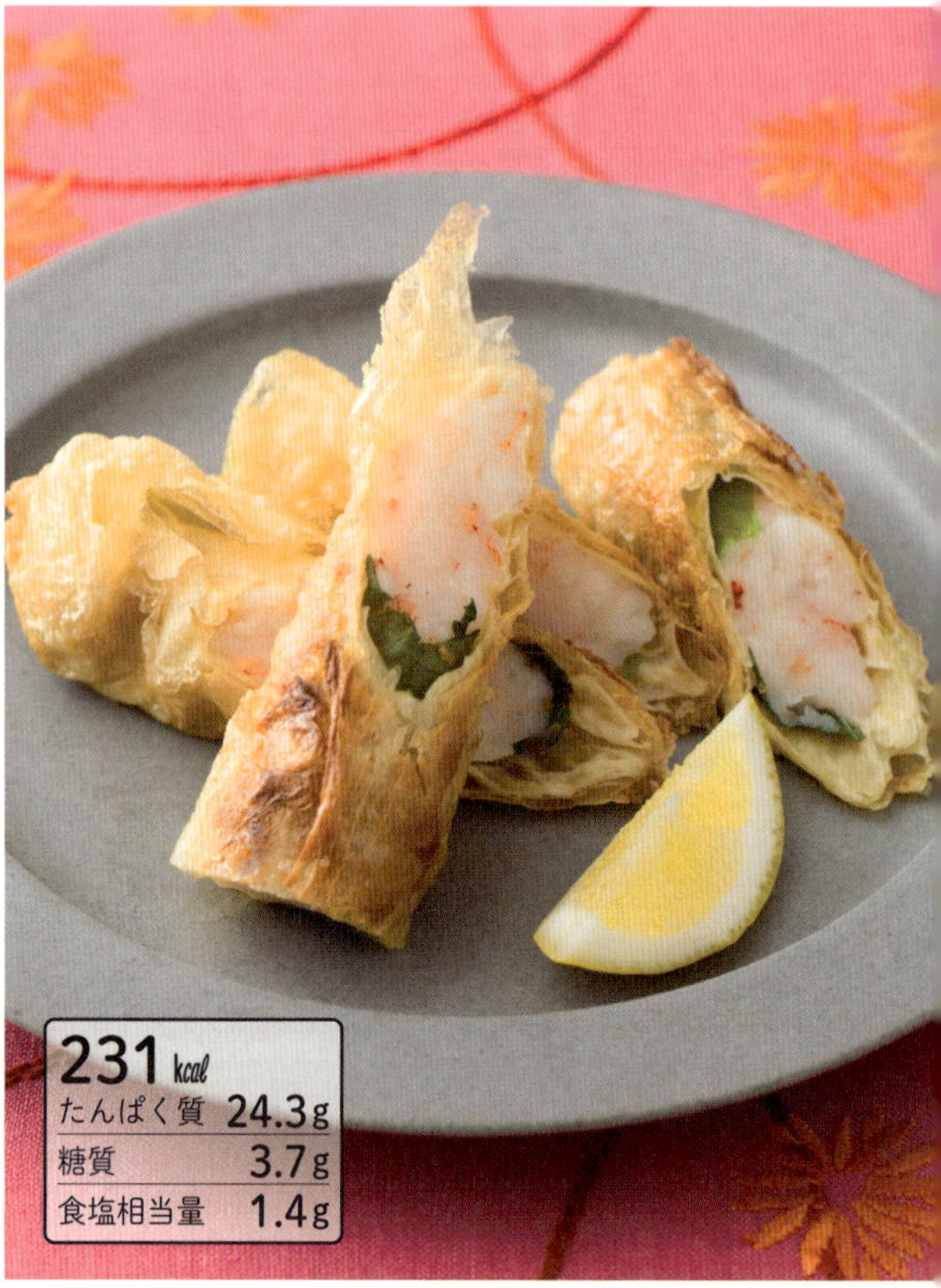

231kcal
たんぱく質 24.3g
糖質 3.7g
食塩相当量 1.4g

作り方

1. えびは殻をむいて背わたを抜き、塩水（分量外）で洗う。水けをふきとり、あらくたたく。ボウルに入れ、Aを加えてよくまぜる。
2. ゆばを広げ、縦半分に切った青じそをのせ、1も均等にのせてくるくると巻く。
3. 揚げ油を170度に熱し、2を入れて２～３分、カラッと揚げる。4等分に切って器に盛り、好みでレモンをしぼる。

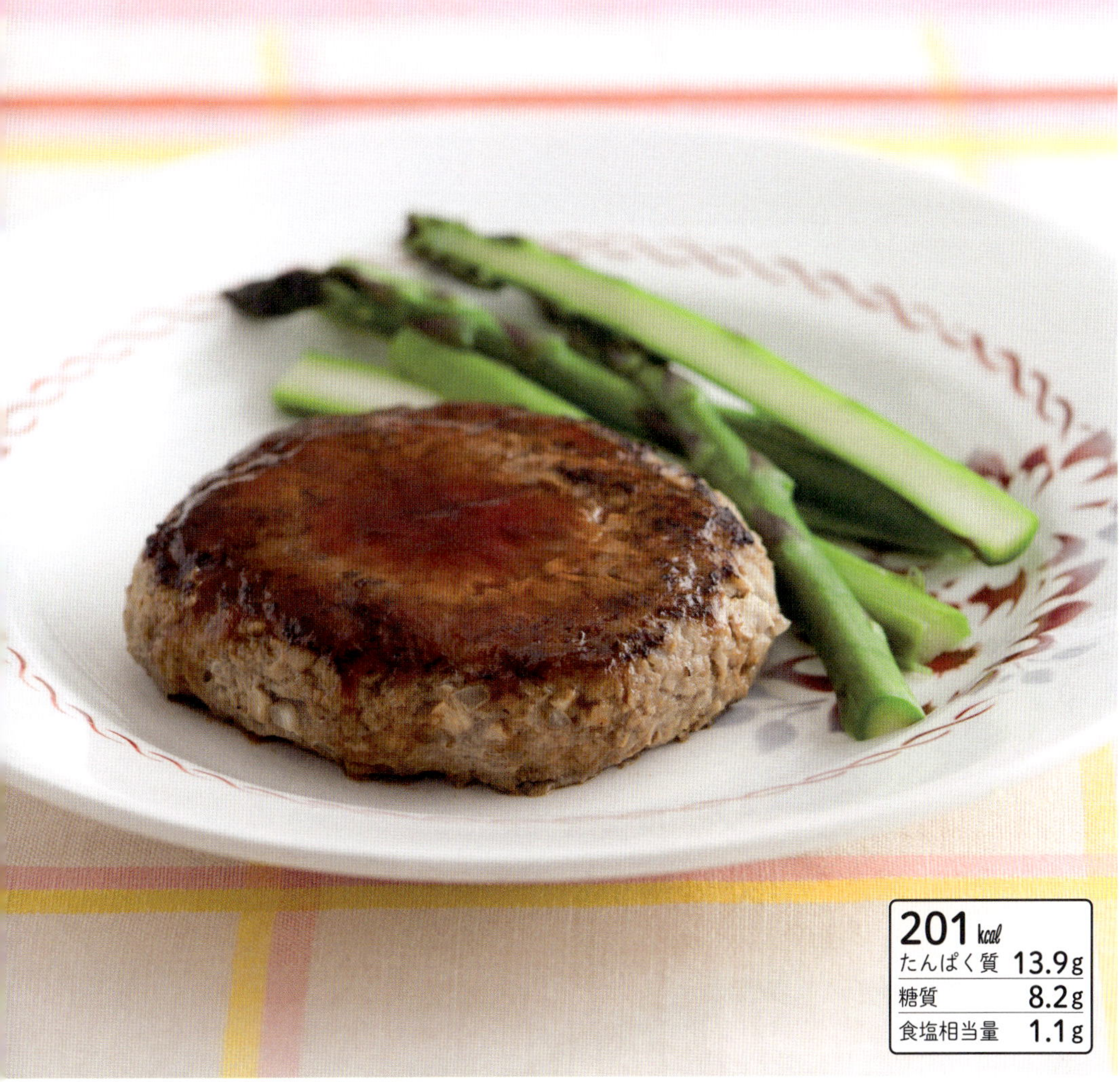

こうすれば
糖質＆
エネルギー
OFF

いため物・焼き物

・脂肪の少ない部位を選ぶ！
・風味のよい油を使う！
・グリルやトースターを活用する！

201 kcal	
たんぱく質	13.9g
糖質	8.2g
食塩相当量	1.1g

こまかく刻んだエリンギで大満足の食べごたえに

エリンギ入りハンバーグ

材料（1人分）

A	合いびき肉	50g
	エリンギ（みじん切り）	40g
	玉ねぎ（みじん切り）	20g
	生パン粉	大さじ1
	牛乳	小さじ1
	とき卵	1/5個分
	塩、こしょう	各少々
植物油		小さじ1/4
グリーンアスパラガス（縦半分に切ってゆでる）		2～3本分
B	ウスターソース	小さじ1/2
	トマトケチャップ	小さじ1/2

作り方

❶ ボウルにAを入れてよくねりまぜ、小判形にまとめて中央をくぼませる。

❷ フライパンを熱して油をなじませ、❶を入れて中火で焼く。焼き色がついたら返して蓋をし、弱めの中火で蒸し焼きにし、器に盛る。

❸ ❷のフライパンでアスパラをさっといため、❷に添える。Bをまぜたソースをハンバーグにかける。

ポイント

つなぎに使う生パン粉は減らし、仕上げのソースも小さじ1に抑えて糖質量を調整。

低糖質・高たんぱくの牛もも肉で作るごちそう！

ローストビーフ

材料（1人分）

牛ももかたまり肉		100g
塩（並塩）		小さじ1/6強
あらびき黒こしょう		少々
クレソン		3本
A	粒マスタード	5g
	コーヒークリーム（低脂肪）	1/3個（3mℓ）

作り方

1. 牛肉は塩、こしょうを振り、手ですり込んで下味をつける。たこ糸でグルグルと巻いて形をととのえる。
2. 耐熱皿に割り箸を2本離して並べ、1の牛肉をのせる。ラップなしで、電子レンジで1分50秒加熱する。
3. 切り分けて器に盛り、クレソンとAをまぜたソースを添える。

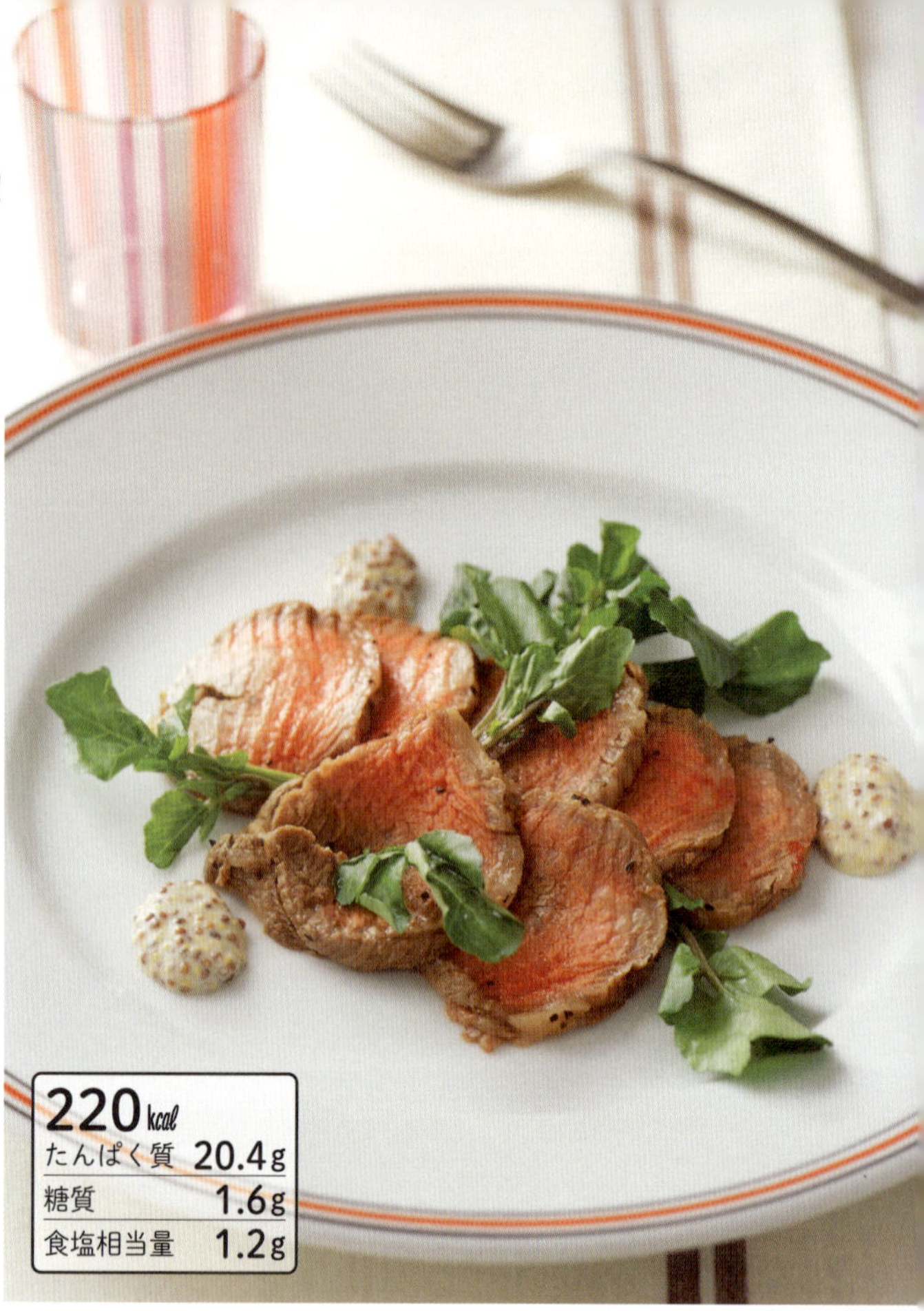

220kcal

たんぱく質	20.4g
糖質	1.6g
食塩相当量	1.2g

トースターで焼いて脂を落とします！

鶏の照り焼き梅風味

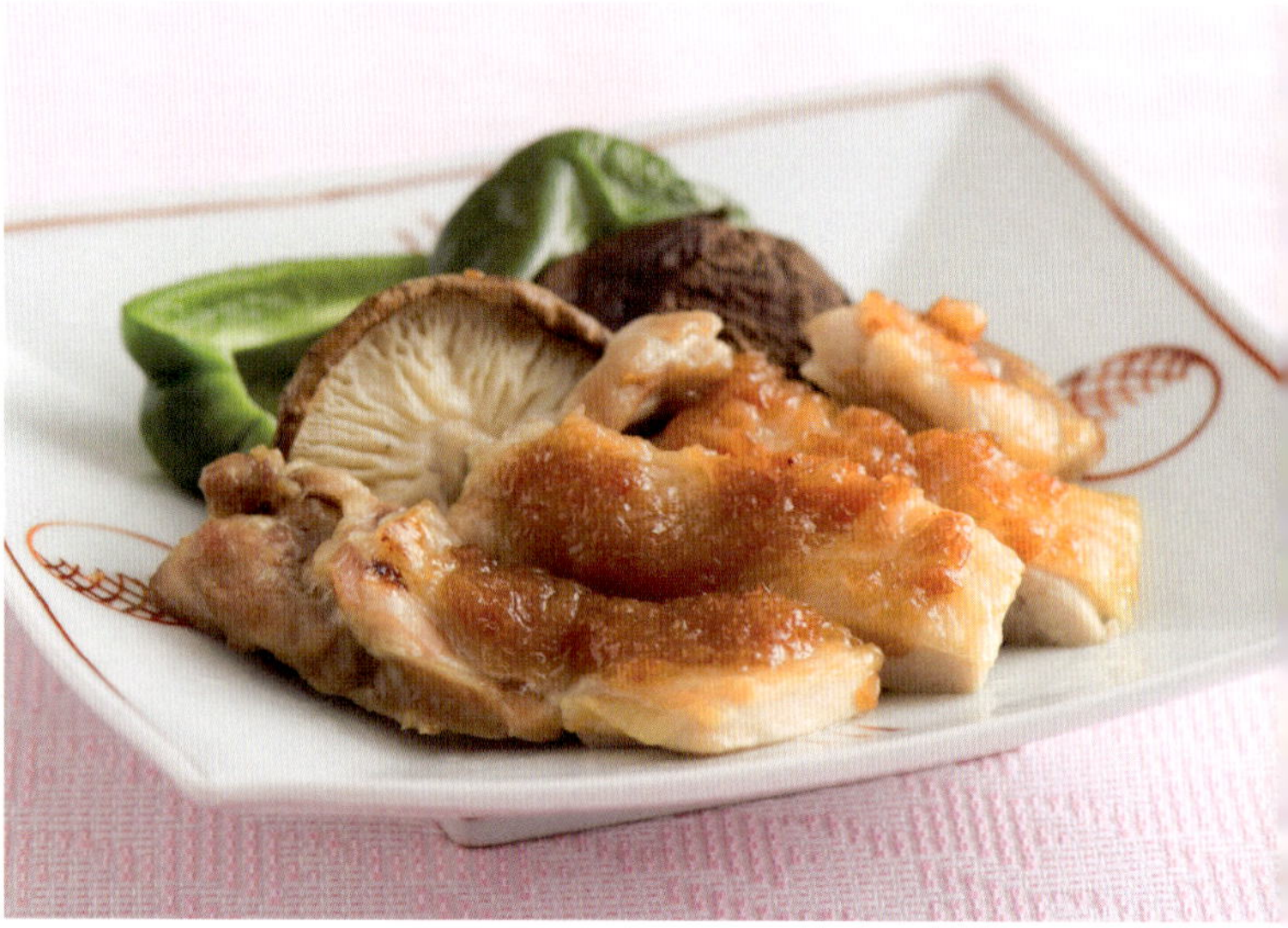

材料（1人分）

鶏もも肉		80g
ピーマン（縦半分に切る）		小1個分
生しいたけ（石づきをとり除く）		2個
A	梅肉	6g
	酒	小さじ1/2
	しょうゆ	小さじ1/3
	みりん	小さじ1/3

作り方

1. 鶏肉は余分な脂肪をとり除き、厚みのあるところは切り目を入れて薄く開く。
2. オーブントースターのトレーにアルミホイルを敷き、植物油（分量外）を薄く塗り、1、ピーマン、しいたけを並べる。鶏肉にまぜたAをかけ、それぞれ香ばしく焼く。
3. 食べやすく切り分け、器に盛り合わせる。

174kcal

たんぱく質	14.5g
糖質	2.6g
食塩相当量	1.5g

いため油を使わずに電子レンジで仕上げます！

レンジえびチリ

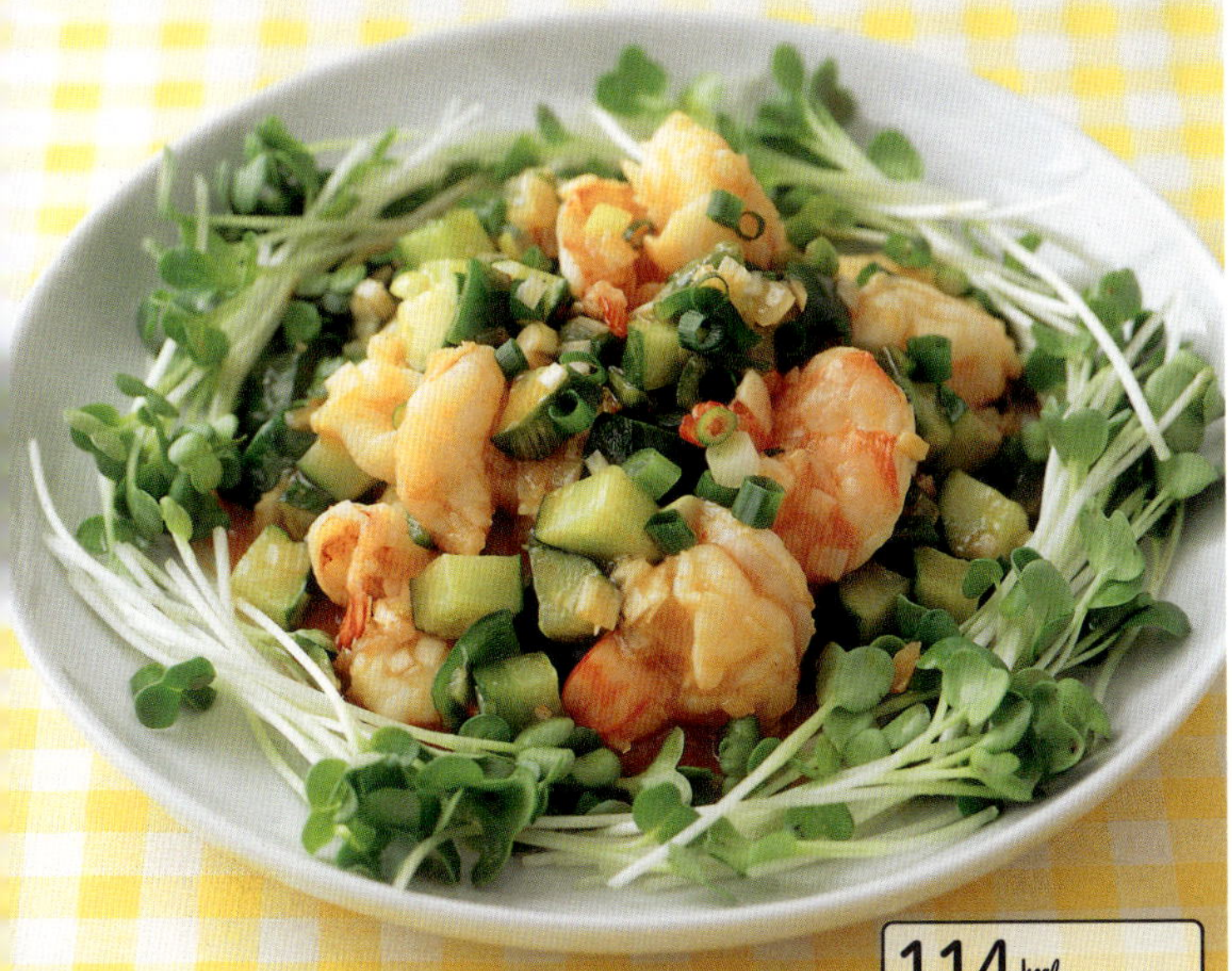

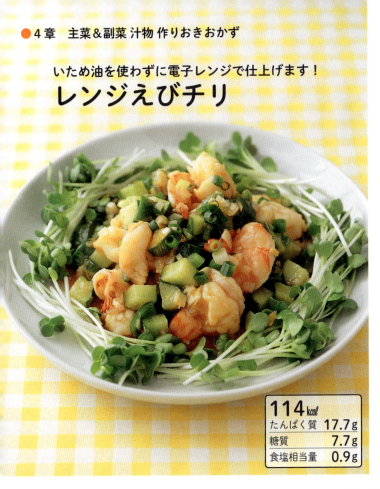

114kcal

たんぱく質	17.7g
糖質	7.7g
食塩相当量	0.9g

材料（1人分）

えび（無頭・殻つき）		5尾（70g）
かたくり粉		適量
A	ねぎ（みじん切り）	40g
A	きゅうり（さいの目切り）	80g
A	ピーマン（さいの目切り）	20g
A	えびチリのもと（市販・レトルト）	30g
貝割れ菜（根元を落とし半分に切る）		20g
小ねぎ（小口切り）		5本分

作り方

1. えびは殻をむいて背わたを抜き、切り目を入れて開き、水洗いする。さらにかたくり粉をまぶしてもみ、さっと洗う。
2. 耐熱容器に❶とAを入れてまぜ、ラップをかけて電子レンジで3分加熱する。
3. ❷と貝割れ菜を盛り合わせ、小ねぎを散らす。

少ない肉でも辛みをきかせて本格中華！

麻婆豆腐

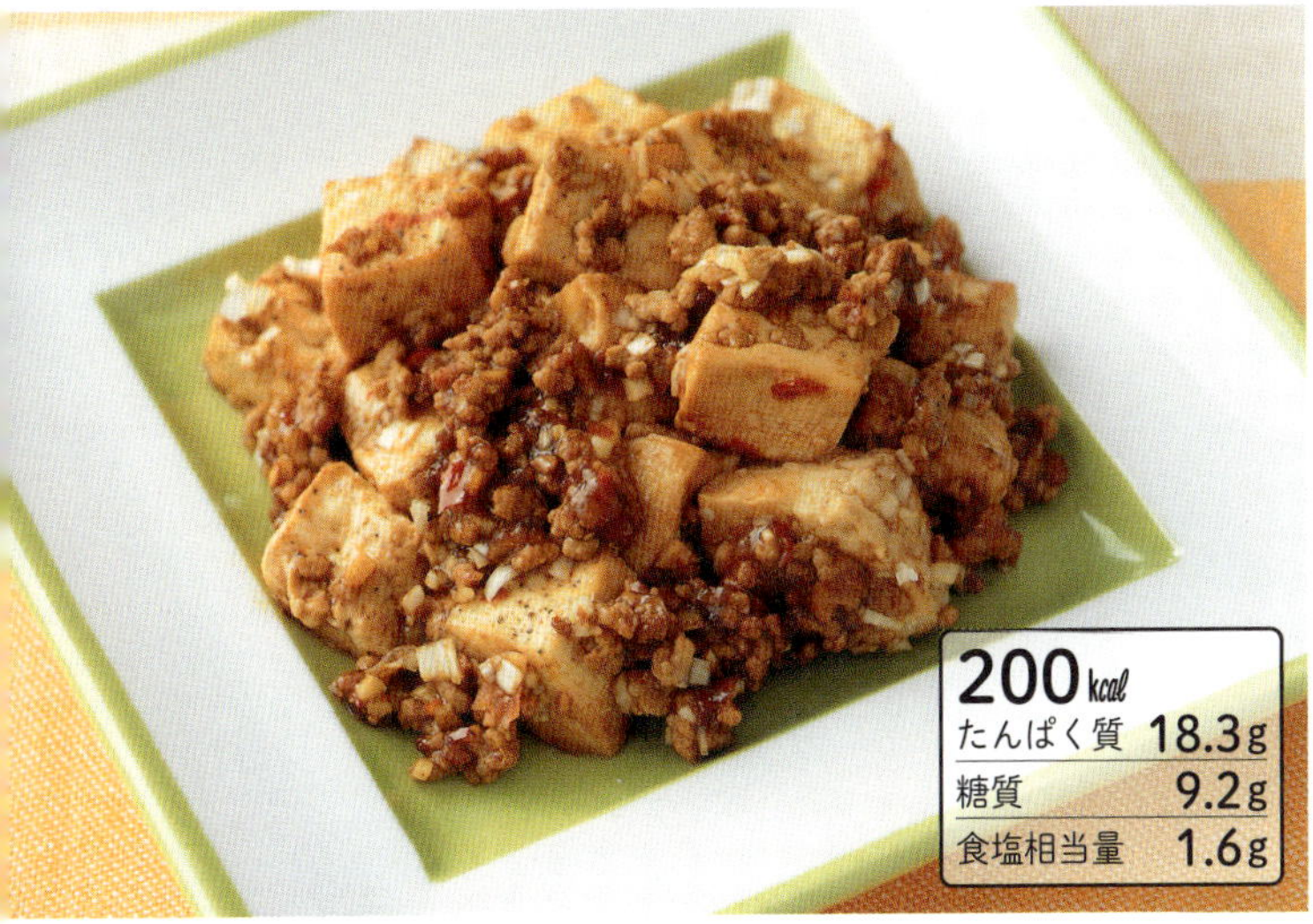

200kcal

たんぱく質	18.3g
糖質	9.2g
食塩相当量	1.6g

材料（1人分）

木綿豆腐		1/2丁（150g）
豚赤身ひき肉		30g
植物油		小さじ1/3
A	にんにく（みじん切り）	1/4かけ分
A	豆板醤《トウバンジャン》	小さじ2/3
A	甜面醤《テンメンジャン》	小さじ2/3
B	水	1/4カップ
B	しょうゆ	小さじ1/3
B	酒	小さじ1と1/2
B	黒こしょう	少々
B	鶏ガラスープのもと	少々
ねぎ（みじん切り）		8g
かたくり粉（倍量の水でとく）		小さじ1
ラー油、花椒《ホアジャオ》		各適宜

作り方

1. 豆腐は2㎝角に切り、さっとゆでて水きりしておく。
2. フライパンに油を熱し、ひき肉とAをいためる。肉の色が変わったらBを加え、煮立ったら豆腐を加えて汁けがなくなるまで煮る。
3. ねぎ、水ときかたくり粉を加え、まぜながらとろみをつける。仕上げに好みでラー油と花椒を振る。

トースターで焼いて野菜で彩りよく！

いわしのソテー
野菜ソースかけ

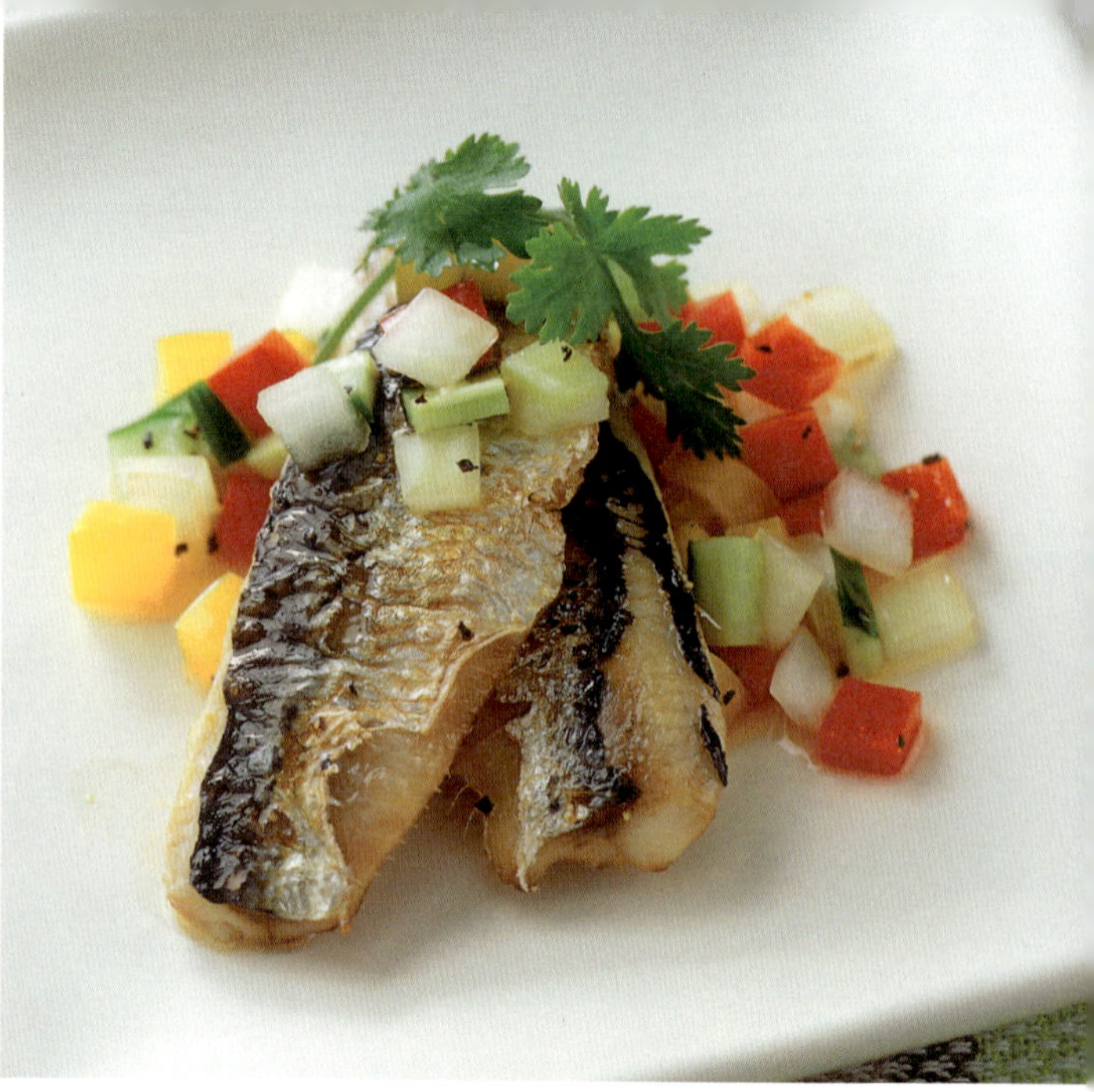

材料（１人分）

いわし（三枚におろしたもの）		１尾分（60g）
塩、あらびき黒こしょう		各少々
A	パプリカ（赤・黄）	各70g
	きゅうり	10g
	玉ねぎ	10g
B	ナンプラー（またはしょうゆ）	小さじ1/2
	レモン汁	小さじ1
	あらびき黒こしょう	少々
香菜		適宜

作り方

❶ いわしは塩、こしょうを振って４～５分おく。水けをふきとり、皮目を上にしてオーブントースターに並べ、こんがりと焼き色がつくまで２分ほど焼く。

❷ Aの野菜は5㎜角に切り、Bと合わせる。

❸ ❶を器に盛り、❷のソースをかけ、香菜を飾る。

142kcal
たんぱく質 13.3g
糖質 9.5g
食塩相当量 1.3g

バターの風味に加えレモンで香りづけ！

たらのソテー
レモンバター

材料（１人分）

生たら		１切れ（100g）
エリンギ（縦４等分に切る）		１本分
塩		小さじ1/6
こしょう		少々
オリーブ油		小さじ1/2
A	アンチョビ（たたく）	１枚分
	パセリ（みじん切り）	小さじ1
	レモン汁	小さじ1/2
	おろしにんにく	少々
	レモンの皮（細切り）	少々
	バター	10g

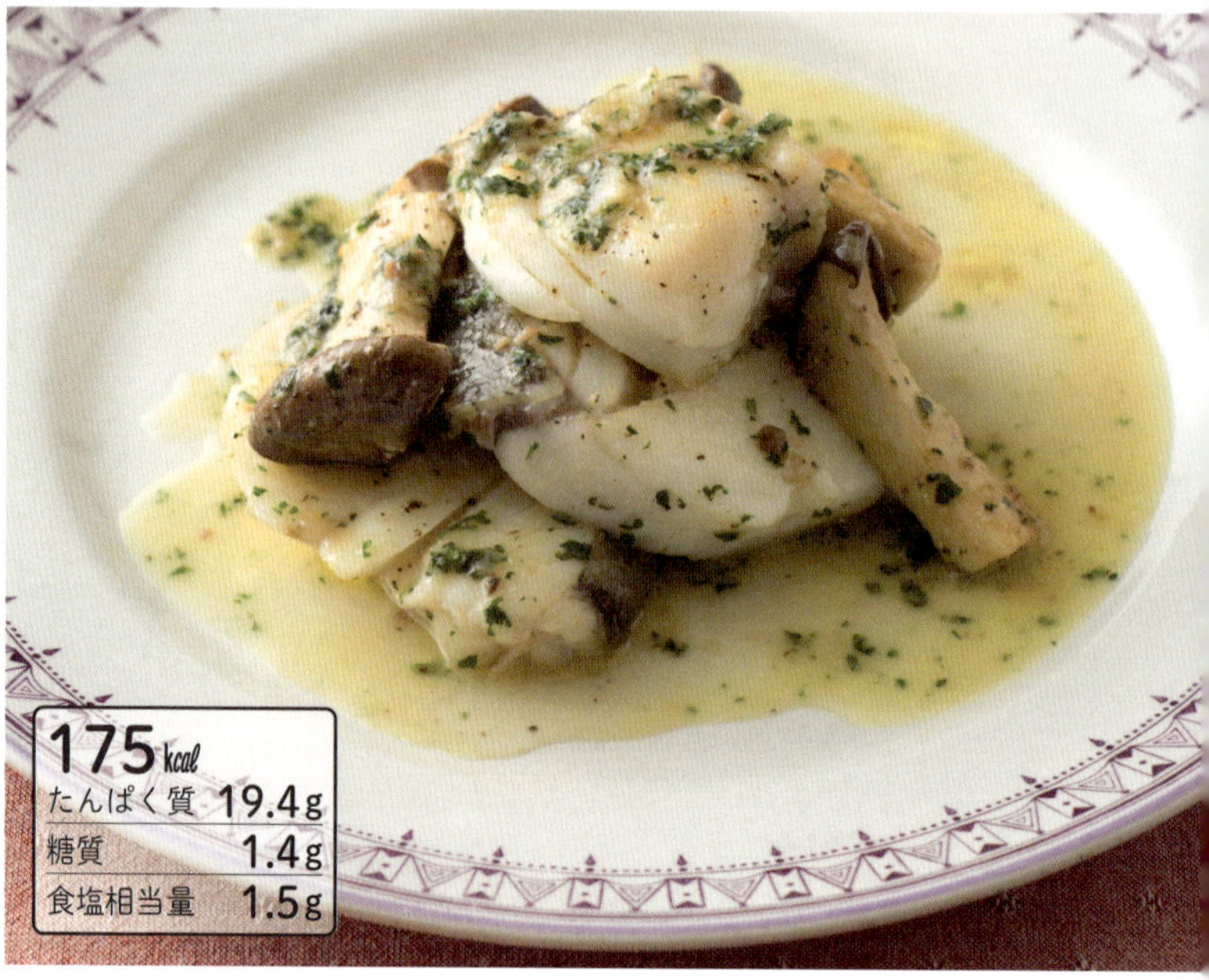

175kcal
たんぱく質 19.4g
糖質 1.4g
食塩相当量 1.5g

作り方

❶ たらは３等分に切り、塩、こしょうを振って５分ほどおき、水けをふきとる。

❷ フライパンに油を熱し、❶とエリンギを入れて中火で１分焼き、返してさらに１分焼く。

❸ 全体に焼き色がついたら、Aを加えて手早く煮からめる。

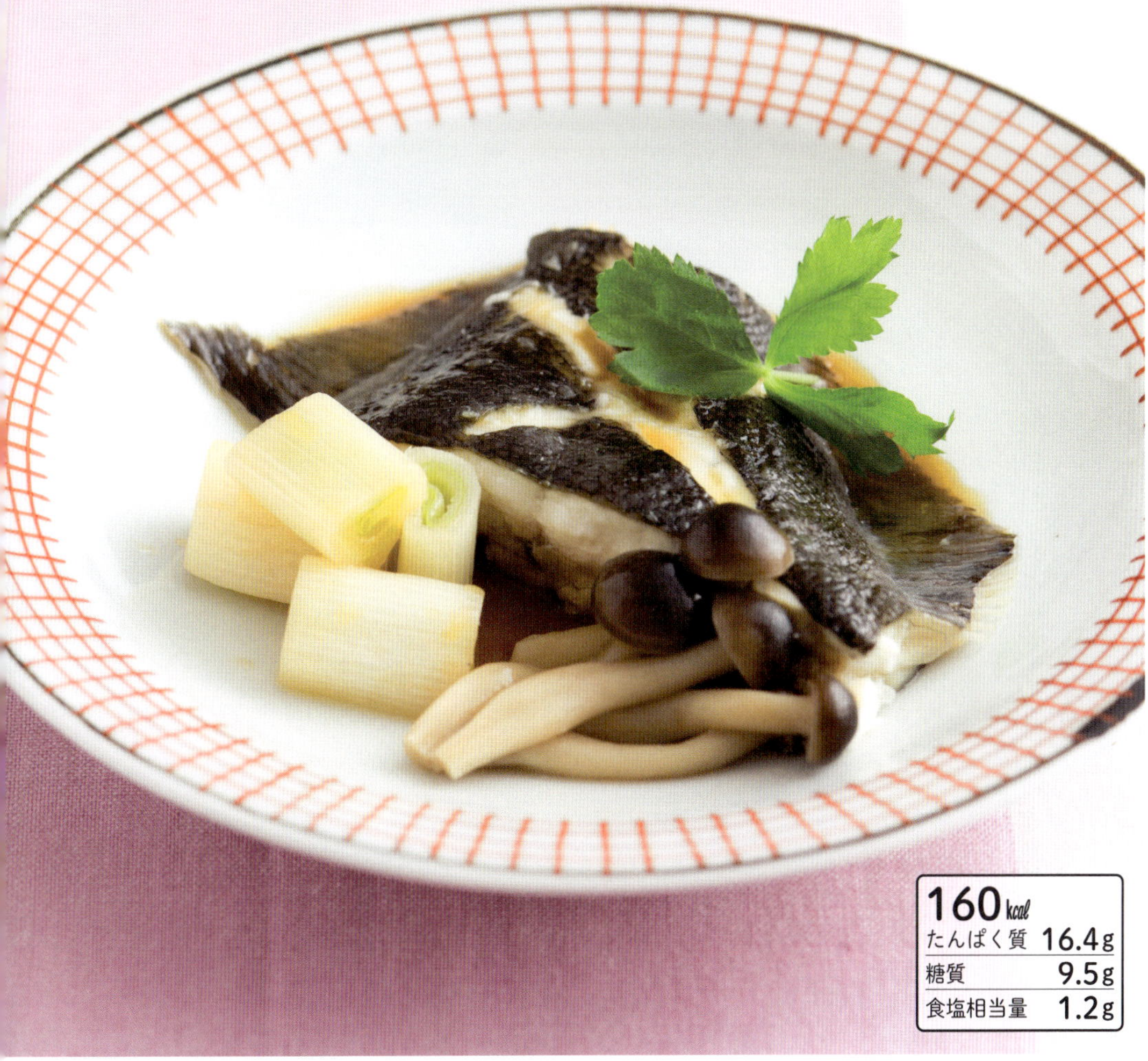

こうすれば糖質＆エネルギーOFF

煮物

・だしをきかせて薄味に！
・具材は多く、大きくカット！
・脂の多い肉や魚は下ゆでする！

160kcal	
たんぱく質	16.4g
糖質	9.5g
食塩相当量	1.2g

魚は骨つきで大きく見せ、浅い鍋で蒸し煮に

かれいの煮物

材料（1人分）

子持ちがれい		1切れ（72g）
ねぎ		40g
しめじ		30g
A	こんぶ	5cm
	水	180mℓ
	しょうが（薄切り）	1/3かけ分
B	酒	大さじ1/2強
	しょうゆ	小さじ1
	みりん	小さじ2
三つ葉		適宜

ポイント

仕上げに煮汁を煮詰めて魚にかけると塩味を強く感じることができ、減塩しやすくなります。

作り方

❶ かれいは表側の皮に十文字に浅く切り目を入れる。ねぎはぶつ切りにし、しめじは石づきをとってほぐす。

❷ 平鍋にAを入れて火にかけ、煮立ったらかれいを切り目を入れて皮側を上にして入れる。Bとねぎ、しめじも加え、再び煮立ったらアクをとり除き、落とし蓋をして中火で5分ほど蒸し煮にする。

❸ 器に盛り、煮汁を少し煮詰めて上からかけ、三つ葉をあしらう。

肉はさっとゆでてから調理！
鶏手羽とかぶのやわらか煮

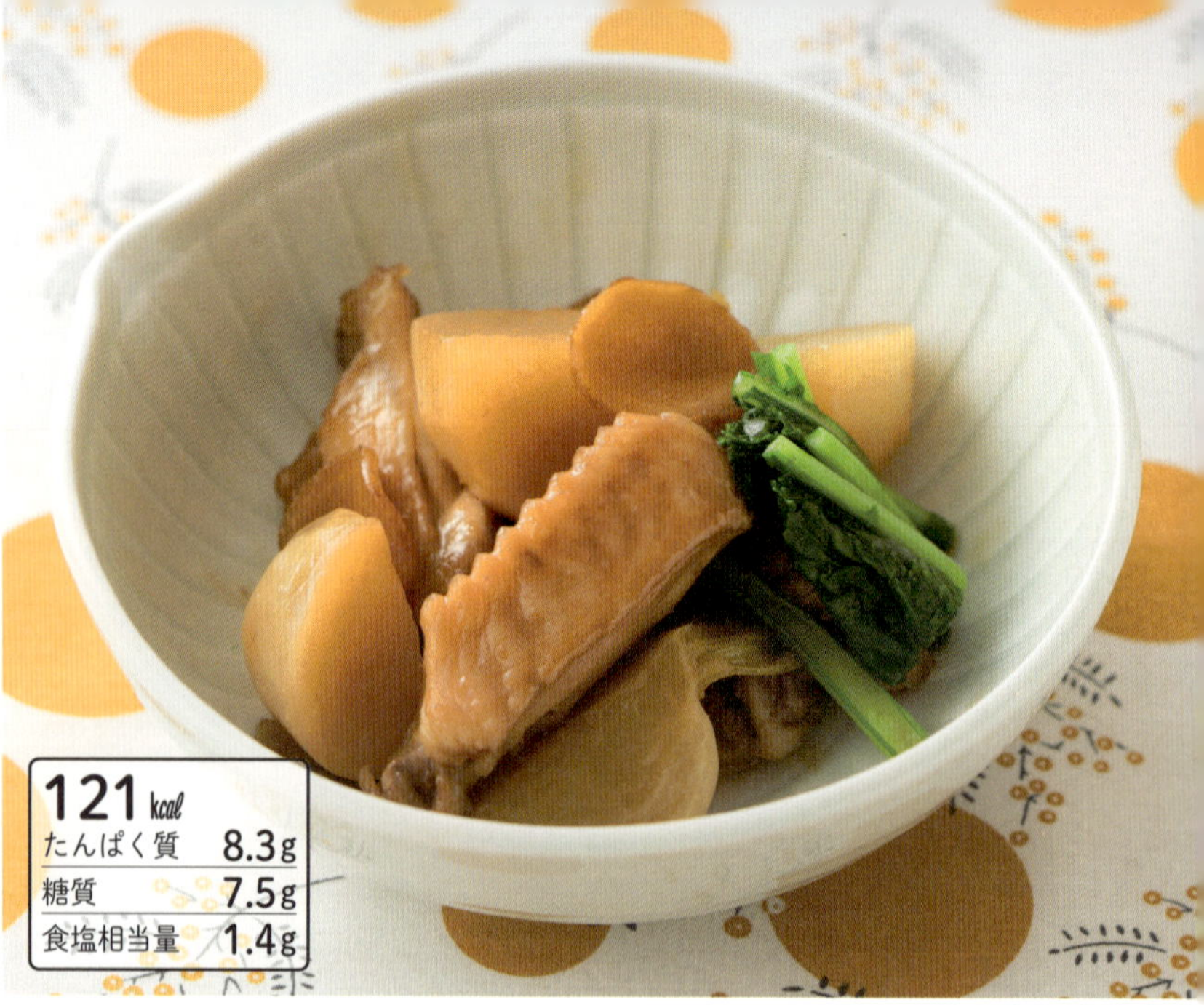

材料（作りやすい分量・2人分）

鶏手羽中	6本
かぶ	2個
かぶの葉	10g
A しょうゆ	大さじ1
砂糖	大さじ1/2
みりん	大さじ1/2
酢	大さじ1/2
水（またはだし）	1/2カップ
しょうが（薄切り）	1/2かけ分

121 kcal
たんぱく質 8.3g
糖質 7.5g
食塩相当量 1.4g

作り方
❶ 鶏手羽はさっとゆでておく。かぶは皮をむいて縦四つ割りにし、葉は3〜4cm長さに切ってさっとゆでる。
❷ 鍋にAを入れて煮立て、かぶの葉以外の❶を入れて落とし蓋をし、さらに鍋の蓋をして弱めの中火で肉に火が通るまで煮る。
❸ 最後に落とし蓋と蓋をとり、火を強めてまぜ、味をなじませる。器に盛り、かぶの葉を添える。

和風のやさしい味のおかず
いり豆腐

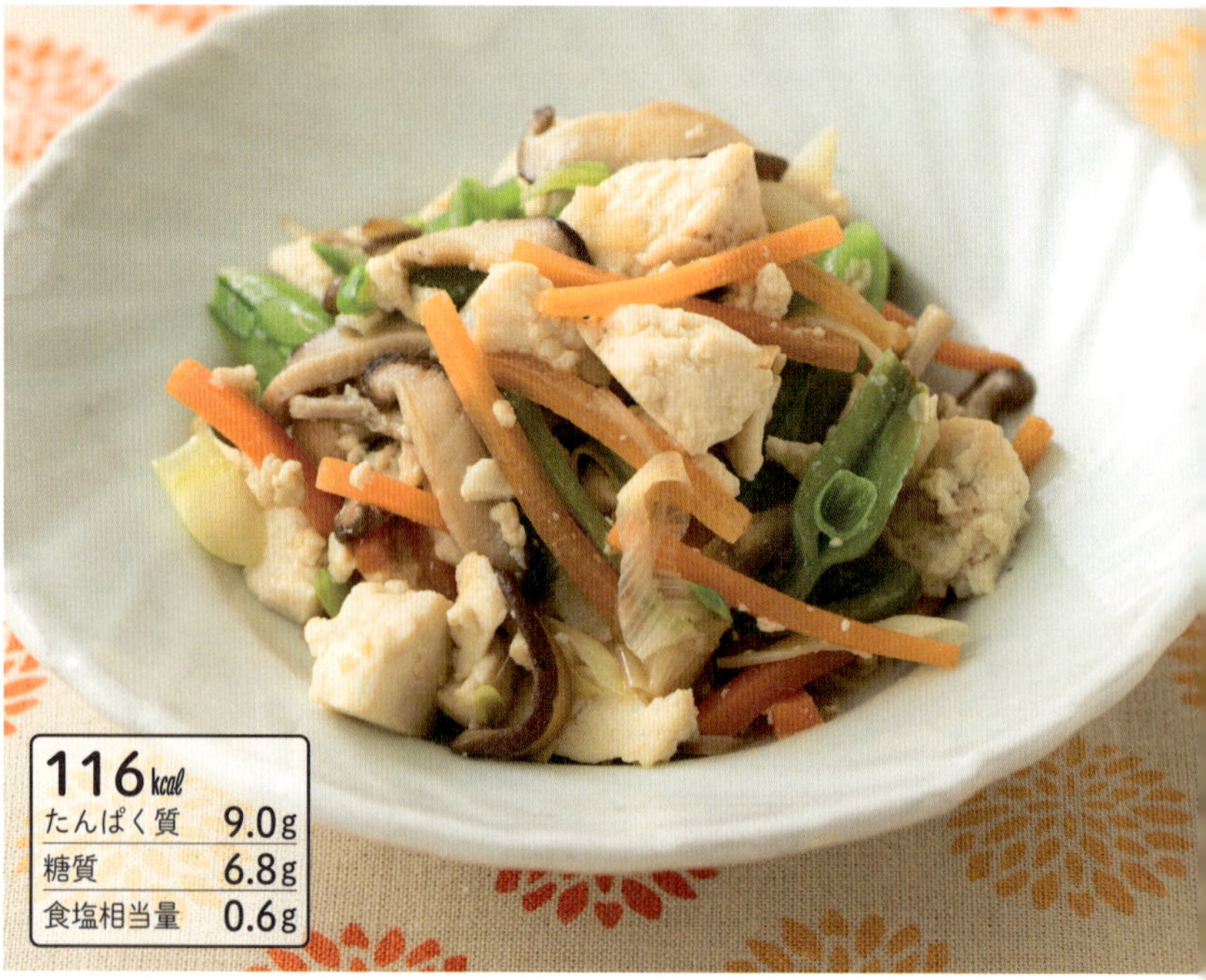

材料（1人分）

木綿豆腐	1/3丁(100g)
A ねぎ（斜め薄切り）	20g
にんじん（せん切り）	20g
スナップえんどう（斜め薄切り）	30g
生しいたけ（薄切り）	1個分
ごま油	小さじ1
B 和風顆粒だし	小さじ1/2
こしょう	少々

116 kcal
たんぱく質 9.0g
糖質 6.8g
食塩相当量 0.6g

作り方
❶ 豆腐はキッチンペーパーに包んでしばらくおき、水けをきる。
❷ フライパンに油を熱し、❶を入れて中火でいためる。
❸ ❷にAを入れていため合わせ、Bを加えて調味する。

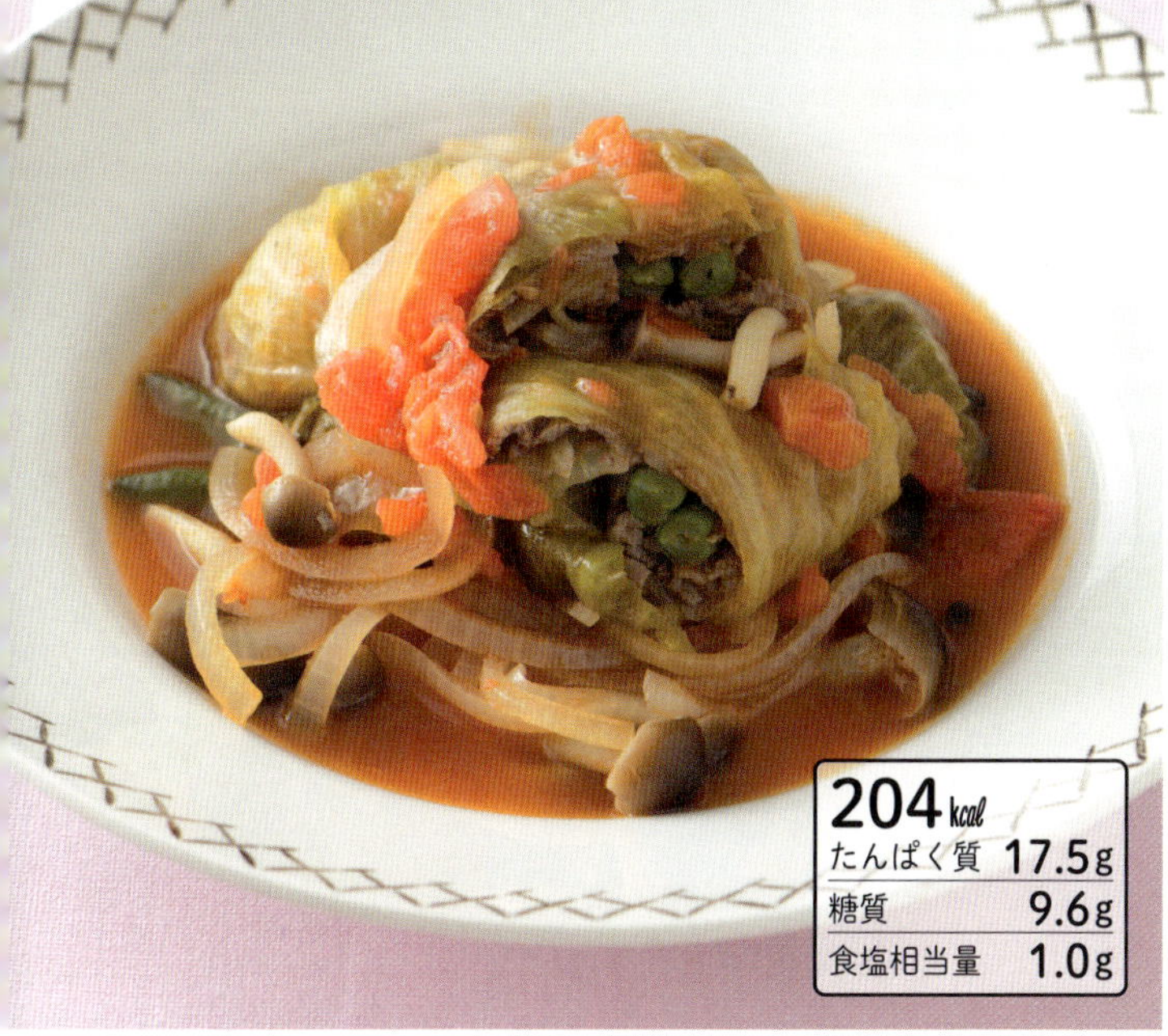

204kcal
たんぱく質 17.5g
糖質 9.6g
食塩相当量 1.0g

レタスのシャキシャキ感がアクセントに

牛肉のレタス巻きトマト煮

材料（作りやすい分量・2人分）

牛もも薄切り肉		140g
レタス		大4枚
小麦粉		少々
さやいんげん		8本
玉ねぎ（横薄切り）		1/2個分
しめじ（小房に分ける）		100g
A	トマト水煮缶	1/2缶（200g）
	顆粒コンソメ	小さじ1
	にんにく（半分に切ってつぶす）	1かけ分
塩、こしょう		各少々

作り方

❶ いんげんはゆでて半分に切る。

❷ レタスは1枚ずつ広げ、小麦粉を薄く振る。それぞれに牛肉、❶をのせて巻く。

❸ 鍋にA、玉ねぎ、しめじを入れて火にかけ、❷を並べ入れる。落とし蓋をし、中火で10～12分じっくりと煮含め、塩、こしょうで調味する。

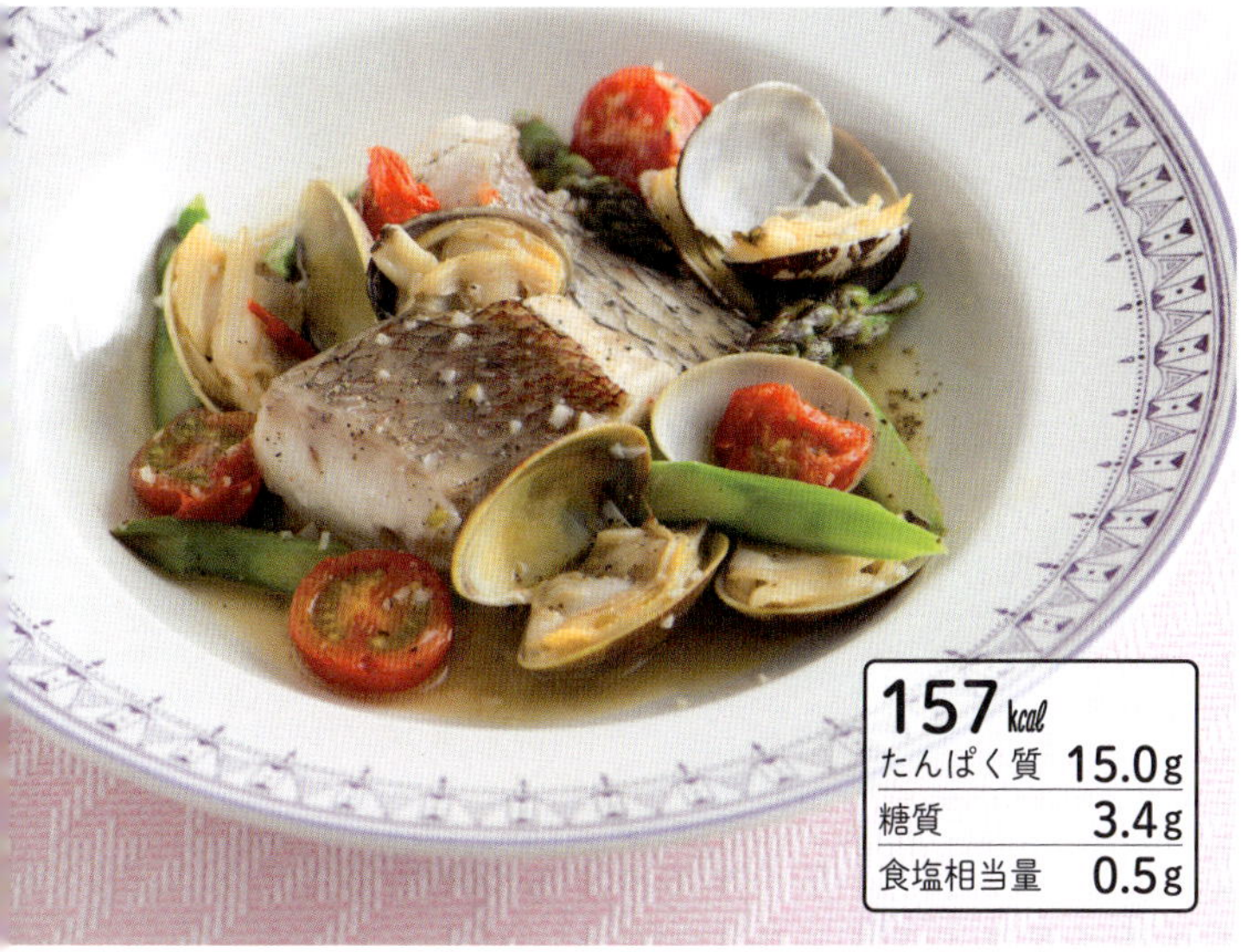

157kcal
たんぱく質 15.0g
糖質 3.4g
食塩相当量 0.5g

蒸し煮で素材のうまみを引き出します

あさりのアクアパッツァ

材料（作りやすい分量・2人分）

あさり（殻つき・砂抜きしたもの）		10個（40g）
たい		2切れ（120g）
グリーンアスパラガス		4本
ミニトマト（半分に切る）		6個分
A	にんにく（みじん切り）	1かけ分
	水	80mℓ
	白ワイン	大さじ2
	オリーブ油	小さじ2
黒こしょう		少々

作り方

❶ あさりは洗い、ざるに上げておく。たいは一口大に切る。アスパラは根元のかたい皮をむき、4cm長さの斜め切りにする。

❷ フライパンに❶、ミニトマト、Aを入れて中火にかけ、蓋をして15～16分蒸し煮にする。

❸ 貝の口が開いたら蓋をとり、フライパンを揺すりながら少し煮てアルコール分をとばす。仕上げに黒こしょうを振る。

シューマイの皮はしいたけで代用！

しいたけシューマイ

こうすれば糖質＆エネルギーOFF

蒸し物

・少量の調味料で素材のうまみを引き出す！
・シューマイの皮は野菜やきのこで代用！

材料（作りやすい分量・２人分）

生しいたけ		6個
A	豚ひき肉	100g
	玉ねぎ（みじん切り）	1/4個分
	しょうが汁	小さじ1
	水	大さじ1と1/2
	ごま油	大さじ1
	酒	小さじ2
	しょうゆ	小さじ1
	塩	小さじ1/2
かたくり粉		適量
レタス（太めのせん切り）		2枚分
ねりがらし（好みで）		適宜

ポイント

シューマイの皮を使わずに、しいたけで代用して糖質オフ！

作り方

1. しいたけは石づきをとり除き、軸は細く裂く。
2. Aは合わせてねりまぜ、しいたけの軸を加えてまぜ、6等分にする。
3. しいたけのかさの部分にかたくり粉を薄くまぶし、❷をのせる。
4. 耐熱皿にレタスを敷き詰め、❸をのせる。ラップをふんわりとかけ、電子レンジで7～8分加熱する。そのまま5分ほどおいて蒸らす。器に盛り、からしをのせて食べる。

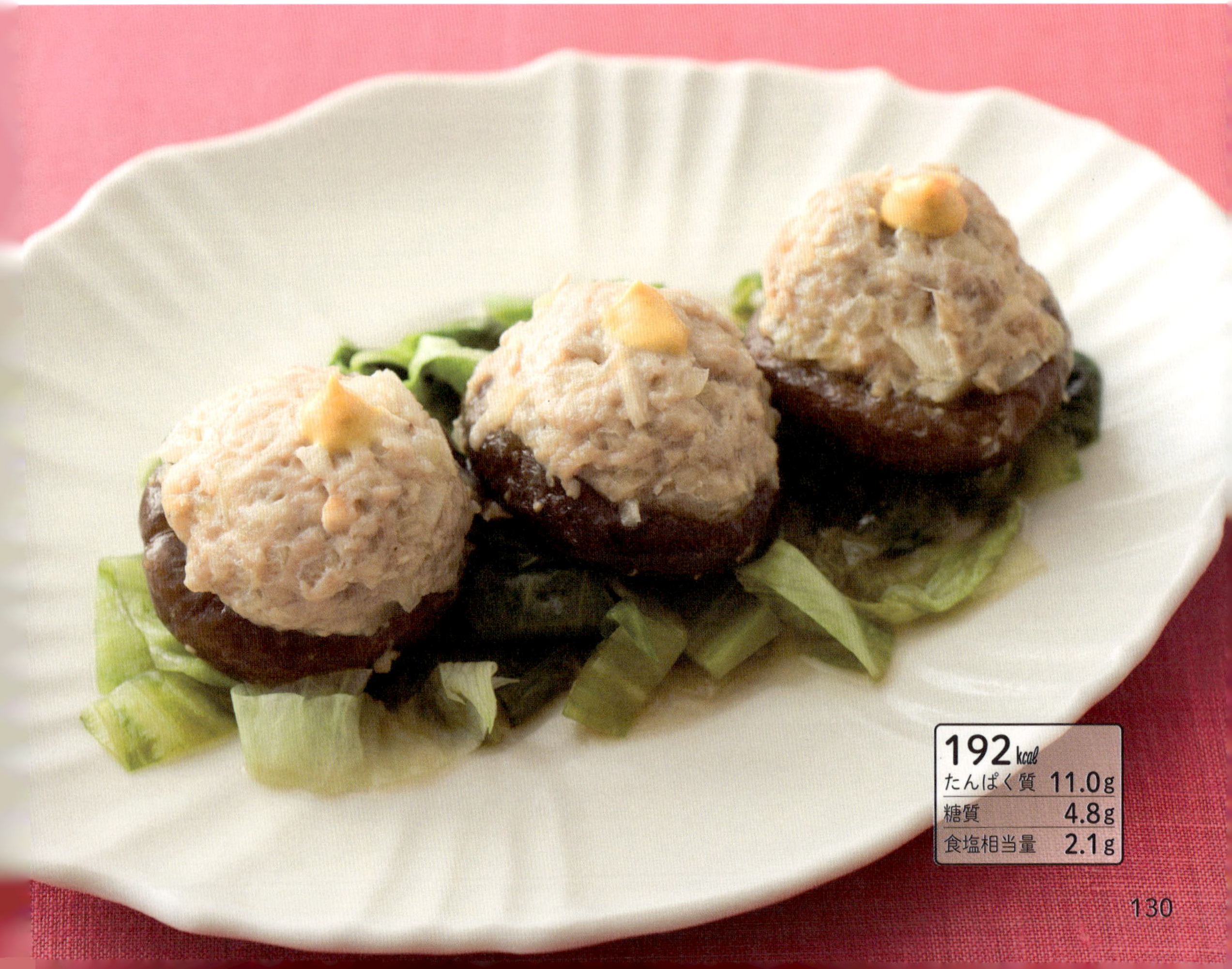

192kcal	
たんぱく質	11.0g
糖質	4.8g
食塩相当量	2.1g

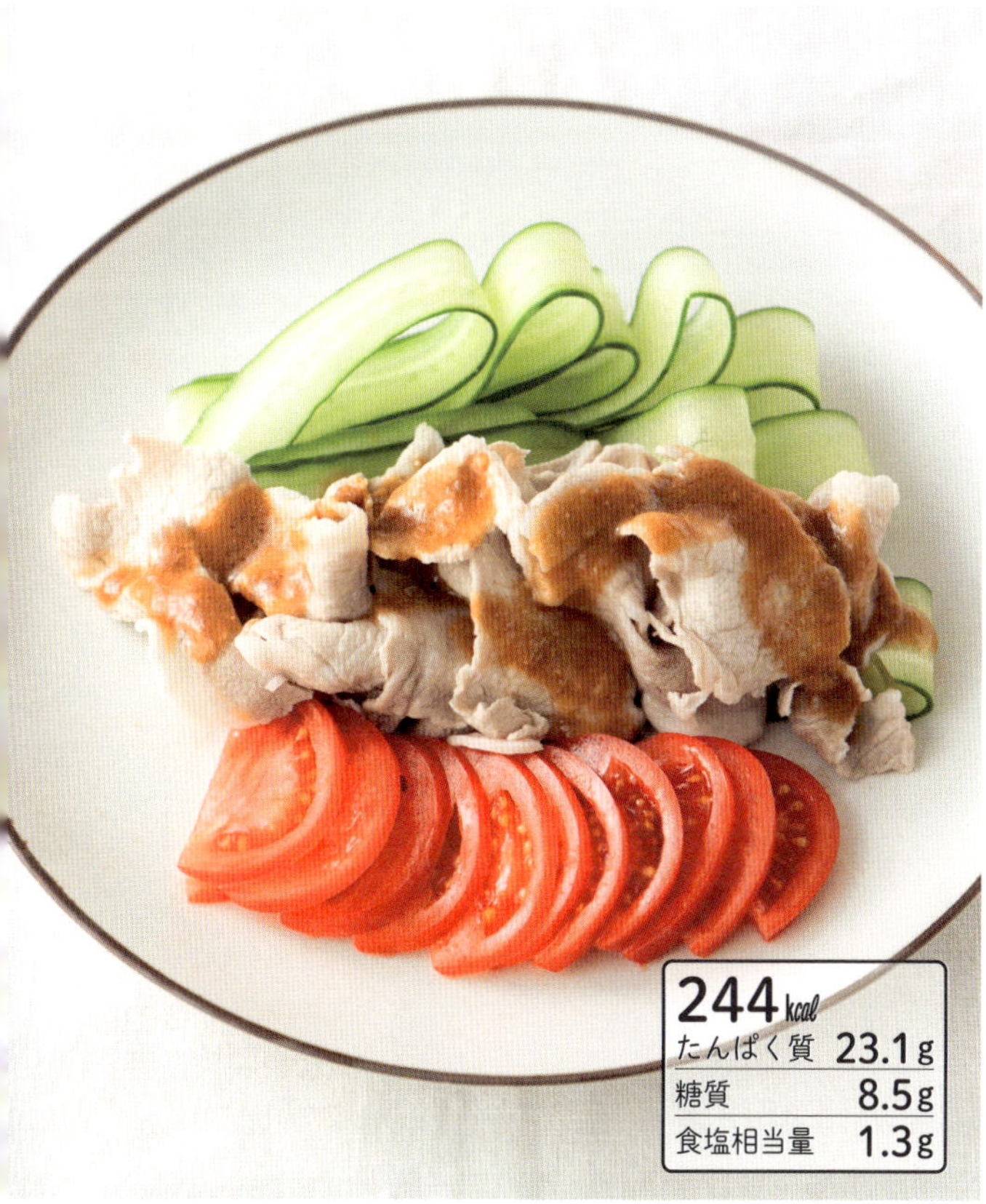

もも肉で作るとエネルギーオフに

豚しゃぶの からし酢みそだれ

材料（1人分）

豚もも肉（しゃぶしゃぶ用）		100g
トマト		小1個（80g）
きゅうり		小1本
A	みそ、酢	各大さじ1/2
A	砂糖、水、ごま油	各小さじ1/2
A	ねりがらし	小さじ1/4

作り方

❶ トマトは縦半分に切ってから、薄くスライスする。きゅうりはピーラーで、ひらひらのリボン状の縦薄切りにする。

❷ 豚肉は沸騰しない程度のお湯でさっとゆで、冷水にとり、引き上げる。

❸ ❶と❷を盛り合わせ、まぜたAのたれをかける。

244kcal	
たんぱく質	23.1g
糖質	8.5g
食塩相当量	1.3g

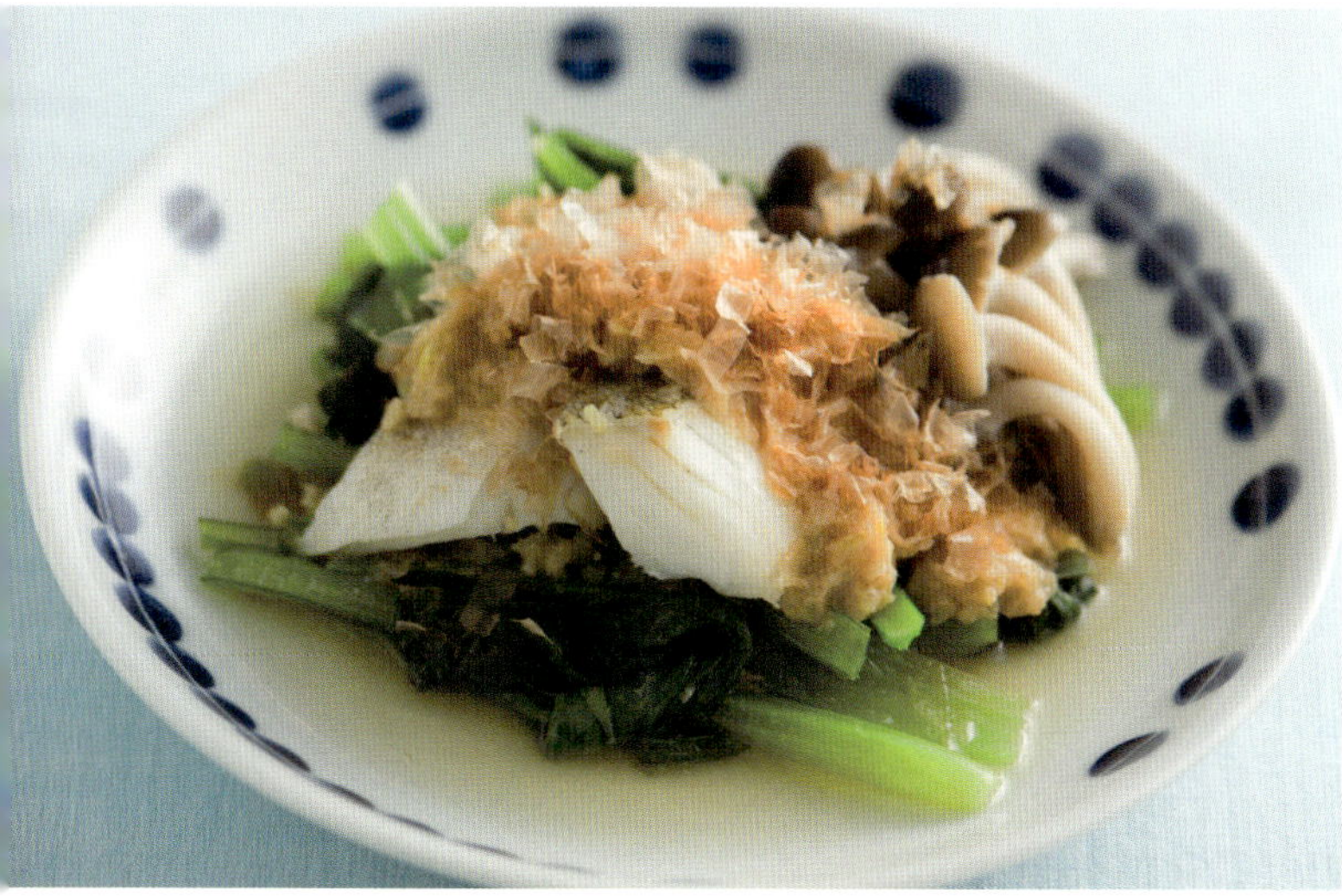

ねぎとしょうがが薄味をカバー

たらと小松菜の ねぎみそ蒸し

材料（1人分）

生たら		1切れ（80g）
小麦粉		少々
小松菜		60g
しめじ		50g
A	ねぎ（みじん切り）	1/5本分
A	しょうが（みじん切り）	5g
A	みそ、だし	各小さじ2
A	ごま油、砂糖	各小さじ1/2
削りがつお		適量

作り方

❶ たらは2等分に切り、小麦粉を薄くまぶす。小松菜は4～5㎝長さに切り、しめじは小房に分ける。

❷ 耐熱皿に小松菜としめじを入れて広げ、たらをのせ、たらの上にまぜたAを塗る。

❸ ❷を蒸気の上がった蒸し器に入れ、5分ほど蒸す。器に盛り、削りがつおをのせる。

142kcal	
たんぱく質	19.7g
糖質	6.3g
食塩相当量	1.8g

こうすれば糖質&エネルギーOFF

刺し身・生食

・野菜や海藻をたっぷり添える！
・たれやドレッシングは油控えめに！

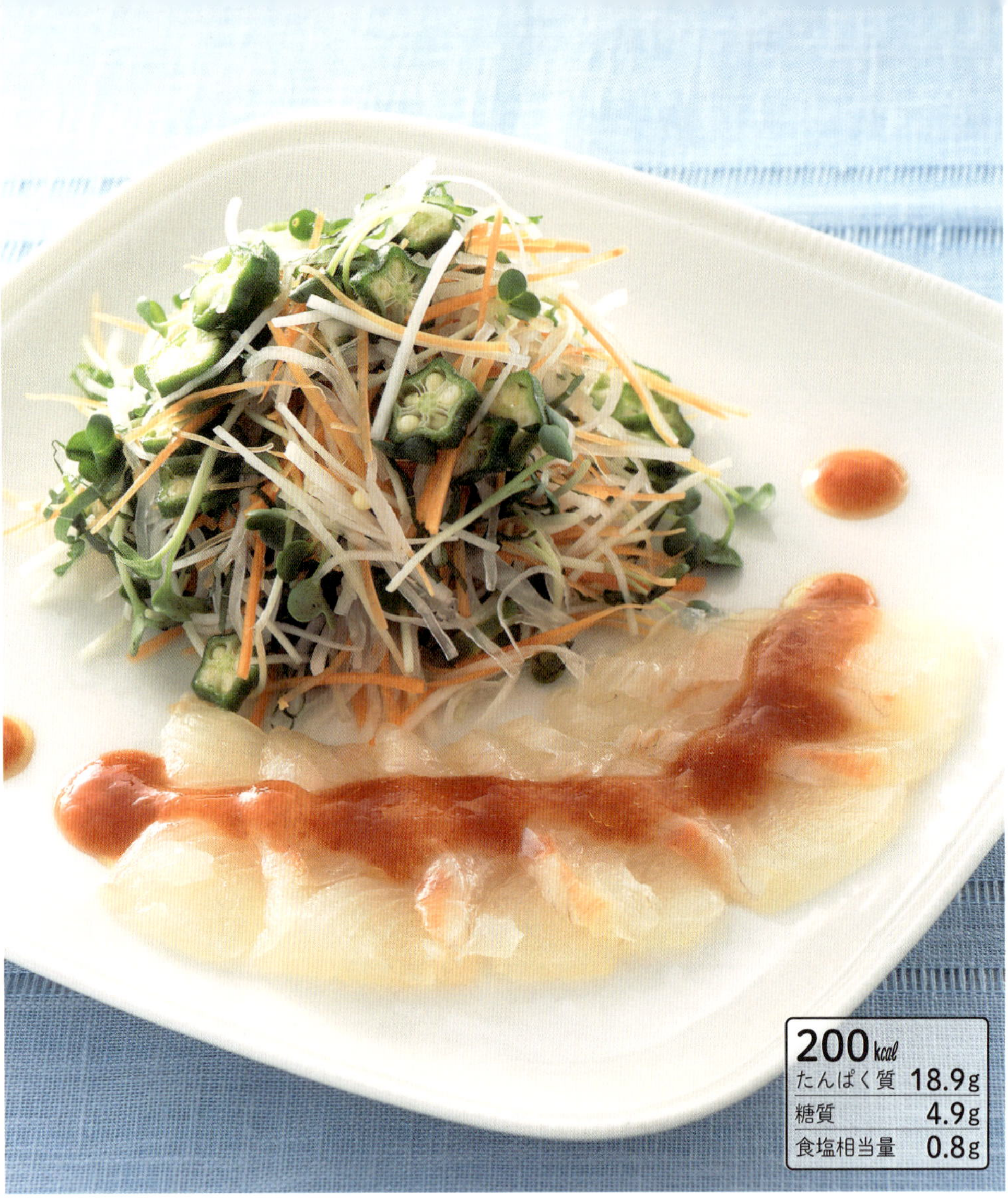

200kcal	
たんぱく質	18.9g
糖質	4.9g
食塩相当量	0.8g

梅肉とめんつゆでお手軽ソース

たいのカルパッチョ梅肉ソース

材料（1人分）

たい（刺し身用）		80g
大根		50g
にんじん		25g
貝割れ菜		50g
オクラ		3本
A	梅肉、水	各小さじ1
A	めんつゆ（2倍濃縮）	小さじ1
A	オリーブ油	小さじ1

作り方

1. たいは薄いそぎ切りにする。
2. 大根、にんじんはせん切りにし、貝割れ菜は3～4㎝長さに切り、冷水にさらしてシャキッとさせる。オクラはさっとゆでて小口切りにする。以上は合わせておく。
3. 器に1と2を盛り合わせ、Aをまぜた梅肉ソースをかける。

ポイント

刺し身の量がもの足りないときには、せん切り野菜をたっぷり添えてボリュームと栄養をアップ！

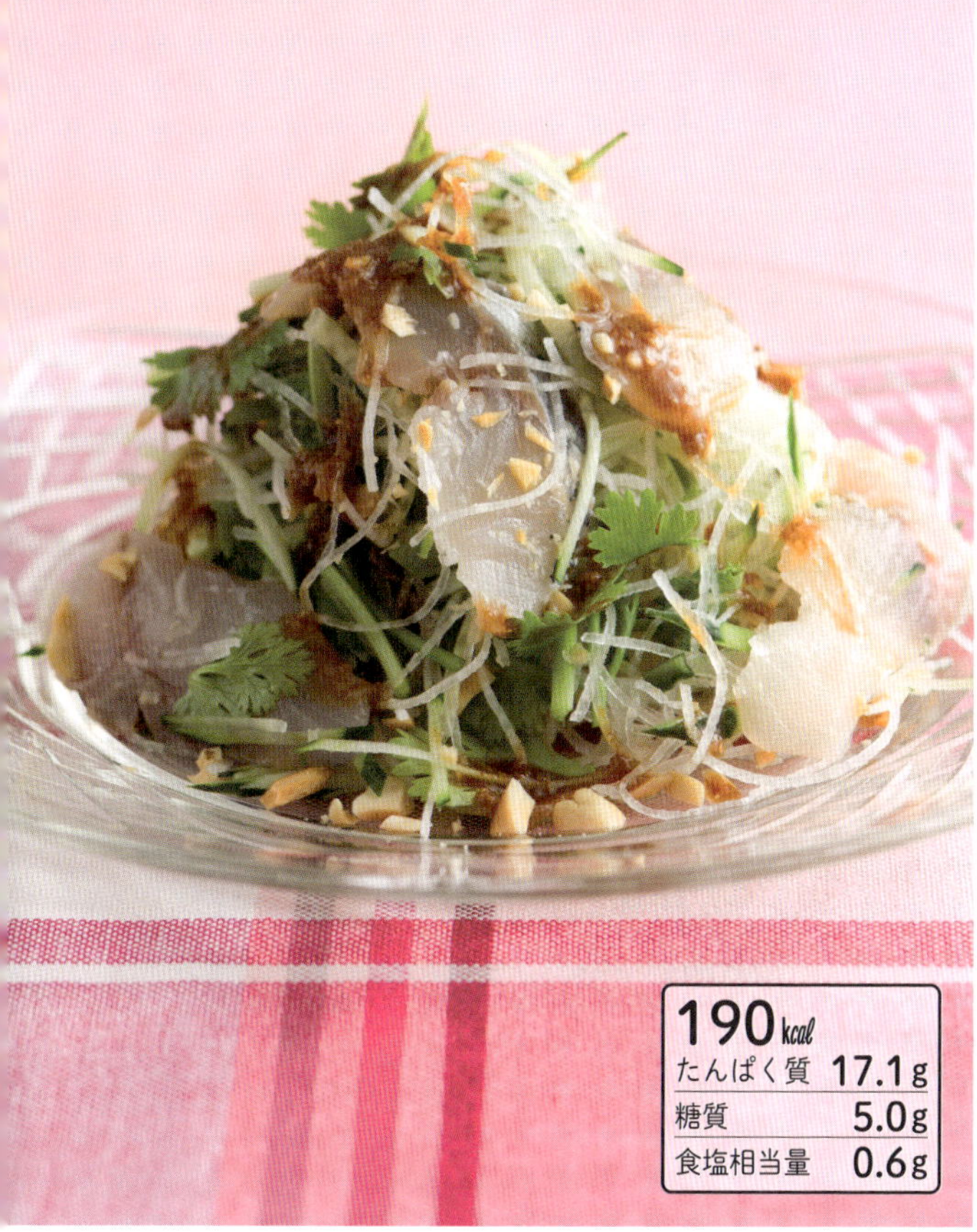

190kcal
たんぱく質 17.1g
糖質 5.0g
食塩相当量 0.6g

ピーナッツで食感と風味をプラス！

あじのエスニックサラダ

材料（1人分）

あじ（刺し身用）		中1尾分（70g）
大根		30g
きゅうり		1/4本
香菜（ざく切り）		2枝分
ピーナッツ（食塩不使用）		10粒
A	おろししょうが	小さじ1
A	酢、紹興酒（または酒）	各大さじ1/2
A	甜面醤《テンメンジャン》、ごま油、トマトケチャップ	各小さじ1/2

作り方

❶ あじは薄いそぎ切りにする。大根ときゅうりはせん切りにし、水にさらしてシャキッとさせる。

❷ ピーナッツはからいりし、あらく砕く。

❸ ❶、❷、香菜をさっくり合わせて器に盛り、食べる直前にAをまぜてかける。

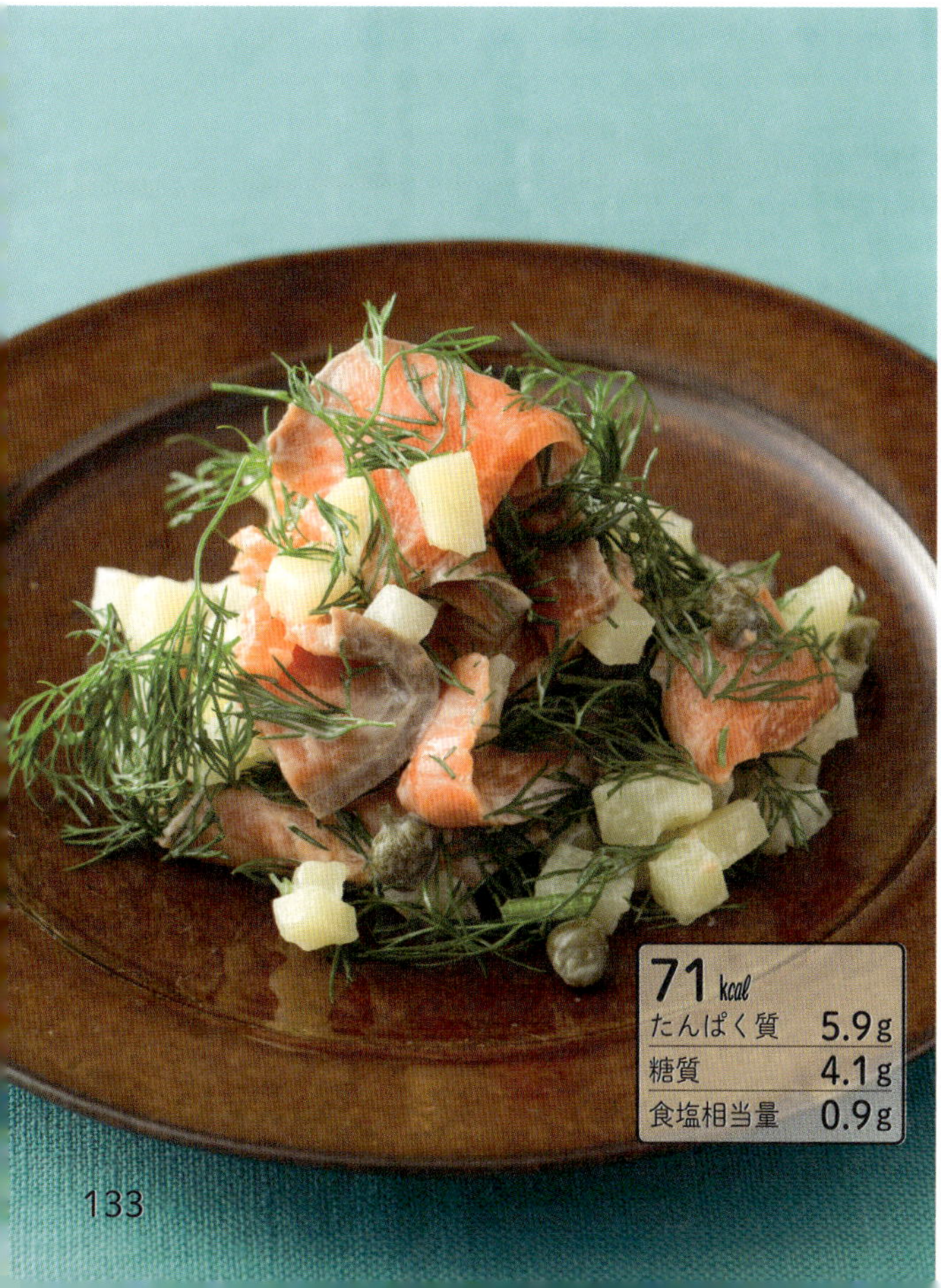

71kcal
たんぱく質 5.9g
糖質 4.1g
食塩相当量 0.9g

ケッパーの塩けとディルの香りがアクセント

サーモンのポテトあえ

材料（作りやすい分量・2人分）

スモークサーモン（2cm厚さ）		4枚
じゃがいも		小1/2個
A	マヨネーズ	小さじ2
A	ケッパー	小さじ2
A	ディル（ざく切り）	1枝分

作り方

❶ じゃがいもは5mm角に切り、耐熱容器に入れてラップをかけ、電子レンジで2分加熱する。

❷ あら熱をとり、スモークサーモンと合わせ、Aであえる。

高野豆腐や切り干し大根などの乾物は、まとめて調理がおすすめ。食物繊維やミネラルが手軽にとれます。

だしでシンプルに煮含めて

高野豆腐の含め煮

材料（作りやすい分量・8人分）

高野豆腐		8枚
A	だし	3カップ
	酒、薄口しょうゆ	各大さじ2
	みりん	大さじ1と1/2
	塩	少々

作り方

1. 高野豆腐は水でもどし、水けをしっかりときり、半分に切る。
2. 鍋にAを入れて火にかけ、煮立ったら❶を入れ、弱火で15分ほど煮て味を含ませる。

保存 冷蔵1週間

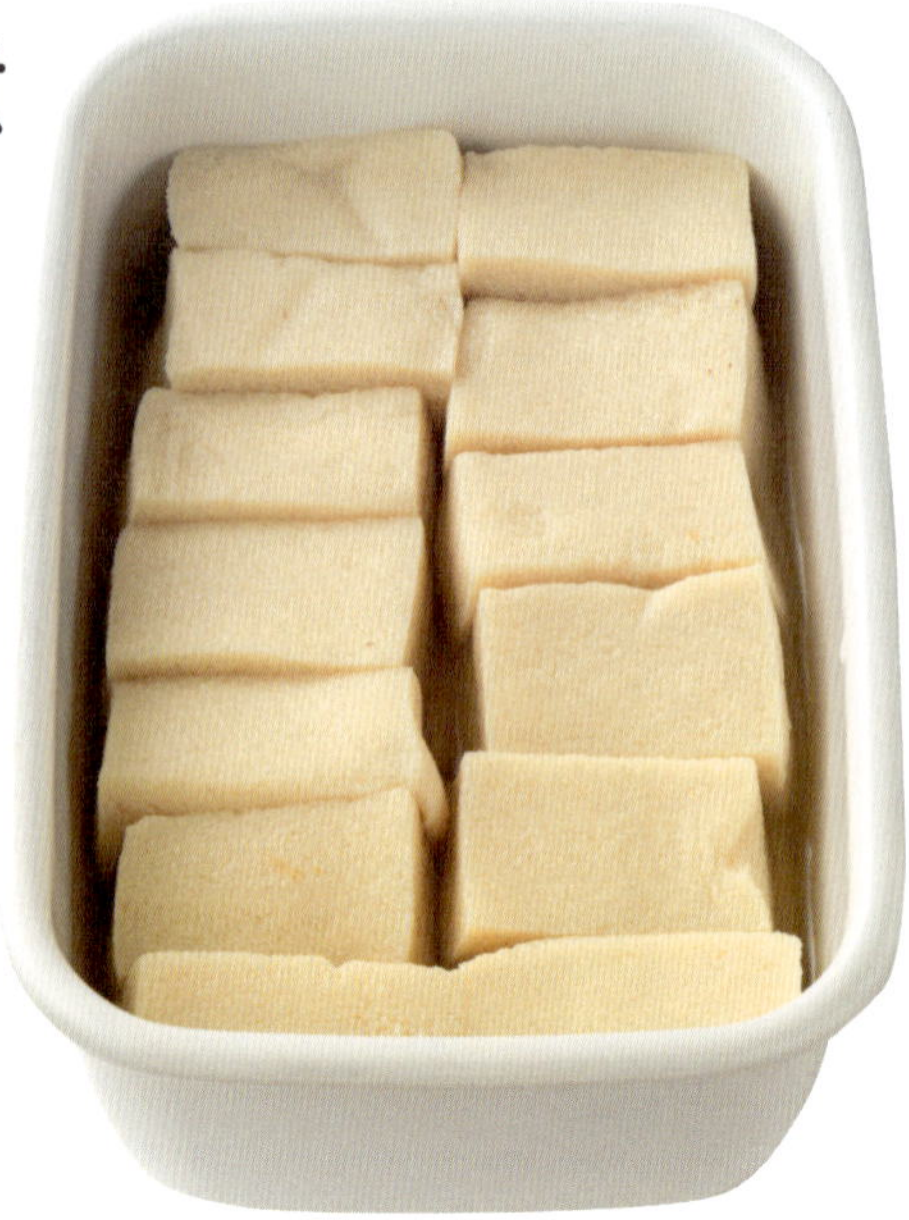

116kcal	1/8量
糖質	2.5g
食物繊維	0.5g
食塩相当量	1.1g

アレンジレシピ

卵でとじるだけでりっぱな主菜に

高野豆腐の卵とじ

材料（1人分）

高野豆腐の含め煮		2枚分
とき卵		1個分
A	だし	1/2カップ
	塩	少々
三つ葉		適量

作り方

1. 高野豆腐の含め煮は一口大に切る。
2. 鍋にAを煮立て、❶を入れる。ひと煮立ちしたら、卵を回し入れてすぐに火を止め、蓋をして蒸らす。
3. 器に盛り、三つ葉を散らす。

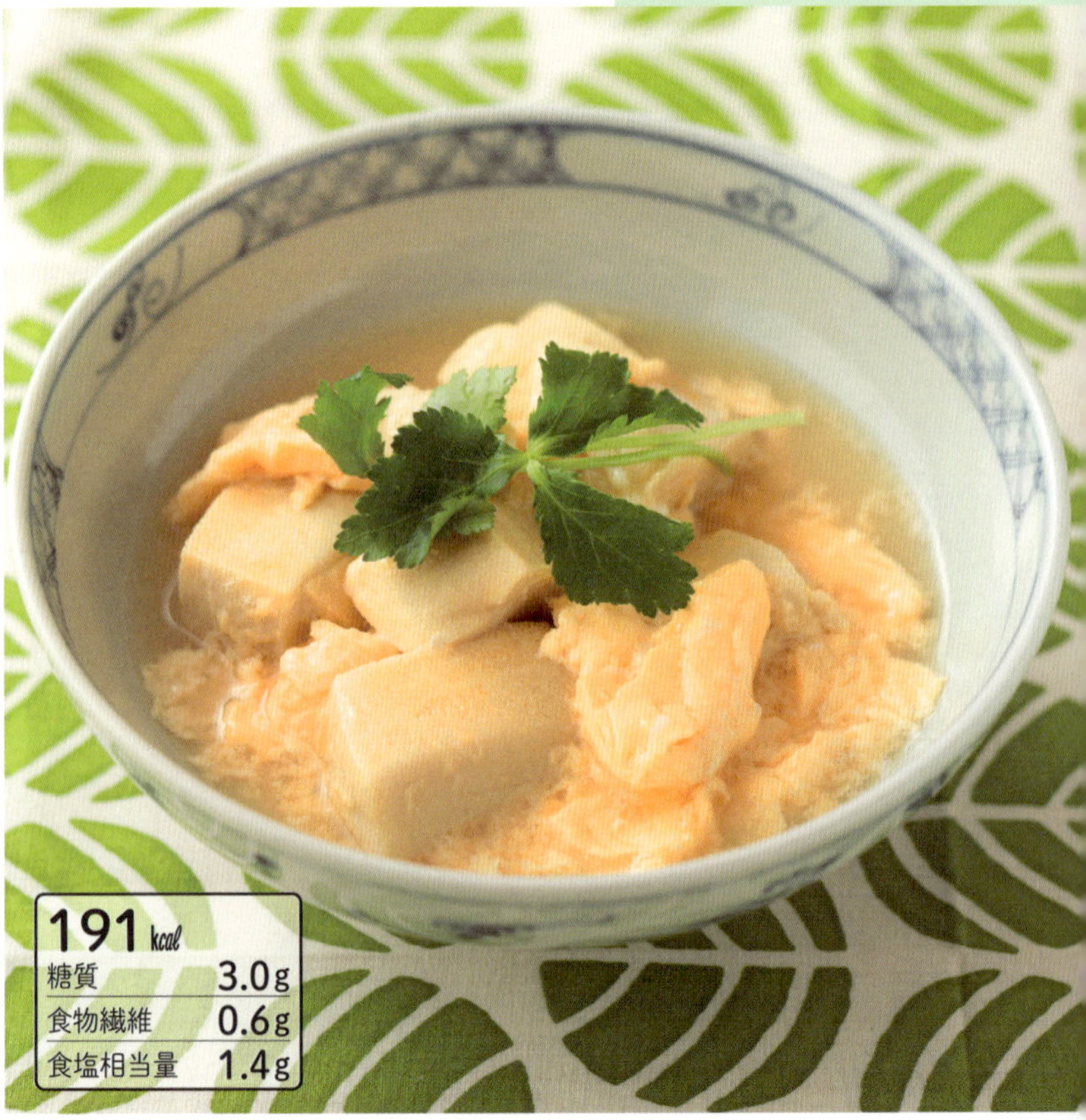

191kcal	
糖質	3.0g
食物繊維	0.6g
食塩相当量	1.4g

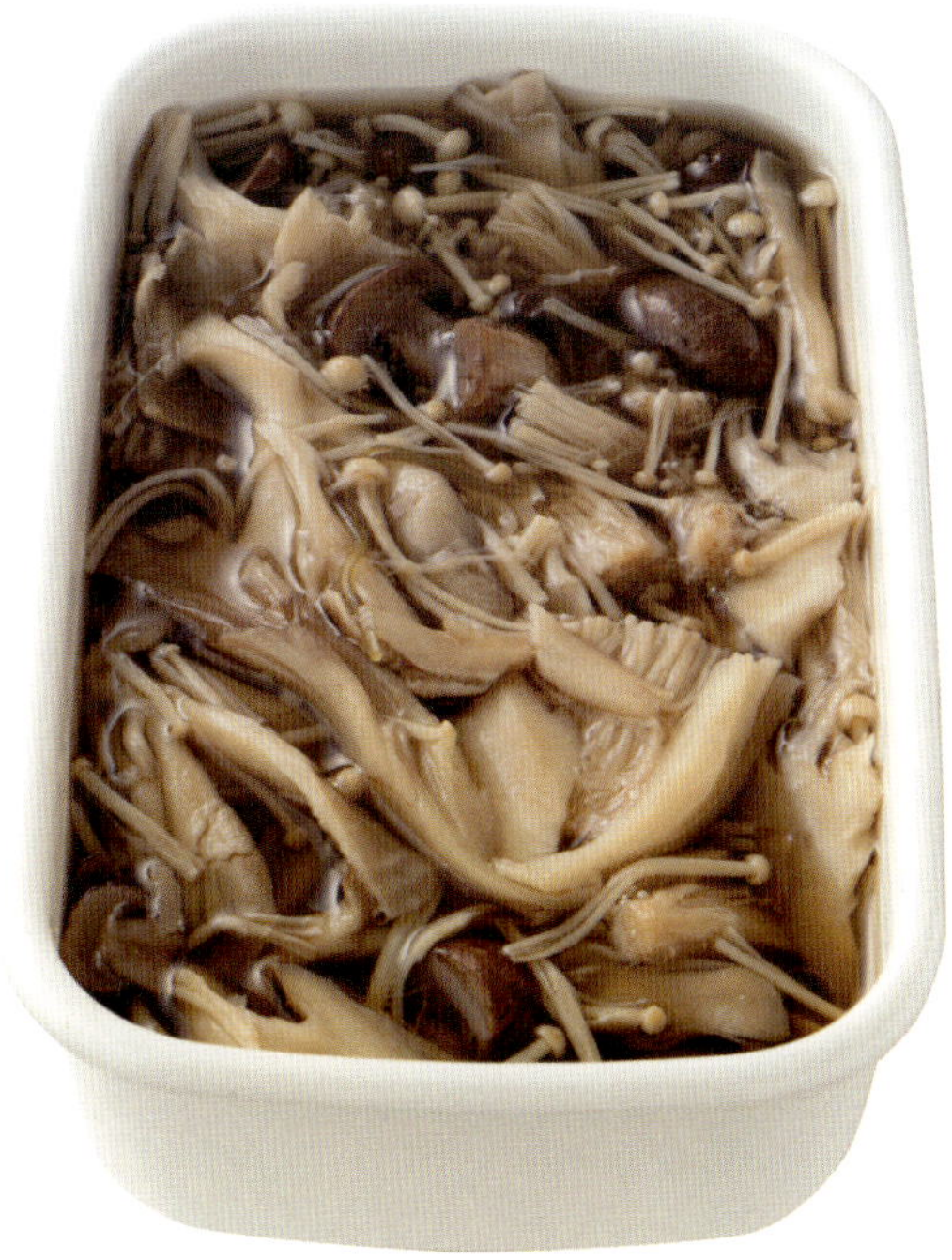

15kcal	
糖質	1.1g
食物繊維	1.7g
食塩相当量	0.7g

1/8量

3～4種類のきのこで作るのがおすすめ

きのこの酒蒸し

材料（作りやすい分量・8人分）

しめじ		100g
まいたけ		100g
えのきたけ		100g
生しいたけ		6個
A	塩	小さじ1
	酒	大さじ1と1/2

作り方

❶ しめじ、まいたけはほぐし、えのきたけは半分に切ってほぐす。しいたけは四つ割りにする。

❷ フライパンまたは鍋に❶を入れ、Aを加え、蓋をして強火にかけ、4～5分蒸し煮にする。

保存　冷蔵1週間、冷凍約1カ月

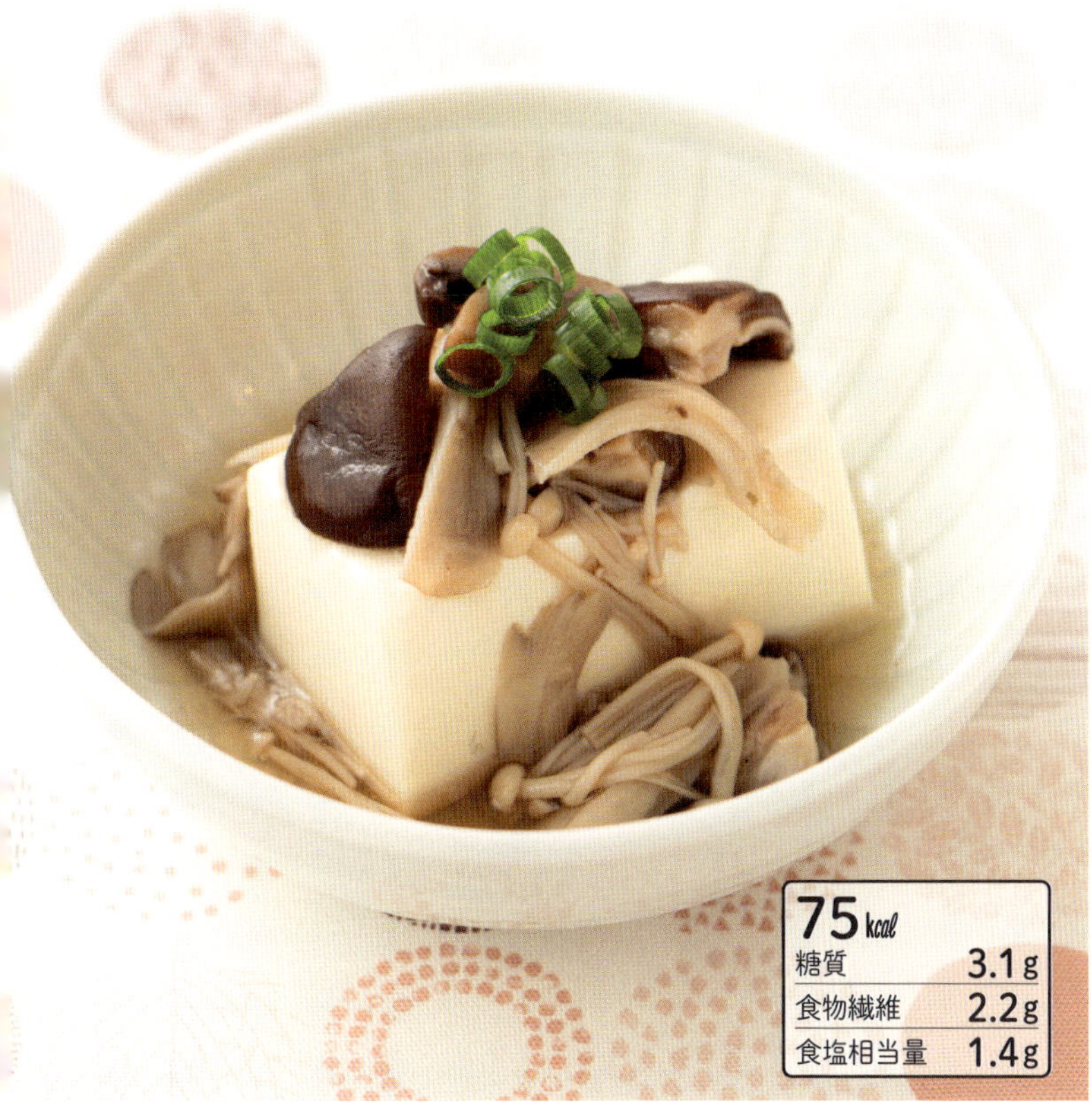

75kcal	
糖質	3.1g
食物繊維	2.2g
食塩相当量	1.4g

アレンジレシピ

さっと煮るだけでおいしい

豆腐ときのこのだし煮

材料（1人分）

きのこの酒蒸し		1/8量（約30g）
絹ごし豆腐		1/3丁（100g）
A	だし	1/4カップ
	薄口しょうゆ	小さじ1/3
	塩	少々
小ねぎ（小口切り）		少々

作り方

❶ 鍋に豆腐とAを入れて弱火にかけ、豆腐が温まったらきのこの酒蒸しを加え、ひと煮する。

❷ 器に盛り、ねぎをのせる。

あさりのうまみで深い味わいに

こんぶとあさりのつくだ煮

材料（作りやすい分量・6人分）

刻みこんぶ（乾燥）		10g
あさり（水煮缶）		100g
にんじん（せん切り）		50g
A	だし	1カップ
A	酒、みりん、しょうゆ	各大さじ1
A	砂糖	小さじ1
A	しょうが（せん切り）	2かけ分
粉さんしょう		適量

保存 冷蔵4～5日
冷凍約2週間

作り方

❶ こんぶは水でもどし、水けをきる。

❷ 鍋に❶とあさり、にんじん、Aを入れ、煮汁がなくなるまで弱火で10～15分ほど煮詰める。仕上げに粉さんしょうを振る。

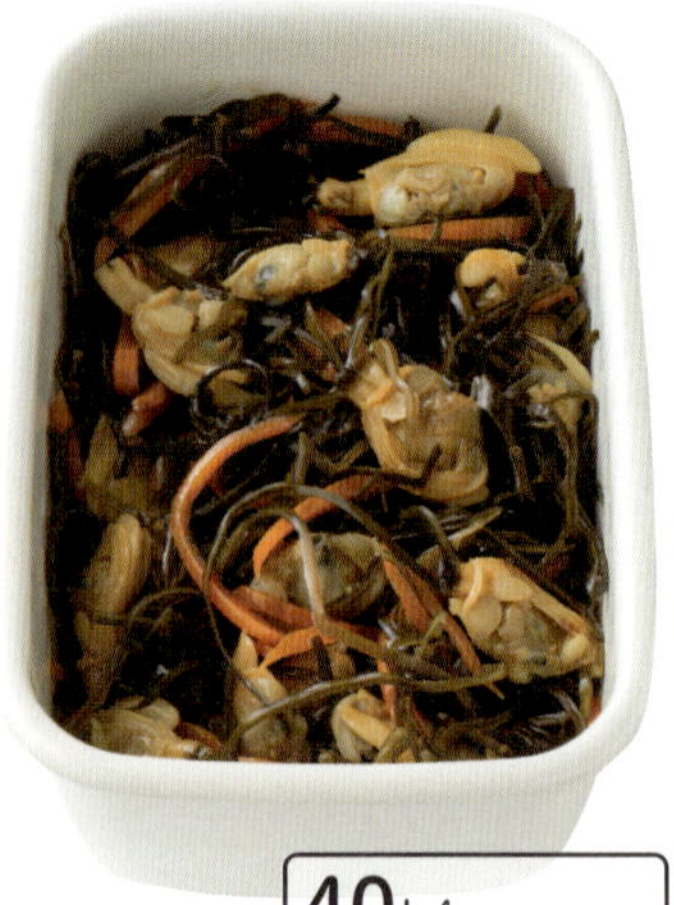

1/6量

40kcal	
糖質	4.1g
食物繊維	0.9g
食塩相当量	1.3g

青大豆の色が食卓に彩りをプラス

ひたし豆

材料（作りやすい分量）

青大豆（乾燥）		200g
A	だし	2カップ
A	薄口しょうゆ	小さじ1
A	塩	小さじ1/2
A	みりん	少々

保存 煮汁ごと冷蔵1週間
冷凍1カ月

作り方

❶ 青大豆は洗ってたっぷりの水に一晩ひたす。

❷ 鍋に❶をひたした水ごと入れて火にかけ、煮立ったらアクをとり、弱めの中火で30分ほどゆでる。火を止めて冷まし、ざるに上げる。

❸ 鍋にAを入れて中火にかけ、❷を加えてひと煮する。

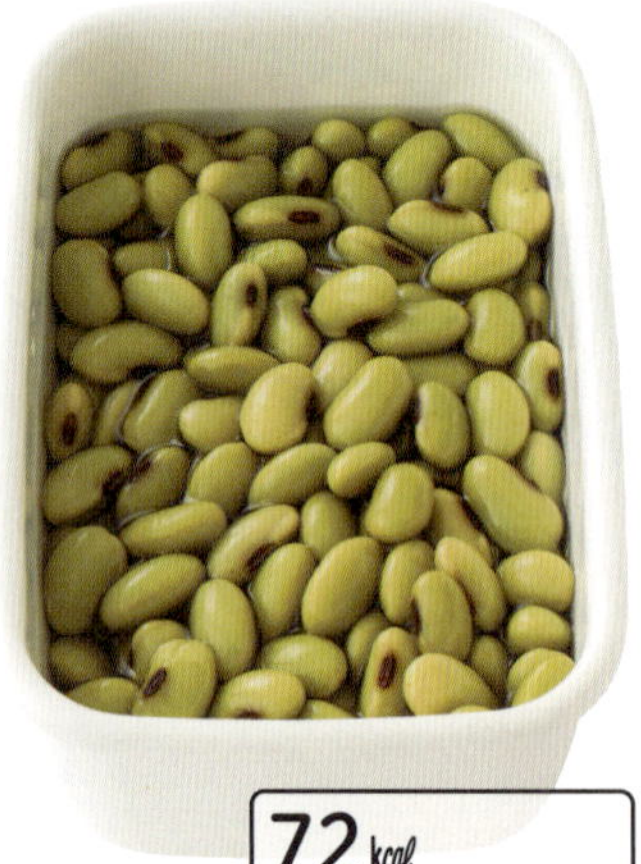

1/10量

72kcal	
糖質	2.2g
食物繊維	4.0g
食塩相当量	0.4g

酢を加えて風味がアップ

れんこんとごぼうの酢きんぴら

材料（作りやすい分量・4人分）

れんこん		小1節
ごぼう		1/2本
ごま油		大さじ1
A	酒、酢	各大さじ1
A	赤とうがらし（種をとり、ちぎる）	1本分
B	みりん	大さじ1
B	しょうゆ	少々
塩		少々

保存 冷蔵1週間

作り方

❶ れんこんは薄い半月切りにし、ごぼうは皮をこそげてささがきにし、それぞれ酢水（分量外）につけて5分ほどおき、水けをきる。

❷ 鍋に油を熱し、ごぼう、れんこんの順に入れていためる。Aを加えてさらにいため、Bも加え、最後に塩で味をととのえる。

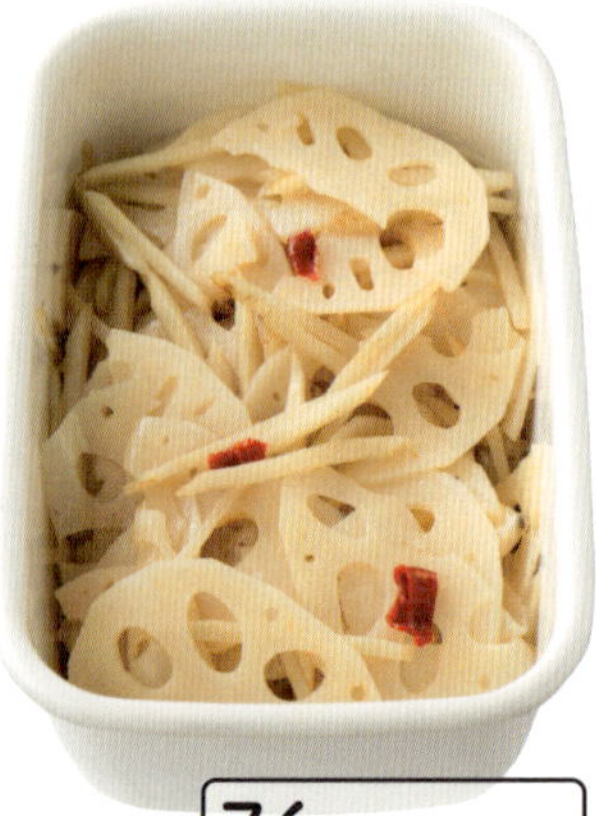

1/4量

76kcal	
糖質	8.5g
食物繊維	2.0g
食塩相当量	0.2g

ビタミンとミネラルがとれる一品

ひじきと にんじんのいため煮

材料（作りやすい分量・4人分）

ひじき（乾燥）		10g
にんじん		1本
ごま油		小さじ1/2～1
A	水	1/4カップ
	みりん	大さじ1と1/2
	薄口しょうゆ	小さじ2
いり白ごま		適量

保存　冷蔵3～4日

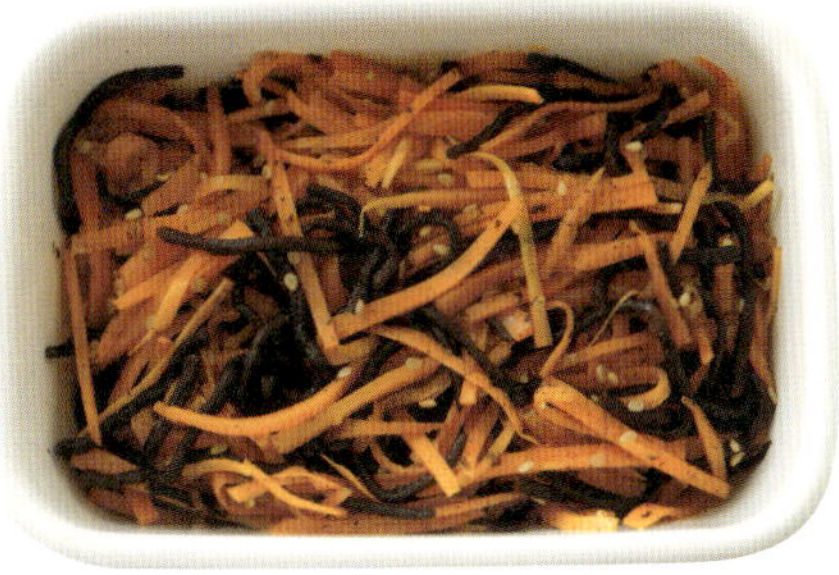

1/4量

44 kcal	
糖質	6.2g
食物繊維	2.6g
食塩相当量	0.6g

作り方

1. ひじきは水でもどし、食べやすい長さに切る。にんじんは5～6㎝長さの細切りにする。
2. 鍋に油を熱して❶を中火でいため、全体に油が回ったらAを加える。煮立ったら火を弱め、蓋をして5分ほど煮る。
3. 蓋をとって汁けをとばすようにいりつけ、仕上げにごまを振る。

しょうゆのみでシンプルに味つけ

かぼちゃの煮物

材料（作りやすい分量・6人分）

かぼちゃ		1/4個（300g）
A	だし	1カップ
	酒	大さじ1/2
	しょうゆ	小さじ1

保存　冷蔵3～4日
冷凍3週間

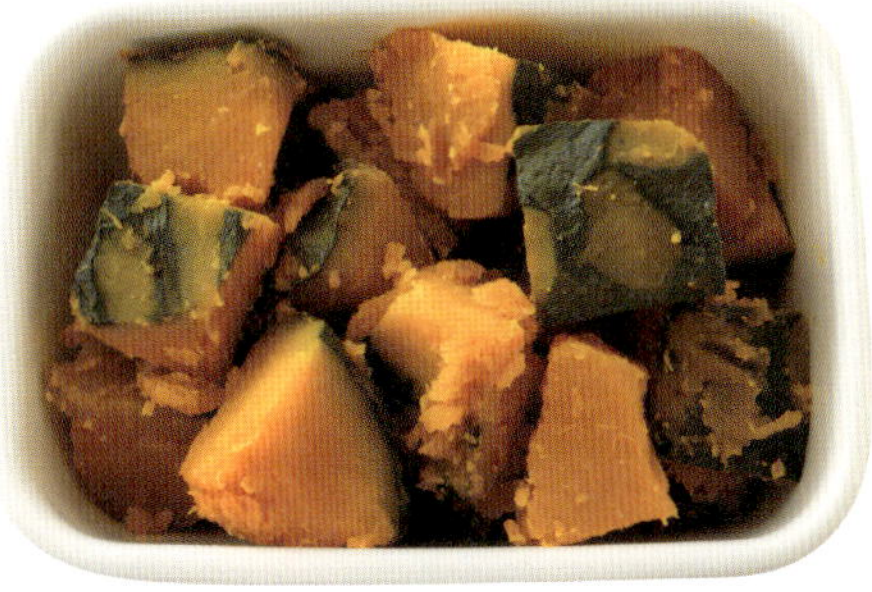

1/6量

42 kcal	
糖質	8.7g
食物繊維	1.8g
食塩相当量	0.2g

作り方

1. かぼちゃは種とわたをとり、皮をところどころむいて2～3㎝角に切る。
2. 鍋にAを煮立て、❶を並べ入れて落とし蓋をし、弱めの中火で10分ほど煮含める。

青菜がたっぷりとれます

ほうれんそうのナムル

材料（作りやすい分量・4人分）

ほうれんそう		1/2束（150g）
ねぎ（みじん切り）		10㎝分
にんにく（みじん切り）		小1かけ分
A	すり白ごま	大さじ1と1/2
	ごま油	大さじ1
	しょうゆ	小さじ1
	塩	小さじ1/4

保存　冷蔵3～4日
冷凍3週間

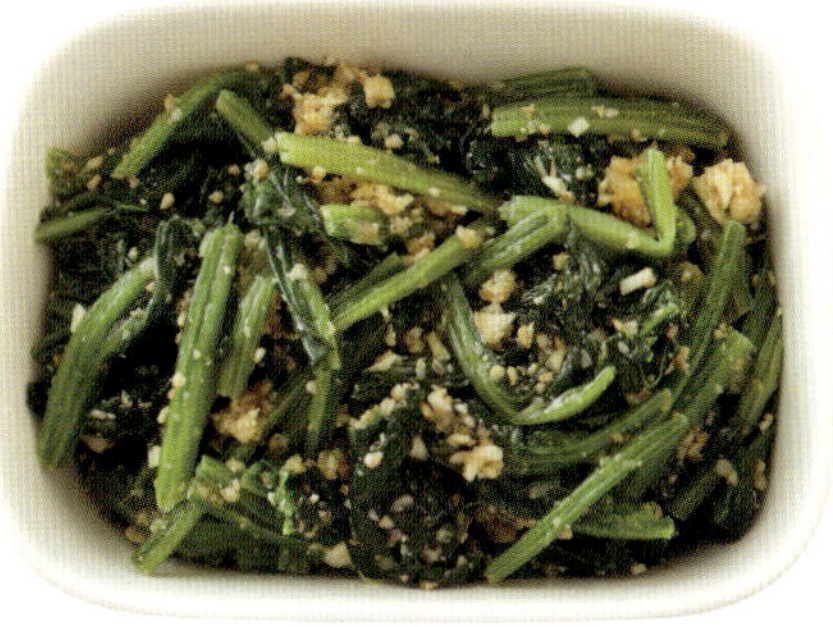

1/4量

52 kcal	
糖質	1.0g
食物繊維	1.5g
食塩相当量	0.6g

作り方

1. ほうれんそうはゆでて水にとり、水けをしっかりとしぼり、食べやすい長さに切る。
2. ボウルに❶とねぎ、にんにくを合わせ、Aを加えてあえる。

桜えびでうまみをプラス
切り干し大根のもみ漬け

材料（作りやすい分量・6人分）

切り干し大根		30g
刻みこんぶ（乾燥）		15g
桜えび		15g
A	酢	小さじ2
	しょうゆ	小さじ1

作り方

❶ 切り干し大根は水でもどし、水けをきって食べやすい長さに切る。刻みこんぶも水でもどして水けをきる。

❷ ❶と桜えびをポリ袋に入れ、Aを加えてよくもみ込み、味をなじませる。

保存 冷蔵1週間

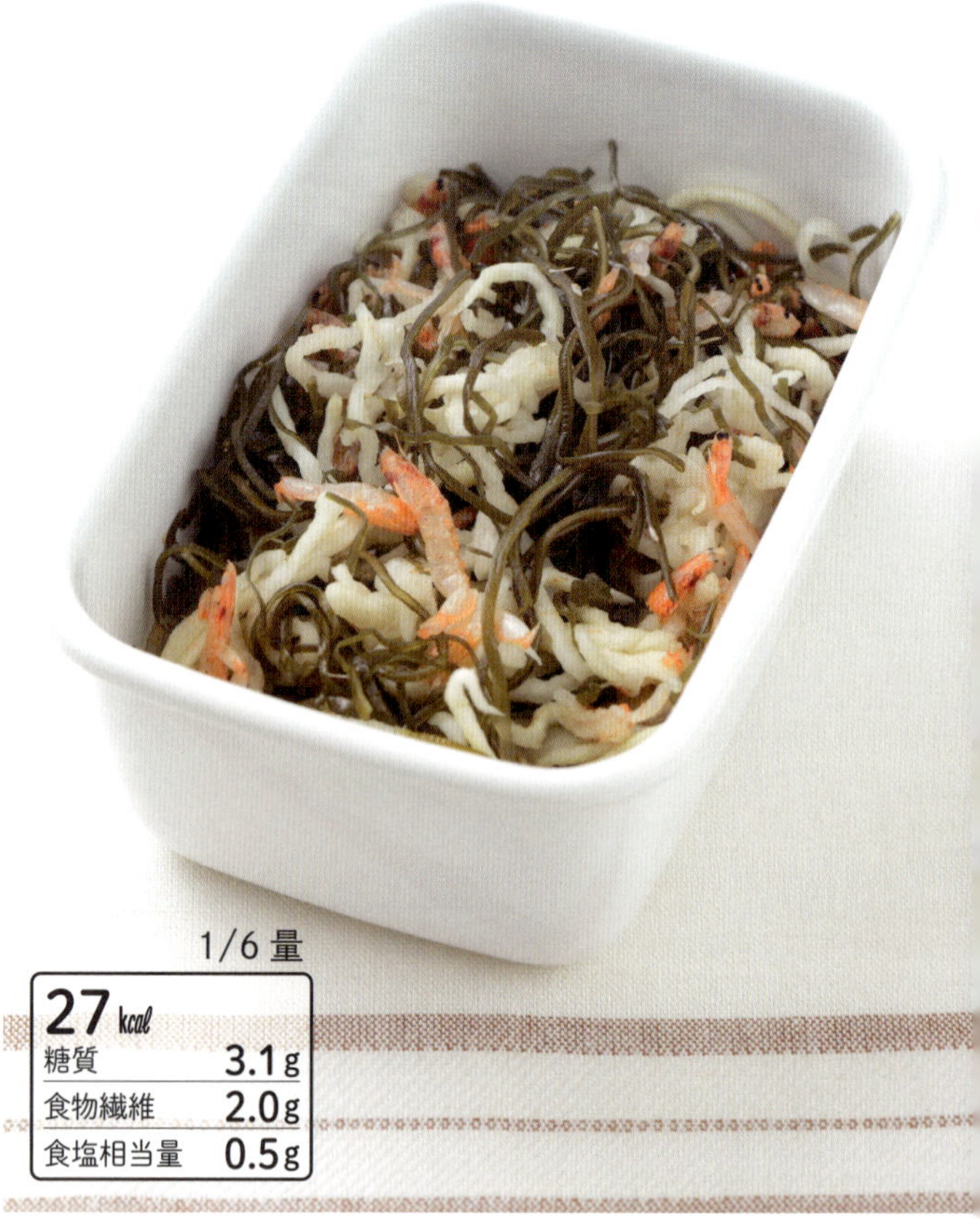

1/6量

27 kcal

糖質	3.1g
食物繊維	2.0g
食塩相当量	0.5g

甘酢が淡泊な野菜と合います
野菜の甘酢漬け

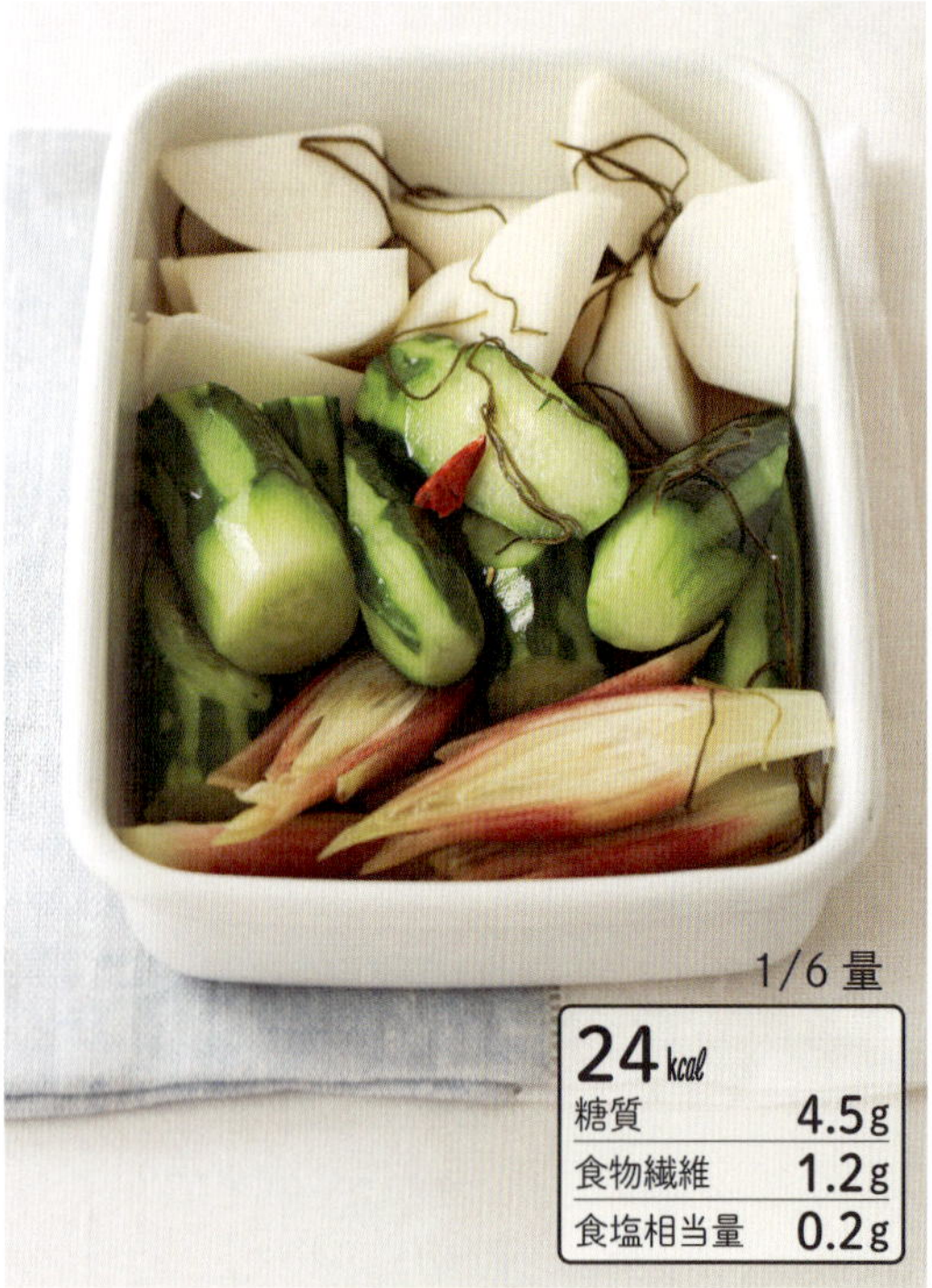

1/6量

24 kcal

糖質	4.5g
食物繊維	1.2g
食塩相当量	0.2g

材料（作りやすい分量・6人分）

みょうが	6個
塩	少々
きゅうり	2本
かぶ	2個

A	酢、水	各1/2カップ
	砂糖	15g
	塩	少々
B	刻みこんぶ（乾燥）	少々
	赤とうがらし（種をとってちぎる）	1本分

作り方

❶ 鍋にAを入れて火にかけ、煮立ったら火からおろして冷ます。

❷ みょうがは縦半分に切り、塩を加えた熱湯でさっとゆでて冷ます。きゅうりは皮をところどころむいて乱切りにし、かぶは縦8等分に切る。

❸ ❷を保存容器に移し、Bを加え、❶を注ぎ入れ、冷蔵庫で3時間以上おく。

保存 冷蔵1週間

数種類の野菜をとりあわせて

カラフル野菜のピクルス

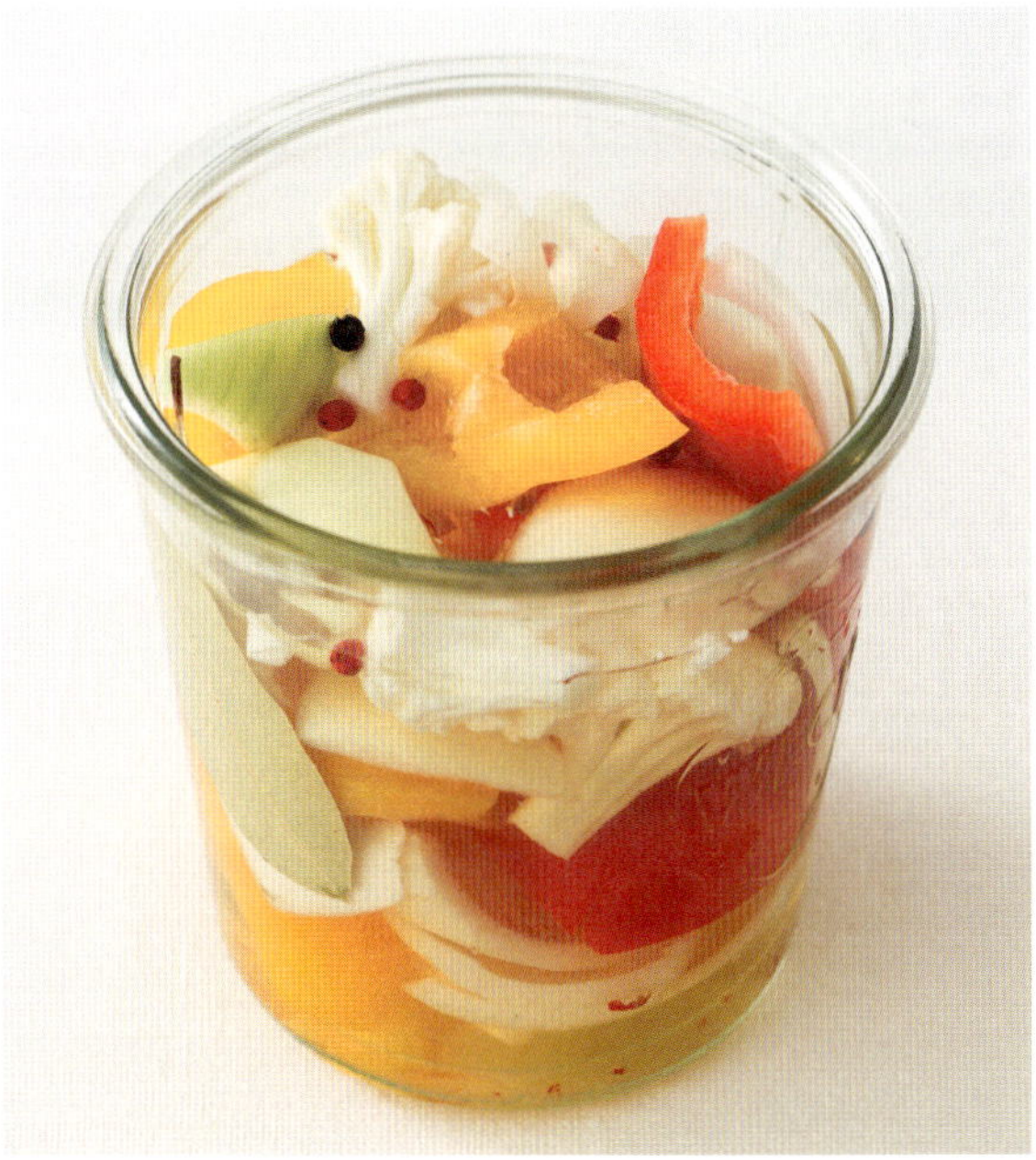

材料（作りやすい分量・8人分）

カリフラワー		1/2個
パプリカ（赤・黄）		各1個
玉ねぎ		1個
A	酢、水	各150ml
	はちみつ	大さじ2
	塩（並塩）	小さじ1弱
	赤とうがらし（ちぎる）	1本分
	粒黒こしょう	5〜6粒
	ピンクペッパー	5〜6粒

保存 冷暗所1週間。材料がピクルス液につかっていれば2カ月。冷蔵3週間

作り方

1. カリフラワーは小房に分け、かためにゆでる。パプリカと玉ねぎはカリフラワーの大きさに合わせて乱切りにする。
2. 鍋にAを入れて火にかけ、煮立ったら火からおろす。
3. 1を煮沸消毒した保存びんに詰め、2が熱いうちに注ぐ。

1/8量

41kcal	
糖質	7.6g
食物繊維	1.4g
食塩相当量	0.5g

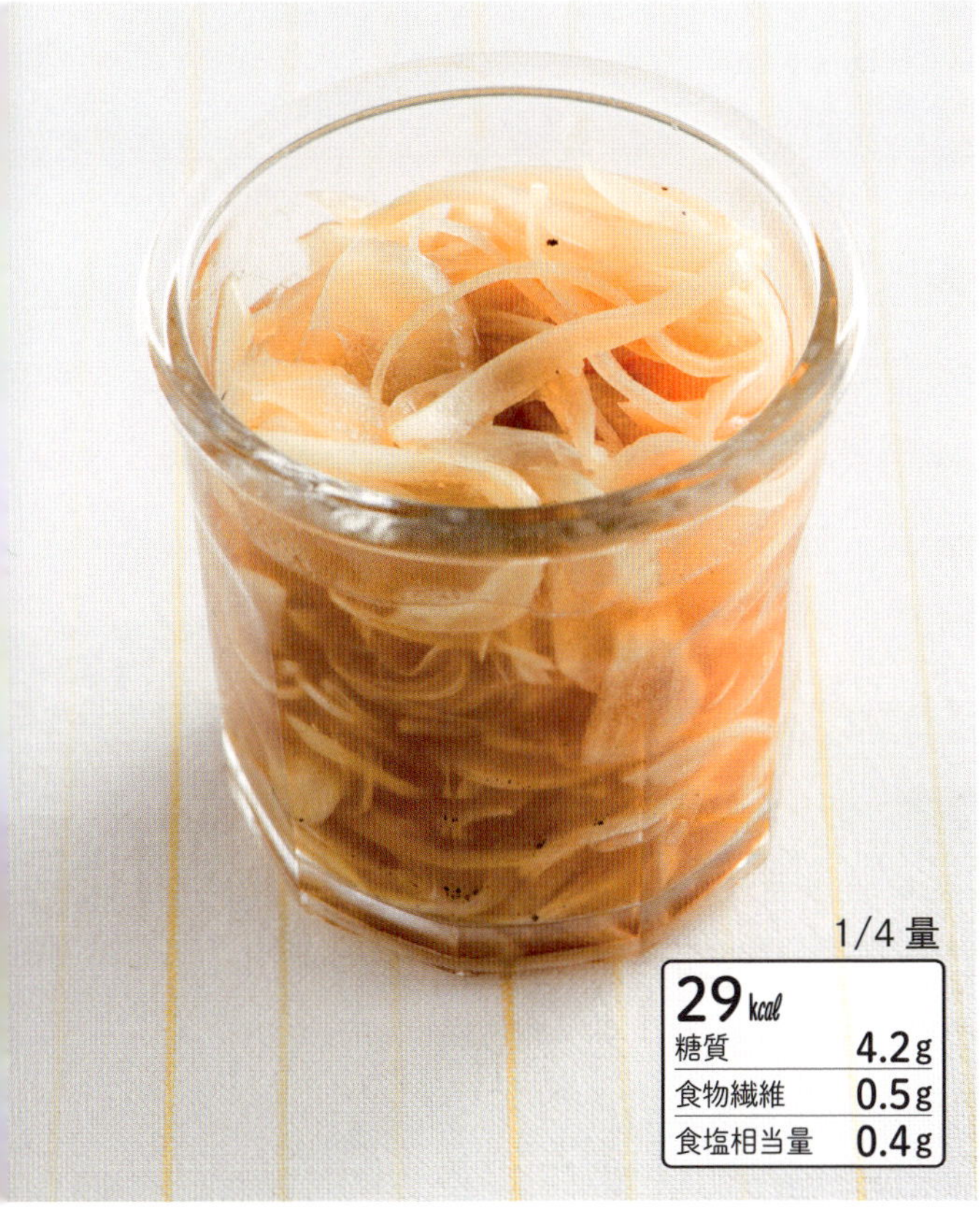

1/4量

29kcal	
糖質	4.2g
食物繊維	0.5g
食塩相当量	0.4g

レンジ加熱で玉ねぎが食べやすい

玉ねぎだれ

材料（作りやすい分量・4人分）

玉ねぎ		1個
はちみつ		小さじ1
A	オリーブ油	小さじ2
	しょうゆ	小さじ2
	塩、黒こしょう	各少々

作り方

1. 玉ねぎは薄切りにして耐熱皿に広げ、はちみつを回しかける。ラップをかけて電子レンジで2分加熱し、あら熱をとる。
2. Aをまぜ合わせ、1に加えてあえる。保存容器に移し、冷蔵庫に入れる。

アレンジ 魚や肉のソテーのたれに、ほかの野菜とあえてサラダにと応用がききます。

保存 冷蔵2〜3日

野菜の香りが引き立つ一品

にらの香味あえ

材料（1人分）

にら		1/2束（50g）
A	ねぎ（みじん切り）	5g
	しょうが（みじん切り）	3g
	だし	小さじ1
	しょうゆ	小さじ1/2

作り方

❶ にらは熱湯で10～15秒ほどさっとゆでて水にとり、冷ます。水けをしぼり、3㎝長さに切る。

❷ Aを合わせてまぜ、❶を加えてよくあえる。

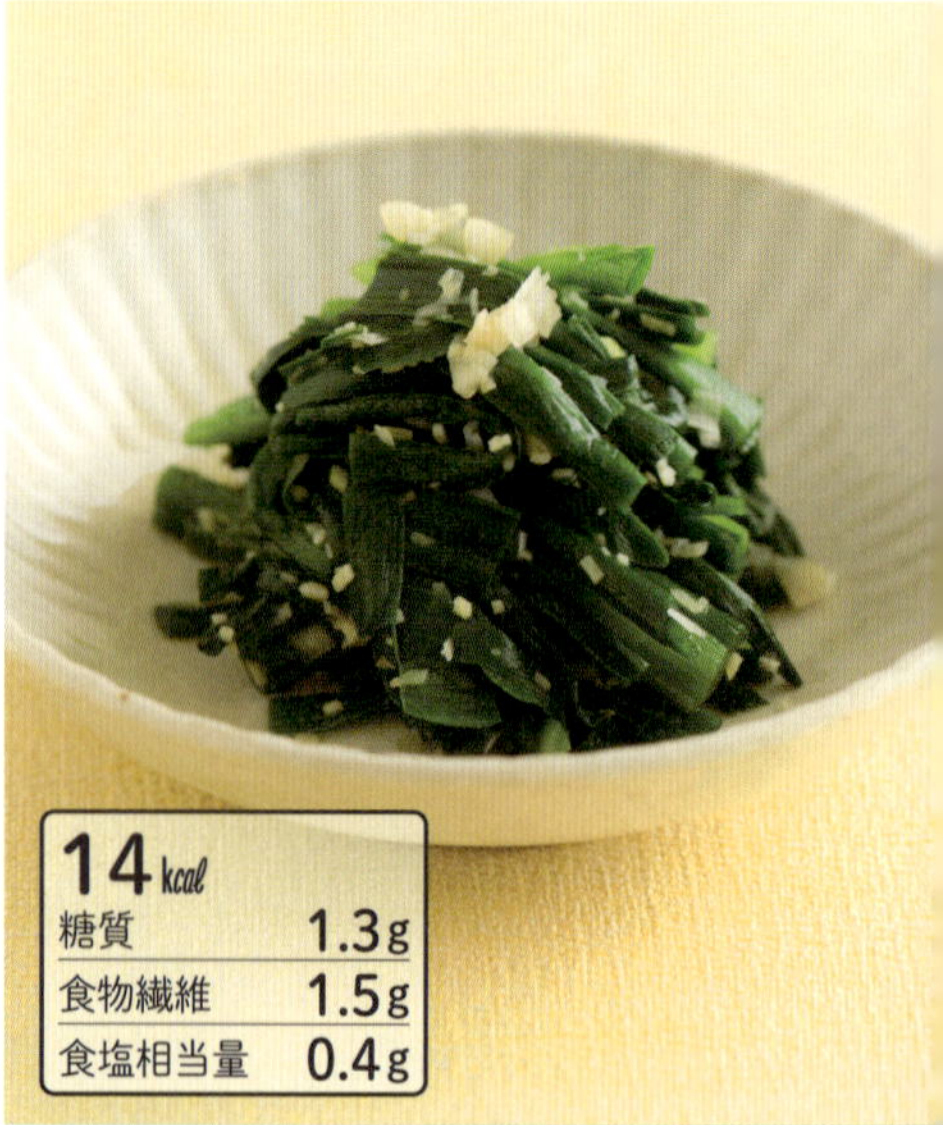

14kcal

糖質	1.3g
食物繊維	1.5g
食塩相当量	0.4g

焼いた油揚げが香ばしい

トマトの油揚げポン酢あえ

材料（1人分）

トマト	1/2個
油揚げ	1/3枚
小ねぎ	2本
ポン酢しょうゆ	小さじ2/3

作り方

❶ トマトは乱切りにし、小ねぎは2㎝長さに切る。

❷ 油揚げは熱湯を回しかけて油抜きし、オーブントースターでこんがりと焼き、一口大に切る。

❸ ❶と❷を合わせ、ポン酢しょうゆを加えてあえる。

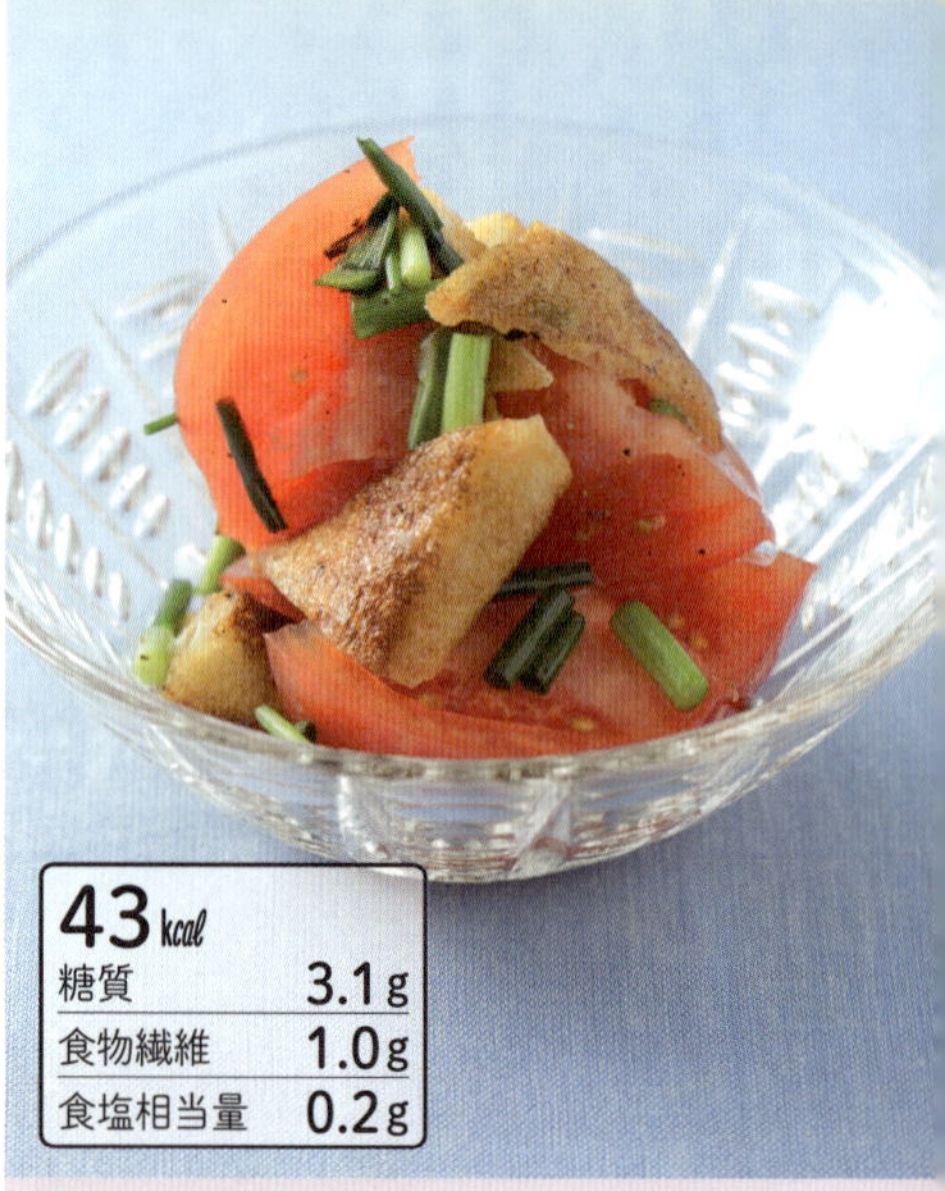

43kcal

糖質	3.1g
食物繊維	1.0g
食塩相当量	0.2g

とろろこんぶでうまみをプラス！

キャベツのとろろこんぶあえ

材料（1人分）

キャベツ	1枚
しょうゆ	小さじ1
とろろこんぶ	1g

作り方

❶ キャベツは食べやすい大きさにちぎり、しょうゆを加えてよくもむ。

❷ ❶にとろろこんぶを加え、あえる。

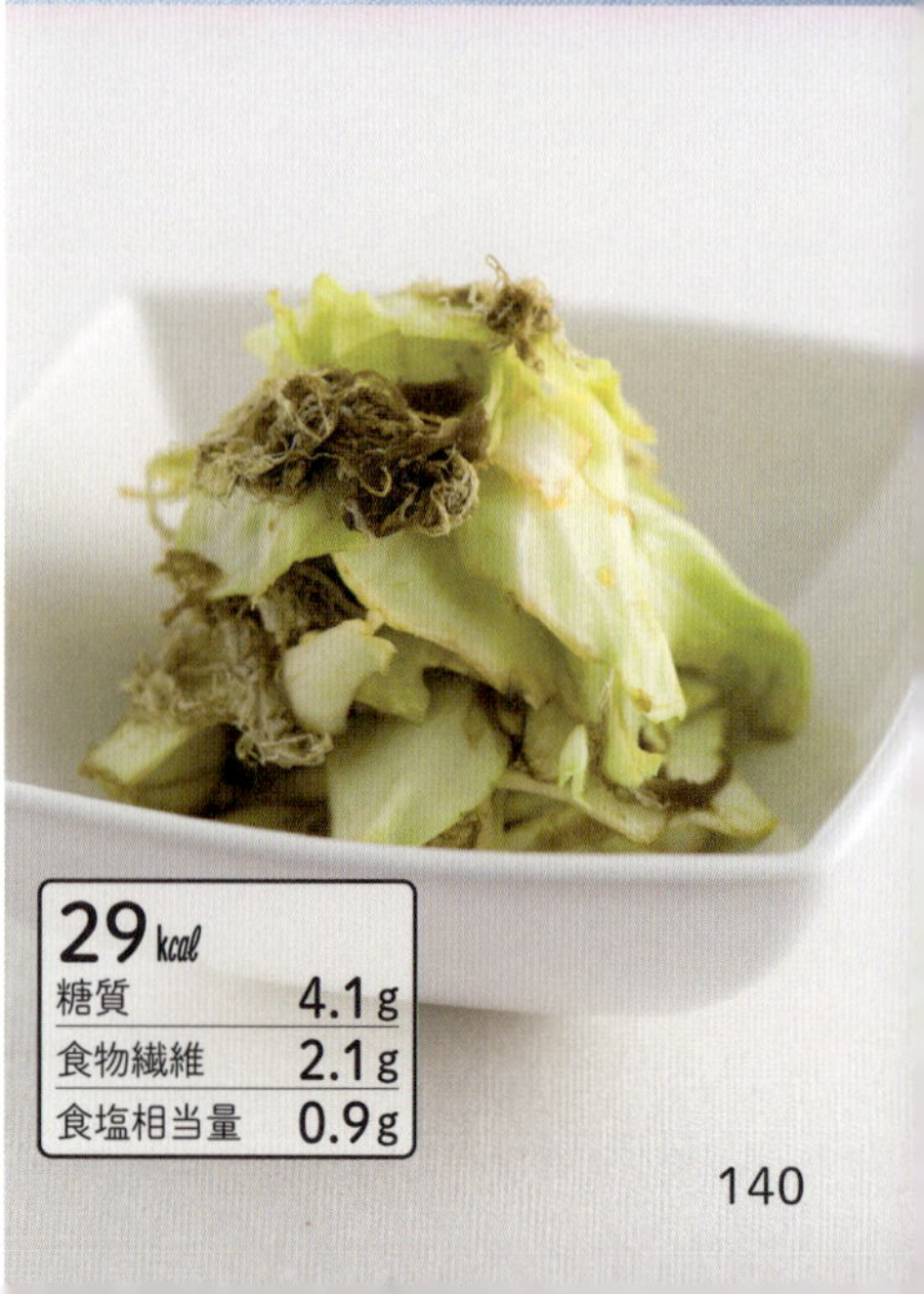

29kcal

糖質	4.1g
食物繊維	2.1g
食塩相当量	0.9g

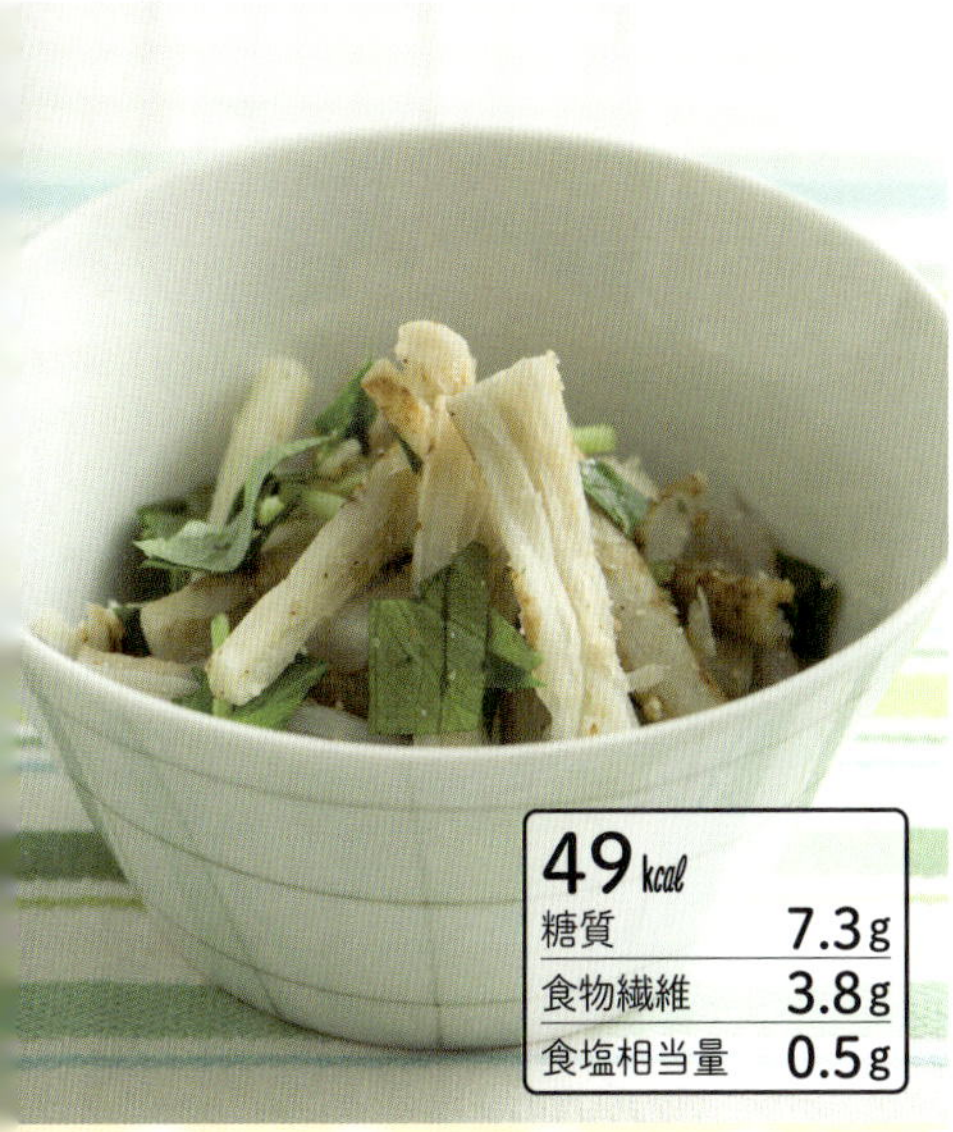

49 kcal	
糖質	7.3g
食物繊維	3.8g
食塩相当量	0.5g

ゆでてからたたくと食べやすい

たたきごぼうのごま酢

材料（1人分）

ごぼう		60g
三つ葉（3cm長さに切る）		2本分
A	すり白ごま	小さじ1/3
A	酢	小さじ1
A	砂糖	小さじ1/3
A	塩	少々

作り方

❶ Aは合わせてまぜておく。

❷ ごぼうは皮をこそげて4cm長さに切り、水にさらす。やわらかくゆでて水けをきり、めん棒などであらくたたく。

❸ ❷を熱いうちに❶に加え、三つ葉も加えてあえる。

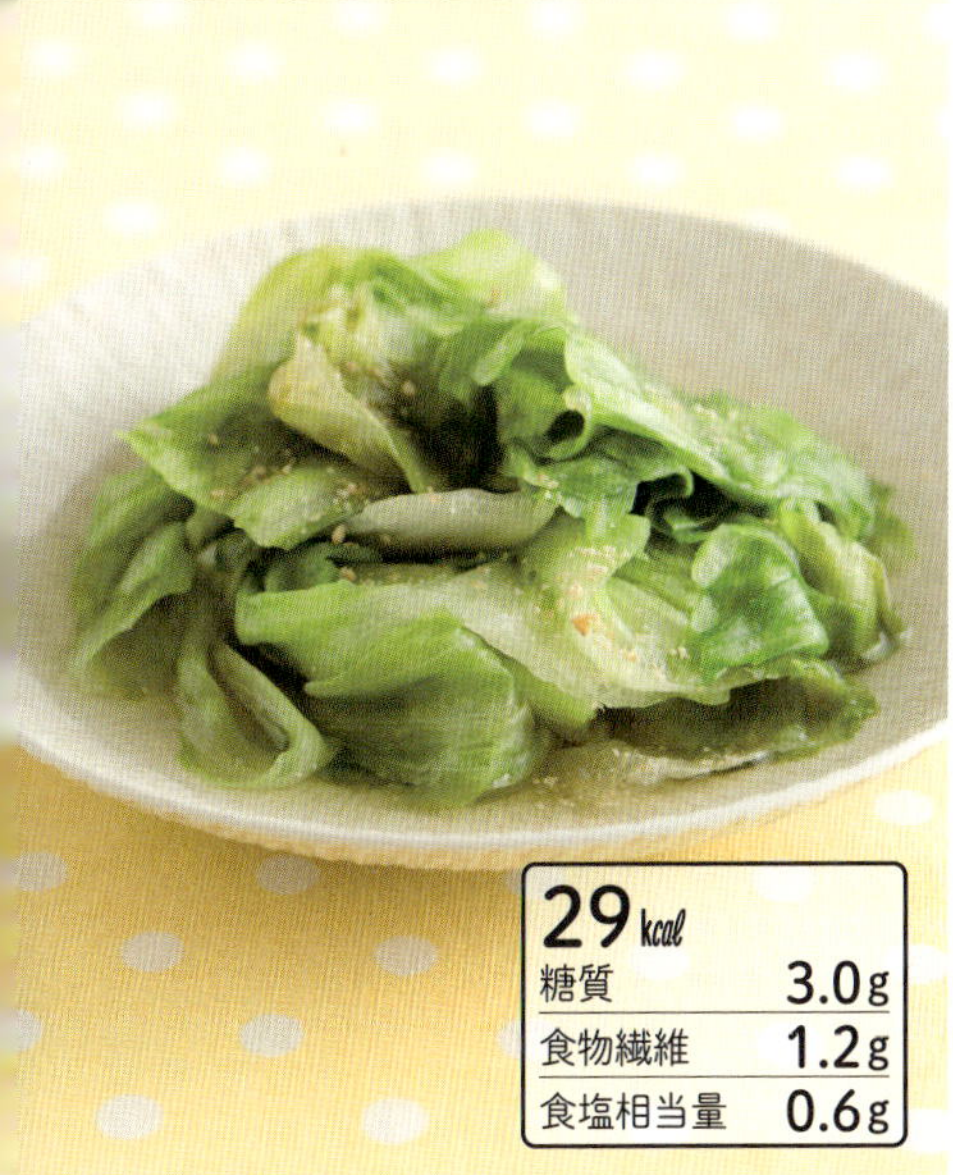

29 kcal	
糖質	3.0g
食物繊維	1.2g
食塩相当量	0.6g

食感を残してゆでるのがポイント

レタスのごまびたし

材料（1人分）

レタス		3枚（100g）
A	だし	1/4カップ
A	薄口しょうゆ	小さじ1/2
A	みりん	小さじ1/3
A	ラー油	少々
すり白ごま		小さじ1/4

作り方

❶ ボウルにAを合わせておく。

❷ レタスは大きめにちぎり、熱湯にさっとくぐらす程度にゆでる。ゆでたてを❶に加えてあえる。

❸ 器に盛り、ごまを振る。

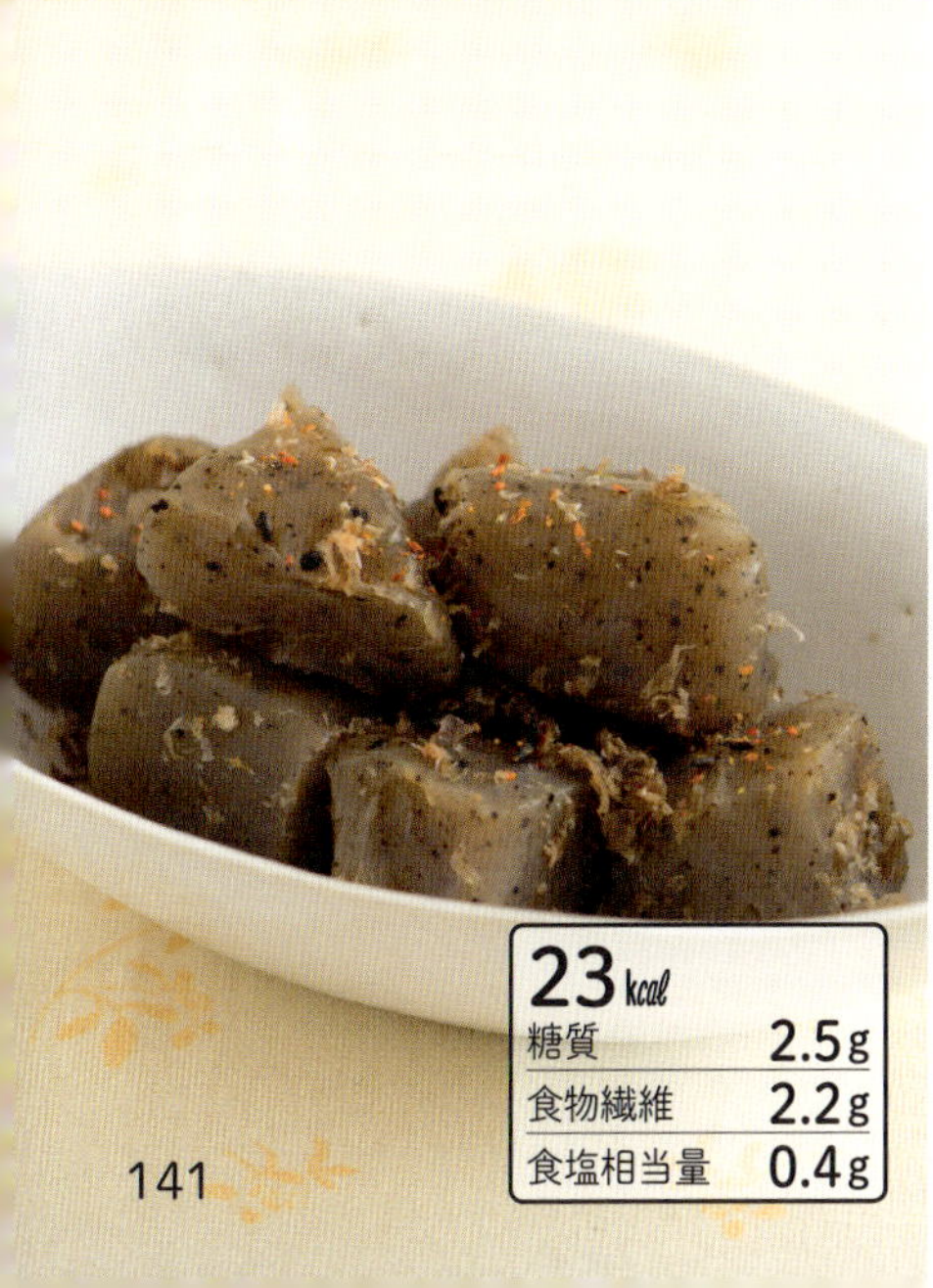

23 kcal	
糖質	2.5g
食物繊維	2.2g
食塩相当量	0.4g

削りがつおでだしいらず

こんにゃくのおかか煮

材料（作りやすい分量・2人分）

こんにゃく		1枚
A	砂糖	小さじ1
A	しょうゆ	小さじ1
A	削りがつお	4g
七味とうがらし		少々

作り方

❶ こんにゃくは一口大にちぎり、さっとゆでて水けをきる。

❷ 鍋にAを入れて煮立て、❶を入れて、弱火の中火で煮汁がなくなるまで煮る。

❸ 器に盛り、七味とうがらしを振る。

パプリカで彩りをプラス

エリンギとパプリカの焼きびたし

材料（作りやすい分量・2人分）

エリンギ		1本
ピーマン		1個
パプリカ（赤）		1/4個
A	水	大さじ2
A	しょうゆ	小さじ2
A	みりん	小さじ2/3
削りがつお		2g

作り方

❶ エリンギ、縦四等分に切ったピーマンとパプリカは焼き網でこんがりと焼く。エリンギは縦に裂く。

❷ 鍋にAを煮立て、削りがつおを加え、火を止める。

❸ ❷をボウルに移し、❶を入れて5分ほどおく。

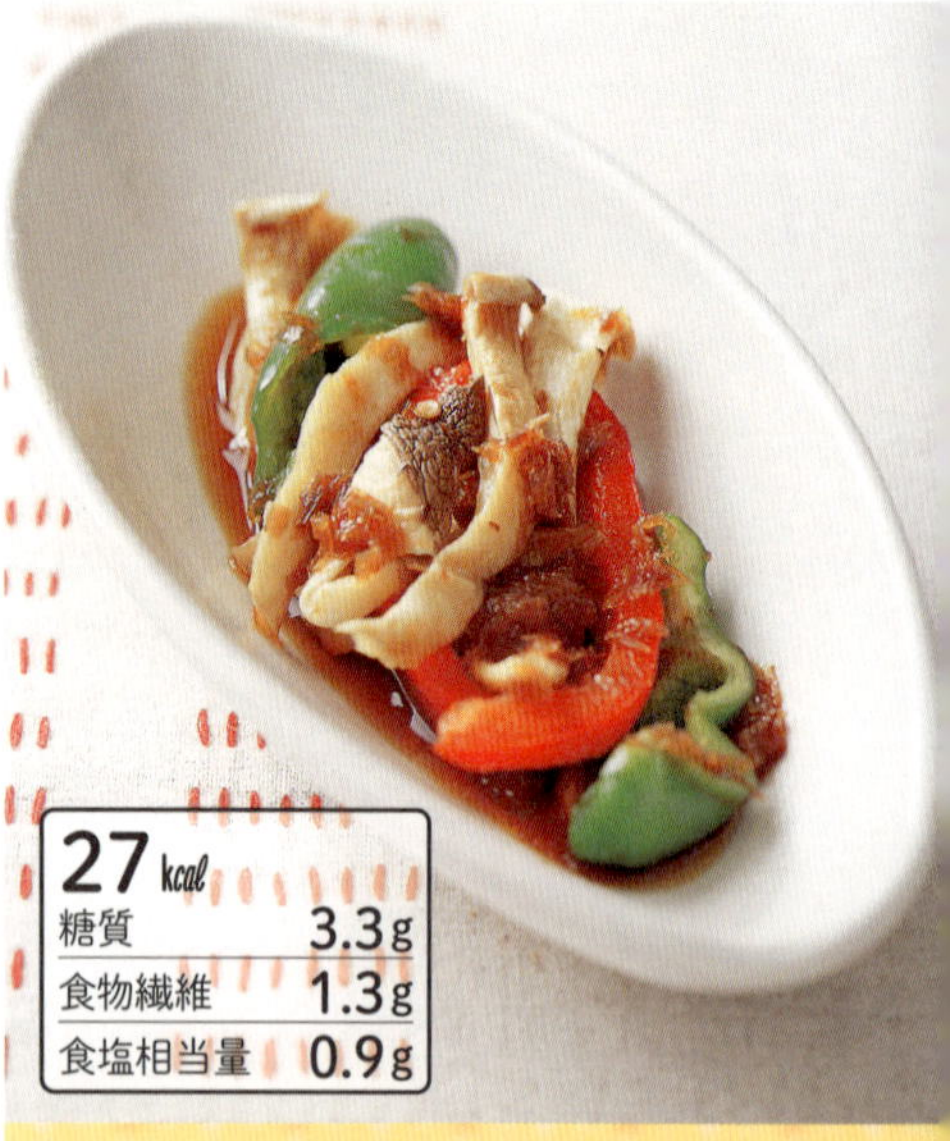
27 kcal
糖質 3.3g
食物繊維 1.3g
食塩相当量 0.9g

さわやかな香りのみょうがとみそがマッチ

みょうがのみそ焼き

材料（1人分）

みょうが		2個
A	みそ	小さじ1
A	みりん	少々
A	すり白ごま	小さじ1/4

作り方

❶ みょうがは縦半分に切る。

❷ Aをまぜ合わせて、みょうがの切り口に塗る。

❸ ❷を焼き網（またはグリル）にのせ、こんがりと焼き色がつくまで3分ほど焼く。

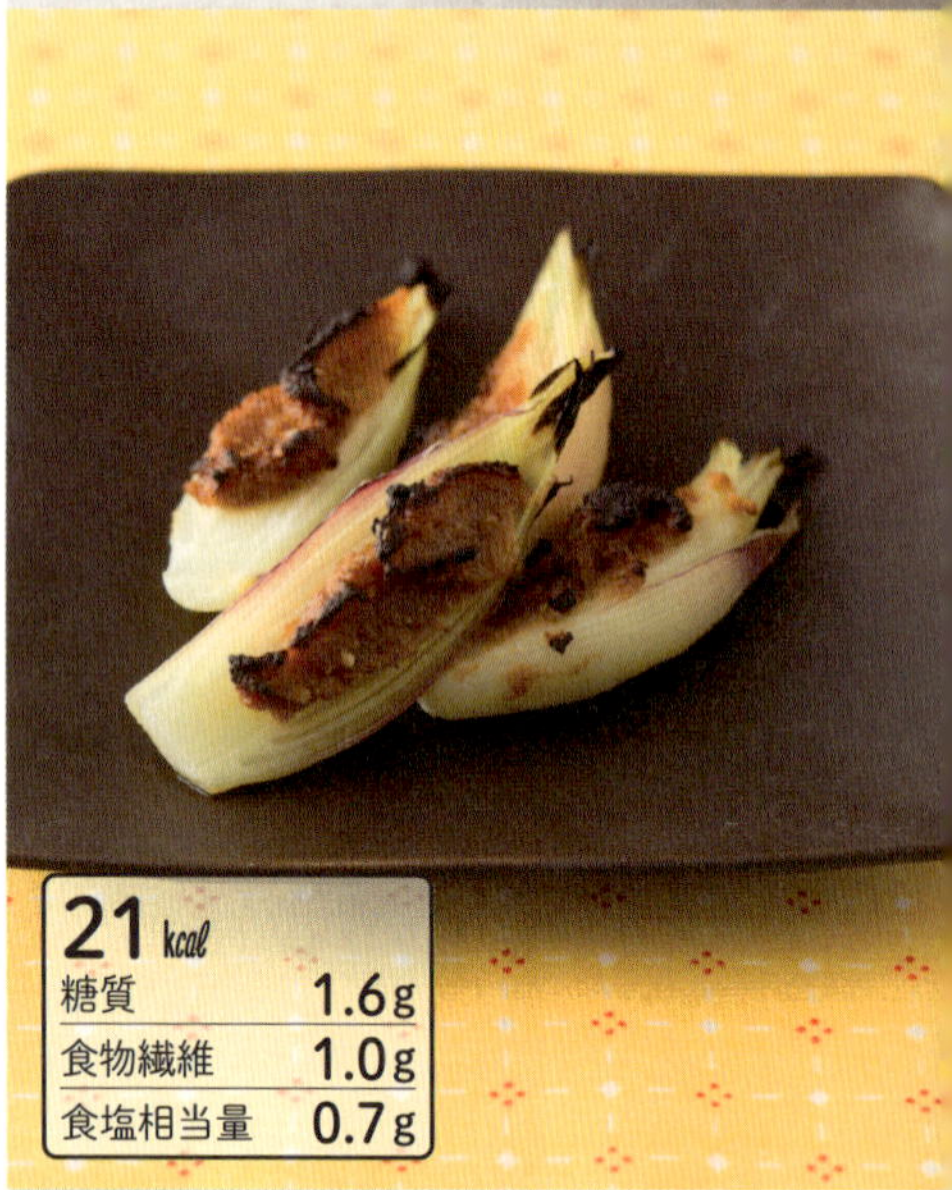
21 kcal
糖質 1.6g
食物繊維 1.0g
食塩相当量 0.7g

焼いたキャベツの甘みがおいしい

焼きキャベツのおろしポン酢

材料（1人分）

キャベツ（春キャベツ＊）		1/12個（100g）
A	大根おろし	50g
A	ポン酢しょうゆ	小さじ1
A	オリーブ油	小さじ1/2

＊冬キャベツで作る場合は、焼きつけてから白ワインか水を少し足して蒸し焼きにして火を通します。

作り方

❶ キャベツは2等分のくし形に切る。

❷ フライパンを熱し、❶を入れて切り口をこんがりと焼き色がつくまで焼く。

❸ 熱いうちにまぜたAをかけ、味をなじませる。

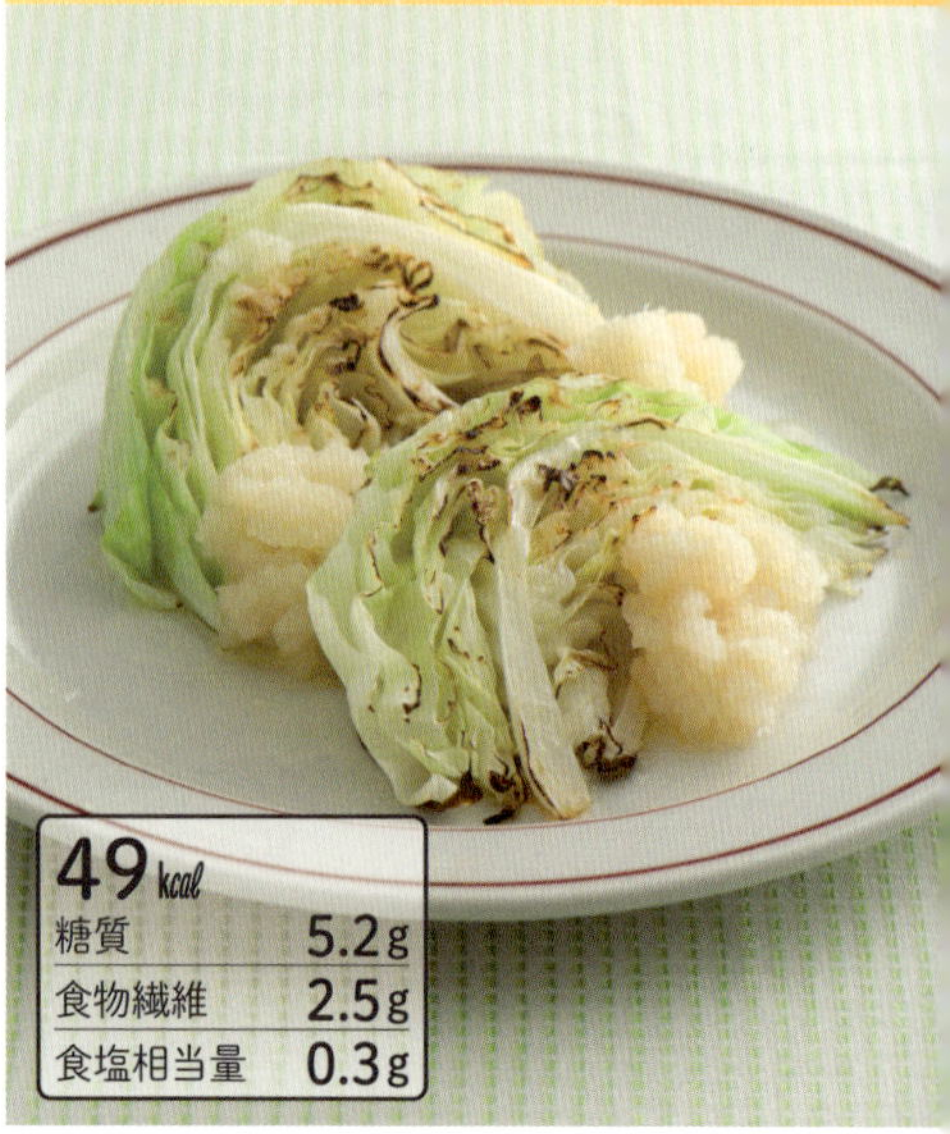
49 kcal
糖質 5.2g
食物繊維 2.5g
食塩相当量 0.3g

こんぶの塩けが味のアクセント

ゴーヤの塩こんぶいため

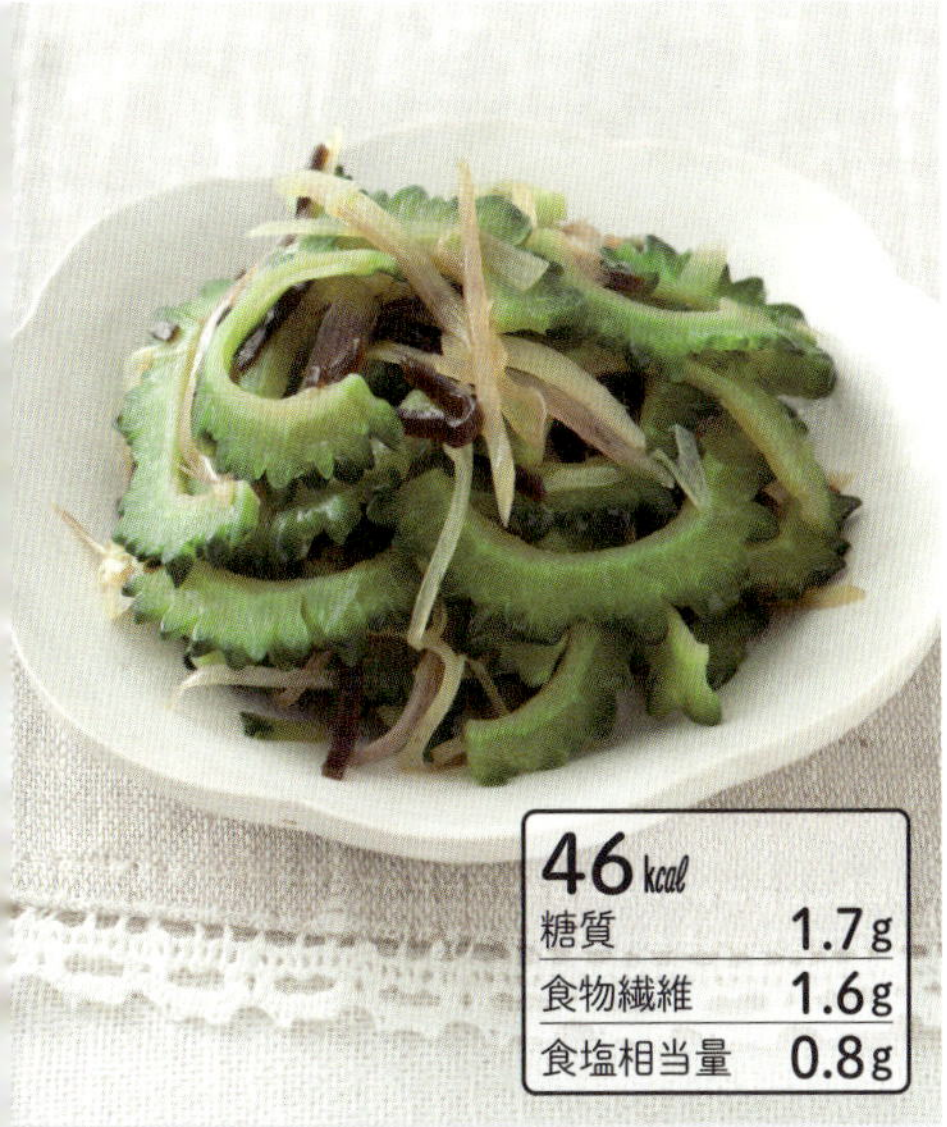

46kcal	
糖質	1.7g
食物繊維	1.6g
食塩相当量	0.8g

材料（作りやすい分量・２人分）

ゴーヤ（にがうり）		80g
みょうが		1個
ごま油		大さじ1/2
A	酒	小さじ2
A	だし	大さじ1
A	しょうゆ	小さじ1/2
塩こんぶ		6g

作り方

❶ ゴーヤは縦半分に切ってわたをとり除き、薄切りにする。みょうがは細切りにする。

❷ フライパンに油を熱して❶をいため、ゴーヤがしんなりしてきたらAを回し入れ、塩こんぶも加えて軽くいため合わせる。

カッテージチーズを使って風味よく

ブロッコリーのチーズ焼き

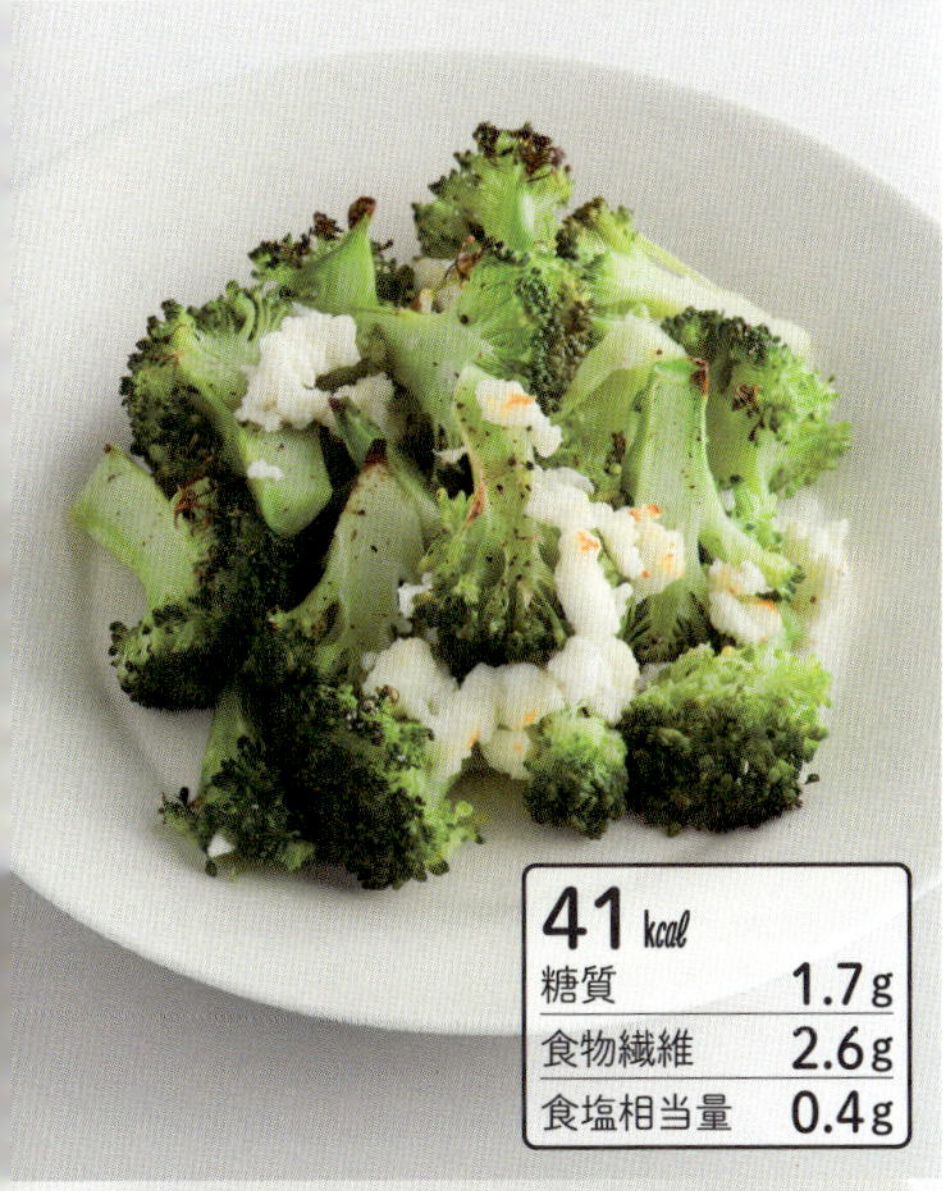

41kcal	
糖質	1.7g
食物繊維	2.6g
食塩相当量	0.4g

材料（作りやすい分量・２人分）

ブロッコリー		5〜6房（100g）
A	白ワイン	大さじ1
A	塩、こしょう	各少々
B	カッテージチーズ	30g
B	レモン汁	小さじ2

作り方

❶ ブロッコリーは小房に分け、フライパンに入れる。Aを振り入れ、蓋をして2分ほど蒸し煮にする。

❷ ❶を耐熱皿に移し、Bをまぜてのせ、オーブントースターで5〜6分焼く。

マスタードの辛みをきかせて

にんじんのマスタードいため

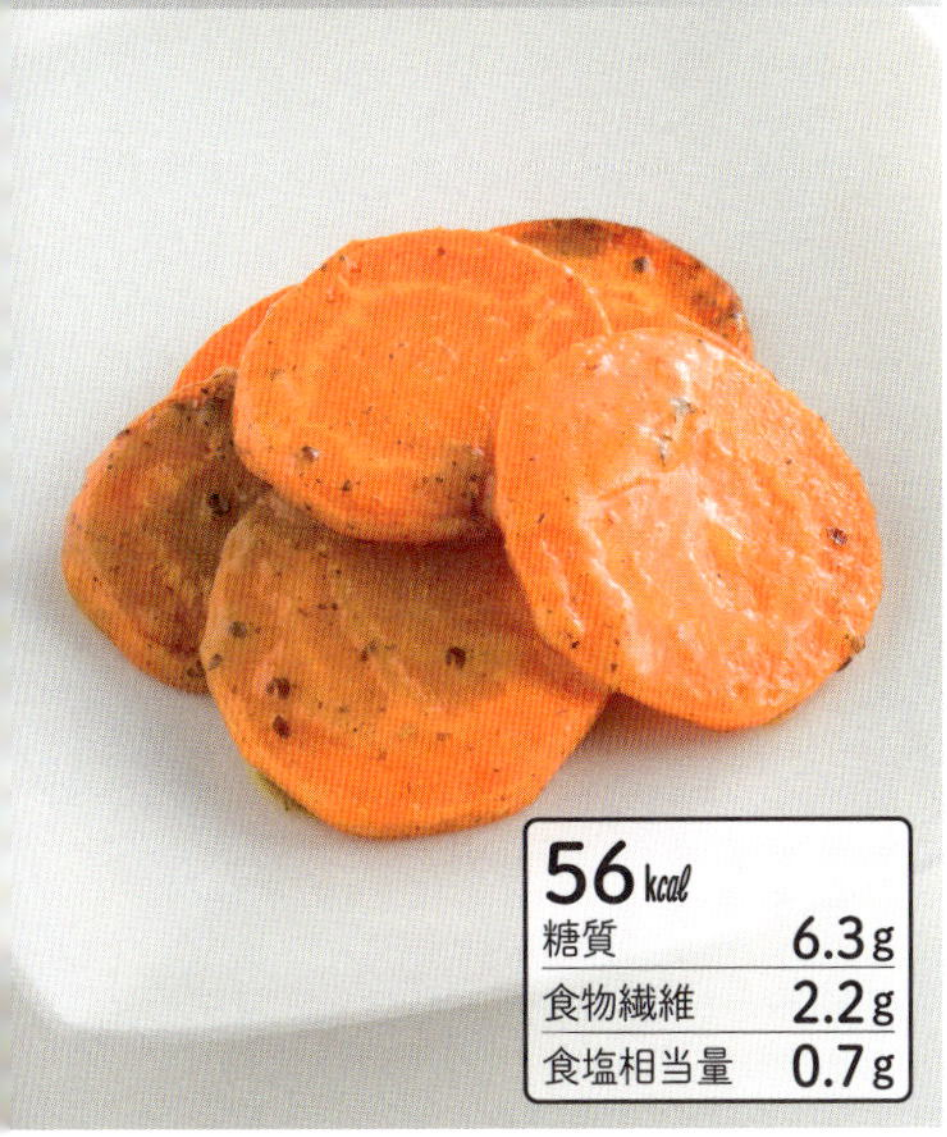

56kcal	
糖質	6.3g
食物繊維	2.2g
食塩相当量	0.7g

材料（1人分）

にんじん		80g
植物油		小さじ1/3
A	白ワイン	小さじ2
A	粒マスタード	小さじ1/2
A	砂糖	少々
塩、こしょう		各少々

作り方

❶ にんじんは2㎜厚さほどの輪切りにし、油を熱したフライパンでいためる。

❷ Aを加えて蓋をし、2〜3分ほど蒸し煮にし、塩、こしょうで味をととのえる。

ボリュームサラダ

ツナ入りトマトのカップサラダ
ツナと枝豆で栄養バランスも抜群

材料（1人分）

トマト		小1個(100g)
A	ツナ缶（ノンオイル・汁けをきる）	10g
	紫玉ねぎ（みじん切り）	10g
	枝豆（ゆで・むき実）	5粒
	青じそ（みじん切り）	1枚分
めんつゆ（ストレートタイプ）		小さじ1/2

作り方
1. トマトはへたをとり、上の部分を1cmほど切る。
2. ①を耐熱皿にのせ、ラップなしで電子レンジで1分30秒加熱する。
3. 器に盛り、Aをのせ、めんつゆをかける。カットしたトマトも添える。

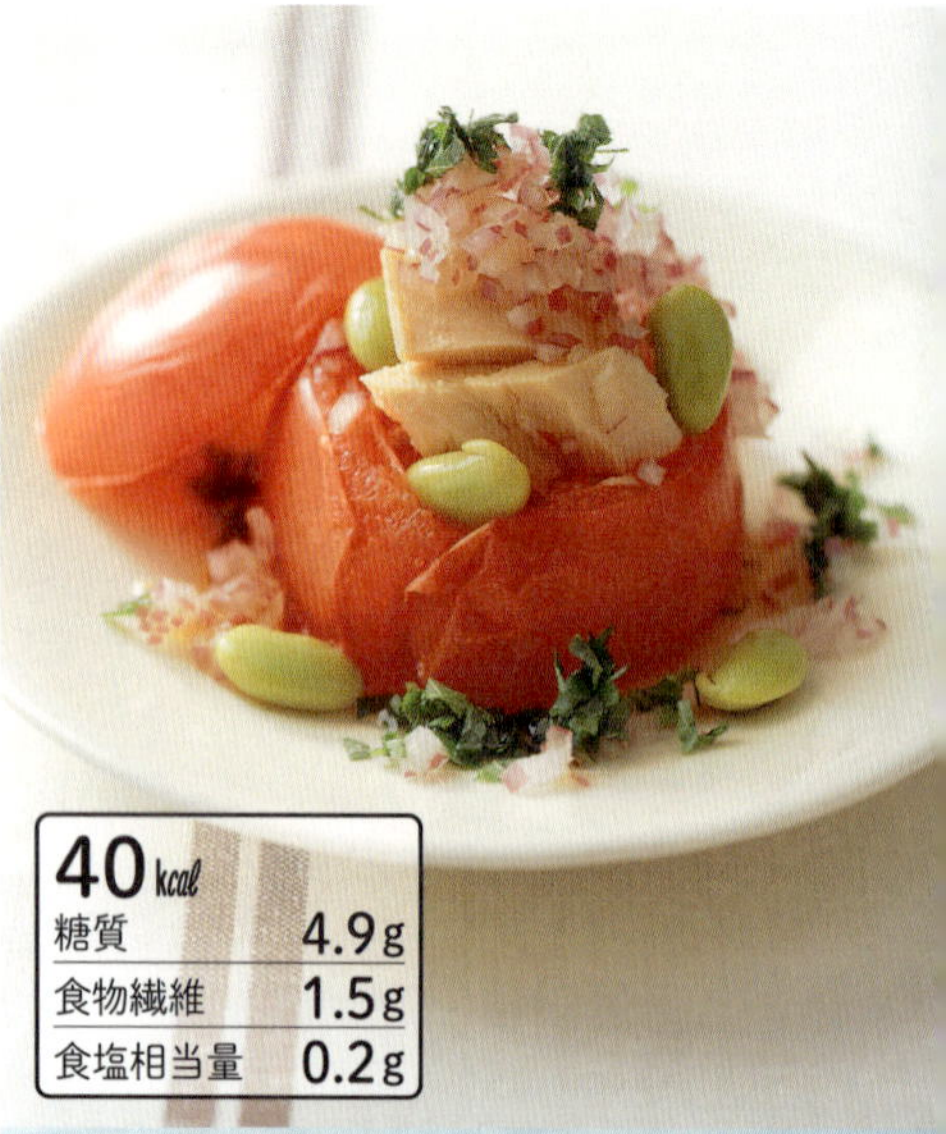

40 kcal
糖質　4.9g
食物繊維　1.5g
食塩相当量　0.2g

キャベツと油揚げのサラダ
カリッと焼いた油揚げが香ばしい

材料（1人分）

キャベツ		100g
油揚げ		1/2枚
A	オリーブ油	大さじ1/2
	薄口しょうゆ	小さじ1/3強
	白ワインビネガー（または酢）	大さじ1/4
	粉さんしょう	適量

作り方
1. キャベツはせん切りにして水につけてシャキッとさせ、ざるに上げて水けをきる。
2. 油揚げは熱湯を回しかけて油抜きし、細く切る。フライパンに入れ、中火で表面がカリッとなるまで焼く。
3. ①をボウルに入れ、Aと②を加えてさっくりとまぜる。

119 kcal
糖質　3.9g
食物繊維　1.9g
食塩相当量　0.4g

白菜のチョレギサラダ
とうがらしの辛みをきかせた韓国風サラダ

材料（1人分）

白菜（やわらかい芯の部分*）		100g
せり		1/6束
A	ごま油	大さじ1/2
	粉とうがらし（あらびき、または一味とうがらし）	小さじ1
	しょうゆ	小さじ1/2
	酢	小さじ1
	塩	小さじ1/6
	おろしにんにく	少々

作り方
1. 白菜は手で一口大にちぎり、せりは4cm長さに切る。
2. ボウルにAをまぜ合わせ、①を加えてさっくりとあえる。

＊白菜の軸や葉先を使う場合は、水にさらすとアクが抜け、生でもおいしく食べられます。

119 kcal
糖質　3.8g

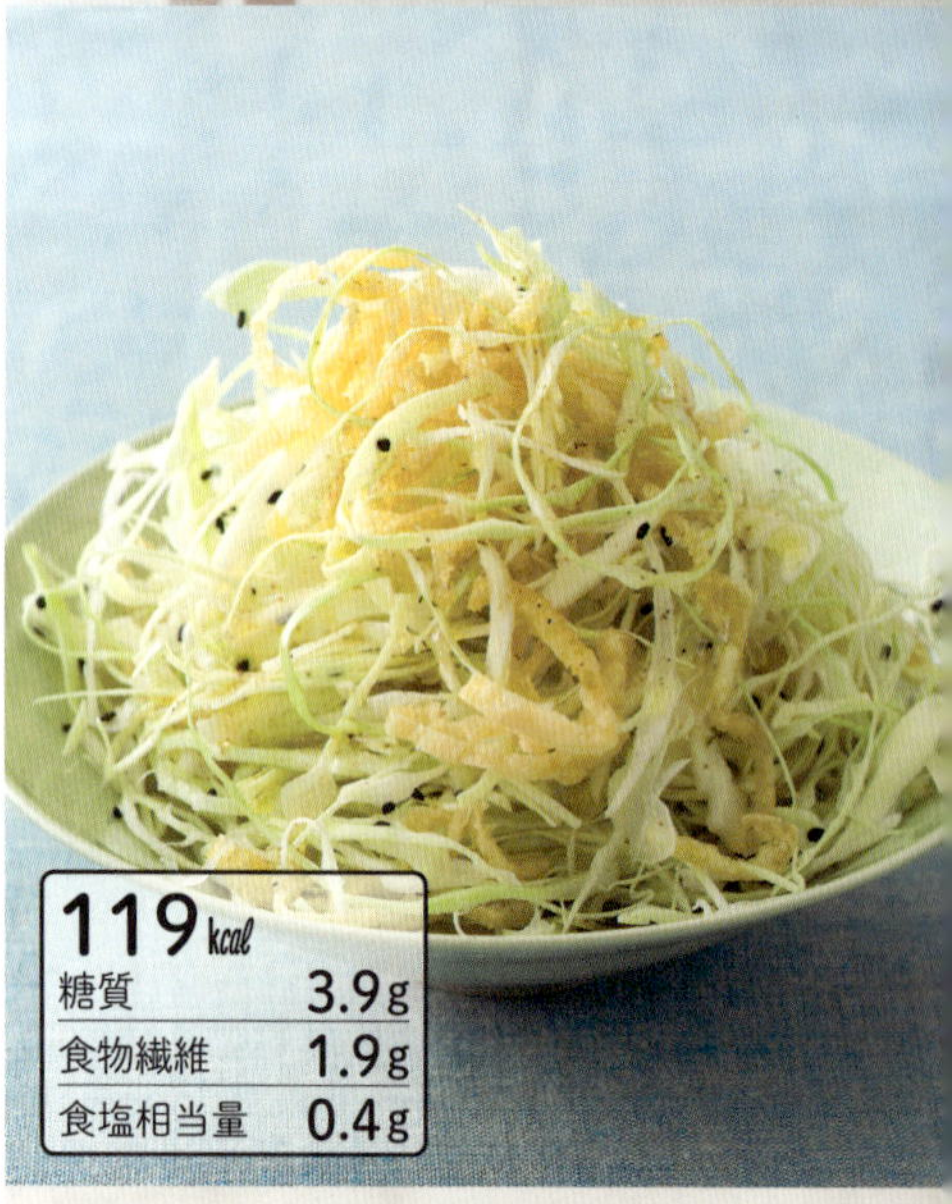

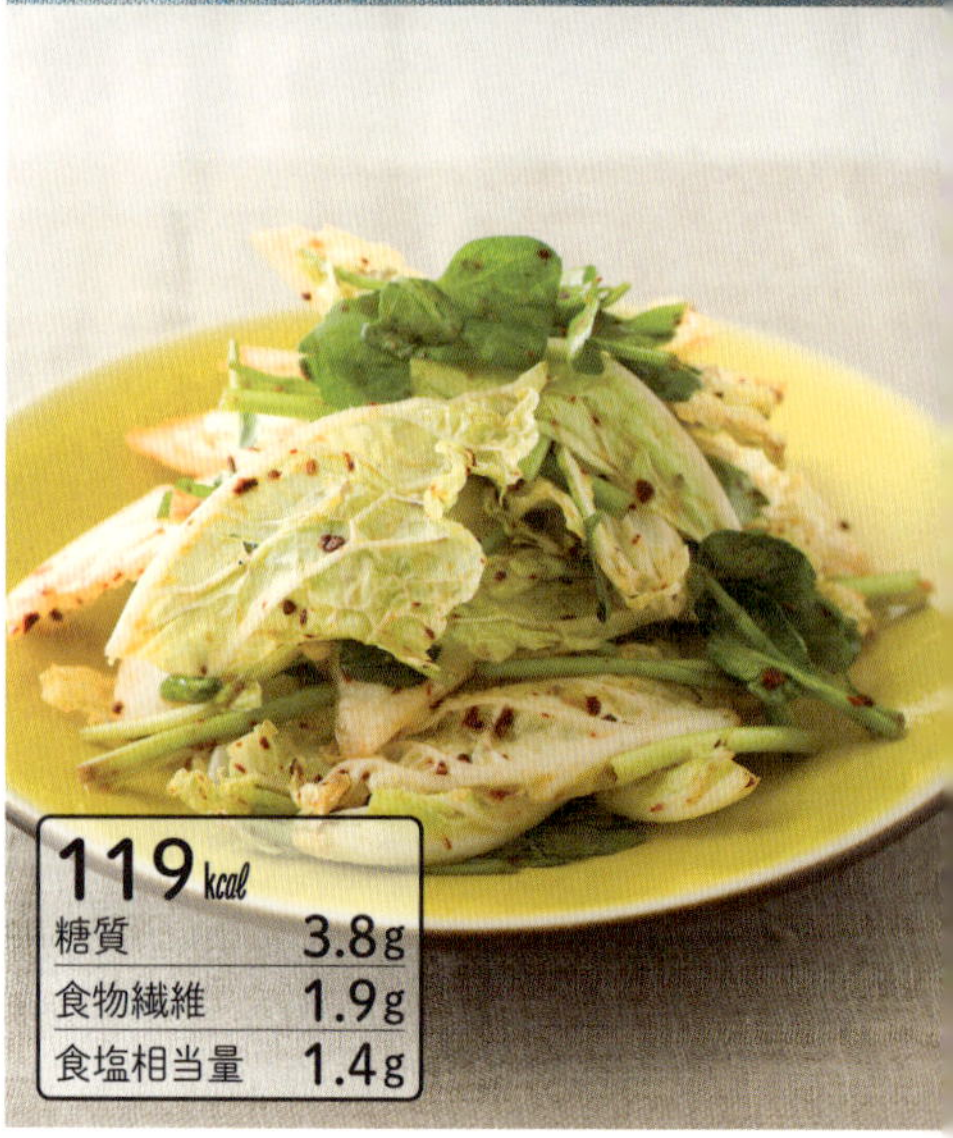

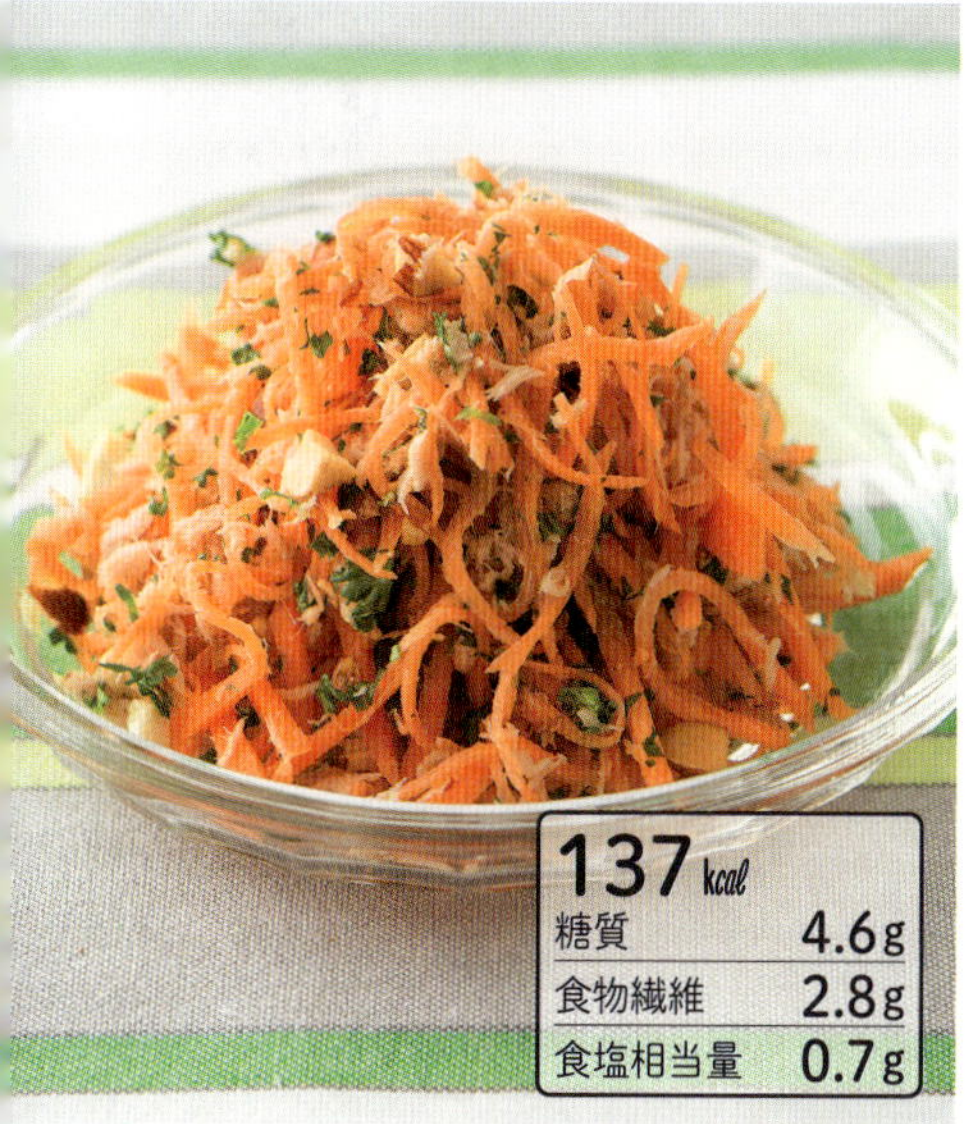

ツナとナッツで栄養価アップ
にんじんとツナのサラダ

材料（1人分）

にんじん		50g
塩		少々
ツナ缶（水煮）		40g
ミックスナッツ（無塩）		10g
A	オリーブ油	小さじ1
	酢	小さじ1
	こしょう	少々
パセリ（みじん切り）		大さじ1

137kcal
糖質 4.6g
食物繊維 2.8g
食塩相当量 0.7g

作り方
1. にんじんはせん切りにして塩でもみ、水けをしぼる。
2. ツナはほぐし、ナッツ類はあらく刻み、Aと合わせてまぜる。
3. ①と②、パセリを合わせてあえる。

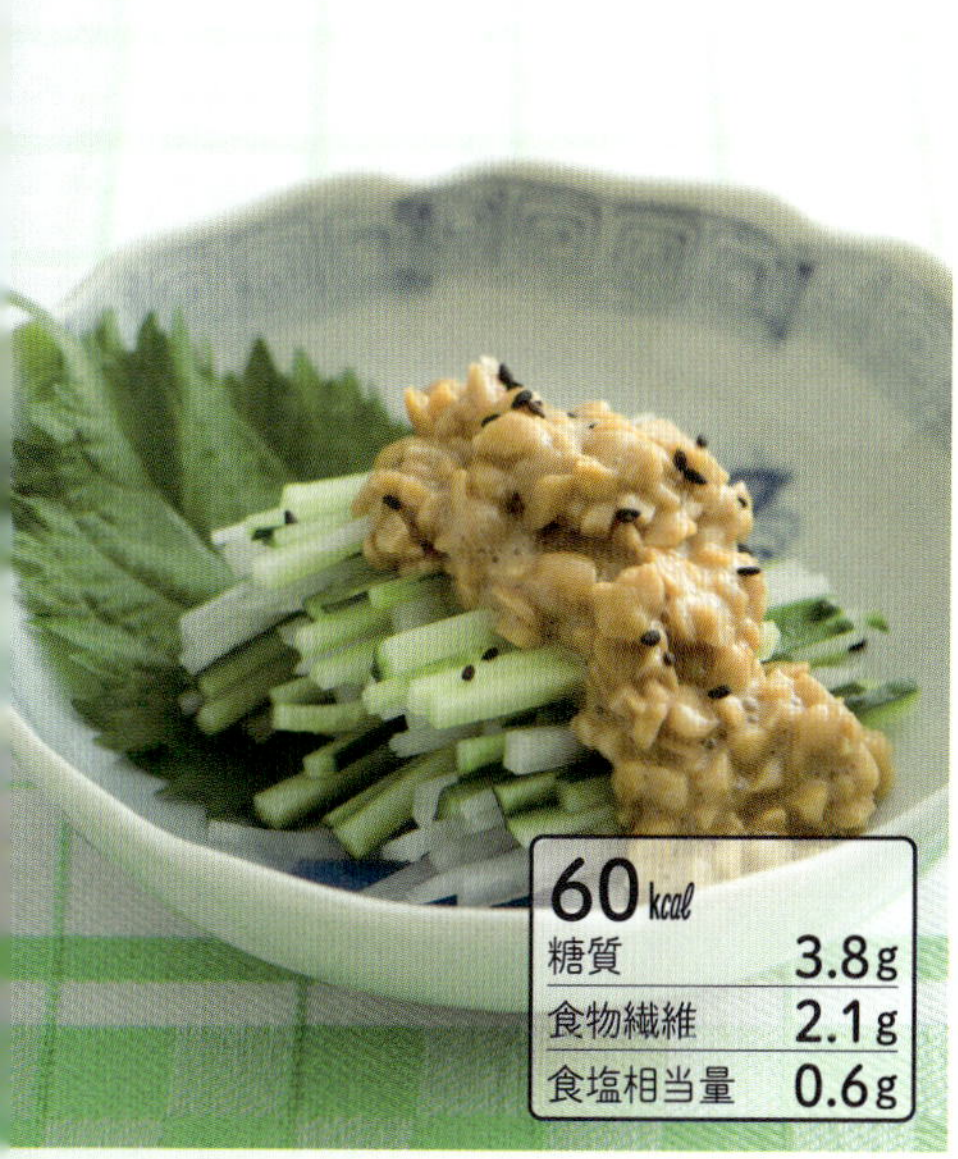

納豆がまろやかなソースに
大根ときゅうりの納豆ソース

材料（1人分）

大根		30g
きゅうり		30g
A	ひき割り納豆（*）	20g
	ねりがらし	小さじ1/4
	めんつゆ（3倍濃縮）	小さじ1
	水	小さじ1と1/2
青じそ		1枚
いり黒ごま		少々

60kcal
糖質 3.8g
食物繊維 2.1g
食塩相当量 0.6g

作り方
1. 大根ときゅうりは4〜5cm長さの細切りにする。
2. Aは合わせてよくまぜる。
3. 器に青じそを敷き、①をのせて②をかけ、ごまを散らす。

＊粒納豆を使う場合は、包丁でこまかくたたいてください。

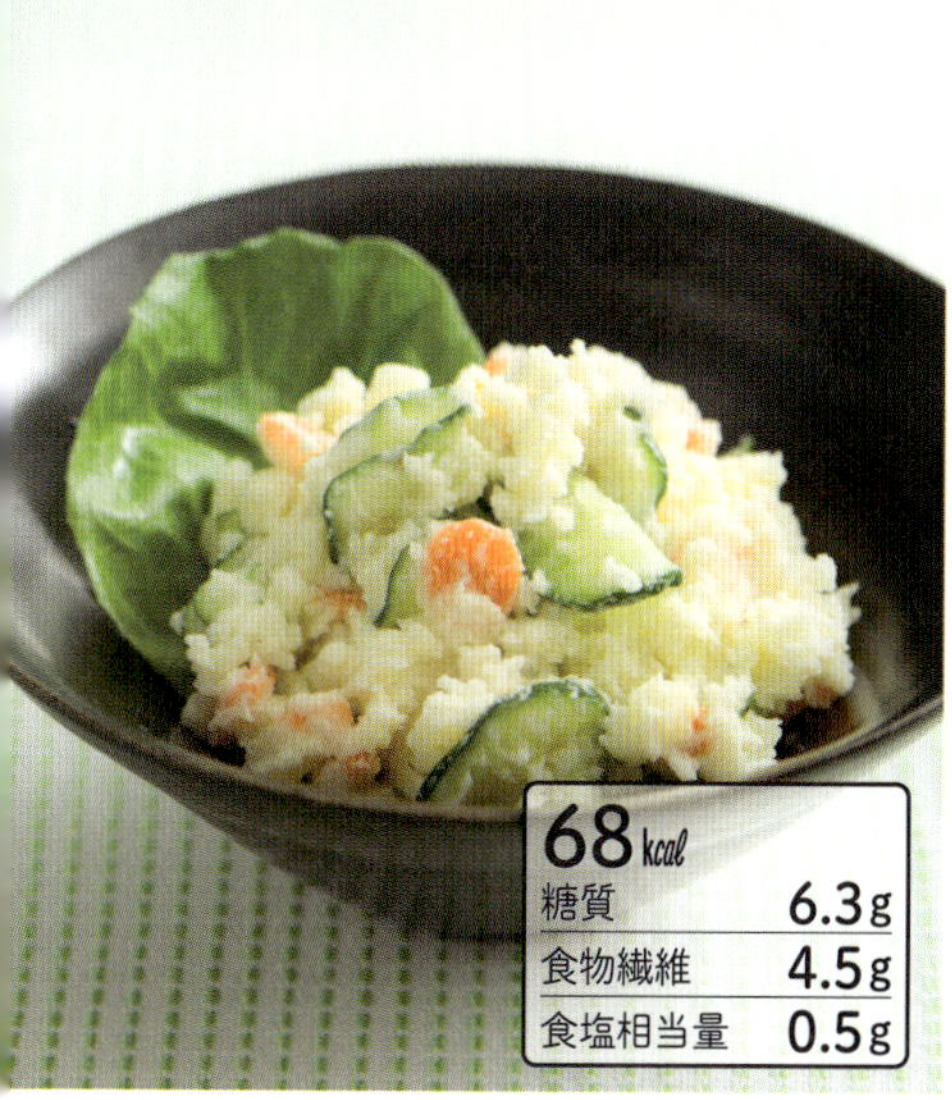

マヨネーズに牛乳を加えてエネルギーオフ
ポテトサラダ

材料（1人分）

じゃがいも		小1/2個（45g）
にんじん		10g
きゅうり		1/8本
玉ねぎ		10g
A	マヨネーズ	大さじ1/3
	牛乳	大さじ1/2
	酢	小さじ1/2
	塩、こしょう	各少々
サラダ菜		適宜

68kcal
糖質 6.3g
食物繊維 4.5g
食塩相当量 0.5g

作り方
1. にんじんはいちょう切りにしてゆで、水けをきる。きゅうりは薄い輪切りにし、玉ねぎはみじん切りにして水にさらし、水けをしぼる。
2. じゃがいもは皮ごとラップに包み、電子レンジで1分30秒加熱する。皮をむいて熱いうちに木べらでつぶし、①を加えてまぜ、Aであえる。
3. サラダ菜を敷いた器に盛る。

汁物

汁物は野菜を数種類とり合わせ、
だしをきかせると薄味でもおいしく仕上がります。

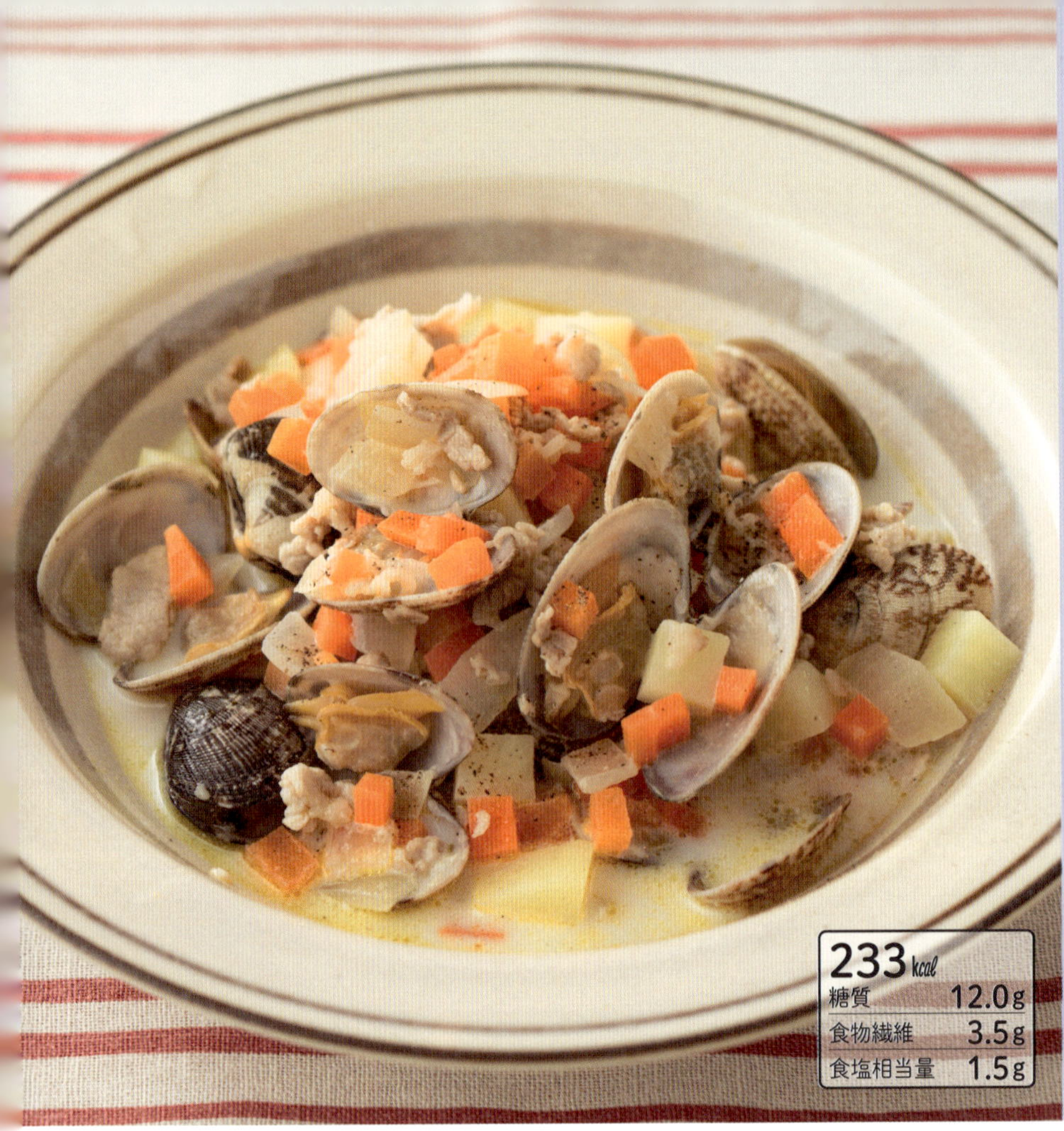

233kcal	
糖質	12.0g
食物繊維	3.5g
食塩相当量	1.5g

具だくさん汁

あさりのクラムチャウダー

豚肉を加えることでうまみがアップ
主菜にもなるごちそうスープ

材料（1人分）

あさり（殻つき・砂抜きしたもの*）		10個（40g）
豚ロース薄切り肉		2枚（40g）
玉ねぎ		1/3個
にんじん、じゃがいも		各30g
オリーブ油		小さじ1
A	顆粒コンソメ	少々
A	牛乳、水	各1/3カップ
塩、あらびき黒こしょう		各少々

＊仕上げに加える塩はあさりの塩けを味見して、かげんしてください

作り方

1. あさりは洗って水けをきる。豚肉は細く切り、玉ねぎとにんじん、じゃがいもは5㎜角に切る。
2. 鍋に油を入れて中火にかけ、1の肉と野菜をいためる。玉ねぎがしんなりしたらAとあさりを加え、蓋をして3〜4分煮る。
3. 貝の口が開いたら、塩と黒こしょうで味をととのえる。

|---|---|
糖質	5.4g
食物繊維	2.0g
食塩相当量	1.4g

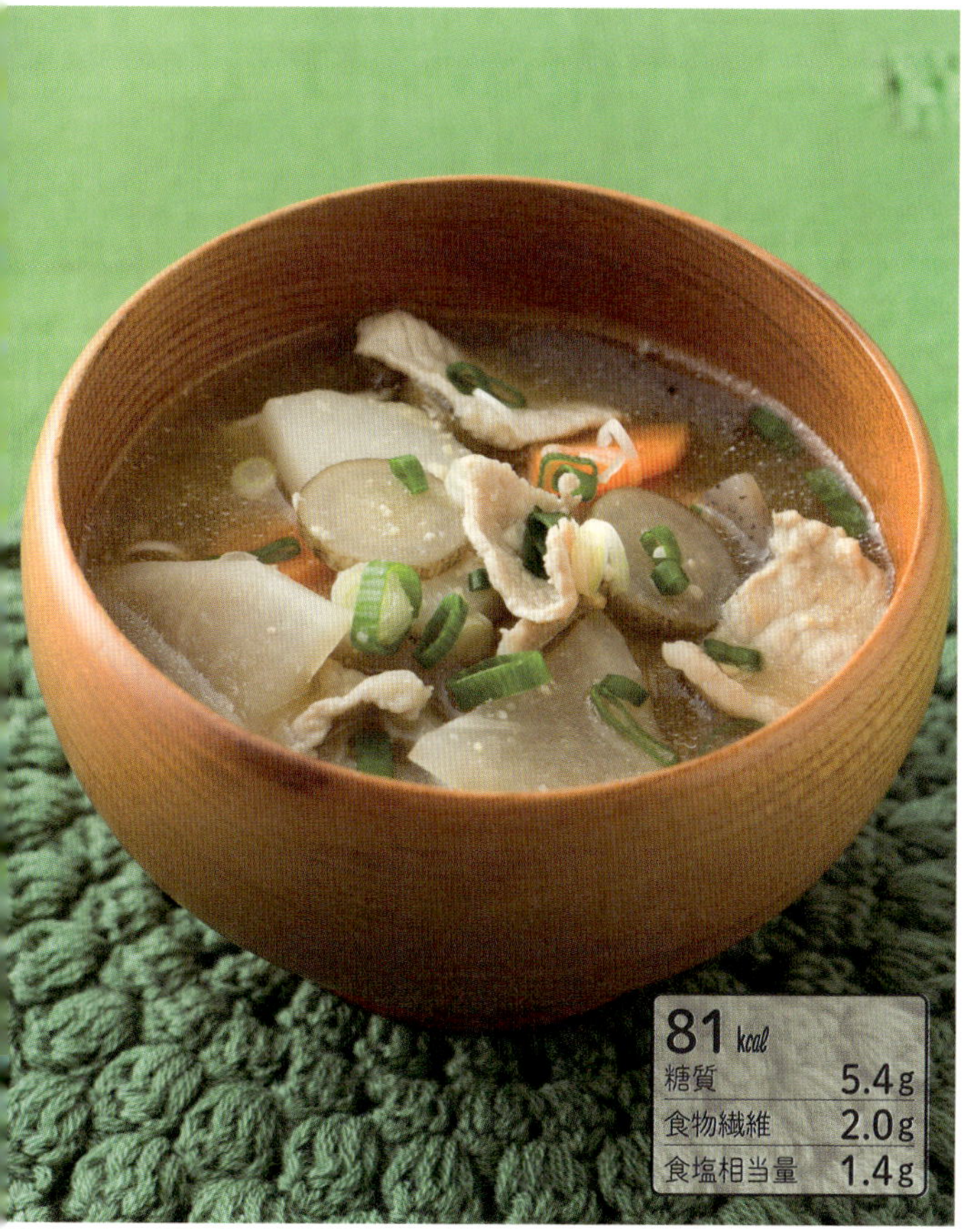

根菜たっぷりの具だくさん汁
豚汁

材料（作りやすい分量・2人分）

豚もも肉（薄切り）	50g
里いも（半月切り）	1/2個分
ごぼう（薄い輪切り）	30g
大根（いちょう切り）	20g
にんじん（いちょう切り）	20g
こんにゃく（短冊切り）	30g
だし	2カップ
みそ	大さじ1
小ねぎ	適量

作り方

❶ 豚肉は3cm長さに切る。里いもは塩少々（分量外）でもみ、水洗いしてぬめりを落とす。ごぼうは水にさらす。

❷ 鍋にだしと❶、大根、にんじん、こんにゃくを入れて煮立て、アクをとり、中火で5〜6分煮る。

❸ みそをとき入れ、火を止め、器に盛り、小ねぎを散らす。

80 kcal	
糖質	14.0g
食物繊維	2.5g
食塩相当量	1.3g

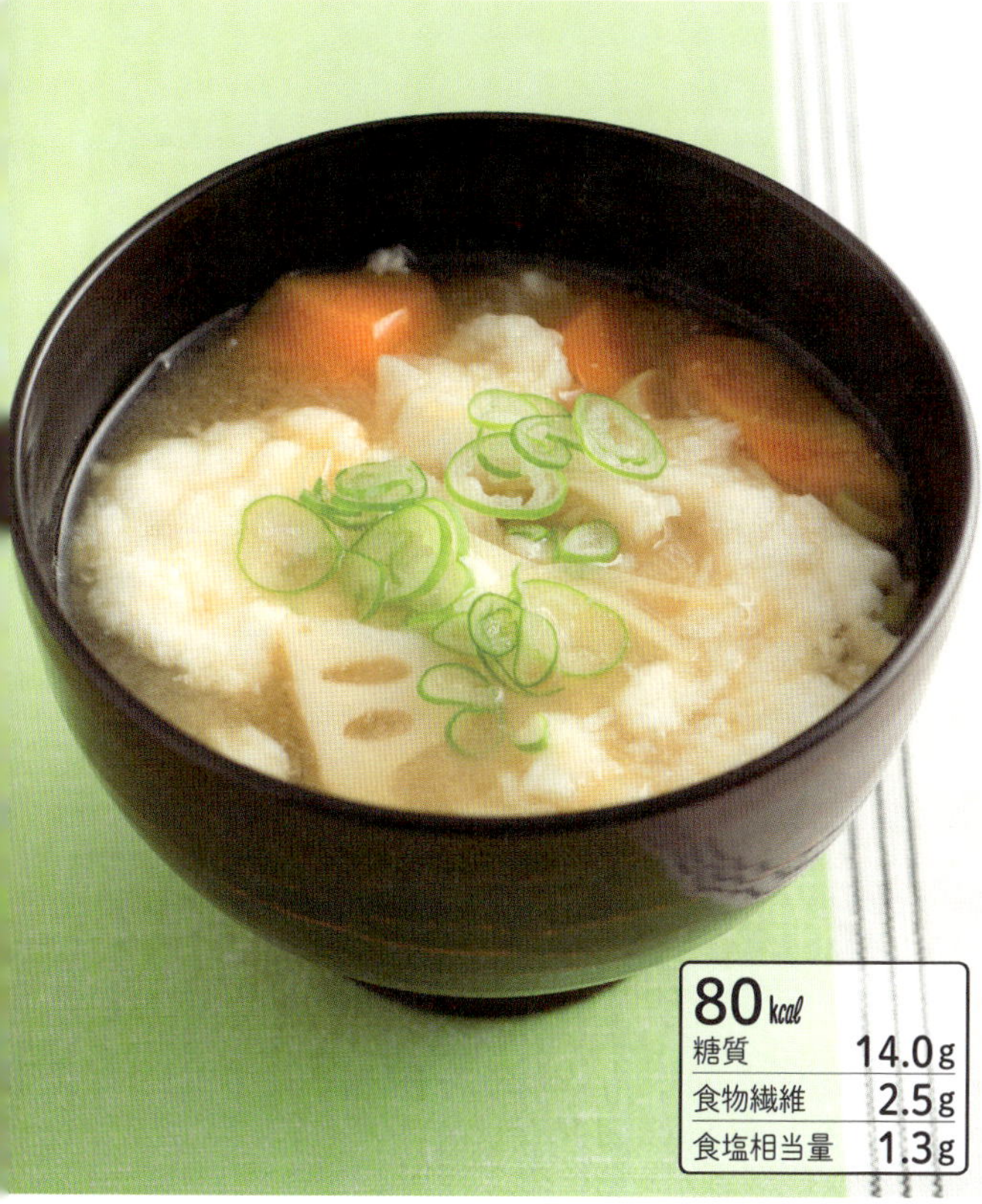

消化がよいので食欲がない日のメニューに
根菜のとろろ汁

材料（1人分）

	やまといも	30g
	れんこん（乱切り）	20g
A	にんじん（乱切り）	20g
	ねぎ（1cm幅の小口切り）	5cm分
	しょうが（せん切り）	5g
だし		1カップ
みそ		小さじ1と1/3
ねぎ（青い部分・小口切り）		適量

作り方

❶ やまといもは皮をむいてすりおろす。

❷ 鍋にだしとAの野菜を入れて煮立て、中火で7〜8分煮る。

❸ みそをとき入れて❶を加え、すぐに火を止める。器に盛り、ねぎの青い部分を散らす。

1品で緑黄色野菜が150gとれます

緑野菜のポタージュ

材料（作りやすい分量・2人分）

ブロッコリー（小房に分ける）	80g
グリーンアスパラガス（斜め切り）	2本分
小松菜（ざく切り）	50g
ねぎ（小口切り）	1/4本分
だし	1と1/4カップ
牛乳	1カップ強
薄口しょうゆ	小さじ2

作り方

❶ 鍋にだしと野菜を入れて煮立て、中火で4～5分煮る。あら熱をとり、ミキサーにかけてペースト状にする。回らなかったら牛乳を少し足す。

❷ ❶を鍋に戻し、牛乳1カップを加えて温め、薄口しょうゆで味をととのえる。

❸ 器に盛り、牛乳少々をかける。

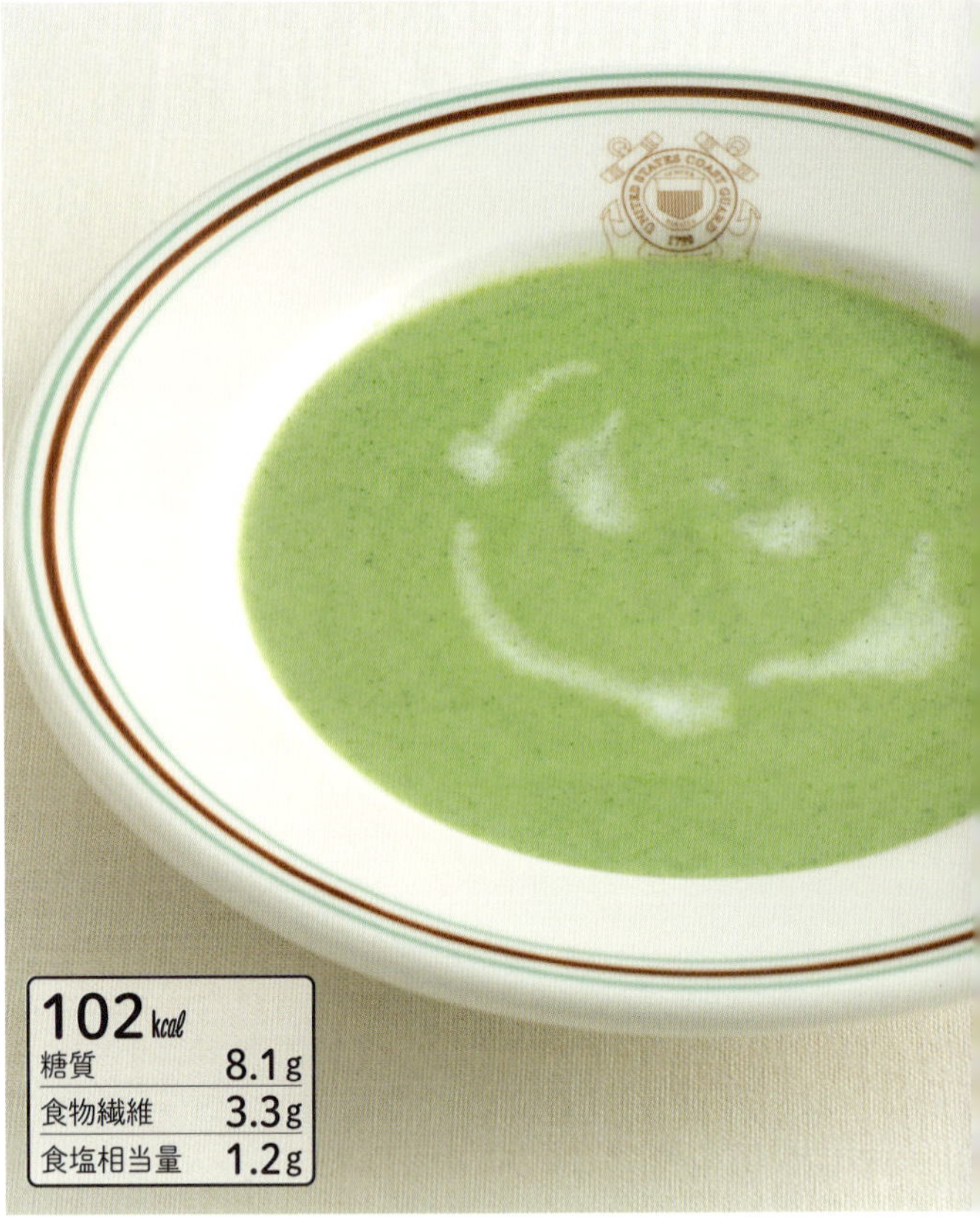

102kcal

糖質	8.1g
食物繊維	3.3g
食塩相当量	1.2g

オクラは歯ごたえを残して仕上げます

えびとオクラのカレースープ

材料（1人分）

むきえび		30g
オクラ		2本
玉ねぎ		1/4個
オリーブ油、カレー粉		各小さじ1/3
A	水	1カップ
A	顆粒コンソメ	小さじ1/3
B	めんつゆ（3倍濃縮）	小さじ1
B	黒こしょう	少々

作り方

❶ 玉ねぎは薄切りに、オクラは小口切りにする。

❷ 鍋に油を熱して❶をいため、しんなりしたらえびも加えていため合わせる。

❸ カレー粉を振り入れてまぜ、粉っぽさがなくなったらAを加える。温まったら、Bで味をととのえる。

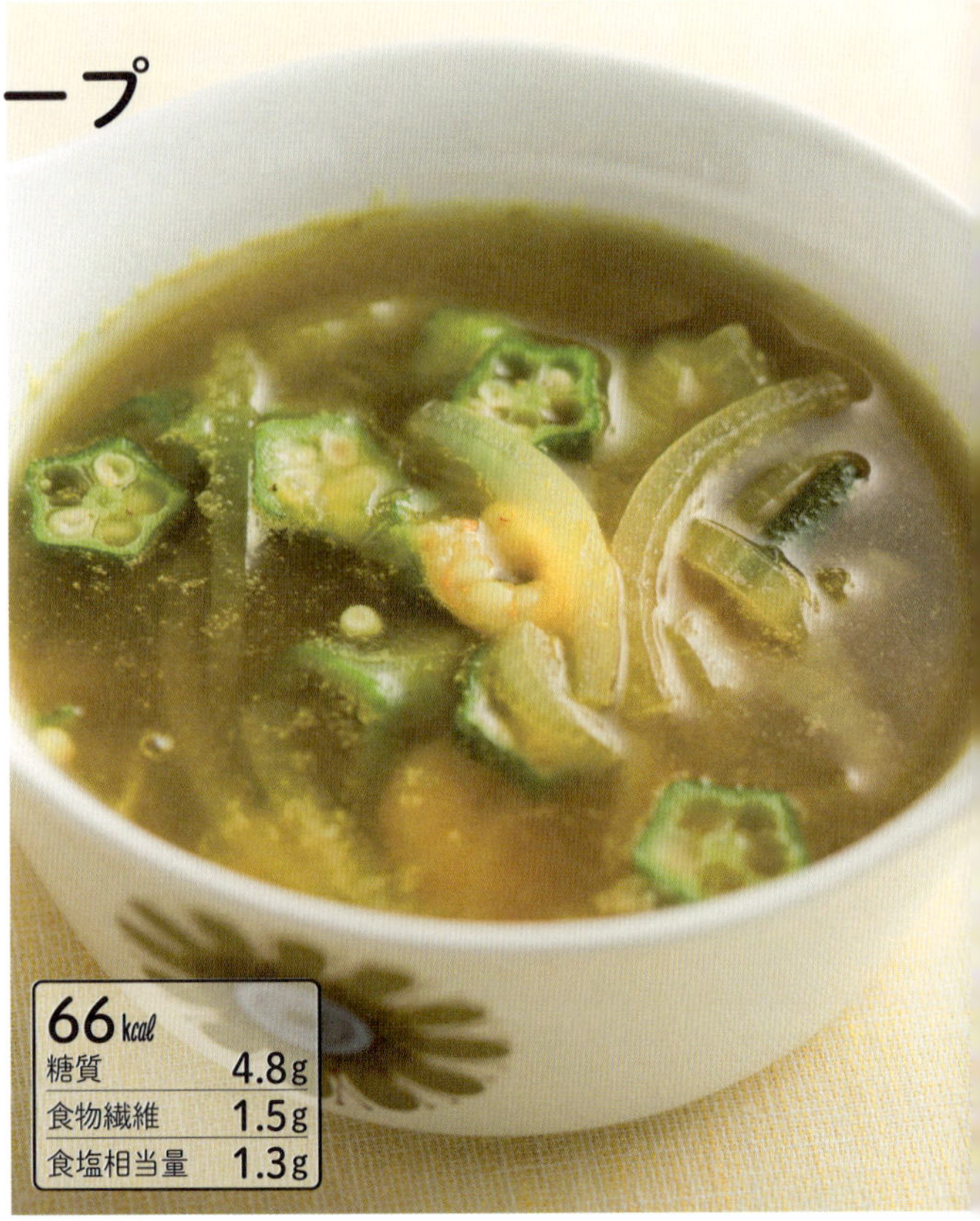

66kcal

糖質	4.8g
食物繊維	1.5g
食塩相当量	1.3g

すまし汁

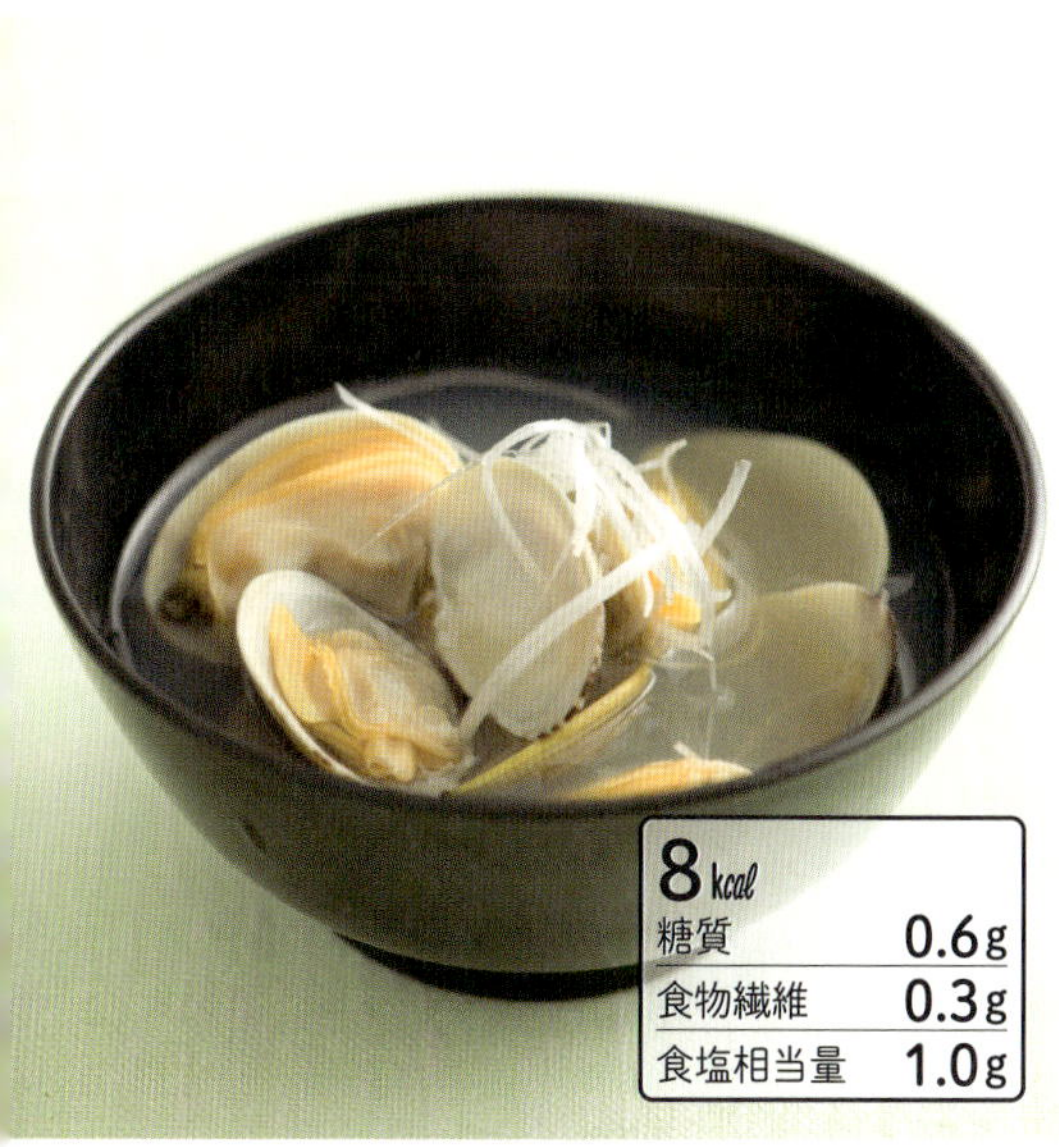

あさりのうまみでおいしい
あさりのすまし汁

材料（1人分）

あさり（殻つき・砂抜きしたもの）	3〜4個
ねぎ	10g
塩	少々

作り方
① あさりは水洗いする。ねぎはごく細いせん切りにし、水にさらして水けをきる。
② 鍋にあさりと水3/4カップを入れて煮立て、アクをとり、塩で味をととのえる。貝の口が開いたら火を止める。
③ 器に盛り、①のねぎを添える。

8 kcal
糖質　　　　0.6g
食物繊維　　0.3g
食塩相当量　1.0g

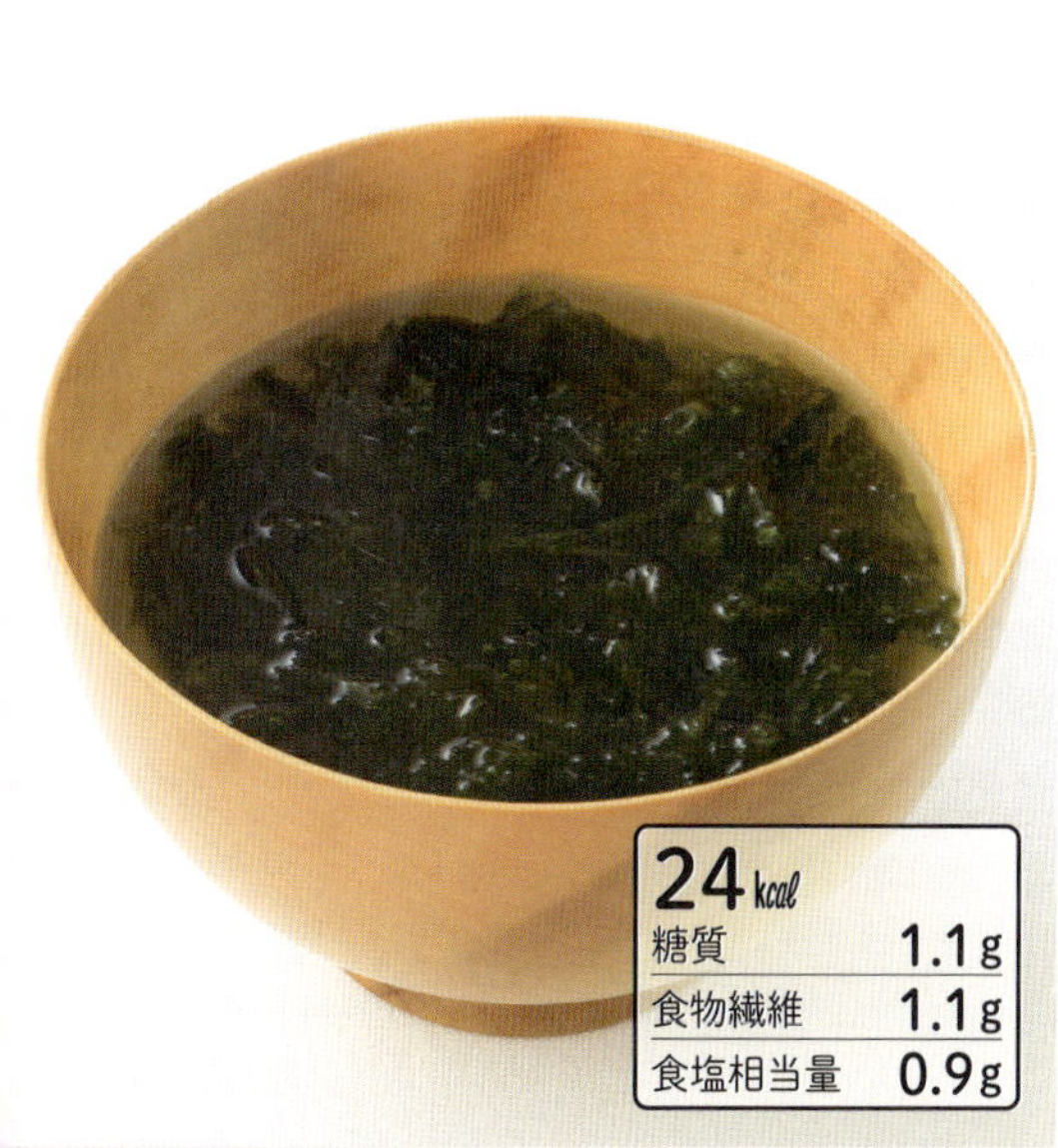

煮干しのだしとあおさがマッチ
あおさ汁

材料（1人分）

あおさ（乾燥）		2g
だし（水だし*）		2/3カップ
A	酒	大さじ1
	塩	少々

＊水だしのとり方は150ページ参照。

作り方
① あおさは洗ってざるに上げて水けをきり、器に入れる。
② 鍋に水だしを入れて温め、Aで味をととのえる。熱々を①に注ぐ。

24 kcal
糖質　　　　1.1g
食物繊維　　1.1g
食塩相当量　0.9g

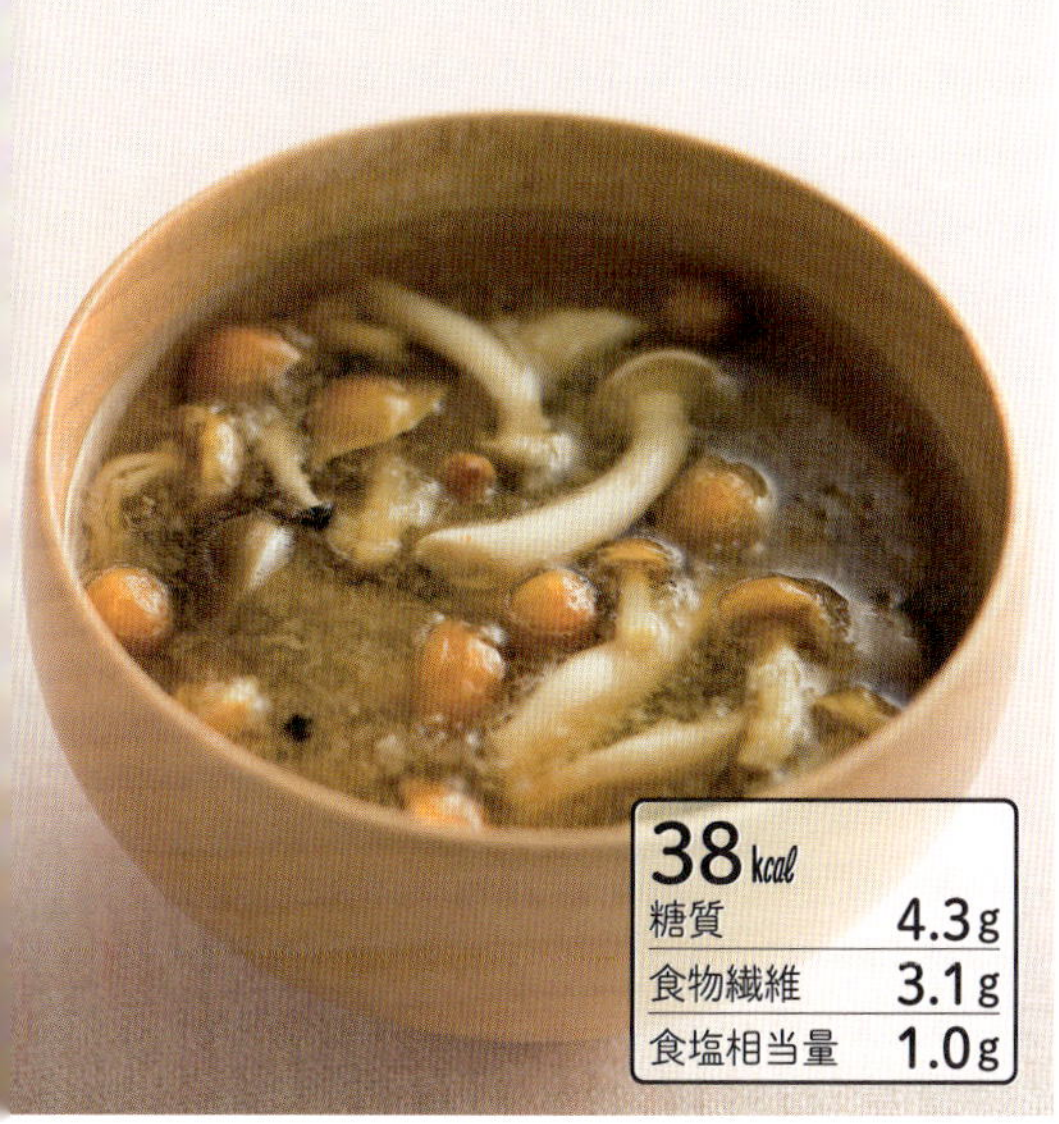

大根おろしで薄味でも満足感が出ます
きのこのみぞれ汁

材料（1人分）

しめじ		30g
なめこ		30g
大根おろし		80g
A	だし	2/3カップ
	酒、しょうゆ	各小さじ1弱

作り方
① しめじは小房に分け、なめこは熱湯をかける。
② 鍋にAを入れて温め、①を加えて1分ほど煮る。さらに大根おろしを加え、さっと煮る。

38 kcal
糖質　　　　4.3g

減塩に役立つだしのとり方

和風の煮物や汁物などで、減塩を助けてくれるだし。本書ではこんぶと削りがつおで作る一番だしを使っています。こんぶと煮干しで作る水だしもおすすめです。

かつおだし（一番だし）

和食の基本といえるだし。
煮物や汁物、あえ物など料理全般に

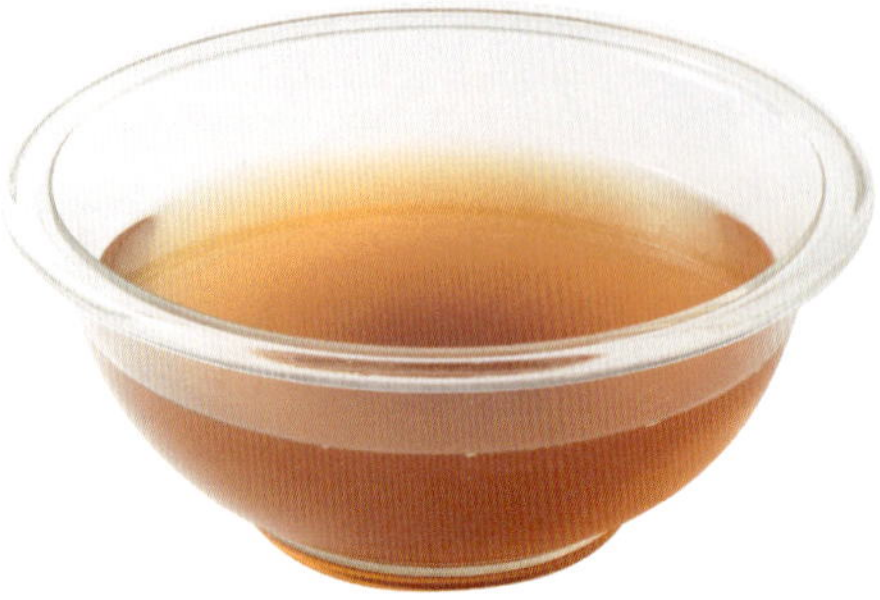

保存 冷蔵2～3日、冷凍約2週間。製氷器か冷凍保存袋に平らにして凍らせておくと、必要量だけ使えるので便利

材料（作りやすい分量）

削りがつお	約50g
こんぶ	10㎝角1枚

作り方

❶ こんぶはかたくしぼったぬれぶきんで表面を軽くふく。

❷ 鍋に水5カップとこんぶを入れ、2時間以上おく。弱火にかけ、こまかい泡がふつふつと出てきたら、こんぶをとり出す。

❸ 削りがつおを加えて中火にし、煮立ったら火を弱め、箸で沈めるようにしながら1分ほど煮る。火を止め、4～5分おいてこす。

水だし（煮干しとこんぶのだし）

水に煮干しとこんぶを入れておくだけ。
煮出すよりすっきりとした味わい

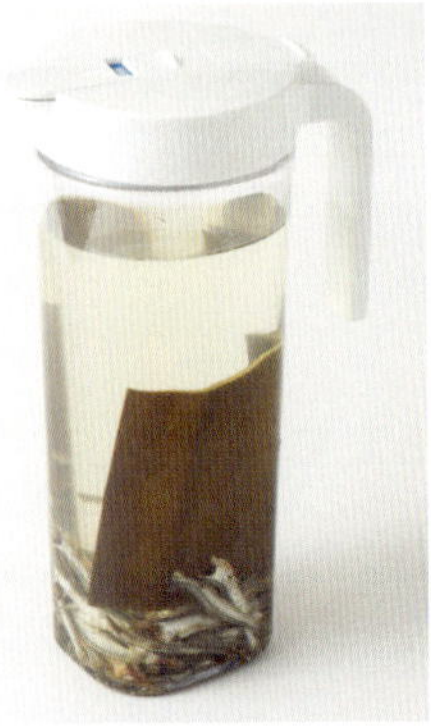

保存 冷蔵2～3日、
冷凍約2週間

材料（作りやすい分量）

煮干し	8～10尾（20～30g）
こんぶ	10㎝角1枚

作り方

❶ 煮干しは頭とはらわたをとり、フライパンでさっとからいりする。こんぶはかたくしぼったぬれぶきんで表面を軽くふく。

❷ ポット（麦茶用など）に水3～4カップと❶を入れ、冷蔵庫に2～4時間おく。ひと晩おくと煮干しのうまみが引き出される。使うときにはこして使う。

市販のスープのもとを使う場合は？

市販のスープのもとは種類が多く、食塩量などもさまざまです。まず、**商品の栄養成分表示で食塩量を確認**しましょう。最初は少量を使用して、塩味を確認して自分に合った商品を見つけるようにします。あくまで、量は控えめに、上手に活用しましょう。

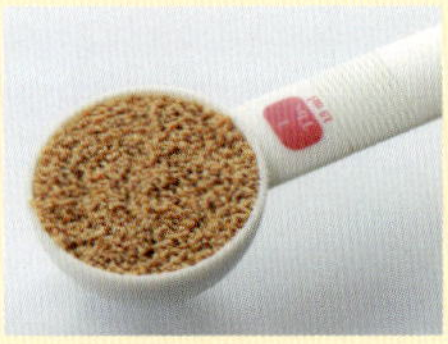

5章

血糖値を下げる生活習慣と運動法 & 食材の栄養データ

高血糖にならないためには、生活習慣の改善にとり組む必要があります。ここでは、だれもがとり入れやすい生活習慣や運動法のアドバイスを紹介します。

また、日常でよく使う食品131品を選び、栄養データを掲載。食材は1個、1尾という「めやす量」で栄養価がわかるので、換算が楽です。毎日の食事作りにご活用ください。

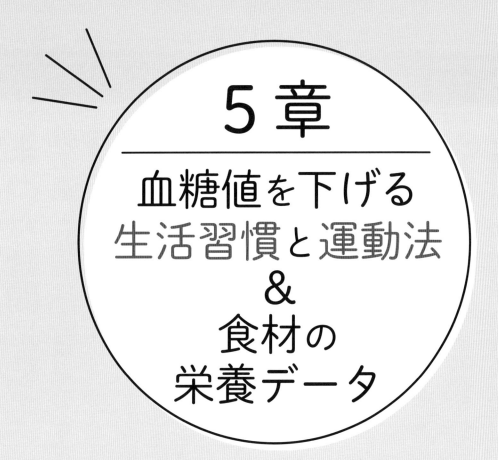

決まった時間に寝て、決まった時間に起きる

～質の高い睡眠は血糖値の安定につながります

血糖値を安定させるためには、1日3食の食事をきちんととること、必要な栄養を過不足なくとることが前提です。**朝・昼・夕の三度の食事は、毎日だいたい決まった時間にとることを心がけましょう。**

わたしたちは生命体として、一定の周期をもって生きています。それを「生体リズム」といいます。生体リズムのなかで生活しやすいように、体は調整してくれているのです。血糖値を安定させるためには、できるだけ生体リズムに合わせた生活を心がけることが大切です。

ヒトの体は24時間周期のリズムを刻む体内時計にしたがって働いています。

規則的に食事をすることにより、自律神経がととのい、ホルモンのバランスや血圧、血流が安定します。夜ふかし・朝寝坊をして朝食をとらない、食べる時間もマチマチといった不規則な生活を送っていると、体内時計が狂い、不眠を招いたり、睡眠の質を悪くします。実は**睡眠と血糖値には、大きな関係があるのです。**

健康な人でも、睡眠不足になると、インスリンの分泌は睡眠不足でない人と変わらないのにもかかわらず、朝食後の血糖値が高くなることが報告されています。

また、**不眠と肥満の間には関連があるとされています。**

厚生労働省が示した「健康づくりのための睡眠ガイド２０２３」では、年齢に関する推奨事項として、世代ごとの適切な睡眠時間を示しています。『成人は6時間以上、高齢者は床上時間が8時間以上にならないことをめやすとして、必要な睡眠時間を確保する』とあります。

ただ、必要な睡眠時間は人それぞれです。**大切なのは、「質の高い睡眠」をとることです。入眠後3時間前後に、深い眠り（ノンレム睡眠）をとることが重要です。**その後は浅い眠り（レム睡眠）を繰り返して朝を迎えるというのが「正常な眠り」のパターン。朝の目覚めがよいかどうか、自分に合った睡眠時間を見つけましょう。

睡眠時間をしっかり確保するための基本は、規則的な早寝早起きにあ

30分早く起きるだけで、こんなメリットがあります！

1. 食事が規則的になり、血糖値の波が一定に
2. 余裕をもって朝食が準備できる
3. 朝食にかける時間ができ、過食・早食いの改善に
4. 時間に余裕があれば、軽い運動もでき、運動不足解消に
5. 朝を気持ちよくすごせると、一日の生産性が高まる
6. 就寝時間が早くなり、**睡眠の質**がよくなる

快眠のために心がけたいこと

就寝時のリラックスが大事です。眠りに導く副交感神経を優位にするために、夜はおだやかな気分で過ごしましょう。

1. 夕食は寝る3時間前にすませる
2. 就寝前に少しぬるめのお風呂に入り、体を温める
3. 静かな音楽やアロマなどで気持ちを落ち着かせる
4. 寝る前にスマホをみるのはやめる
5. カフェイン入りの飲料はとらず、寝酒をしない

ります。就寝の3時間前までに夕食をとり、消化の時間をとったうえで、早い時間に就寝すること。アルコールをとりすぎない、カフェインをとらないこと。そのためには、**夜型生活を朝型生活へシフトすること**です。

とはいえ、仕事をしていると外食の機会もあり、残業で帰宅が遅くなるということもあるでしょう。生活のリズムを変えるには高いハードルとなります。

まずは、**『同じ時間に寝る』、『いつもより30分早く起きる』**ことを心がけてみましょう。

決まった時間に起きて朝日を浴び、決まった時間に朝食をとります。気持ちのいい朝を過ごすと、一日が気持ちよく流れていきます。生体リズムがととのうと、夜は自然と早く眠くなります。その結果、血糖値の安定にもつながるのです。

アルコールは節度のある量と回数を守る

～過度の飲酒は糖尿病の危険因子になります

過度の飲酒は糖尿病の危険因子なので、飲酒習慣がある人は見直しましょう。

お酒に含まれる**アルコールは、インスリンの分泌を抑制したり、増加させたりして、血糖値のマネジメントを不安定にします。**日本酒は1合で185kcalと高エネルギーですから、アルコールそのもののエネルギー量も無視できません。

しかし、**飲酒によって食欲が増進されてしまうのが問題です。**深酒は肝臓に負担がかかり、主食もとらないでいると低血糖になることもあります。多くの場合、飲酒すると、気がゆるんで血糖マネジメントのさまたげになるので、アルコール摂取には要注意です。

合併症や肝疾患がある場合、インスリンや飲み薬を用いている人は、原則禁酒です。血糖値が安定している人には、適度な飲酒の許可が出る場合があります。

お酒の適量は個人差もありますが、健康な人で1日のアルコール摂取量は25g程度（女性はこの1／2～1／3程度）までとされています。ビールなら中瓶1本、日本酒なら1合ほどです。

また、おつまみは一般的に高脂質、高エネルギーで味が濃いものが多いので、深酒になる可能性もあります。珍味のような乾きものやナッツ、チーズなどは食塩量が多いものもあるので、注意が必要です。

眠る直前の飲酒は、睡眠の質を下げることがわかっています。たとえ寝つきがよくなったとしても、夜中にトイレに起きて眠れなくなるなど、中途覚醒を生じさせます。早めの時間に、夕食とともに少量飲むようにしましょう。

いずれにしても**飲酒する場合は、飲む回数や量など、主治医に相談して決めましょう。**

1回に飲むめやす量

種類	容量
ビール	中瓶1本弱、またはロング缶1本弱（400㎖）
日本酒	1合弱（140㎖）
焼酎	0.5合（90㎖）
ワイン	グラス2杯（160㎖）
ウイスキー	シングル2杯（60㎖）

飲むなら蒸留酒を！

アルコールは蒸留酒と醸造酒の２種類に分けられ、蒸留酒のほうが低糖質です。ただし、蒸留酒も飲みすぎは禁物です。

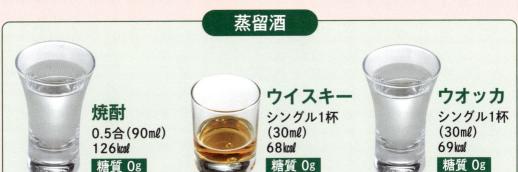

蒸留酒

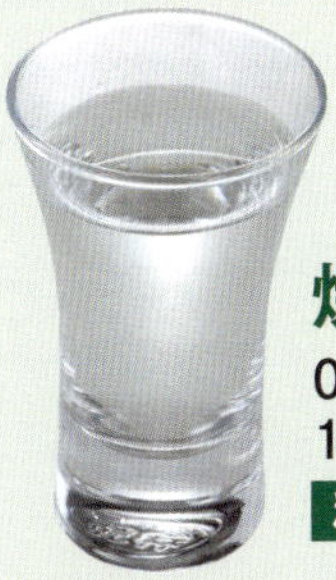

焼酎
0.5合(90mℓ)
126kcal
糖質 0g

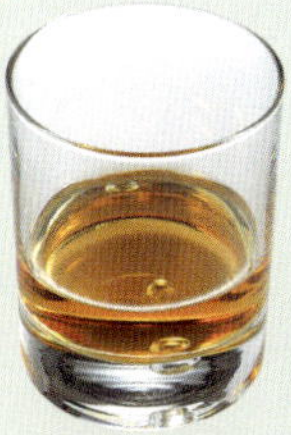

ウイスキー
シングル1杯
(30mℓ)
68kcal
糖質 0g

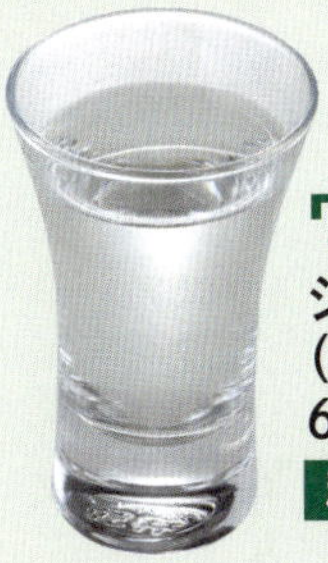

ウオッカ
シングル1杯
(30mℓ)
69kcal
糖質 0g

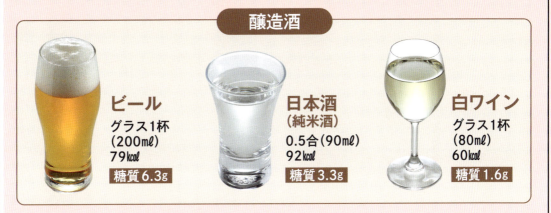

醸造酒

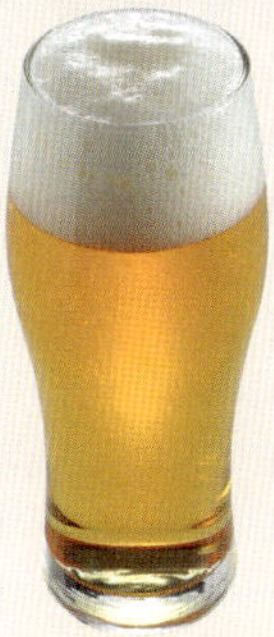

ビール
グラス1杯
(200mℓ)
79kcal
糖質 6.3g

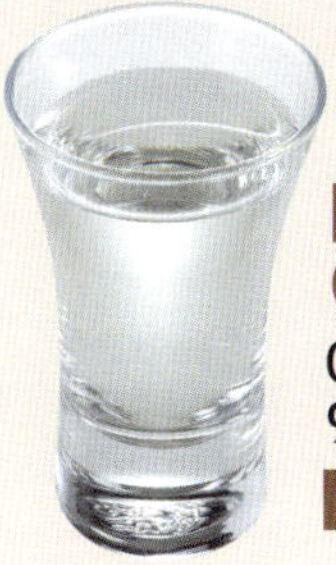

日本酒
(純米酒)
0.5合(90mℓ)
92kcal
糖質 3.3g

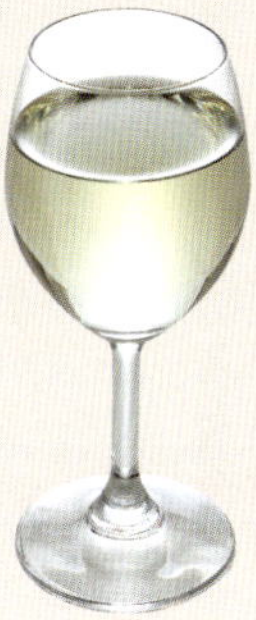

白ワイン
グラス1杯
(80mℓ)
60kcal
糖質 1.6g

✕ エネルギー、高糖質、食塩量が多いおつまみに要注意！

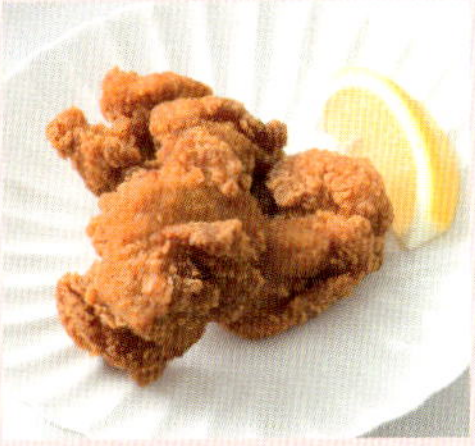

鶏のから揚げ
100g
318kcal
糖質 14.4g

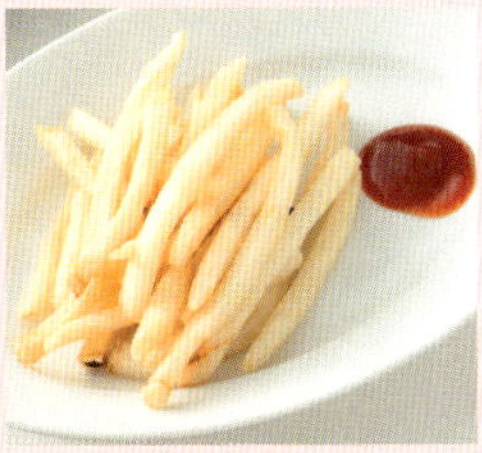

フライドポテト
200g
306kcal
糖質 42.2g

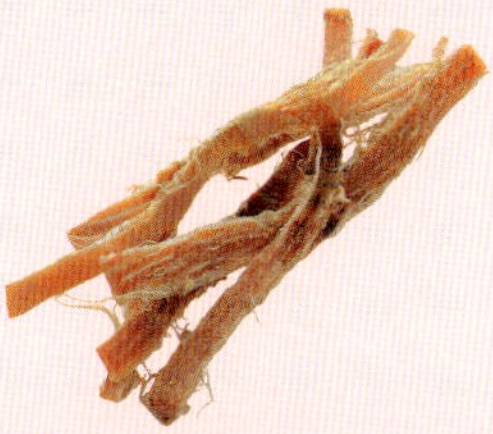

あたりめ
20g
食塩相当量0.5g

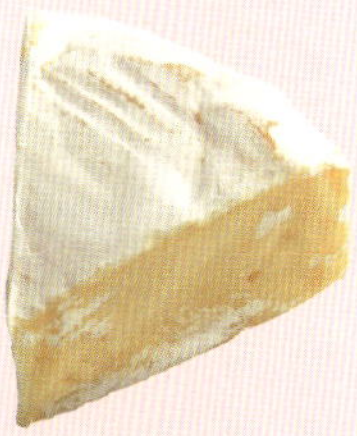

カマンベール チーズ
1切れ
食塩相当量0.5g

生活習慣・ヒント③

ストレスフリーで続けるため、がんばりすぎない

～心身のストレスは血糖値に悪影響を及ぼします

心身のストレスは、高血糖を招く要因のひとつです。

　不安や怒りなどの精神的ストレス、またはケガや病気などで身体的ストレスを感じたとき、自律神経のひとつである交感神経が高ぶり、脳からホルモンが分泌されます。その中に、血糖値を上昇させるアドレナリンや甲状腺ホルモンといったホルモンがあります。

ストレスを抱えているとインスリンの働きが妨げられ、血糖値が上がった状態が長く続きます。ストレスを軽減しようとして過食に走ったり、過度の飲酒、不眠など、生活習慣が乱れてしまいがち。結果として、糖尿病を発症しやすくなるというわけです。

　実は、慣れない食事もストレスになります。気分が落ち込んだり、ストレスを感じているとき、食事がのどを通らなかったり、逆に過食になってしまったという経験はありませんか？

　食事がおいしくないと感じたときは、胃腸のパワーも落ちてしまいます。「栄養的に正しい食事」をしたとしても、食べたものをしっかりと消化吸収することができないのです。

　逆に、親しい友人や家族などと、リラックスしたなかで食事をしているときは、いわばストレスのない状態。「幸せホルモン」といわれているオキシトシンが出て、消化吸収もスムーズに進みます。

　このように、**食習慣は心身の状態が強く影響します。**

　食事の量や回数など、血糖値を下げるために決めたルールに従って、「絶対にやりとげる」という姿勢で毎日がんばりすぎると、長続きはむずかしいものです。

　運動にしても「1日1万歩歩く」と決めたら、お天気が悪くて1日休んだら続かなくなってしまった、逆に体調が悪くても続けていたら体をこわしてしまった、ということになりかねません。

　決めたことが、過度にストレスになっていないか、**もっとラクに、自分らしく続けられる方法はないかと考えてみることも必要です。**

　たとえば、朝起きたらまずは深呼吸して、少し体をととのえてから、

生活改善を無理なく長く続けるためのコツ

1. まずは3日だけと決める
2. 3週間続いたらひと安心
3. 3カ月続けばもう習慣

バスタイムでリフレッシュ

ストレスを解消する手軽な方法として、入浴があります。お風呂は湯ぶねにつかることで、心身をリラックスさせる副交感神経が働き、血管が拡張して血行が促されます。その結果、疲労回復に効果的で、インスリンの働きもよくなります。

＊熱いお湯や長時間の入浴は脱水を招きます。血糖値を下げる薬を使っていると入浴で低血糖になるおそれもあるので、空腹時の入浴は禁物です。注意すべきポイントをおさえながら入浴を。

入浴のポイントと注意点

❶お湯の温度はやや低温で、夏は38℃~40℃くらいが適温

❷湯ぶねにつかる時間は1回10分以内

❸トータルのお風呂タイムは30分ほどがめやす

❹お湯の量はみぞおちあたりまでの半身浴、寒いときは肩までが適している

お湯を沸かす……などと、朝起きてから一連の流れを決めておくとゆとりが生まれます。なによりも気持ちのいい朝を過ごすと、その日は気分よく送れます。

さらに、**「食べる」「運動する」に加えて行いたいのが、「休む」というセルフケアです。**お風呂は湯ぶねにつかる、就寝時には静かな音楽やアロマなどで気持ちを落ち着かせるなど、自分がリラックスできる方法を見つけ、その数を増やしていくことです。

今までの生活習慣を変えるのは少し大変ですが、**まずは3日間だけと決めて、クリアしたら3週間、3カ月と進めていきましょう。**途中で挫折しても、また、最初から始めればいいくらいの余裕をもちましょう。**できそうなことから始める**のが無理なく続けるコツです。

今より少しでも多く体を動かす ～こまめに体を動かすことを習慣づけましょう

血糖値を上げないために実行したいのが、「動く」こと。動くといっても、けっして激しい運動をする必要はありません。まずは、**ふだんから少しでも「体を動かす」ことを心がけましょう。**

これまでは、エネルギーを消費する運動を長時間行うことが重視されがちでしたが、最近では**軽めの運動でも毎日続けることで、血糖値の改善が期待できる**ことがわかっています。週2～3回のハードな運動より、日ごろからこまめに体を動かすことのほうが大切なのです。

厚生労働省では、生活習慣病予防などのために**「今より少しでも多く体を動かす」**ことを推奨しています（「健康日本21（第三次）」）。

運動習慣がない人には、おっくうに感じられるものですが、体を動かす機会や環境は、身の回りにたくさんあります。あなた自身の生活や環境を振り返り、今より少しでも長く、少しでも多く体を動かすことを意識しましょう。運動不足の人は、体を動かすだけで「気持ちがいい」「身のこなしが軽くなる」「こわばりがとれる」と感じられることでしょう。この、よい感覚を重ねることが、体を動かす習慣につながります。

「歩く」ことに関しては、厚生労働省では、**「成人は1日あたりの歩数を今よりも1000歩増やし、1日8000歩、高齢者1日6000歩」**を目標値としてすすめています。**1日1000歩というのは、約10分間歩くことに相当します。**距離にしておおよそ700メートル程度。片道5～6分かかるところを往復すればクリアできます。さらに、**いつもより速く歩く「しっかり歩き」を意識してみましょう。**通勤のときなどに1日10分間、少し汗ばむくらいの運動強度でじゅうぶんに効果があります。

運動を行うのは、血糖値が最も高くなる食後1時間ごろが最適といえますが、時間がないときはむずかしいものです。基本的には、食後は20分ほど休んで、胃腸がしっかりと消化できる環境をととのえます。食後に10分ほどの散歩をする、通勤のためにひと駅先まで歩くというのも運動になります（＊糖尿病の人は、主治医の指示に従ってください）。

生活活動量を増やすコツ

日ごろの生活を見直すだけで活動量が増え、脂肪燃焼の促進、筋力アップにつながります。

「しっかり歩き」を1日10分で運動量アップ！

歩くことは、最も手軽な有酸素運動です。いつもなら10分かかる道のりを、歩幅を広くとり、9分で歩くことで消費エネルギーが増え、筋力アップにもつながります。血行がよくなる、心肺機能が維持できる、肥満解消、血圧や血糖値の改善などに効果が期待できます。

最初は5分くらいでも大丈夫です。慣れてきたら時間を長くしたり、歩く速度を速めたりすると運動効果が高くなります。

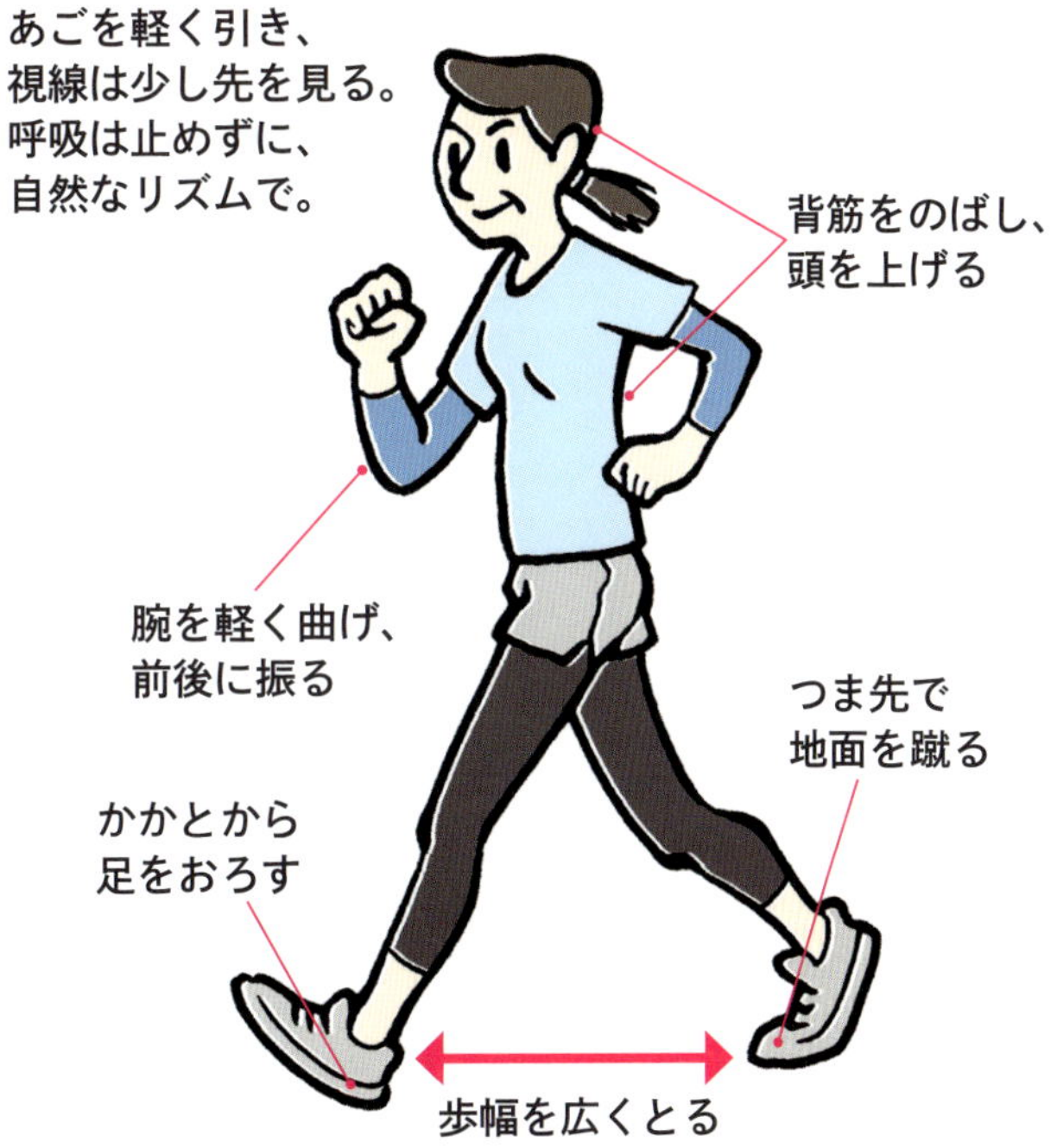
あごを軽く引き、
視線は少し先を見る。
呼吸は止めずに、
自然なリズムで。
背筋をのばし、
頭を上げる
腕を軽く曲げ、
前後に振る
つま先で
地面を蹴る
かかとから
足をおろす
歩幅を広くとる

例

今までの習慣は…		これからは…心がけたいこと
バスに乗る、電車に乗る	→	1駅間歩く
バスで、電車で座る	→	立つ
エレベーター（エスカレーター）を使う	→	階段を歩く
ゆっくり歩く	→	「しっかり歩き」を心がける（上記参照）
デスクに座りっぱなし	→	1時間に1回立って動く
よく外食をする	→	外食後は歩く量を増やす
休日は何もしないで過ごす	→	散歩など1回は外出する
ランチは近くの店でとる	→	少し遠い店に足をのばす

運動・ヒント②

「らくらく筋トレ」でコツコツと筋肉貯金
～使うほどに増えるのが筋肉です

「しっかり歩き」は、酸素をとり込みながら行う有酸素運動です。とり込んだ酸素が血液中のブドウ糖を効率よくエネルギーに変えるため、ブドウ糖の消費が促されます。しっかり歩きの習慣が身につけば、インスリンの働きがよくなり、血糖マネジメントが良好になります。

有酸素運動と併用してとり入れたいのが、筋肉トレーニングです。食事からとった糖質はブドウ糖に分解され、主に筋肉に蓄えられます。筋肉が十分にあれば、血液中のブドウ糖をより多くとり込んで効率よく消費することができるのです。**筋肉を増やすためには、筋肉に負荷をかける筋力トレーニング（筋トレ）を行うのが有効**です。

筋肉量は加齢とともに減少します。これまでと同じように生活していても、健康な人でも20～30代をピークに徐々に減っていくことがわかっています。50代以降は急激に減ってしまいます。筋肉量が減っていくということは、基礎代謝も減っていくということです。

40～50代は仕事のつき合いでの飲食なども多いうえ、基礎代謝がぐっと落ち込む年代です。40代で20代のころと同じものを食べれば、太りやすくなるわけです。また、女性は50歳前後の更年期に入ってエストロゲンの分泌が減少することで、代謝が悪くなります。**男女ともに、50歳前後は筋肉量低下に要注意**です。

さらに高齢者になると、筋肉量が減少してサルコペニアを引き起こす要因になり、老化が加速してしまいます。**40代になったら、筋肉を減らさないように強く意識して、食事や運動に気を配りましょう。**

筋トレでまず、とり入れたいのが太ももを鍛える「スクワット」。**太ももは、全身の筋肉の中でいちばん大きいので、鍛えると効果があらわれやすい**からです。かかと上げでふくらはぎを鍛えるのもよいでしょう。

いずれにしても、習慣にしやすい運動でなければ長続きしません。家事をしながらかかと上げなど、通勤時や家事の合間にできる**「らくらく筋トレ」＝らくして得をとるトレーニングがおすすめ**です。

らくらく筋トレ①

両手で支えるスクワット

運動のめやす：
10回×2〜3セット

安定した
机につかまって
行う
肩は太ももの
中央くらいの位置
ひざは
つま先より
前に出ない
ように
ひざは少し
曲げたままで

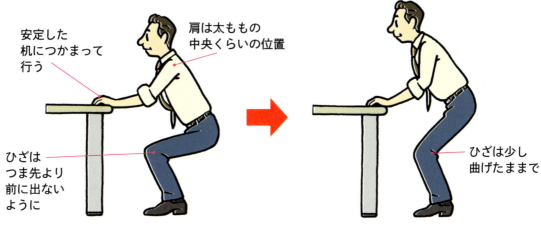

①足を肩幅に開いて立ち、両手で机につかまる。ひざはつま先よりも前に出ないように、おしりを突き出し、ゆっくりと腰を落とす。そのまま3秒キープする。

②反動はつけずに5〜6秒かけてゆっくりと立ち上がる。このとき、ひざは少し曲げたまま、完全にのばしきらないようにする。

らくらく筋トレ②

片足立ち

時間のめやす：
左右1〜2分ずつ

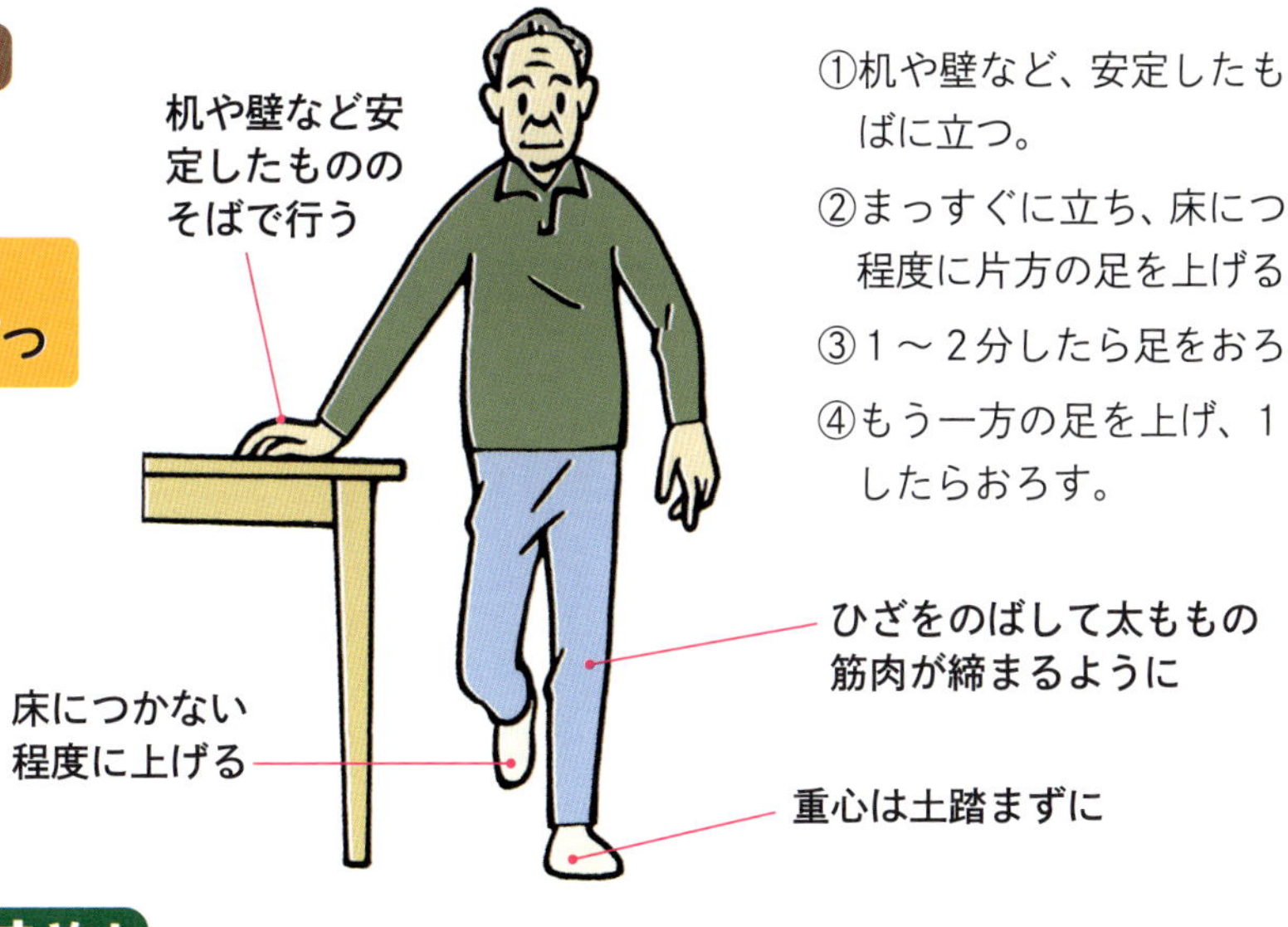
机や壁など安
定したものの
そばで行う
床につかない
程度に上げる
ひざをのばして太ももの
筋肉が締まるように
重心は土踏まずに

①机や壁など、安定したもののそばに立つ。

②まっすぐに立ち、床につかない程度に片方の足を上げる。

③1〜2分したら足をおろす。

④もう一方の足を上げ、1〜2分したらおろす。

ほかにもおすすめ！

かかと上げ

①足を肩幅に開いて立ち、調理台や机などに軽く手を添える。

②かかとを上げてつま先で立ち、2〜3秒停止し、かかとをゆっくりおろす。

③②を15〜20回ほど繰り返し、1日1セット行う。

いすから立ち上がるスクワット

①安定したいすに腰かける。両足を肩幅ほどに広げ、反動はつけずに5〜7秒かけてゆっくりと立ち上がる。

②2秒ほどしたら、5秒ほどかけてゆっくりと座る。これを5〜6回繰り返し、1日3セット行う。

食材の栄養データ

ご飯（玄米） 茶碗1杯 150g

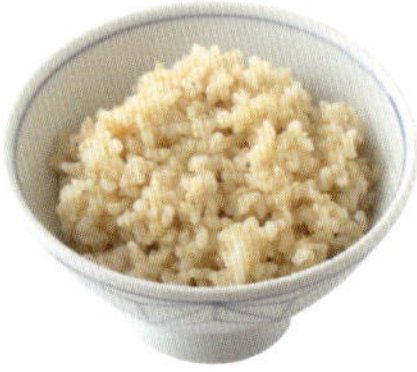

エネルギー	228 kcal	炭水化物	53.4 g
たんぱく質	4.2 g	食物繊維	2.1 g
脂質	1.5 g	食塩相当量	0 g

ご飯（精白米） 茶碗1杯 150g

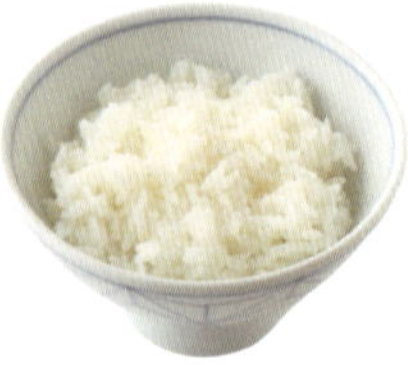

エネルギー	234 kcal	炭水化物	55.7 g
たんぱく質	3.8 g	食物繊維	2.3 g
脂質	0.5 g	食塩相当量	0 g

ご飯（雑穀入り） 茶碗1杯 150g

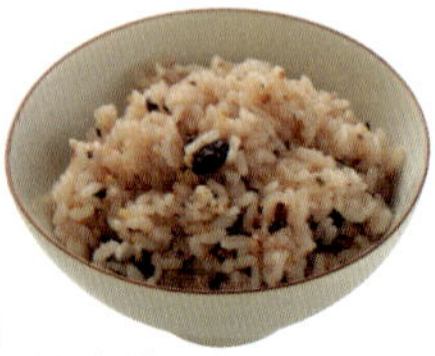

精白米の
3割程度の雑穀（8種）を
加えて炊いたもの

エネルギー	241 kcal	炭水化物	53.8 g
たんぱく質	4.7 g	食物繊維	0.9 g
脂質	0.7 g	食塩相当量	0 g

ご飯（もち麦入り） 茶碗1杯 150g

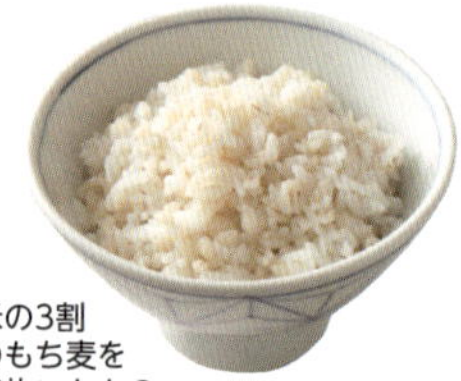

精白米の3割
程度のもち麦を
加えて炊いたもの

エネルギー	231 kcal	炭水化物	52.5 g
たんぱく質	4.8 g	食物繊維	3.4 g
脂質	0.9 g	食塩相当量	0 g

ご飯（押し麦入り） 茶碗1杯 150g

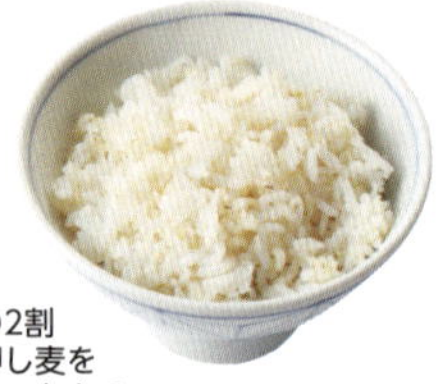

精白米の2割
程度の押し麦を
加えて炊いたもの

エネルギー	241 kcal	炭水化物	54.1 g
たんぱく質	4.9 g	食物繊維	1.5 g
脂質	0.8 g	食塩相当量	0 g

フランスパン 1切れ（厚さ4cm）30g

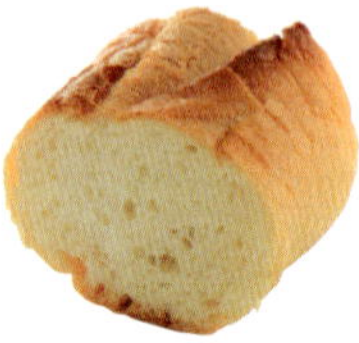

エネルギー	87 kcal	炭水化物	17.3 g
たんぱく質	2.8 g	食物繊維	0.8 g
脂質	0.4 g	食塩相当量	0.5 g

バターロール 小1個 30g

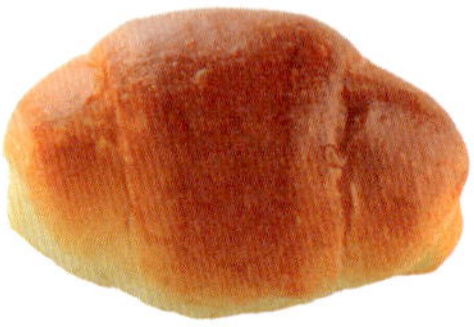

エネルギー	93 kcal	炭水化物	14.6 g
たんぱく質	3.0 g	食物繊維	0.6 g
脂質	2.7 g	食塩相当量	0.4 g

食パン 6枚切り 1枚 60g

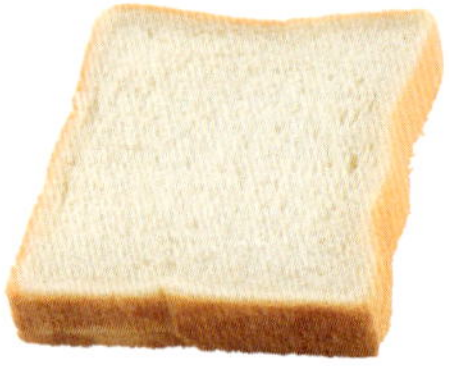

エネルギー	149 kcal	炭水化物	27.8 g
たんぱく質	5.3 g	食物繊維	2.5 g
脂質	2.5 g	食塩相当量	0.7 g

イングリッシュマフィン 1個 65g

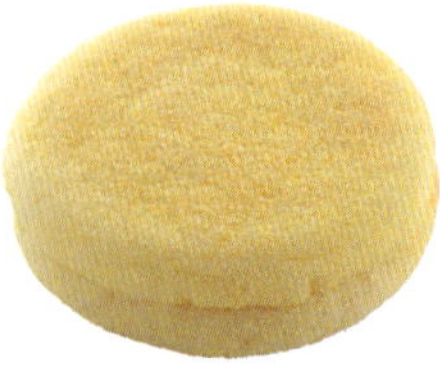

エネルギー	146 kcal	炭水化物	26.5 g
たんぱく質	5.3 g	食物繊維	0.8 g
脂質	2.3 g	食塩相当量	0.8 g

ライ麦パン 1枚（厚さ1.2cm）60g

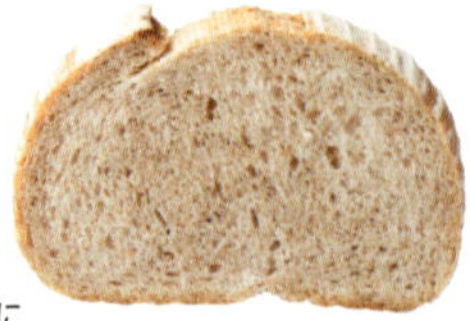

小麦粉に
ライ麦粉50％を配合したもの

エネルギー	151 kcal	炭水化物	31.6 g
たんぱく質	5.0 g	食物繊維	3.4 g
脂質	1.3 g	食塩相当量	0.7 g

クロワッサン 1個 40g

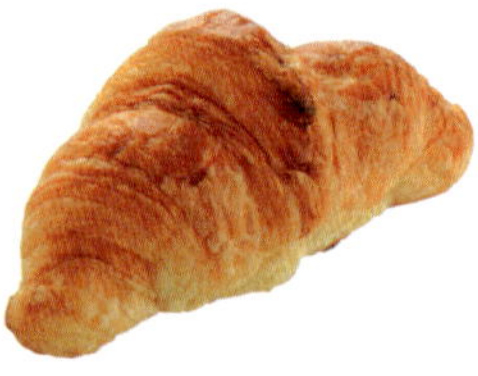

エネルギー	175 kcal	炭水化物	17.6 g
たんぱく質	3.2 g	食物繊維	0.7 g
脂質	10.7 g	食塩相当量	0.5 g

●めん、もち米・小麦加工品

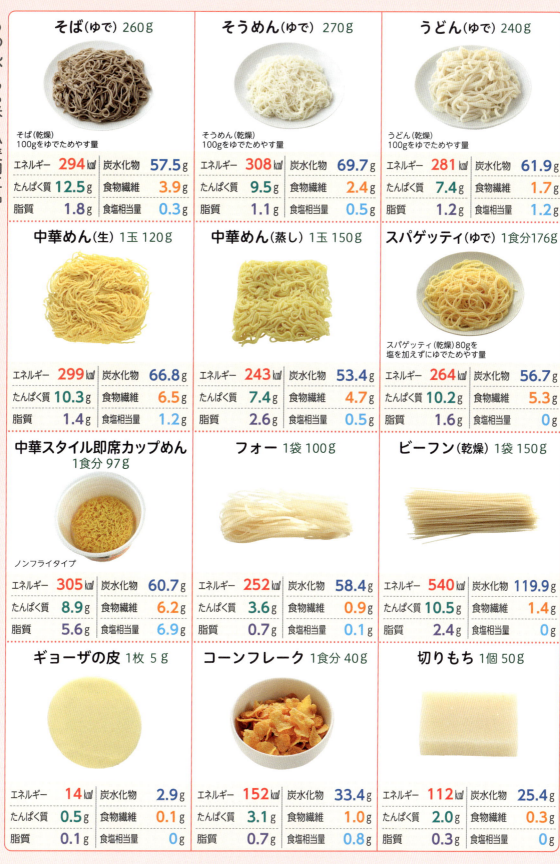

そば（ゆで） 260g

そば（乾燥）
100gをゆでためやす量

エネルギー	294kcal	炭水化物	57.5g
たんぱく質	12.5g	食物繊維	3.9g
脂質	1.8g	食塩相当量	0.3g

そうめん（ゆで） 270g

そうめん（乾燥）
100gをゆでためやす量

エネルギー	308kcal	炭水化物	69.7g
たんぱく質	9.5g	食物繊維	2.4g
脂質	1.1g	食塩相当量	0.5g

うどん（ゆで） 240g

うどん（乾燥）
100gをゆでためやす量

エネルギー	281kcal	炭水化物	61.9g
たんぱく質	7.4g	食物繊維	1.7g
脂質	1.2g	食塩相当量	1.2g

中華めん（生） 1玉 120g

エネルギー	299kcal	炭水化物	66.8g
たんぱく質	10.3g	食物繊維	6.5g
脂質	1.4g	食塩相当量	1.2g

中華めん（蒸し） 1玉 150g

エネルギー	243kcal	炭水化物	53.4g
たんぱく質	7.4g	食物繊維	4.7g
脂質	2.6g	食塩相当量	0.5g

スパゲッティ（ゆで） 1食分176g

スパゲッティ（乾燥）80gを
塩を加えずにゆでためやす量

エネルギー	264kcal	炭水化物	56.7g
たんぱく質	10.2g	食物繊維	5.3g
脂質	1.6g	食塩相当量	0g

中華スタイル即席カップめん 1食分 97g

ノンフライタイプ

エネルギー	305kcal	炭水化物	60.7g
たんぱく質	8.9g	食物繊維	6.2g
脂質	5.6g	食塩相当量	6.9g

フォー 1袋 100g

エネルギー	252kcal	炭水化物	58.4g
たんぱく質	3.6g	食物繊維	0.9g
脂質	0.7g	食塩相当量	0.1g

ビーフン（乾燥） 1袋 150g

エネルギー	540kcal	炭水化物	119.9g
たんぱく質	10.5g	食物繊維	1.4g
脂質	2.4g	食塩相当量	0g

ギョーザの皮 1枚 5g

エネルギー	14kcal	炭水化物	2.9g
たんぱく質	0.5g	食物繊維	0.1g
脂質	0.1g	食塩相当量	0g

コーンフレーク 1食分 40g

エネルギー	152kcal	炭水化物	33.4g
たんぱく質	3.1g	食物繊維	1.0g
脂質	0.7g	食塩相当量	0.8g

切りもち 1個 50g

エネルギー	112kcal	炭水化物	25.4g
たんぱく質	2.0g	食物繊維	0.3g
脂質	0.3g	食塩相当量	0g

鶏胸肉（皮つき） 1枚 200g

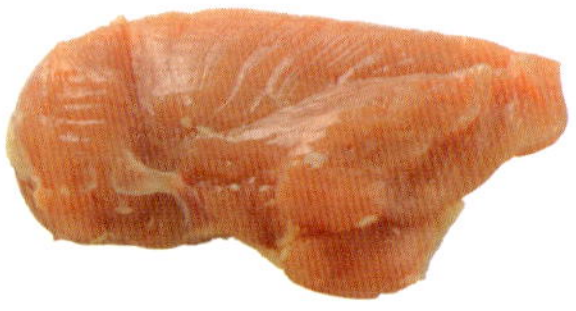

エネルギー	266 kcal	炭水化物	0.2 g
たんぱく質	42.6 g	食物繊維	（0）
脂質	11.8 g	食塩相当量	0.2 g

鶏もも肉（皮なし） 1枚 180g

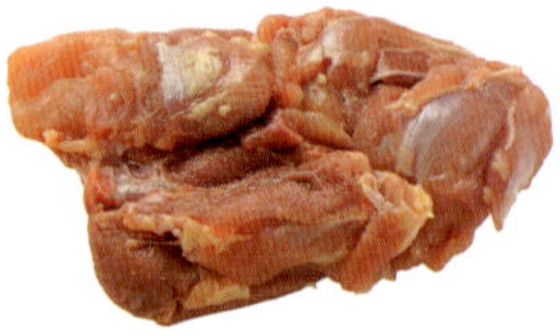

エネルギー	203 kcal	炭水化物	0 g
たんぱく質	34.2 g	食物繊維	（0）
脂質	9.0 g	食塩相当量	0.4 g

鶏もも肉（皮つき） 1枚 250g

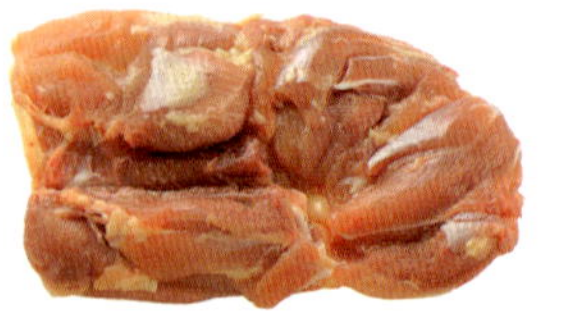

エネルギー	475 kcal	炭水化物	0 g
たんぱく質	41.5 g	食物繊維	（0）
脂質	35.5 g	食塩相当量	0.5 g

鶏手羽先 1本 70g
（正味 42g）

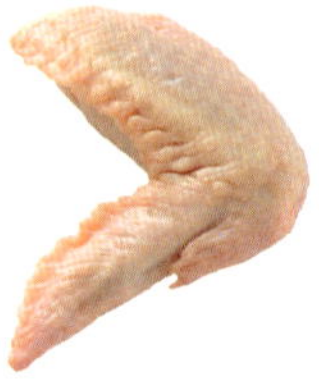

エネルギー	87 kcal	炭水化物	0 g
たんぱく質	7.3 g	食物繊維	（0）
脂質	6.8 g	食塩相当量	0.1 g

鶏手羽元 1本 60g
（正味 42g）

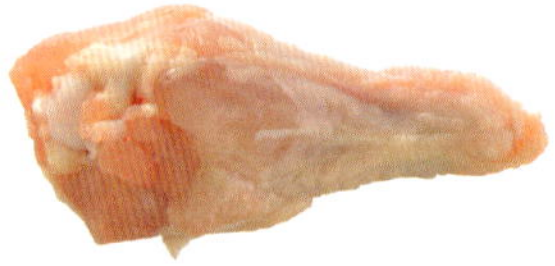

エネルギー	74 kcal	炭水化物	0 g
たんぱく質	7.6 g	食物繊維	（0）
脂質	5.4 g	食塩相当量	0.1 g

鶏胸肉（皮なし） 1枚 170g

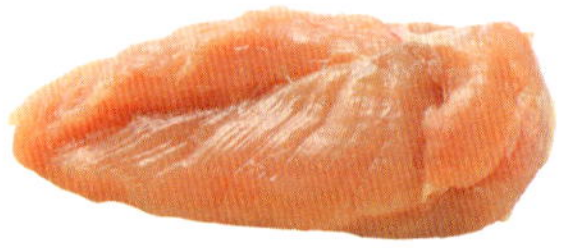

エネルギー	179 kcal	炭水化物	0.2 g
たんぱく質	39.6 g	食物繊維	（0）
脂質	3.2 g	食塩相当量	0.2 g

牛バラ（カルビ）
焼き肉用1枚 25g

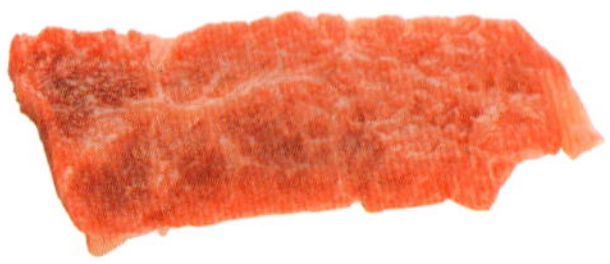

エネルギー	95 kcal	炭水化物	0.1 g
たんぱく質	3.2 g	食物繊維	（0）
脂質	9.9 g	食塩相当量	微

牛肩ロース（脂身つき）
薄切り1枚 20g

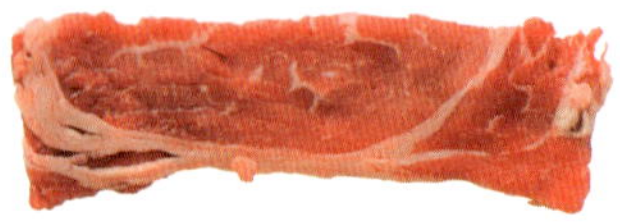

エネルギー	59 kcal	炭水化物	微
たんぱく質	3.2 g	食物繊維	（0）
脂質	5.3 g	食塩相当量	微

鶏ささ身 1本 40g
（正味 38g）

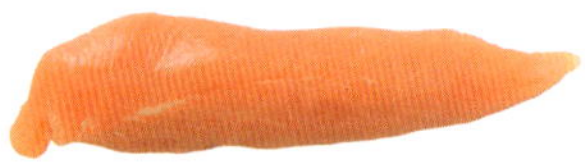

エネルギー	37 kcal	炭水化物	微
たんぱく質	9.1 g	食物繊維	（0）
脂質	0.3 g	食塩相当量	微

牛リブロース（脂身つき）
1cm厚さ1枚 150g

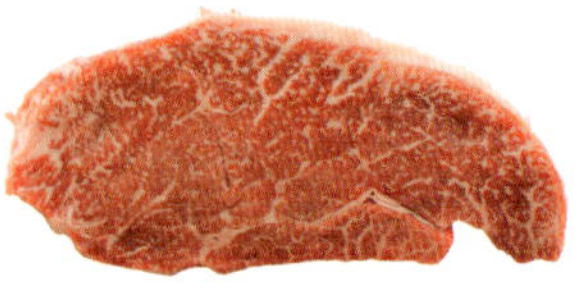

エネルギー	570 kcal	炭水化物	0.3 g
たんぱく質	21.2 g	食物繊維	（0）
脂質	55.7 g	食塩相当量	0.2 g

牛ヒレ
5cm角 125g

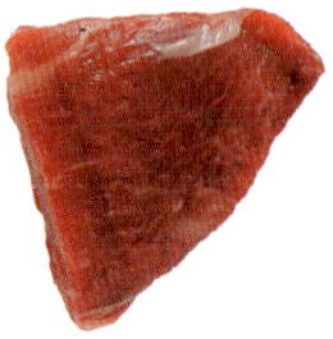

エネルギー	221 kcal	炭水化物	0.6 g
たんぱく質	26.0 g	食物繊維	（0）
脂質	14.0 g	食塩相当量	0.1 g

牛もも（脂身つき）
薄切り1枚 50g

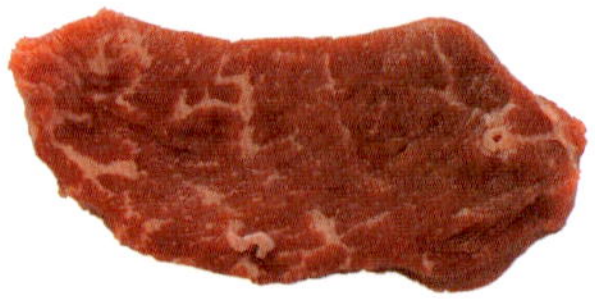

エネルギー	98 kcal	炭水化物	0.2 g
たんぱく質	9.8 g	食物繊維	（0）
脂質	6.7 g	食塩相当量	0.1 g

●豚肉、ひき肉、レバー、肉加工品

豚もも（脂身つき）
ソテー用1枚 90g

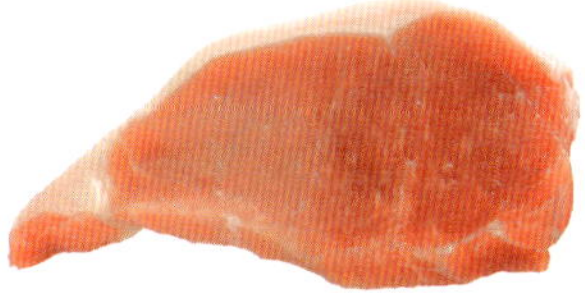

エネルギー	154kcal	炭水化物	0.2g
たんぱく質	18.5g	食物繊維	〔0〕
脂質	9.2g	食塩相当量	0.1g

豚ロース（脂身つき）
しょうが焼き用薄切り1枚 25g

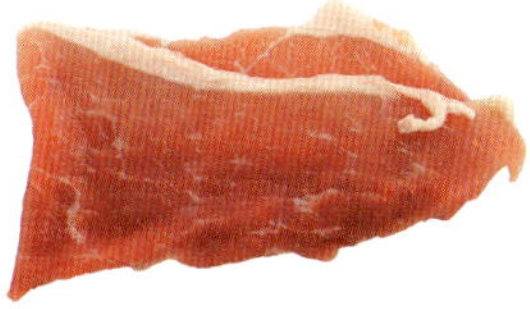

エネルギー	62kcal	炭水化物	0.1g
たんぱく質	4.8g	食物繊維	〔0〕
脂質	4.8g	食塩相当量	微

豚肩ロース（脂身つき）
薄切り1枚 20g

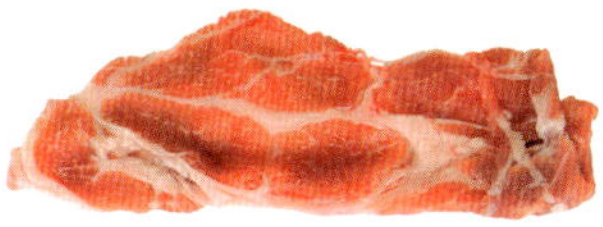

エネルギー	47kcal	炭水化物	微
たんぱく質	3.4g	食物繊維	〔0〕
脂質	3.8g	食塩相当量	微

豚ひき肉
卵大ひとかたまり 30g

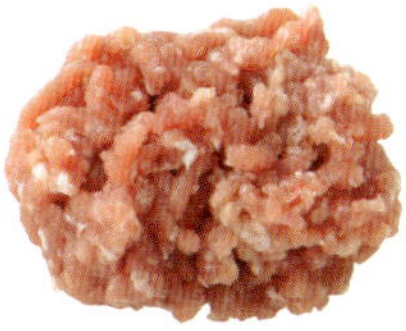

エネルギー	63kcal	炭水化物	微
たんぱく質	5.3g	食物繊維	〔0〕
脂質	5.2g	食塩相当量	微

牛ひき肉
卵大ひとかたまり 30g

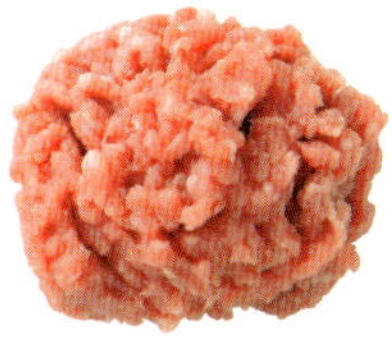

エネルギー	75kcal	炭水化物	0.1g
たんぱく質	5.1g	食物繊維	〔0〕
脂質	6.3g	食塩相当量	0.1g

豚バラ 薄切り1枚 20g

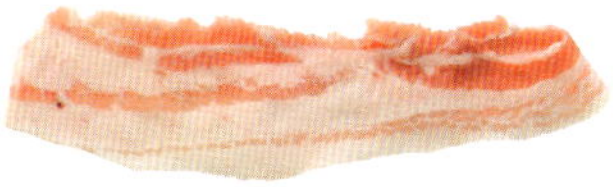

エネルギー	73kcal	炭水化物	微
たんぱく質	2.9g	食物繊維	〔0〕
脂質	7.1g	食塩相当量	微

鶏レバー 30g

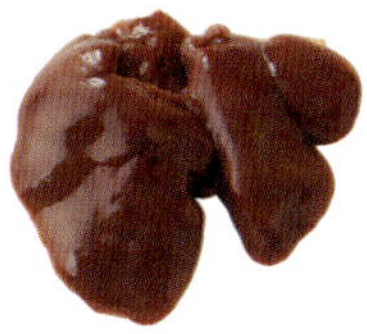

エネルギー	30kcal	炭水化物	0.2g
たんぱく質	5.7g	食物繊維	〔0〕
脂質	0.9g	食塩相当量	0.1g

豚レバー 薄切り2切れ 30g

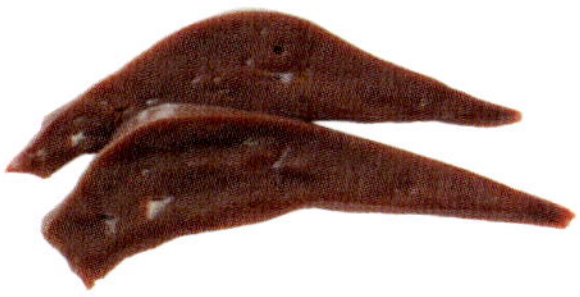

エネルギー	34kcal	炭水化物	0.8g
たんぱく質	6.1g	食物繊維	〔0〕
脂質	1.0g	食塩相当量	微

鶏ひき肉
卵大ひとかたまり 30g

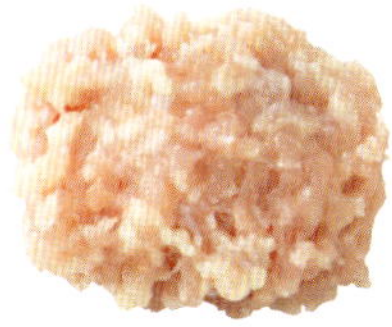

エネルギー	51kcal	炭水化物	0g
たんぱく質	5.3g	食物繊維	〔0〕
脂質	3.6g	食塩相当量	微

ウインナソーセージ 1本 20g

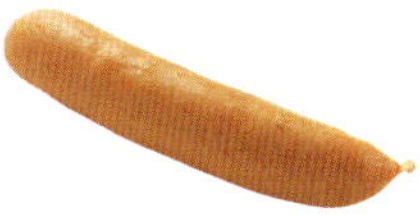

エネルギー	64kcal	炭水化物	0.7g
たんぱく質	2.3g	食物繊維	〔0〕
脂質	6.1g	食塩相当量	0.4g

ベーコン 1枚 15g

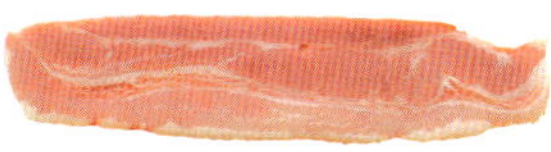

エネルギー	60kcal	炭水化物	微
たんぱく質	1.9g	食物繊維	〔0〕
脂質	5.9g	食塩相当量	0.3g

ロースハム 1枚 20g

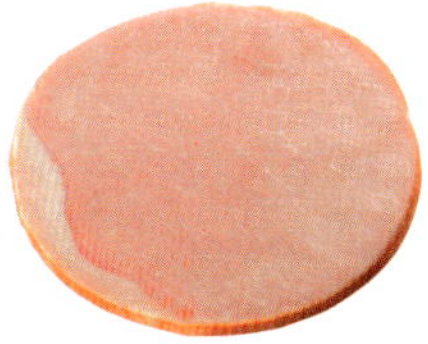

エネルギー	42kcal	炭水化物	0.4g
たんぱく質	3.7g	食物繊維	0g
脂質	2.9g	食塩相当量	0.5g

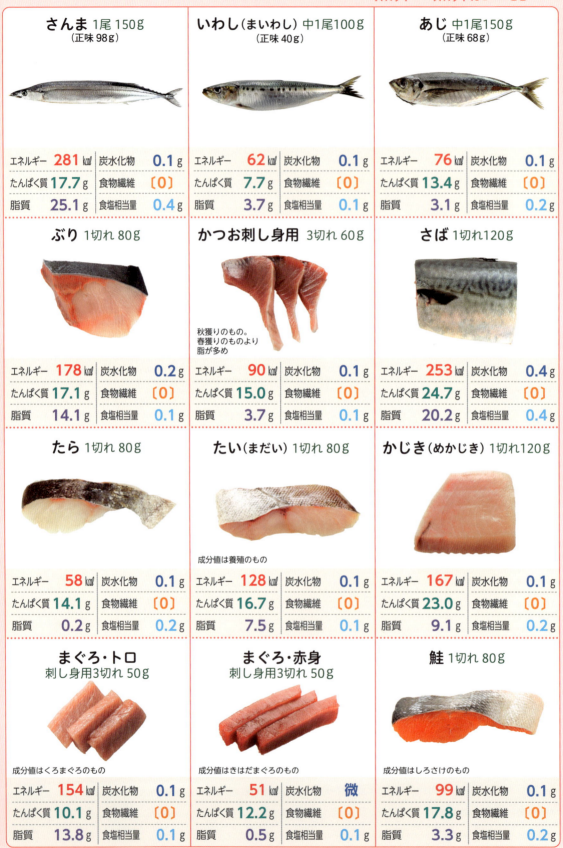

さんま 1尾 150g
（正味 98g）

エネルギー	281 kcal	炭水化物	0.1 g
たんぱく質	17.7 g	食物繊維	〔0〕
脂質	25.1 g	食塩相当量	0.4 g

いわし（まいわし） 中1尾100g
（正味 40g）

エネルギー	62 kcal	炭水化物	0.1 g
たんぱく質	7.7 g	食物繊維	〔0〕
脂質	3.7 g	食塩相当量	0.1 g

あじ 中1尾150g
（正味 68g）

エネルギー	76 kcal	炭水化物	0.1 g
たんぱく質	13.4 g	食物繊維	〔0〕
脂質	3.1 g	食塩相当量	0.2 g

ぶり 1切れ 80g

エネルギー	178 kcal	炭水化物	0.2 g
たんぱく質	17.1 g	食物繊維	〔0〕
脂質	14.1 g	食塩相当量	0.1 g

かつお刺し身用 3切れ 60g

秋獲りのもの。
春獲りのものより
脂が多め

エネルギー	90 kcal	炭水化物	0.1 g
たんぱく質	15.0 g	食物繊維	〔0〕
脂質	3.7 g	食塩相当量	0.1 g

さば 1切れ120g

エネルギー	253 kcal	炭水化物	0.4 g
たんぱく質	24.7 g	食物繊維	〔0〕
脂質	20.2 g	食塩相当量	0.4 g

たら 1切れ 80g

エネルギー	58 kcal	炭水化物	0.1 g
たんぱく質	14.1 g	食物繊維	〔0〕
脂質	0.2 g	食塩相当量	0.2 g

たい（まだい） 1切れ 80g

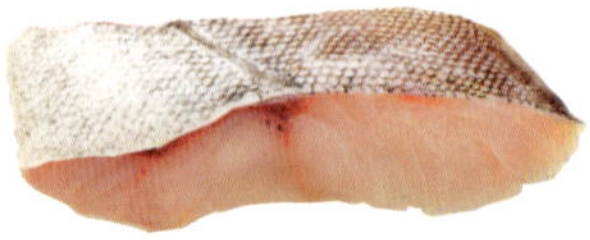

成分値は養殖のもの

エネルギー	128 kcal	炭水化物	0.1 g
たんぱく質	16.7 g	食物繊維	〔0〕
脂質	7.5 g	食塩相当量	0.1 g

かじき（めかじき） 1切れ120g

エネルギー	167 kcal	炭水化物	0.1 g
たんぱく質	23.0 g	食物繊維	〔0〕
脂質	9.1 g	食塩相当量	0.2 g

まぐろ・トロ
刺し身用3切れ 50g

成分値はくろまぐろのもの

エネルギー	154 kcal	炭水化物	0.1 g
たんぱく質	10.1 g	食物繊維	〔0〕
脂質	13.8 g	食塩相当量	0.1 g

まぐろ・赤身
刺し身用3切れ 50g

成分値はきはだまぐろのもの

エネルギー	51 kcal	炭水化物	微
たんぱく質	12.2 g	食物繊維	〔0〕
脂質	0.5 g	食塩相当量	0.1 g

鮭 1切れ 80g

成分値はしろさけのもの

エネルギー	99 kcal	炭水化物	0.1 g
たんぱく質	17.8 g	食物繊維	〔0〕
脂質	3.3 g	食塩相当量	0.2 g

●えび、いか、貝類、魚介加工品など

ブラックタイガー 1尾 40g
（正味 18g）

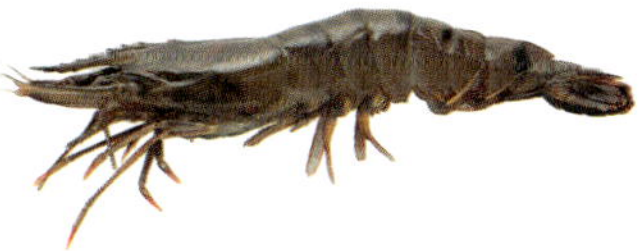

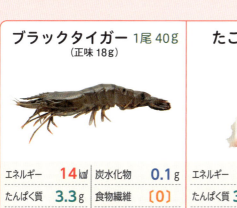

エネルギー	14㎉	炭水化物	0.1g
たんぱく質	3.3g	食物繊維	〔0〕
脂質	0.1g	食塩相当量	0.1g

たこ（ゆで） 足1本 150g

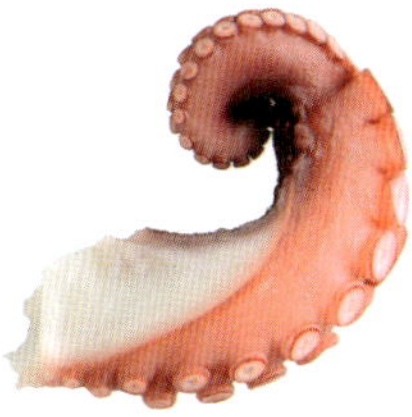

エネルギー	137㎉	炭水化物	0.2g
たんぱく質	32.6g	食物繊維	〔0〕
脂質	1.1g	食塩相当量	0.9g

するめいか 1ぱい 300g
（正味 210g）

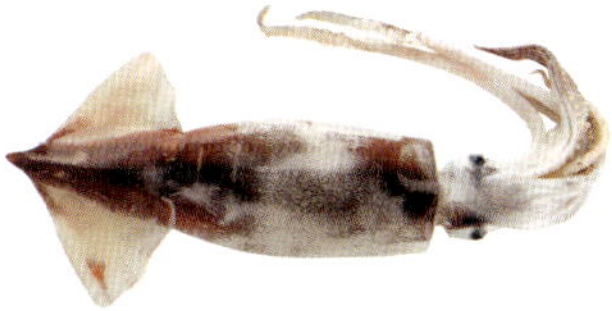

エネルギー	160㎉	炭水化物	0.2g
たんぱく質	37.6g	食物繊維	〔0〕
脂質	1.7g	食塩相当量	1.1g

ほたて貝柱 1個 30g

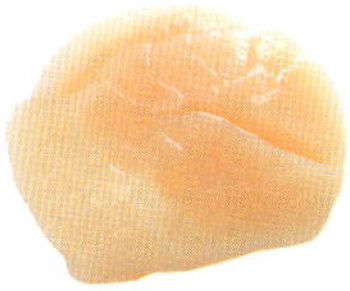

エネルギー	25㎉	炭水化物	1.1g
たんぱく質	5.1g	食物繊維	〔0〕
脂質	0.1g	食塩相当量	0.1g

カキ 殻つき2個 100g
（正味 25g）

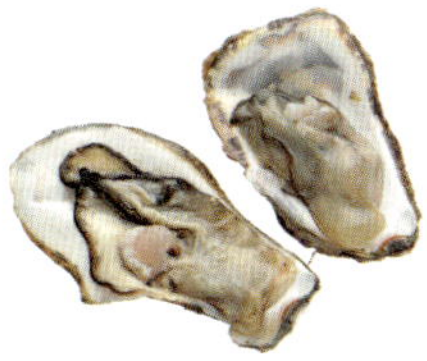

エネルギー	15㎉	炭水化物	1.2g
たんぱく質	1.7g	食物繊維	〔0〕
脂質	0.6g	食塩相当量	0.3g

あさり 殻つき20個 200g
（正味 80g）

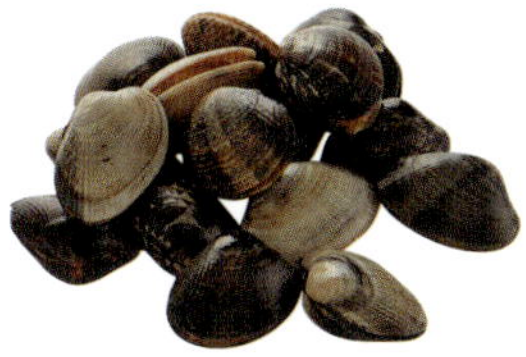

エネルギー	22㎉	炭水化物	0.3g
たんぱく質	4.8g	食物繊維	〔0〕
脂質	0.2g	食塩相当量	1.8g

さつま揚げ 1枚 65g

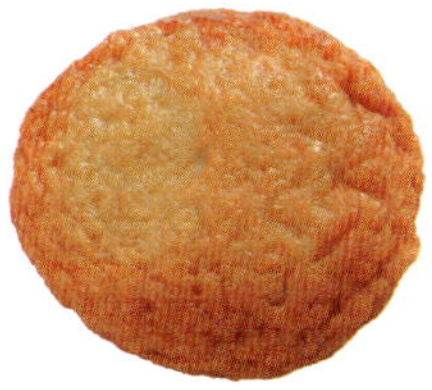

エネルギー	88㎉	炭水化物	9.0g
たんぱく質	8.1g	食物繊維	〔0〕
脂質	2.4g	食塩相当量	1.2g

あじ開き干し 小1尾 80g
（正味 52g）

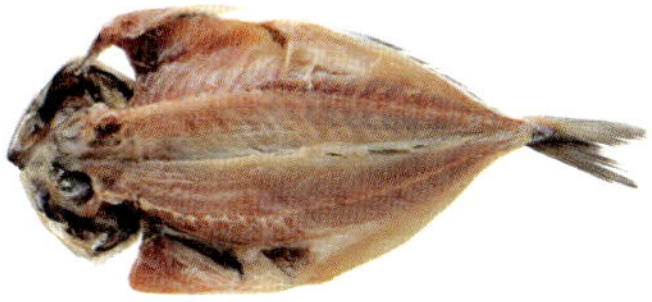

エネルギー	78㎉	炭水化物	0.1g
たんぱく質	10.5g	食物繊維	〔0〕
脂質	4.6g	食塩相当量	0.9g

たらこ 50g

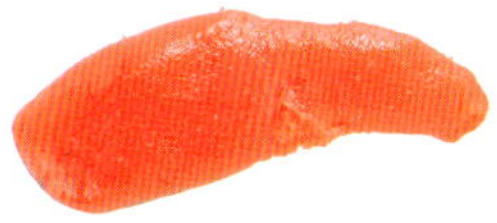

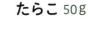

エネルギー	66㎉	炭水化物	0.2g
たんぱく質	12.0g	食物繊維	〔0〕
脂質	2.4g	食塩相当量	2.3g

さば水煮缶詰め 1缶 190g

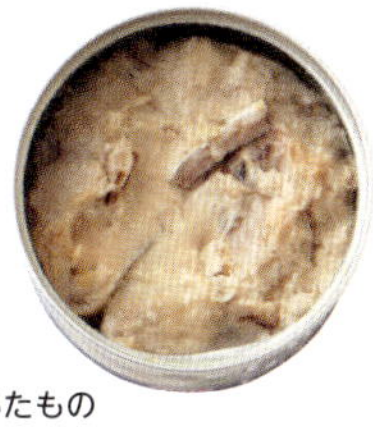

成分値は
缶汁を除いたもの

エネルギー	331㎉	炭水化物	0.4g
たんぱく質	39.7g	食物繊維	〔0〕
脂質	20.3g	食塩相当量	1.7g

ツナ缶（油漬け）ホワイト（フレーク）
小1缶 80g

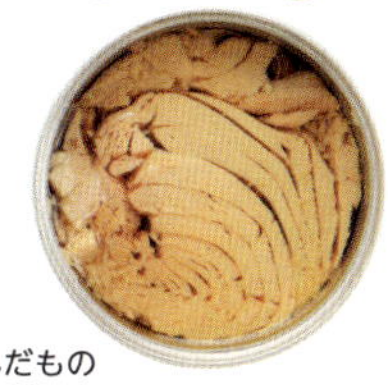

成分値は
缶汁を含んだもの

エネルギー	223㎉	炭水化物	0.1g
たんぱく質	15.0g	食物繊維	〔0〕
脂質	18.9g	食塩相当量	0.7g

焼きちくわ 小1本 30g

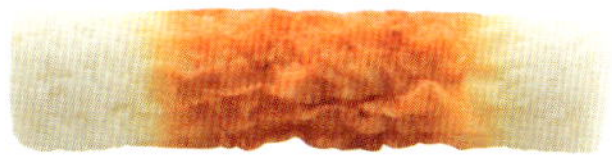

エネルギー	36㎉	炭水化物	4.1g
たんぱく質	3.7g	食物繊維	〔0〕
脂質	0.6g	食塩相当量	0.6g

プレーンヨーグルト
100g

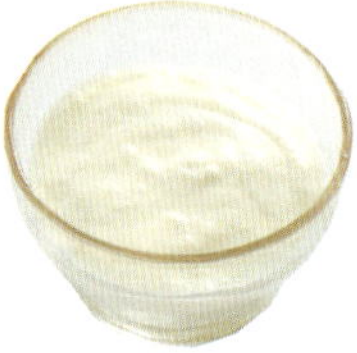

エネルギー	56kcal	炭水化物	4.9g
たんぱく質	3.6g	食物繊維	〔0〕
脂質	3.0g	食塩相当量	0.1g

牛乳（普通）
コップ1杯（200mℓ）210g

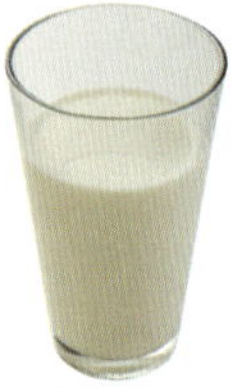

エネルギー	128kcal	炭水化物	10.1g
たんぱく質	6.9g	食物繊維	〔0〕
脂質	8.0g	食塩相当量	0.2g

鶏卵 Mサイズ1個 60g
（正味 51g）

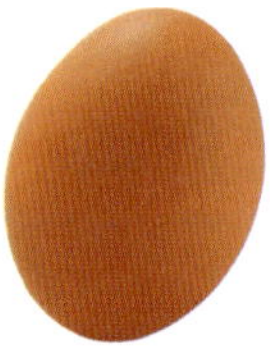

エネルギー	72kcal	炭水化物	0.2g
たんぱく質	6.2g	食物繊維	0g
脂質	5.2g	食塩相当量	0.2g

スキムミルク 大さじ1杯 8g

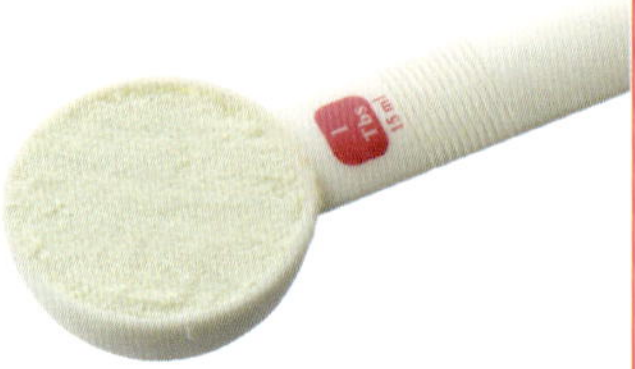

エネルギー	28kcal	炭水化物	4.3g
たんぱく質	2.7g	食物繊維	〔0〕
脂質	0.1g	食塩相当量	0.1g

生クリーム（乳脂肪）
大さじ1杯 15g

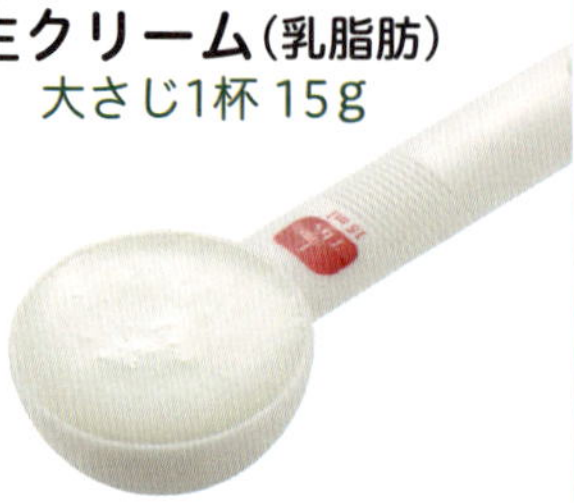

エネルギー	61kcal	炭水化物	1.0g
たんぱく質	0.3g	食物繊維	0g
脂質	6.5g	食塩相当量	微

ドリンクヨーグルト
コップ1杯（200mℓ）210g

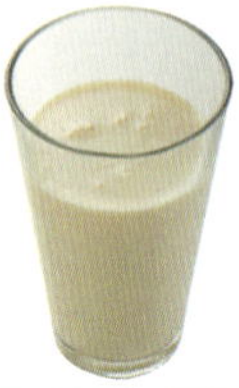

エネルギー	134kcal	炭水化物	25.6g
たんぱく質	6.1g	食物繊維	〔0〕
脂質	1.1g	食塩相当量	0.2g

カッテージチーズ 50g

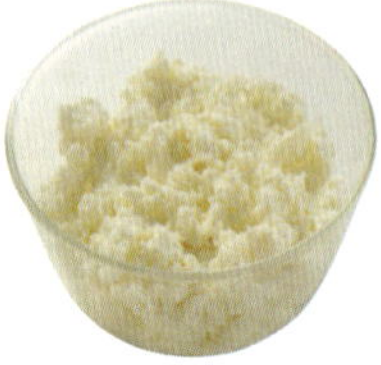

エネルギー	50kcal	炭水化物	1.0g
たんぱく質	6.7g	食物繊維	〔0〕
脂質	2.3g	食塩相当量	0.5g

ピザ用チーズ 50g

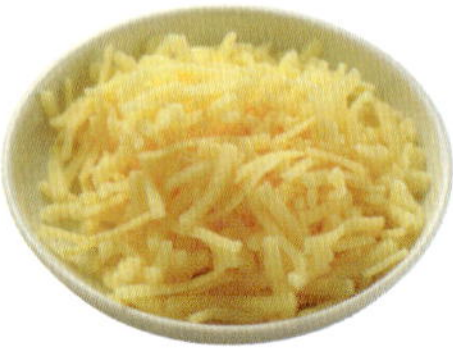

市販品で計測

エネルギー	183kcal	炭水化物	1.0g
たんぱく質	14.1g	食物繊維	0.9g
脂質	14.1g	食塩相当量	0.9g

プロセスチーズ
ブロックタイプ1個 20g

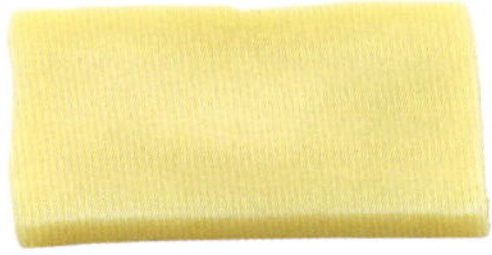

エネルギー	63kcal	炭水化物	0.3g
たんぱく質	4.5g	食物繊維	〔0〕
脂質	5.2g	食塩相当量	0.6g

パルメザンチーズ
大さじ1杯8g

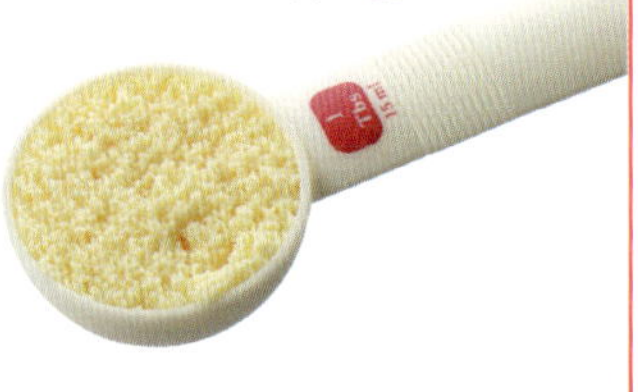

エネルギー	36kcal	炭水化物	0.2g
たんぱく質	3.5g	食物繊維	〔0〕
脂質	2.5g	食塩相当量	0.3g

クリームチーズ 50g

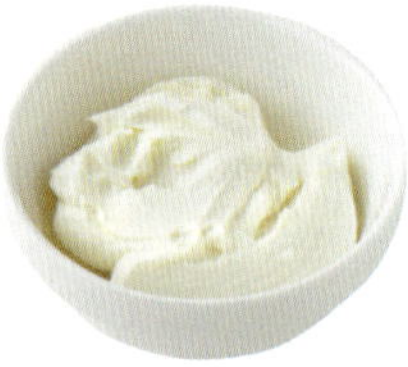

エネルギー	157kcal	炭水化物	1.2g
たんぱく質	4.1g	食物繊維	〔0〕
脂質	16.5g	食塩相当量	0.4g

カマンベールチーズ
1/4切れ25g

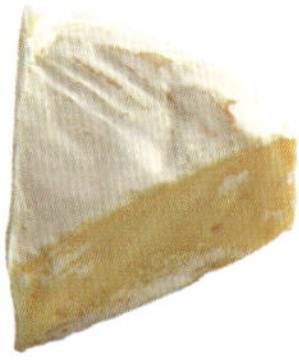

エネルギー	73kcal	炭水化物	0.2g
たんぱく質	4.8g	食物繊維	〔0〕
脂質	6.2g	食塩相当量	0.5g

●大豆・大豆加工品

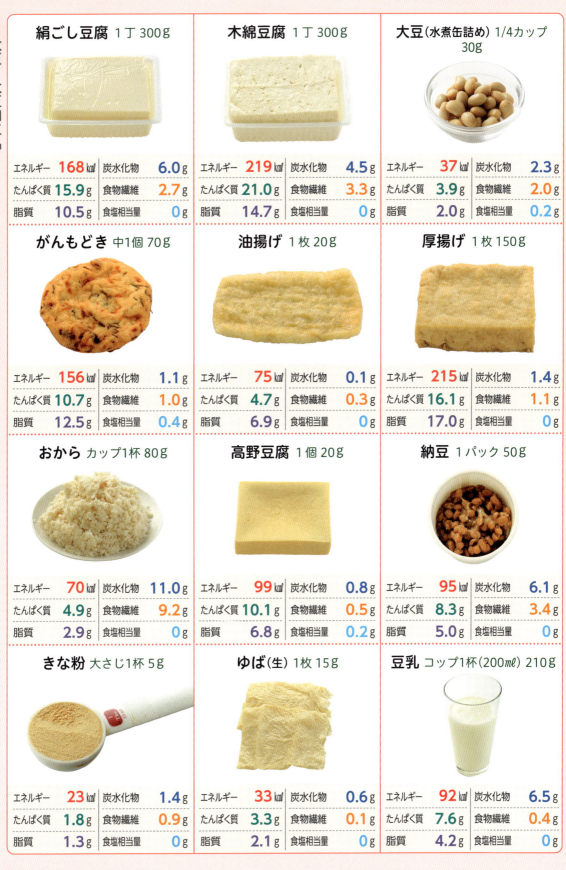

絹ごし豆腐 1丁 300g

エネルギー	168kcal	炭水化物	6.0g
たんぱく質	15.9g	食物繊維	2.7g
脂質	10.5g	食塩相当量	0g

木綿豆腐 1丁 300g

エネルギー	219kcal	炭水化物	4.5g
たんぱく質	21.0g	食物繊維	3.3g
脂質	14.7g	食塩相当量	0g

大豆（水煮缶詰め） 1/4カップ 30g

エネルギー	37kcal	炭水化物	2.3g
たんぱく質	3.9g	食物繊維	2.0g
脂質	2.0g	食塩相当量	0.2g

がんもどき 中1個 70g

エネルギー	156kcal	炭水化物	1.1g
たんぱく質	10.7g	食物繊維	1.0g
脂質	12.5g	食塩相当量	0.4g

油揚げ 1枚 20g

エネルギー	75kcal	炭水化物	0.1g
たんぱく質	4.7g	食物繊維	0.3g
脂質	6.9g	食塩相当量	0g

厚揚げ 1枚 150g

エネルギー	215kcal	炭水化物	1.4g
たんぱく質	16.1g	食物繊維	1.1g
脂質	17.0g	食塩相当量	0g

おから カップ1杯 80g

エネルギー	70kcal	炭水化物	11.0g
たんぱく質	4.9g	食物繊維	9.2g
脂質	2.9g	食塩相当量	0g

高野豆腐 1個 20g

エネルギー	99kcal	炭水化物	0.8g
たんぱく質	10.1g	食物繊維	0.5g
脂質	6.8g	食塩相当量	0.2g

納豆 1パック 50g

エネルギー	95kcal	炭水化物	6.1g
たんぱく質	8.3g	食物繊維	3.4g
脂質	5.0g	食塩相当量	0g

きな粉 大さじ1杯 5g

エネルギー	23kcal	炭水化物	1.4g
たんぱく質	1.8g	食物繊維	0.9g
脂質	1.3g	食塩相当量	0g

ゆば（生） 1枚 15g

エネルギー	33kcal	炭水化物	0.6g
たんぱく質	3.3g	食物繊維	0.1g
脂質	2.1g	食塩相当量	0g

豆乳 コップ1杯（200mℓ） 210g

エネルギー	92kcal	炭水化物	6.5g
たんぱく質	7.6g	食物繊維	0.4g
脂質	4.2g	食塩相当量	0g

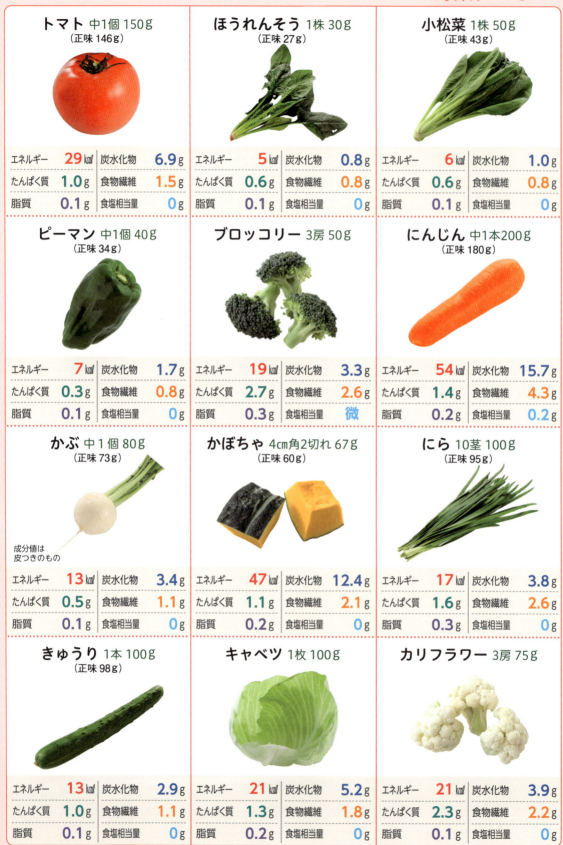

トマト 中1個 150g
（正味 146g）

エネルギー	29kcal	炭水化物	6.9g
たんぱく質	1.0g	食物繊維	1.5g
脂質	0.1g	食塩相当量	0g

ほうれんそう 1株 30g
（正味 27g）

エネルギー	5kcal	炭水化物	0.8g
たんぱく質	0.6g	食物繊維	0.8g
脂質	0.1g	食塩相当量	0g

小松菜 1株 50g
（正味 43g）

エネルギー	6kcal	炭水化物	1.0g
たんぱく質	0.6g	食物繊維	0.8g
脂質	0.1g	食塩相当量	0g

ピーマン 中1個 40g
（正味 34g）

エネルギー	7kcal	炭水化物	1.7g
たんぱく質	0.3g	食物繊維	0.8g
脂質	0.1g	食塩相当量	0g

ブロッコリー 3房 50g

エネルギー	19kcal	炭水化物	3.3g
たんぱく質	2.7g	食物繊維	2.6g
脂質	0.3g	食塩相当量	微

にんじん 中1本 200g
（正味 180g）

エネルギー	54kcal	炭水化物	15.7g
たんぱく質	1.4g	食物繊維	4.3g
脂質	0.2g	食塩相当量	0.2g

かぶ 中1個 80g
（正味 73g）

成分値は
皮つきのもの

エネルギー	13kcal	炭水化物	3.4g
たんぱく質	0.5g	食物繊維	1.1g
脂質	0.1g	食塩相当量	0g

かぼちゃ 4cm角2切れ 67g
（正味 60g）

エネルギー	47kcal	炭水化物	12.4g
たんぱく質	1.1g	食物繊維	2.1g
脂質	0.2g	食塩相当量	0g

にら 10茎 100g
（正味 95g）

エネルギー	17kcal	炭水化物	3.8g
たんぱく質	1.6g	食物繊維	2.6g
脂質	0.3g	食塩相当量	0g

きゅうり 1本 100g
（正味 98g）

エネルギー	13kcal	炭水化物	2.9g
たんぱく質	1.0g	食物繊維	1.1g
脂質	0.1g	食塩相当量	0g

キャベツ 1枚 100g

エネルギー	21kcal	炭水化物	5.2g
たんぱく質	1.3g	食物繊維	1.8g
脂質	0.2g	食塩相当量	0g

カリフラワー 3房 75g

エネルギー	21kcal	炭水化物	3.9g
たんぱく質	2.3g	食物繊維	2.2g
脂質	0.1g	食塩相当量	0g

●淡色野菜、いも

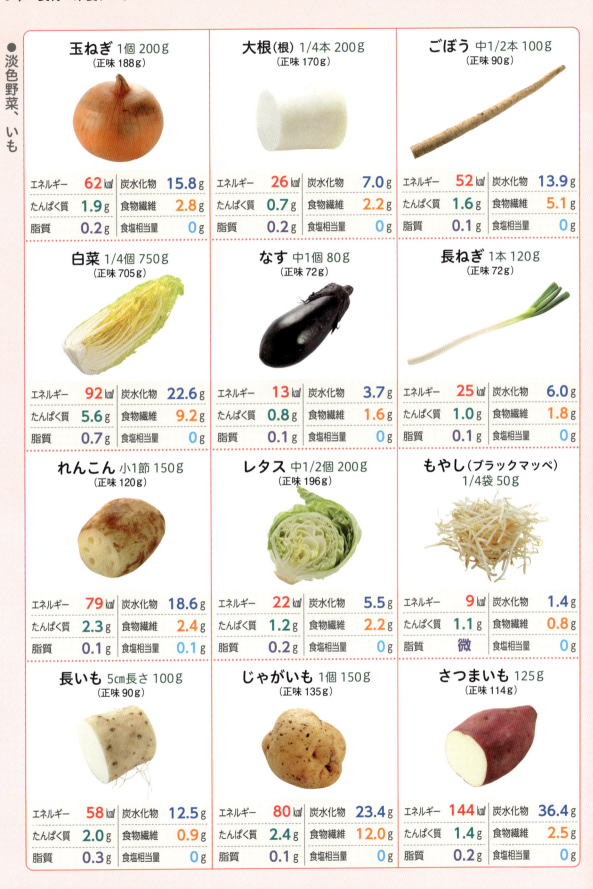

玉ねぎ 1個 200g
（正味 188g）

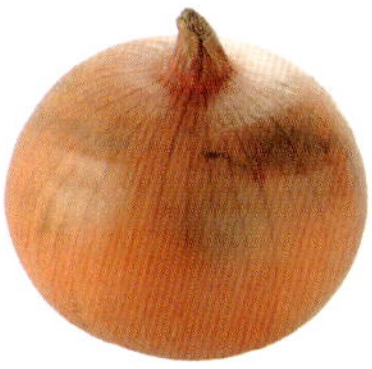

エネルギー	62㎉	炭水化物	15.8g
たんぱく質	1.9g	食物繊維	2.8g
脂質	0.2g	食塩相当量	0g

大根(根) 1/4本 200g
（正味 170g）

エネルギー	26㎉	炭水化物	7.0g
たんぱく質	0.7g	食物繊維	2.2g
脂質	0.2g	食塩相当量	0g

ごぼう 中1/2本 100g
（正味 90g）

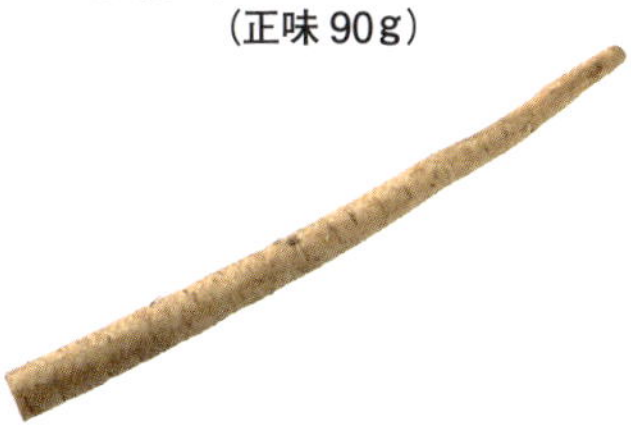

エネルギー	52㎉	炭水化物	13.9g
たんぱく質	1.6g	食物繊維	5.1g
脂質	0.1g	食塩相当量	0g

白菜 1/4個 750g
（正味 705g）

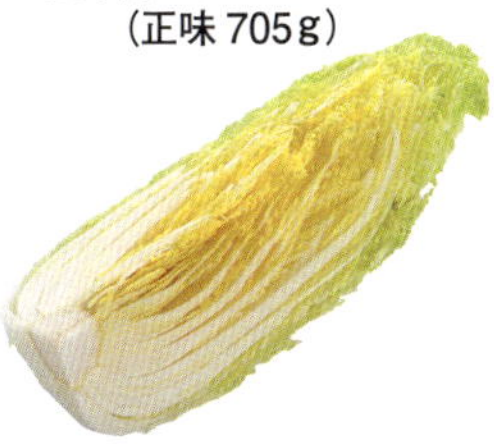

エネルギー	92㎉	炭水化物	22.6g
たんぱく質	5.6g	食物繊維	9.2g
脂質	0.7g	食塩相当量	0g

なす 中1個 80g
（正味 72g）

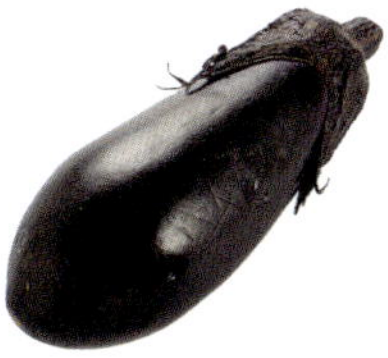

エネルギー	13㎉	炭水化物	3.7g
たんぱく質	0.8g	食物繊維	1.6g
脂質	0.1g	食塩相当量	0g

長ねぎ 1本 120g
（正味 72g）

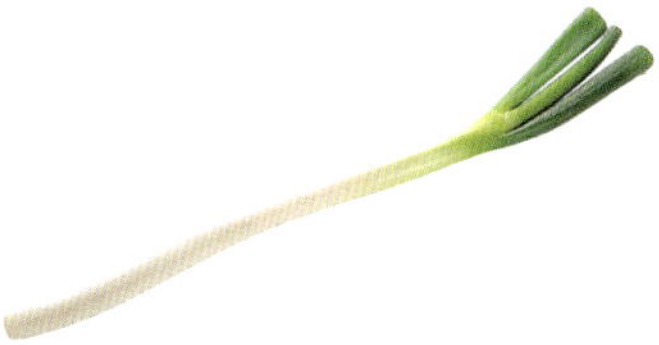

エネルギー	25㎉	炭水化物	6.0g
たんぱく質	1.0g	食物繊維	1.8g
脂質	0.1g	食塩相当量	0g

れんこん 小1節 150g
（正味 120g）

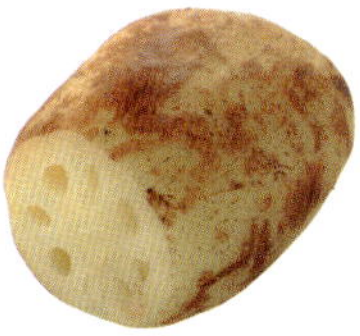

エネルギー	79㎉	炭水化物	18.6g
たんぱく質	2.3g	食物繊維	2.4g
脂質	0.1g	食塩相当量	0.1g

レタス 中1/2個 200g
（正味 196g）

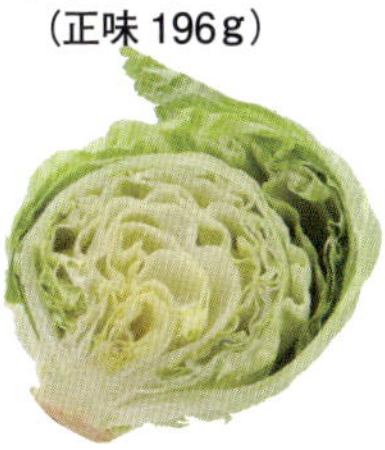

エネルギー	22㎉	炭水化物	5.5g
たんぱく質	1.2g	食物繊維	2.2g
脂質	0.2g	食塩相当量	0g

もやし（ブラックマッペ） 1/4袋 50g

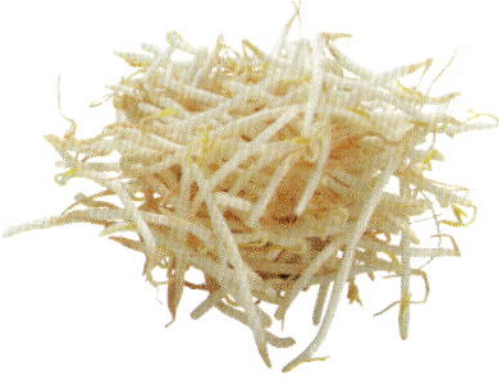

エネルギー	9㎉	炭水化物	1.4g
たんぱく質	1.1g	食物繊維	0.8g
脂質	微	食塩相当量	0g

長いも 5cm長さ 100g
（正味 90g）

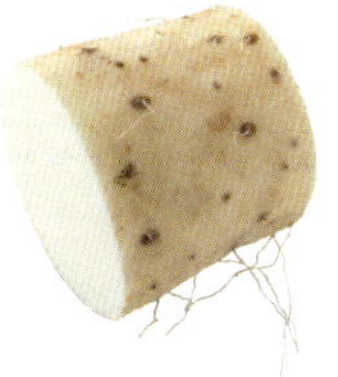

エネルギー	58㎉	炭水化物	12.5g
たんぱく質	2.0g	食物繊維	0.9g
脂質	0.3g	食塩相当量	0g

じゃがいも 1個 150g
（正味 135g）

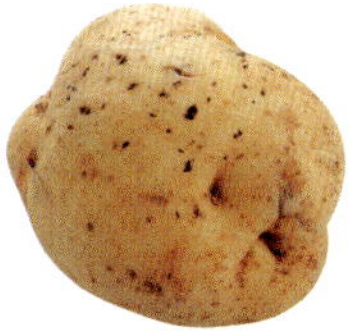

エネルギー	80㎉	炭水化物	23.4g
たんぱく質	2.4g	食物繊維	12.0g
脂質	0.1g	食塩相当量	0g

さつまいも 125g
（正味 114g）

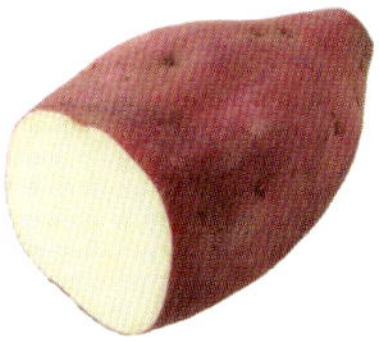

エネルギー	144㎉	炭水化物	36.4g
たんぱく質	1.4g	食物繊維	2.5g
脂質	0.2g	食塩相当量	0g

すいか 1切れ 400g（正味 240g）

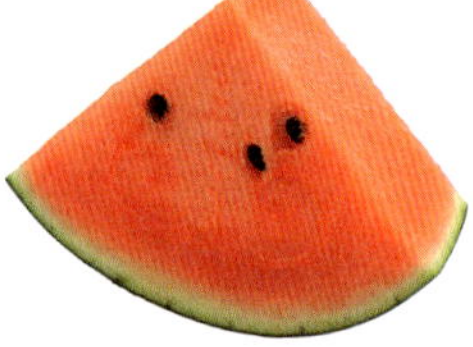

エネルギー	98kcal	炭水化物	22.8g
たんぱく質	1.4g	食物繊維	0.7g
脂質	0.2g	食塩相当量	0g

グレープフルーツ 1/2個 150g（正味 105g）

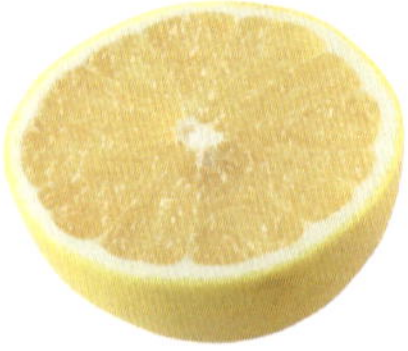

エネルギー	42kcal	炭水化物	10.1g
たんぱく質	0.9g	食物繊維	0.6g
脂質	0.1g	食塩相当量	0g

キウイフルーツ 1個 100g（正味 85g）

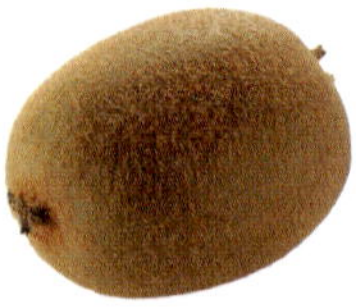

エネルギー	43kcal	炭水化物	11.4g
たんぱく質	0.9g	食物繊維	2.2g
脂質	0.2g	食塩相当量	0g

みかん 1個 100g（正味 80g）

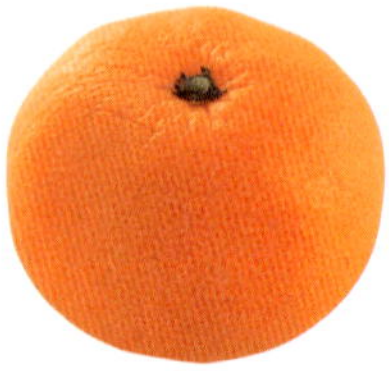

エネルギー	39kcal	炭水化物	9.6g
たんぱく質	0.6g	食物繊維	0.8g
脂質	0.1g	食塩相当量	0g

ぶどう（デラウェア）1房 150g（正味 128g）

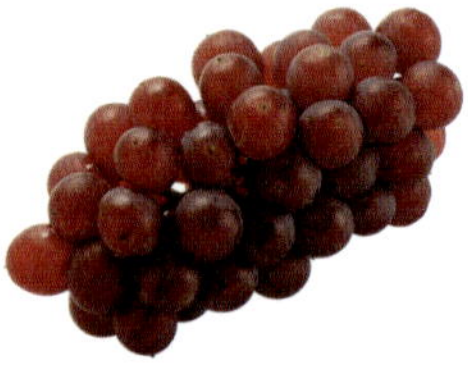

エネルギー	74kcal	炭水化物	20.1g
たんぱく質	0.5g	食物繊維	0.6g
脂質	0.1g	食塩相当量	0g

バナナ 1本 150g（正味 90g）

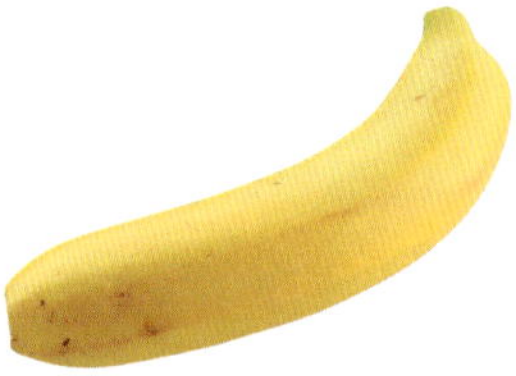

エネルギー	84kcal	炭水化物	20.3g
たんぱく質	1.0g	食物繊維	1.0g
脂質	0.2g	食塩相当量	0g

レーズン 20粒 10g

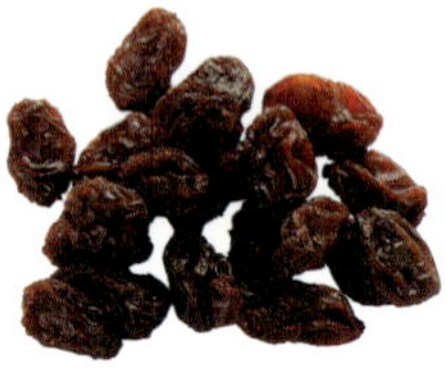

エネルギー	32kcal	炭水化物	8.0g
たんぱく質	0.3g	食物繊維	0.4g
脂質	微	食塩相当量	0g

りんご 中1個 250g（正味 213g）

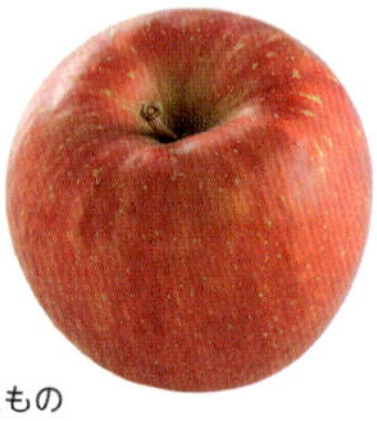

成分値は
皮をむいたもの

エネルギー	113kcal	炭水化物	33.0g
たんぱく質	0.2g	食物繊維	3.0g
脂質	0.4g	食塩相当量	0g

メロン 1/6個 260g（正味 130g）

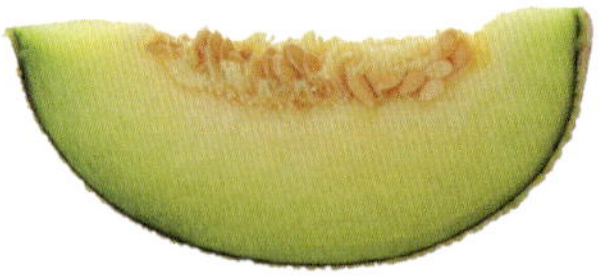

エネルギー	52kcal	炭水化物	13.4g
たんぱく質	1.4g	食物繊維	0.7g
脂質	0.1g	食塩相当量	0g

ごま（いり）大さじ1杯 6g

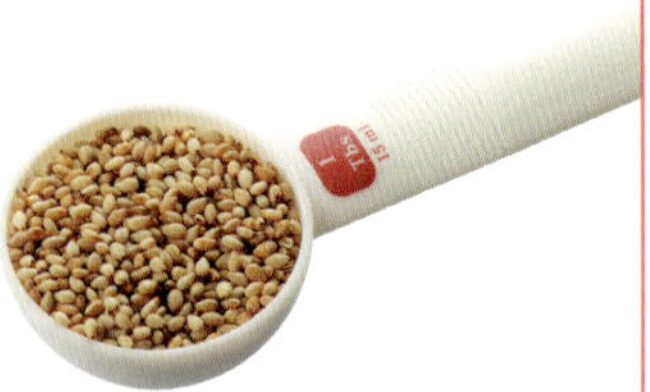

エネルギー	36kcal	炭水化物	1.1g
たんぱく質	1.2g	食物繊維	0.8g
脂質	3.3g	食塩相当量	0g

くるみ（いり）20g

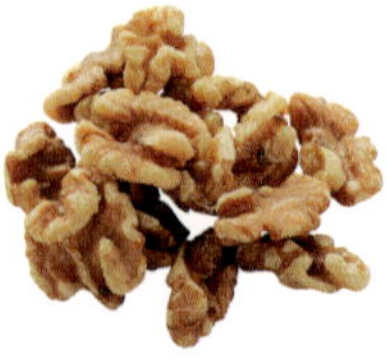

エネルギー	143kcal	炭水化物	2.3g
たんぱく質	2.9g	食物繊維	1.5g
脂質	13.8g	食塩相当量	0g

アーモンド（フライ・味つけ）15g

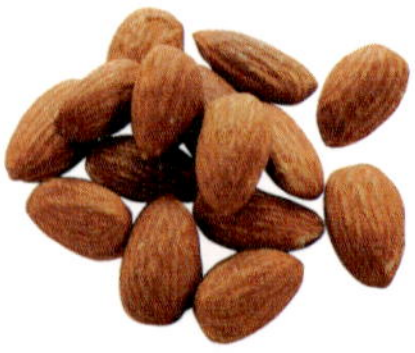

エネルギー	94kcal	炭水化物	2.7g
たんぱく質	3.2g	食物繊維	1.5g
脂質	8.4g	食塩相当量	微

調味料、油脂、粉類

＜小さじ１（５㎖）に含まれる栄養価＞

食品名	小さじ１（5㎖）（重量・g）	エネルギー（kcal）	たんぱく質（g）	脂質（g）	炭水化物（g）	食物繊維（g）	食塩相当量（g）
塩（精製塩）	6ｇ	0	0	0	0	〔0〕	6.0
塩（並塩）	5ｇ	0	0	0	0	〔0〕	4.9
しょうゆ（濃口）	6ｇ	5	0.5	0	0.5	〔微〕	0.9
しょうゆ（薄口）	6ｇ	4	0.3	0	0.3	〔微〕	1.0
みそ（辛みそ・淡色）	6ｇ	11	0.8	0.4	1.3	0.3	0.7
みそ（甘みそ）	6ｇ	12	0.6	0.2	2.3	0.3	0.4
米酢	5ｇ	3	微	0	0.4	〔0〕	0
穀物酢	5ｇ	2	微	0	0.1	〔0〕	0
ポン酢しょうゆ	6ｇ	3	0.2	微	0.4	微	0.3
ウスターソース	6ｇ	7	0.1	微	1.6	微	0.5
濃厚ソース	6ｇ	8	0.1	微	1.9	0.1	0.3
オイスターソース	6ｇ	6	0.5	微	1.1	微	0.7
トマトケチャップ	5ｇ	5	0.1	微	1.4	0.1	0.2
顆粒和風だし	3ｇ	7	0.7	微	0.9	0	1.2
顆粒中華だし	3ｇ	6	0.4	微	1.1	〔0〕	1.4
甜面醤《テンメンジャン》	6ｇ	15	0.5	0.5	2.3	0.2	0.4
豆板醤《トウバンジャン》	6ｇ	3	0.1	0.1	0.5	0.3	1.1

＜大さじ１（15㎖）に含まれる栄養価＞

食品名	大さじ１（15㎖）（重量・g）	エネルギー（kcal）	たんぱく質（g）	脂質（g）	炭水化物（g）	食物繊維（g）	食塩相当量（g）
本みりん	18g	43	0.1	微	7.8	—	0
清酒（普通酒）	15g	16	0.1	微	0.7	0	0
料理酒	15g	13	微	微	0.7	0	0.3
めんつゆ（3倍濃縮）	15g	15	0.7	0	3.0	—	1.5
マヨネーズ	12g	80	0.2	9.1	0.4	〔0〕	0.2
フレンチドレッシング	15g	50	微	4.7	1.9	0	0.9
上白糖	9ｇ	35	〔0〕	〔0〕	8.9	〔0〕	0
はちみつ	21g	69	0.1	微	17.2	〔0〕	0
ごま油	12g	107	0	12.0	0	0	0
サラダ油（調合油）	12g	106	0	12.0	0	0	0
有塩バター	12g	84	0.1	9.7	微	〔0〕	0.2
食塩不使用バター	12g	86	0.1	10.0	微	〔0〕	0
小麦粉（薄力粉）	9ｇ	31	0.7	0.1	6.8	0.2	0
かたくり粉	9ｇ	30	微	微	7.3	〔0〕	0
パン粉（乾燥）	3ｇ	11	0.4	0.2	1.9	0.1	微

エネルギー量(kcal)	料理名	掲載ページ
15	きのこの酒蒸し	135
17	にらとみょうがのゆずあえ	90
19	根菜のピクルス	66
20	もずくトマト	104
21	しめじのおろし煮	80
21	みょうがのみそ焼き	142
23	こんにゃくのおかか煮	141
23	しめじと水菜の煮びたし	68
24	野菜の甘酢漬け	138
25	長いもの酢じょうゆかけ	74
26	まいたけの梅あえ	96
27	エリンギとパプリカの焼きびたし	142
27	切り干し大根のもみ漬け	138
29	キャベツのとろろこんぶあえ	140
29	玉ねぎだれ	139
29	レタスのごまびたし	141
33	オクラのごま酢あえ	64
33	トマトときゅうりのポン酢あえ	86
33	万能ねぎのナムル	84
35	レンジなすの香味だれ	92
37	焼きトマト＆ガーリック	88
40	こんぶとあさりのつくだ煮	136
40	ツナ入りトマトのカップサラダ	144
41	カラフル野菜のピクルス	139
41	ブロッコリーのチーズ焼き	143
42	かぼちゃの煮物	137
43	しゅんぎくとえのきの煮びたし	82
43	トマトの油揚げポン酢あえ	140
44	ひじきとにんじんのいため煮	137
44	ほうれんそうとじゃこのあえ物	76
44	ほうれんそうのごまあえ	94
45	糸寒天とトマトの和風サラダ	72
46	ゴーヤの塩こんぶいため	143
47	わかめのにんにくしょうがいため	90
48	かぼちゃの含め煮	98
49	たたきごぼうのごま酢	141
49	焼きキャベツのおろしポン酢	142
52	ほうれんそうのナムル	137
54	ごぼうとにんじんのサラダ	80
56	にんじんのマスタードいため	143
60	大根ときゅうりの納豆ソース	145
68	ポテトサラダ	145

エネルギー量(kcal)	料理名	掲載ページ
69	糸こんにゃくとししとうのおかかいため	86
72	ひたし豆	136
75	豆腐ときのこのだし煮	135
76	れんこんとごぼうの酢きんぴら	136
84	きんぴらごぼう	104
89	厚揚げと小松菜の煮びたし	74
94	切り干し大根と桜えびのいため煮	82
116	高野豆腐の含め煮	134
119	キャベツと油揚げのサラダ	144
119	白菜のチョレギサラダ	144
137	にんじんとツナのサラダ	145

汁物

エネルギー量(kcal)	料理名	掲載ページ
8	あさりのすまし汁	149
12	焼きしいたけのすまし汁	92
16	わかめとねぎのスープ	78
23	なすのみそ汁	64
24	あおさ汁	149
38	きのこのみぞれ汁	149
43	簡単ミネストローネ	100
66	えびとオクラのカレースープ	148
80	根菜のとろろ汁	147
81	豚汁	147
84	コーンの豆乳スープ	70
92	厚揚げと白菜のみそ汁	94
102	緑野菜のポタージュ	148

デザート＋飲み物

エネルギー量(kcal)	料理名	掲載ページ
0	ほうじ茶	102
33	いちご＆キウイフルーツ	78
34	オレンジ	72
44	ヨーグルト＆ブルーベリー	66
45	りんご	100
46	ぶどう（デラウエア）	96
56	ヨーグルト＆ナッツ	84
65	カフェオレ	88

● 料理さくいん

本書で紹介した料理（主食＋主菜、主菜、副菜、汁物、デザート・飲み物）をエネルギーの低い順に並べています。栄養データはすべて1人分の数値です。作りおきおかずも1食分を掲載しています。なお、献立に掲載しているご飯（精白米）やパンなど主食のデータは、5章を参考にしてください。

主食 ＋ 主菜

エネルギー量(kcal)	料理名	掲載ページ
236	青のりご飯	70
253	雑穀ご飯黒ごまのせ	76
375	焼きさばのおむすび	118
400	ツナとかぶの葉のトースト	100
409	ミートソースのドリア	114
411	野菜たっぷり納豆そば	96
419	まぐろアボカドのっけ丼	90
427	豚肉と青菜、まいたけのうどん	72
437	野菜のナムル丼	78
452	菜の花とツナのパスタ	66
458	鶏飯	84
463	タルタルブロッコリーのサンドイッチ	88
514	牛肉とレタスのチャーハン	102

主菜

エネルギー量(kcal)	料理名	掲載ページ
61	砂肝の韓国風マリネ	117
71	サーモンのポテトあえ	133
81	鶏レバーのしぐれ煮	117
114	レンジえびちり	125
116	いり豆腐	128
121	鶏手羽とかぶのやわらか煮	128
138	もずく入りだし巻き卵	94
142	いわしのソテー野菜ソースかけ	126
142	たらと小松菜のねぎみそ蒸し	131
142	肉そぼろ	115
142	野菜たっぷりミートソース	114
148	鶏ハム	112
154	鮭の西京焼き	82
157	あさりのアクアパッツァ	129
160	かれいの煮物	127
160	牛肉とごぼうのしぐれ煮	116
160	焼き鮭の南蛮漬け	119
171	豆腐としいたけのえびあん	86
171	煮豚	116

エネルギー量(kcal)	料理名	掲載ページ
172	焼きさば	118
174	鶏の照り焼き梅風味	124
175	たらのソテーレモンバター	126
181	たらの豆乳鍋	104
181	鶏のから揚げ	120
185	豚ヒレの香草パン粉焼き	121
188	鶏ハムのサラダ	113
190	あじのエスニックサラダ	133
191	高野豆腐の卵とじ	134
192	しいたけシューマイ	130
200	たいのカルパッチョ梅肉ソース	132
200	麻婆豆腐	125
201	エリンギ入りハンバーグ	123
204	牛肉のレタス巻きトマト煮	129
209	たこの塩麹マリネ	119
215	かつおのたたき辛みだれ	74
216	鶏ハムと豆苗の梅あえ	113
219	さば缶と野菜の具だくさん汁	76
220	ローストビーフ	124
221	半熟卵と香り野菜のサラダ	70
222	油揚げギョーザ	80
222	納豆オムレツ	64
223	鶏ささ身のレモンフリッター	122
231	えびのゆば巻き揚げ	122
233	あさりのクラムチャウダー	146
244	豚しゃぶのからし酢みそだれ	131
254	ひじき入り鶏つくね	113
255	豚肉のしょうが焼き	68
271	鶏ひき肉と豆腐のナゲット風	92
282	牛薄切り肉の巻きステーキ	98

副菜

エネルギー量(kcal)	料理名	掲載ページ
6	きゅうりの青じそもみ	68
14	にらの香味あえ	140
15	海藻のサラダ玉ねぎドレッシング	102

■ 医学監修　門脇《かどわき》　孝《たかし》
国家公務員共済組合連合会 虎の門病院 院長

■ 栄養監修　土《ど》井《い》 悦子《えつこ》
国家公務員共済組合連合会 虎の門病院 栄養部 部長

■ 料理監修　貴堂 明世
■ 栄養データ作成　貴堂 明世　兎兎工房
■ 料理・レシピ作成　伊藤 玲子　大越 郷子　貴堂 明世　堤 人美　兎兎工房

●STAFF●
装丁　吉村 朋子
本文デザイン　植田 尚子
イラスト　福留 鉄夫
スタイリング　兎兎工房
調理助手　浦 美保
編集協力　早 寿美代
撮影　佐山 裕子（主婦の友社）
DTP 制作　天満 咲江（主婦の友社）
編集担当　平野 麻衣子（主婦の友社）

＊本書に掲載されている食品と料理の栄養成分値は、文部科学省科学技術・学術審議会資源調査分科会報告「日本食品標準成分表 2020 年版（八訂）」にもとづいて算出しています。食材は品種や産地、季節などの条件によって異なります。栄養成分値は平均的な数値ですのでめやすとしてご活用ください。

虎《とら》の門《もん》病《びょう》院《いん》監《かん》修《しゅう》
血《けっ》糖《とう》値《ち》を下《さ》げるおいしい食《しょく》事《じ》大《だい》全《ぜん》科《か》

2024 年 9 月 30 日　第 1 刷発行

編 者　主婦の友社
発行者　大宮敏靖
発行所　株式会社主婦の友社
〒141-0021　東京都品川区上大崎 3-1-1 目黒セントラルスクエア
電話　03-5280-7537（内容・不良品等のお問い合わせ）
049-259-1236（販売）
印刷所　株式会社広済堂ネクスト

©Shufunotomo Co., Ltd. 2024　Printed in Japan
ISBN978-4-07-457053-9

Ⓡ本書を無断で複写複製（電子化を含む）することは、著作権法上の例外を除き、禁じられています。本書をコピーされる場合は、事前に公益社団法人日本複製権センター（JRRC）の許諾を受けてください。また本書を代行業者等の第三者に依頼してスキャンやデジタル化することは、たとえ個人や家庭内での利用であっても一切認められておりません。
JRRC〈https://jrrc.or.jp　e メール：jrrc_info@jrrc.or.jp 電話：03-6809-1281〉

■本のご注文は、お近くの書店または主婦の友社コールセンター（電話 0120-916-892）までご連絡ください。
＊お問い合わせ受付時間 月～金（祝日を除く）　10:00～16:00
＊個人のお客さまからのよくある質問のご案内 https://shufunotomo.co.jp/faq/